全国中医药行业高等职业教育"十四五"规划教材

全国高等医药职业院校规划教材（第六版）

中医儿科学

（第三版）

（供中医学、针灸推拿等专业用）

主　编　孟陆亮　李　昌

全国百佳图书出版单位

中国中医药出版社

·北　京·

图书在版编目（CIP）数据

中医儿科学 / 孟陆亮，李昌主编 . -- 3 版 . -- 北京：中国中医药出版社，2025.6. --（全国中医药行业高等职业教育"十四五"规划教材）.

ISBN 978-7-5132-9384-6

Ⅰ . R272

中国国家版本馆 CIP 数据核字第 2025SU2492 号

融合教材服务说明

全国中医药行业职业教育"十四五"规划教材为新形态融合教材，各教材配套数字教材和相关数字化教学资源（PPT 课件、视频、复习思考题答案等）仅在全国中医药行业教育云平台"医开讲"发布。

资源访问说明

到"医开讲"网站（jh.e-lesson.cn）或扫描教材内任意二维码注册登录后，输入封底"激活码"进行账号绑定后即可访问相关数字化资源（注意：激活码只可绑定一个账号，为避免不必要的损失，请您刮开序列号立即进行账号绑定激活）。

联系我们

如您在使用数字资源的过程中遇到问题，请扫描右侧二维码联系我们。

中国中医药出版社出版

北京经济技术开发区科创十三街 31 号院二区 8 号楼

邮政编码　100176

传真　010-64405721

保定市西城胶印有限公司印刷

各地新华书店经销

开本 850×1168　1/16　印张 22.5　字数 605 千字

2025 年 6 月第 3 版　2025 年 6 月第 1 次印刷

书号　ISBN 978 - 7 - 5132 - 9384 - 6

定价　89.00 元

网址　www.cptcm.com

服 务 热 线　010-64405510

购 书 热 线　010-89535836

维 权 打 假　010-64405753

微信服务号　zgzyycbs

微商城网址　https://kdt.im/LIdUGr

官 方 微 博　http://e.weibo.com/cptcm

天猫旗舰店网址　https://zgzyycbs.tmall.com

如有印装质量问题请与本社出版部联系（010-64405510）

全国中医药行业高等职业教育"十四五"规划教材
全国高等医药职业院校规划教材（第六版）

《中医儿科学》编委会

主 编

孟陆亮（渭南职业技术学院）　　　　　李 昌（南阳医学高等专科学校）

副主编

王沪荣（渭南职业技术学院）　　　　　吴建沙（邢台医学院）

张卫平（南阳医学高等专科学校）　　　易为丹（重庆三峡医药高等专科学校）

段生艳（保山中医药高等专科学校）

编 委（以姓氏笔画为序）

王 欣（沧州医学高等专科学校）　　　龙冬冬（安徽中医药高等专科学校）

田玲玲（山东中医药高等专科学校）　　张静敏（广西中医药大学）

林海凤（重庆医药高等专科学校）　　　莫玲岚（湖南中医药高等专科学校）

郭 琴（毕节医学高等专科学校）　　　傅 斌（江西中医药高等专科学校）

全国中医药行业高等职业教育"十四五"规划教材
全国高等医药职业院校规划教材（第六版）

《中医儿科学》
融合出版数字化资源编创委员会

主　编

孟陆亮（渭南职业技术学院）　　　　　李　昌（南阳医学高等专科学校）

副主编

王沪荣（渭南职业技术学院）　　　　　吴建沙（邢台医学院）

张卫平（南阳医学高等专科学校）　　　易为丹（重庆三峡医药高等专科学校）

段生艳（保山中医药高等专科学校）

编　委（以姓氏笔画为序）

王　欣（沧州医学高等专科学校）　　　龙冬冬（安徽中医药高等专科学校）

田玲玲（山东中医药高等专科学校）　　张静敏（广西中医药大学）

林海凤（重庆医药高等专科学校）　　　莫玲岚（湖南中医药高等专科学校）

郭　琴（毕节医学高等专科学校）　　　傅　斌（江西中医药高等专科学校）

前　言

　　"全国中医药行业高等职业教育'十四五'规划教材"是为贯彻党的二十大精神和习近平总书记关于职业教育工作和教材工作的重要指示批示精神，落实《中医药发展战略规划纲要（2016—2030 年）》等文件精神，在国家中医药管理局领导和全国中医药职业教育教学指导委员会指导下统一规划建设的，旨在提升中医药职业教育对全民健康和地方经济的贡献度，提高职业技术院校学生的实践操作能力，实现职业教育与产业需求、岗位胜任能力严密对接，突出新时代中医药职业教育的特色。鉴于由中医药行业主管部门主持编写的"全国高等医药职业院校规划教材"（三版以前称"统编教材"）在 2006 年后已陆续出版第三版、第四版、第五版，故本套"十四五"行业规划教材为第六版。

　　中国中医药出版社是全国中医药行业规划教材唯一出版基地，为国家中医、中西医结合执业（助理）医师资格考试大纲和细则、实践技能指导用书，全国中医药专业技术资格考试大纲和细则唯一授权出版单位，与国家中医药管理局中医师资格认证中心建立了良好的战略伙伴关系。

　　本套教材由 50 余所开展中医药高等职业教育的院校及相关医院、医药企业等单位，按照教育部公布的《高等职业学校专业教学标准》内容，并结合全国中医药行业高等职业教育"十三五"规划教材建设实际联合组织编写。本套教材供中医学、中药学、针灸推拿、中医骨伤、中医康复技术、中医养生保健、护理、康复治疗技术 8 个专业使用。

　　本套教材具有以下特点：

　　1. 坚持立德树人，融入课程思政内容和党的二十大精神。把立德树人贯穿教材建设全过程、各方面，体现课程思政建设新要求，发挥中医药文化的育人优势，推进课程思政与中医药人文的融合，大力培育和践行社会主义核心价值观，健全德技并修、工学结合的育人机制，努力培养德智体美劳全面发展的社会主义建设者和接班人。

　　2. 加强教材编写顶层设计，科学构建教材的主体框架，打造职业行动能力导向明确的金教材。教材编写落实"三个面向"，始终围绕中医药职业教育技术技能型、应用型中医药人才培养目标，以学生为中心，以岗位胜任力、产业需求为导向，内容设计符合职业院校学生认知特点和职业教育教学实际，体现了先进的职业教育理念，贴近学生、贴近岗位、贴近社会，注重科学性、先进性、针对性、适用性、实用性。

　　3. 突出理论与实践相结合，强调动手能力、实践能力的培养。鼓励专业课程教材融入中医药特色产业发展的新技术、新工艺、新规范、新标准，满足学生适应项目学习、案例学习、模块化学习等不同学习方式的要求，注重以典型工作任务、案例等为载体组织教学单元，有效地激发学生的学习兴趣和创新潜能。同时，编写队伍积极吸纳了职业教育"双师型"教师。

4. 强调质量意识，打造精品示范教材。将质量意识、精品意识贯穿教材编写全过程。教材围绕"十三五"行业规划教材评价调查报告中指出的问题，以问题为导向，有针对性地对上一版教材内容进行修订完善，力求打造适应中医药职业教育人才培养需求的精品示范教材。

5. 加强教材数字化建设。适应新形态教材建设需求，打造精品融合教材，探索新型数字教材。将新技术融入教材建设，丰富数字化教学资源，满足中医药职业教育教学需求。

6. 与考试接轨。编写内容科学、规范，突出职业教育技术技能人才培养目标，与执业助理医师、药师、护士等执业资格考试大纲一致，与考试接轨，提高学生的执业考试通过率。

本套教材的建设，得到国家中医药管理局领导的指导与大力支持，凝聚了全国中医药行业职业教育工作者的集体智慧，体现了全国中医药行业齐心协力、求真务实的工作作风，代表了全国中医药行业为"十四五"期间中医药事业发展和人才培养所做的共同努力，谨此向有关单位和个人致以衷心的感谢。希望本套教材的出版，能够对全国中医药行业职业教育教学发展和中医药人才培养产生积极的推动作用。需要说明的是，尽管所有组织者与编写者竭尽心智，精益求精，本套教材仍有一定的提升空间，敬请各教学单位、教学人员及广大学生多提宝贵意见和建议，以便修订时进一步提高。

国家中医药管理局教材办公室

全国中医药职业教育教学指导委员会

2024 年 12 月

编写说明

本教材以培养高等技术技能型专门人才为根本任务，以系统掌握中医儿科学的基础理论、核心概念与关键技能为知识目标，以培养分析问题、实践应用与创新思维为能力目标，以渗透学科人文精神、科学态度与社会责任感为素质目标，紧密结合国家中医助理执业医师的考试要求，遵循"立德树人"的根本任务，融合学科核心素养与课程思政元素，注重知识逻辑与生活实践的结合，以培养中医儿科技术应用能力为核心构建课程和教学内容体系。在上版教材内容基础上，注重编写形式的创新，以线上、线下混合式教学为切入点，融合出版数字化资源教学的优点，新增了"做一做，明重点""名医验案""师说心语"，修订了预习测试题，增强了教材的实用性，以提高学生的实践能力，将课前、课中、课后有机地结合在一起，形成完整的教学链，促进"以学生为中心"的教学模式改革。

为了响应党的二十大会议精神及落实教育部"三教改革"精神，本教材注重教学方法改革和中医临床思维训练，突出"双师型"教师在课堂教学中的作用。针对学生临床处置能力不足的问题，增加了"名医验案""师说心语"，完善了案例训练内容，在每一病案中列出西医处置方案，增强教材的实用性。为适应数字化、网络化教学需要，本教材制作了PPT教学辅助材料及习题答案，教师和学生均可通过扫描二维码随时浏览和学习。本教材力求体现"以服务为宗旨，以就业为导向，以培养生产、建设、管理、服务第一线需要的技术应用型人才"的高职高专人才培养目标。

本教材汇集了全国中医药行业各高等职业院校中医儿科专家的集体智慧，广泛地反映了本学科众多专家的临床成果和教学经验。编委会全体成员以对中医药高等职业教育事业的热忱和中医人才培养高度负责的精神，抱着认真负责的态度参与这项有价值有意义的工作，在统一体例规格、规范语言文字、科学准确表述、精练实用内容等方面努力。来自渭南职业技术学院、南阳医学高等专科学校、邢台医学院（原邢台医学高等专科学校）、重庆三峡医药高等专科学校、保山中医药高等专科学校、毕节医学高等专科学校、江西中医药高等专科学校、重庆医药高等专科学校、湖南中医药高等专科学校、安徽中医药高等专科学校、山东中医药高等专科学校、沧州医学高等专科学校、广西中医药大学的专家参与了本教材的编写。

本教材的章节编写分工为：孟陆亮编写中医儿科学发展简史、附录，李昌编写小儿生理病理特点、小儿杂病，龙东东编写小儿生长发育，张静敏编写儿科诊法概要，王沪荣编写儿科治法概要，王欣编写儿童保健，易为丹、傅斌编写肺系病证、寄生虫病，郭琴、田玲玲编写脾胃病证，张卫平编写心肝病证，莫玲岚编写肾系病证，段生艳、吴建沙编写时行疾病，林海凤编写新生儿病证。

本次教材的编写与出版，得到了中国中医药出版社的大力帮助和真诚付出，在此表示衷心感谢。本教材是在前一版教材基础上修订完善的，在此向前一版教材主编孟陆亮及编委会各位参编人员一并表示衷心感谢。由于编者水平有限，书中难免存在不妥之处，敬请广大师生提出宝贵意见，以便再版时修订提高。

《中医儿科学》编委会

2025 年 4 月

目 录

总论　中医儿科学基础

模块一　中医儿科学发展简史

> **【学习目标】**
>
> 1. 了解中医儿科学的起源与发展。
> 2. 熟悉中医儿科学在宋代以后的重大发展及中华人民共和国成立后的新贡献。
> 3. 掌握中医儿科学的优势，树立继承和发展中医儿科学的信心。

　　中医儿科学是以中医学理论为指导，以中医传统治疗方法为手段，研究从胎儿至青少年时期的生长发育、生理病理、喂养保健，以及各类疾病预防和治疗的一门临床学科。

　　数千年来，历代中医儿科学家在长期与疾病做斗争的临床实践中，在小儿喂养、保健、预防和医疗等方面积累了丰富的理论知识和宝贵的临床经验，为中华民族的繁衍昌盛，新生一代的健康成长，作出了不可磨灭的贡献。中医儿科学与其他临床各科一样，具有悠久的历史，是中医学的重要组成部分。纵观中医儿科学的发展历史，分为4个主要阶段：

一、中医儿科学的萌芽阶段（远古至南北朝时期）

　　据我国古代文献记载，四千余年前商代殷墟出土的甲骨文中，有"龋"（龋齿）、"蛊"（寄生虫病）等涉及儿科疾病的记载。在两千多年前的春秋战国时期已有小儿医的记载，《史记·扁鹊仓公列传》载："扁鹊……入咸阳，闻秦人爱小儿，即为小儿医。"在现存最早的古代医学专著《五十二病方》里，有"婴儿病痫""婴儿瘛"的记述。成书于秦汉时期的《黄帝内经》18卷，其内容汇聚了春秋战国以来积累的大量医学实践，奠定了中医药理论的基础，是各科疾病防治的指导原则。该书论述了小儿生长发育、先天因素致病，以及泄泻、喘鸣等病证及预后。这一时期，具有里程碑医学成就的医学家是东汉末年张仲景，他不仅在治疗小儿外感疾病和其他杂病方面卓有疗效，而且在《伤寒杂病论》中论述的脏腑辨证，还为宋代钱乙创立小儿脏腑寒热虚实辨证奠定了理论基础，对中医儿科学的发展有着深远的影响和重要指导意义。这一时期，西汉名医淳于意（仓公）曾以"下气汤"治疗小儿"气鬲病"的记载，为迄今发现的最早的儿科医案。

　　总之，这一阶段对儿科疾病的防治经验及疾病理论研究有了一定的认识，有一些散在的记载，尚没有儿科专家和儿科专著，是中医儿科学的萌芽阶段。

二、中医儿科学的形成阶段（隋朝至宋朝时期）

　　隋唐时期是中医儿科学发展史上的一个重要时期。隋朝巢元方著的《诸病源候论》，第一次较全面、系统地对疾病的证候及其病因病理进行了论述，是我国现存最早的一部病因证候学专著。其中介绍儿科疾病6卷，包括小儿病证255候，对小儿疾病的病源认识和证候的描述都很

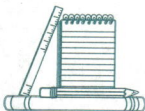

详细，对儿科学系统理论的形成有很大启发。

唐朝孙思邈著的《备急千金要方》，置"少小婴孺方"2卷于全书之首，将儿科病分为9门，并详论其理法方药。此外，唐朝重视医事教育，设立太医署，由医博士教授医学，其中专设少小科，学制5年，促进了中医儿科专业的发展。

相传《颅囟经》是我国第一部儿科专著，成书于唐末宋初。书中首创"纯阳"理论，并对小儿脉法、囟门诊察法，以及惊、痫、疳、痢、丹毒等病的证、治、方、药论述较详。书中内服药多采用丸、散剂，共载方56首（其中外治方达28首），广泛用于小儿内、外、五官诸科疾病。

钱乙是北宋时期具有杰出贡献的儿科医家，从事儿科专业40余年，学术造诣精湛，主要学术思想体现在其弟子阎季忠收集整理编写的《小儿药证直诀》中。该书共3卷，其上卷论脉证治法，中卷列医案23则，下卷为方剂。其学术贡献主要有：①将小儿生理病理特点概括为"脏腑柔弱，易虚易实，易寒易热"，充实了中医儿科学的理论体系；②在诊断方面，四诊中尤重望诊，对面上证、目内证、痘疹类出疹性疾病的鉴别诊断记述详细；③在辨证治法方面，首创五脏辨证理论，提出"心主惊""肝主风""脾主困""肺主喘""肾主虚"的辨证纲领，成为中医儿科辨证的重要的方法。各脏证有虚实寒热，治疗从五脏补虚泻实出发，注意柔润清养、运补兼施、攻不伤正；④创立了134首五脏补泻方剂，如六味地黄丸、异功散、泻白散、泻黄散、导赤散、七味白术散等，许多方剂至今仍在临床各科广泛应用；⑤对儿科4大证"痧、痘、惊、疳"的认识有较详细的论述，在疾病治疗中，十分注重脾胃的调理等，堪称中医儿科学的精髓。钱乙的学术思想为后世儿科医家所推崇，对中医儿科的发展贡献巨大，被后世医家誉为"儿科之圣"。其传世之《小儿药证直诀》一书被称为"活幼之真谛""全婴之规范"，成为中医儿科学形成的主要标志。正如《四库全书总目提要》所说"小儿经方，千古罕见，自乙始别为专门，而其书亦为幼科之鼻祖"。

北宋时期，天花、麻疹等传染病流行。与钱乙同时代且年少的山东名医董汲精于治疗痘麻斑疹，善用寒凉，反对滥用温热，对后世用清热解毒法治疗传染病有很大启发，著有《小儿斑疹备急方论》，成为小儿痘麻斑疹的第一部专著。其后，南宋名医陈文中根据自己长期的临床实践经验，首创用桂、附、丁香等燥热温补之品，治疗阴盛阳虚之痘疹，每多获效，实为痘疹用温补学派的创始人，著有《小儿痘疹方论》，打破了用寒凉治疗痘疹一统天下的局面，开启了中医儿科痘疹治疗的寒温之争。这种学术争鸣，对儿科的临床治疗和基础理论的深入研究，以及中医儿科学的发展，都产生了深远影响。

南宋刘昉等编著《幼幼新书》40卷，取材广博，内容详尽，集宋朝以前儿科学术成就之大成，医论证治分列627门，方剂2000余首，许多散失的宋以前儿科著作被收录其中而得以流传，是当时最完备的儿科学专著，有较高的学术及文献价值。

总之，至宋代，中医儿科学已经成为一门独立的学科，在小儿的生长发育、喂养保健、生理病理、疾病诊治、理法方药等方面都自成体系，出现了众多的儿科专家和专著，是中医儿科学的形成阶段。

三、中医儿科学的发展阶段（元朝至中华人民共和国成立前）

金元时期，中医学又掀起了一个百家争鸣的发展高潮。这一时期名医辈出，学术思想各有特点，著书立说盛行，极大地促进了中医儿科学的独立发展。

"金元四大家"大多一专多能，擅长各科，在他们的著作中均有关于儿科的论述，如刘完素在《宣明方论·儿科论》中提出："小儿病者纯阳，热多冷少也。"主张用辛凉苦寒、泄热养阴以

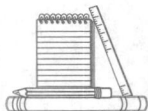

治小儿热病。李东垣的脾胃学说对促进儿科脾胃病的研究具有重要影响，他的补中益气汤、清暑益气汤等方至今仍被广泛应用。张从正善用攻下法治热性病，为小儿热病治疗采用"上病下取"提供了理论依据。朱丹溪提出"阳常有余，阴常不足"的观点，对儿科阴虚体质及热病伤阴而采用滋阴法治疗具有很大影响。

明清时期，是中医儿科学发展的鼎盛时期。这一时期的特点：①从事儿科专业的人员激增，大批儿科专著涌现。据不完全统计，至今尚存的近500种儿科学专著中，绝大部分为明清医家所著；②对儿科学基础理论的研究进一步深入；③临床实践方面取得较大成就；④温病学说的发展对儿科学有很大的促进作用；⑤痘麻专科形成，并取得显著成就。

明朝世医万全，字密斋，著有《育婴家秘》《幼科发挥》《片玉心书》等儿科著作，对后世中医儿科学发展影响巨大。其学术贡献主要有：①在钱乙"脏腑虚实辨证"的基础上，提出了小儿"五脏之中肝有余，脾常不足，肾常虚""心常有余而肺常不足"的观点，高度概括了小儿生理、病理特点，对小儿的保育与疾病防治具有重要意义；②倡导"育婴四法"，即"预养以培其元，胎养以保其真，蓐养以防其变，鞠养以慎其疾"，奠定了中医儿童保健学的理论基础；③对天花、麻疹、惊风等病证有独特见解，对痘疹的治疗，摒弃了以往医家的偏见，主张"温补凉泻，各附所宜"；④治疗疾病注重顾护胃气，提出"五脏以胃气为本"的思想，处方用药精炼而切合病情，所创"万氏牛黄清心丸"到目前为止，仍是治疗小儿急惊风的有效良方；⑤首先将推拿疗法运用于儿科，丰富了中医儿科的治疗方法。万全的这些学术理论和临床经验对中医儿科学的发展起到积极的推动作用。

清朝儿科医家夏禹铸的《幼科铁镜》重视望诊，提出"有诸内而形诸外"的著名论点，主张从望面色、审苗窍来辨脏腑的寒热虚实。重视推拿疗法，并用"灯火十三燋"疗法治疗脐风等证。对治疗惊风提出了"疗惊必先豁痰，豁痰必先祛风，祛风必先解热，解热必先祛邪"的理论，至今仍有临床指导意义。清代医家谢玉琼著《麻科活人全书》，综合各家治麻心得，加上自己丰富的临床经验，对麻疹每个阶段的辨证与治疗作了详细的介绍，是一部有影响力的麻疹专著。

陈复正为清朝具有代表性的儿科医家之一，字飞霞，著有《幼幼集成》，该书是一部集大成的儿科名著。首创"赋禀""护胎"理论，认为胎婴在腹，与母亲的精神、饮食、劳逸等有密切关系，所以孕母必须十分重视调摄。书中还详细论述了初生儿疾病的防治和诊法。他对小儿指纹诊法，既不全盘肯定，亦不全盘否定，而是根据实际经验，在原有的基础上，归纳了"浮沉分表里，红紫辨寒热，淡滞定虚实"的指纹辨证纲领，为多数儿科临床医生所采纳。后世医家又补充了"三关测轻重"，更符合临床实际，现仍为3岁以下小儿的重要诊法之一。

清朝医家吴鞠通在所著《温病条辨·解儿难》中总结出小儿"稚阳未充，稚阴未长"的生理特点和"易于感触，易于传变"的病理特点，以及"稍呆则滞，稍重则伤"的用药特点。丰富了中医儿科生理病理的内容，对防治小儿疾病具有临床指导意义。

明清时期，天花、麻疹等时行疾病流行，这一时期的儿科医家特别重视麻痘疾病的防治，现存麻痘专书120余种，绝大部分出自明清时期。如蔡维藩的《小儿痘疹袖金方论》、徐谦的《仁端录》、万全的《痘疹世医心法》、聂尚恒的《活幼心法》、吴建钮的《异传稀痘经验良方》等，从这些宝贵的著作中可以看出明清医家在痘疹的防治方面积累了极为丰富的经验。

16～17世纪，我国应用"人痘接种"预防天花的技术已相当成熟，并广泛传播到世界各国，比英国琴纳氏发明的"牛痘接种"要早200多年，为世界免疫学的发展作出了开创性的贡献。

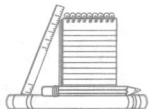

从以上可见，17世纪以前，我国是世界上医药学比较发达的国家。

四、中医儿科学的创新阶段（中华人民共和国成立后至今）

1949年中华人民共和国成立后，随着大力发展中医药事业政策的贯彻落实，中医药学犹如枯木逢春，迎来了蓬勃发展的新时期。中医儿科学和其他学科一样，有了迅速发展，广大的中医儿科工作者在全面继承、整理古代医家宝贵经验的同时，不断发展、创新，中医儿科学呈现出了崭新的面貌。主要表现在以下几个方面。

1. 医学教育　20世纪50年代开始进行中医中等及高等教育，70年代开始进行中医儿科学硕士研究生教育，80年代开始进行中医儿科学博士研究生教育，90年代开始进行在职医师的继续教育，中医药院校不仅培养了大批的中医儿科人才，而且使中医儿科队伍素质不断提高，成为学科发展的有力保证。

2. 中医儿科学术交流活跃　1983年9月成立了中华全国中医学会儿科学术委员会，全国许多省市也相继成立了中医儿科学会，极大地促进了中医儿科学的发展。1984年出版的由王伯岳、江育仁主编的《中医儿科学》达130余万字，集古今儿科之精华，是中华人民共和国成立后的中医儿科巨著。汪受传主编的《中医药学高级丛书·中医儿科学》，全面反映了现代中医儿科的临床进展，介绍了中医儿科学的科研方法，适用于中医儿科学专业医疗、科研、教学的实际需要，推动了学科学术发展。

3. 预防医学　大力开展儿童预防保健工作。国家实行有计划的预防接种制度，在全国范围内推行扩大国家免疫规划，通过"按时接种十四种疫苗，预防十五种传染病"的接种工作，基本控制了麻疹、小儿麻痹、小儿结核、白喉、百日咳、破伤风等疾病的流行。其他传染病，如流行性脑炎、乙型脑炎、乙型肝炎、甲型肝炎、流行性腮腺炎、风疹等也由于采取了广泛的预防措施，发病率明显下降，极大地保障了儿童的生命健康。

4. 中医儿科临床　随着全国各级中医院的建立，相继开设了中医儿科门诊和病房。中医儿科医生在继承前人经验的基础上，吸收了现代的科学技术、最新科研成果，使儿科疾病的防治和科研水平有了很大的提高。20世纪50年代取得了用中医中药治疗"流行性乙型脑炎"的成功经验，不仅提高了治愈率，而且降低了后遗症的发生率。对小儿常见疾病，如流行性感冒、病毒性肺炎、秋季腹泻、急性肾炎、肾病综合征、哮喘、癫痫等病的治疗，也取得了较好的疗效。在剂型改革方面，开发研制了各种新型儿科剂型，如冲剂、口服液、栓剂、泡腾片、注射剂等，中药免煎颗粒已成为儿科常用药品，使传统的儿科制剂面貌焕然一新。

综上所述，中医儿科学的形成和发展已有数千年的历史，目前正在向着学科现代化的方向前进。

【预习测试】
A1型题（请从备选答案A、B、C、D、E中选择一个最佳答案）
1. 相传至今的我国第一部儿科专著是（　　　）
　A.《颅囟经》　　　　　　　　　　　　　　B.《小儿药证直诀》
　C.《幼幼新书》　　　　　　　　　　　　　D.《全幼心鉴》
　E.《活幼心书》
2. 首创小儿"纯阳"理论的著作是（　　　）
　A.《诸病源候论·小儿杂病诸候》　　　　　B.《颅囟经》

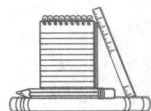

C.《小儿药证直诀》　　　　　　　　　　　　D.《景岳全书·小儿则》

E.《温病条辨·解儿难》

3. 论述小儿麻、痘、斑、疹的第一部专著是（　　　）

A.《小儿斑疹备急方论》　　　　　　　　　　B.《小儿药证直诀》

C.《幼幼新书》　　　　　　　　　　　　　　D.《小儿痘疹方论》

E.《博集稀痘方论》

4. 汇集宋代以前儿科学术成就，为当时世界上内容最完备的儿科专著是（　　　）

A.《颅囟经》　　B.《幼幼新书》　　C.《活幼新书》　　D.《全幼心鉴》　　E.《保婴撮要》

5. 提出烧灼断脐法预防初生儿脐风的著作是（　　　）

A.《幼幼新书》　　　　　　　　　　　　　　B.《小儿卫生总微论方》

C.《全幼心鉴》　　　　　　　　　　　　　　D.《保婴撮要》

E.《婴童百问》

6. 痘疹用温补学派的创始人是（　　　）

A. 钱乙　　　　　B. 董汲　　　　　C. 陈文中　　　　D. 曾世荣　　　　E. 张琰

7. 中国古籍记载的第一个儿科医生是（　　　）

A. 华佗　　　　　B. 钱乙　　　　　C. 扁鹊　　　　　D. 孙思邈　　　　E. 淳于意

8. 被誉为"儿科之圣"是指（　　　）

A. 张仲景　　　　B. 华佗　　　　　C. 扁鹊　　　　　D. 孙思邈　　　　E. 钱乙

X 型题（请从备选答案 A、B、C、D、E 中选择二个或二个以上的答案）

9. 万全的儿科著作有（　　　）

A.《保婴撮要》　　B.《全幼心鉴》　　C.《育婴家秘》　　D.《幼科发挥》　　E.《幼科折衷》

10. 钱乙创制的方剂有（　　　）

A. 泻白散　　　　B. 导赤散　　　　C. 异功散　　　　D. 七味白术散　　E. 六味地黄丸

扫一扫，知答案

知识拓展

仰先贤，践大医

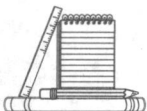

模块二　小儿生长发育

项目一　小儿年龄分期

做一做，明重点

扫一扫，看课件

【学习目标】

1. 熟悉小儿年龄分期的标准及临床意义。

2. 掌握各年龄阶段的名称及划分的起止时间。

　　小儿生命活动，始于男女生殖之精相合形成的胚胎。新生命产生之后，始终处在生长发育的动态、连续变化的过程中。因不同年龄段的小儿在养育保健、生理病理、疾病防治等方面有着不同特点和差异，对整个小儿时期所做的阶段划分，以便更好地指导小儿喂养保健和疾病防治。《小儿卫生总微论方·大小论》记载："当以十四岁以下为小儿治。"现代临床将18岁以内规定为儿科的就诊范围。小儿成长可划分为7个阶段。

一、胎儿期

　　从受孕到分娩共40周，称为胎儿期。

　　胎龄从孕妇末次月经的第1天算起，为期40周，280天，以4周为1个妊娠月，即"怀胎十月"。此期，胎儿完全依赖于母体而生存，孕妇的健康状况和卫生环境均可影响胎儿的生长发育。在整个孕期内，尤其在妊娠早期12周的胚胎期，胎儿的各系统器官逐步分化形成，孕妇若遭受不利因素的影响，如感染、药物、劳累、物理、营养缺乏，以及不良心理因素等伤害，往往可导致流产、死胎、先天性疾患或缺陷。妊娠中期16周，胎儿各器官迅速增长，功能也逐渐成熟。妊娠后期12周，胎儿以肌肉发育和脂肪积累为主，体重增长快。后两个阶段若胎儿受到伤害，易发生早产。因此要做好胎儿期的保健，主要是做好妇女孕期保健，指导孕期卫生，预防感染，保证饮食营养丰富，心情舒畅，劳逸适度，避免外伤、放射线照射，减少不必要的用药。

> **执考提示**
>
> 年龄分期各期的名称及起止时间

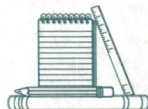

　　目前，国际上将胎龄满28周至出生后7足天，定为围生期。这一时期小儿死亡率最高，因而应特别强调围生期的保健。围生期保健包括胎儿及新生儿的生长发育观察和疾病防治，孕产妇的生理卫生和适当处理。围生期医学是指分娩时胎儿的监测技术，高危新生儿的集中监护和

治疗，某些先天性疾病的筛查和及早治疗等。

二、新生儿期

自出生后脐带结扎时起至生后满 28 天，称为新生儿期。

新生儿脱离母体而独立生存，其脏腑娇嫩、形气未充的生理特点在这一时期表现得最为突出。由于小儿形体发育不够完善，脏腑功能也未健全，神志发育尚未成熟，调节功能不足，因此对外界的适应和防御力都较差，容易患病，且容易变化，死亡率也高。其中很多疾病与胎内、分娩及护理有关，如早产、畸形、窒息、脐风、脐部疾患、胎黄、惊风等。因此需要加强预防措施，在喂养、保暖、隔离消毒、皮肤护理等方面应特别重视。

三、婴儿期

出生 28 天后至 1 周岁为婴儿期，亦称乳儿期。

这个时期的小儿生长发育特别迅速，1 周岁时体重为出生时的 3 倍，身长为出生时的 1.5 倍，头围增大 1/3 左右。由于生长发育迅速，因此对营养物质需求高，但脾胃消化功能较弱，故容易发生呕吐、泄泻、疳积等脾胃功能失调疾患。6 个月以后的婴儿，从母体获得的免疫力逐渐消失，而自身免疫力尚未健全，抗病能力低，容易罹患肺系疾病、脾系疾病及时行疾病。此期，小儿发病易从热化，易动肝风，常出现高热、惊风、昏迷等病证。故应注意合理喂养，及时正确地添加辅助食品，按时进行各种预防接种，多晒太阳，增强机体抗病能力。

四、幼儿期

1 周岁后至 3 周岁为幼儿期。

这一时期的小儿体格增长较婴儿期减慢，生理功能日趋完善，乳牙逐渐出齐，语言、动作及思维活动发展迅速。此期要注意按时断奶及断奶后的合理喂养，若喂养不当、饮食失调则容易发生各种脾系病证。随着小儿年龄的增长，户外活动逐渐增多，接触时行病气的机会增加，故多种小儿时行疾病如痄腮、水痘、丹痧、手足口病等发病率明显增高，应做好消毒隔离等预防保健工作。还应重视对幼儿的早期教育，防止发生中毒、烫伤、跌仆摔伤等意外事故。

五、学龄前期

3 周岁后到 7 周岁为学龄前期，也称幼童期。

这个时期，小儿由体格的迅速发育转为神经、精神的迅速发育。与成人接触更密切，理解和模仿能力增强，语言逐渐丰富，对不少抽象概念，如数字、时间等开始理解。这一时期的小儿具有高度可塑性，要注意培养他们良好的道德品质和良好的卫生习惯。此期，小儿的抗病能力较前增强，肺脾二脏的发病率降低，但传染病仍有发生，水肿、风湿热痹及紫癜等也好发于这个年龄段，因此要继续做好预防保健工作。另外，还须注意防止触电、跌仆、溺水等意外事故的发生。

六、学龄期

7 周岁后至青春期来临（女 12 岁，男 13 岁）称学龄期。

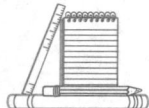

学龄期泛指进入小学以后至青春发育期到来前的一段时间。这一时期，小儿的体格发育稳步增长，大脑的形态发育已达到成人水平，综合分析能力、体力活动均有进一步发展，已能适应复杂的学校和社会环境。这是增长知识、接受教育的重要时期，学校和家庭均应重视德、智、体三方面的教育。此期的儿童对各种传染病的抵抗能力增强，疾病的种类及表现基本接近成人。水肿、哮喘为常见病种，应注意清除原发病灶，预防龋齿，保证营养，劳逸结合。

七、青春期

青春期受地区、气候、种族等影响，有一定差异。一般女孩12～18岁，男孩13～20岁，为青春期。

青春期是从儿童向成人过渡的时期，其生理特点是肾气盛、天癸至、阴阳和，生殖系统发育趋于成熟，女孩出现月经，男孩出现遗精。体格生长出现第二次高峰。精神发育由不稳定趋向成熟，易产生相应的月经紊乱、性心理障碍、酗酒等生理、心理、行为、精神方面的疾病。应继续做好本期好发疾病的防治工作，合理进行生理、心理和性知识教育，保障青春期的身心健康。

项目二　体格发育

【学习目标】

1. 了解小儿体格生长测量的常用指标。

2. 熟悉小儿体格生长的特点。

3. 掌握小儿生长发育的正常规律。

4. 具有测量小儿体重、身高（长）、头围、囟门、胸围的能力。

做一做，明重点

扫一扫，看课件

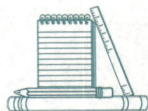

小儿体格生长的情况可以用易于测量的形态指标来表示。通过大规模实际测量的数据统计后得出生理常数，用以衡量和判断小儿生长发育水平，为某些临床常见疾病的诊断和治疗用药提供理论依据。为了实际应用方便，按照小儿体格发育的规律，用一些计算公式大致对各年龄段的儿童生理常数进行推算。一般临床常用的体格指标有体重、身高（长）、头围、囟门、胸围、牙齿等。

一、体重

体重是各器官、系统和体液的总重量。

1. 测量方法及正常值　测量体重，应在空腹、排空大小便、仅穿单衣的状况下进行。小儿体重的增长

执考提示

体重的测量方法、正常值及临床意义

不是匀速的，在青春期之前，年龄越小，其增长速度越高。正常新生儿出生时的体重平均约为3kg，出生后前半年平均每月增长约0.7kg，后半年平均每月增长0.5kg；12月龄时婴儿体重约为

出生时的 3 倍，且为第一个生长高峰。2 岁时，体重约为出生时的 4 倍；2 岁后至 12 岁，每年体重平均增长约 2kg。临床可用以下公式推算小儿体重：

≤6 月龄婴儿：体重（kg）= 出生时体重 +0.7× 月龄

7 ～ 12 月龄婴儿：体重（kg）= 7+0.5×（月龄 – 6）

1 岁以上：体重（kg）= 8+2× 年龄

2. 临床意义 体重易于测量，是最为容易获取的反映小儿体格发育和衡量小儿营养状况的灵敏指标，也是儿科临床中计算热量、用药剂量及输液量的主要依据。体重增长过快常见于肥胖症、巨人症，体重低于均值 85% 以下者为营养不良。

执考提示

身高（长）的测量方法、正常值及临床意义

二、身高（长）

身长是指从头顶至足底的垂直长度。测量方法：小于 3 岁的小儿取卧位测量身长，3 岁以上小儿站立位测量身高。测量身高时，应脱去鞋袜，摘帽，取立正姿势，枕、背、臀、足跟均紧贴测量尺。

身高（长）的增长规律与体重相似，与种族、遗传、营养、内分泌、运动及疾病等因素有关，且呈现小儿年龄越小，增长越快的特点。正常新生儿出生时的身长平均约为 50cm。生后第一年身长增长最快，约 25cm。第二年增长速度减慢，约 10cm；2 岁时身长约 85cm。2 周岁后至青春期前，身高增长平稳，每年增长约 7cm。进入青春期后，身高增长出现第二个高峰，增长速度达儿童期的 2 倍，可持续 2 ～ 3 年。临床可用以下公式推算 2 ～ 12 岁儿童的身高（长）：

$$身高（cm）=70+7× 年龄$$

身高（长）主要反映机体骨骼发育状况。身高（长）低于正常均值 70% 者，应考虑侏儒症、克汀病、营养不良等。此外，还有上部量和下部量的测定。从头顶至耻骨联合上缘的长度为上部量，从耻骨联合上缘至足底的长度为下部量。上部量与脊柱增长密切相关，下部量与下肢长骨的生长密切相关。12 岁前上部量大于下部量，12 岁以后下部量大于上部量。

三、头围

用软尺，自双眉弓上缘处，后经枕骨结节，绕头一周的长度，即为头围。

执考提示

头围的测量方法、正常值及临床意义

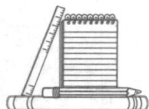

胎儿期脑发育占全身各系统的领先地位，足月新生儿头围为 33 ～ 34cm。出生后前 3 个月和后 9 个月各增长约 6cm，1 周岁时约为 46cm。出生后第 2 年头围增长减慢，2 岁时头围约为 48cm，5 岁时增长至 50cm，15 岁时接近成人，为 54 ～ 58cm。

头围的大小与脑的发育有关。头围测量在 2 岁前最有价值，头围过大常见于解颅、佝偻病后遗症，头围过小提示脑发育不良。

四、囟门

囟门有前囟、后囟之分。前囟为额骨和顶骨边缘形成的菱形间隙，后囟是顶骨和枕骨之间的三角形间隙。前囟大小以菱形对边中点连线长度进行测量，出生时为 $1.5 \sim 2cm$，以后随颅骨发育而增大，6 个月后逐渐骨化而变小，在 $12 \sim 18$ 个月时闭合。后囟在出生时即已很小或已闭合，最迟出生后 $6 \sim 8$ 周闭合。

执考提示

囟门的测量方法、闭合时间及临床意义

检查前囟对儿科临床很重要，囟门反映小儿颅骨间隙的闭合情况，对某些疾病的诊断有一定意义。囟门早闭且头围明显小于正常者，为小头畸形；囟门迟闭及头围大于正常者，提示脑积水、佝偻病、先天性甲状腺功能低下症等。囟门凹陷，可称为"囟陷"，多见于阴伤液竭之失水（脱水），或极度消瘦者；囟门凸出，可称为"囟填"，多见于热炽气营之脑炎、脑膜炎、脑积水和脑肿瘤等。

五、胸围

用软卷尺由乳头向后背经过肩胛骨下角，绕胸一周的长度为胸围，取呼气和吸气的平均值。胸围的大小主要与肺和胸廓的发育有关。新生儿胸围约 32cm，1 岁时约 44cm，接近头围，2 岁后胸围渐大于头围。

执考提示

胸围的测量方法、正常值及临床意义

营养不良、佝偻病或缺少锻炼的小儿胸廓发育较差，胸围超过头围的时间较晚；营养状况良好的小儿，则胸围超过头围的时间提前。

六、牙齿

人一生有两副牙齿，即乳牙和恒牙，乳牙 20 颗，恒牙 32 颗。出生后 $4 \sim 10$ 个月乳牙开始萌出，12 个月尚未萌出乳牙者，为乳牙萌出延迟。出牙顺序是先下后上，按切牙、第一乳磨牙、尖牙、第二乳磨牙的

执考提示

乳牙和恒牙的萌出时间、数目、正常值及临床意义

顺序依次萌出。乳牙在 $2 \sim 2.5$ 岁出齐。$6 \sim 7$ 岁乳牙开始脱落，更换为恒牙。出牙为生理现象，但少数小儿可有低热、流涎及睡眠不安、烦躁等症状。

2 岁以内乳牙的数目可用以下公式推算：

$$乳牙数 = 月龄 - 4（或 6）$$

营养不良、佝偻病、甲状腺功能减低症和先天愚型等患儿，可出现出牙迟缓、出牙顺序混乱、牙质差等表现。

七、呼吸、脉搏

呼吸、脉搏的测量应在小儿安静时进行。小儿呼吸频率可通过肺部听诊或观察腹部起伏状态获得。对小儿脉搏的检测可通过寸口脉切诊，或心脏、股动脉听诊检测，注意脉搏的速率、节律和强弱。临床表现

执考提示

呼吸、脉搏的正常值及与年龄增长的关系

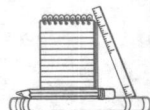

为年龄越小，呼吸、脉搏频率越快。各年龄段小儿呼吸、脉搏比较，见表 2–1。

表 2-1　各年龄段小儿呼吸、脉搏比较（每分钟）

年龄分期	呼吸（次/分）	脉搏（次/分）	呼吸：脉搏
新生儿	45～40	140～120	1：3
婴儿期	40～30	130～110	1：（3～4）
幼儿期	30～25	120～100	1：（3～4）
学龄前期	25～20	100～80	1：4
学龄期	20～18	90～70	1：4

八、血压

测量血压时应根据不同年龄段选择不同宽度的袖带，袖带宽度应为上臂长度的 1/2 ～ 2/3。小儿年龄越小，血压越低。

不同年龄小儿血压正常值可用公式推算：

收缩压（mmHg）= 80+2× 年龄

舒张压 = 收缩压 ×2/3

（注：1kPa = 7.5mmHg）

> **执考提示**
>
> 血压的正常值及与年龄增长的关系

九、骨龄

用 X 线检查测定不同年龄儿童长骨干骺端骨化中心出现的时间、数目、形态的变化并将其标准化即为骨龄。骨龄反映的发育成熟度较实际年龄更为准确，并与体格及性发育相一致，也可作为判断性成熟的重要指标。常采用拍摄左手腕部骨骼的 X 线正位片观察，专业医生会将所拍摄的 X 光片与标准的骨龄图谱进行对照，或者使用计算机辅助评估系统来确定骨龄。骨龄与实际年龄明显不符时，要考虑疾病可能。如患呆小病、生长激素缺乏等疾病时，骨龄明显落后；患真性性早熟等疾病时，骨龄明显超前。

骨龄可通过腕骨骨化中心估算。出生时腕部尚无骨化中心，其出生后的出现次序为：头状骨、钩骨（3 个月左右），下桡骨骺（约 1 岁），三角骨（2 ～ 3 岁），月骨及大、小多角骨（3 ～ 5 岁），舟骨（5 ～ 6 岁），下尺骨骺（6 ～ 7 岁），豌豆骨（9 ～ 10 岁）。腕部的骨化中心共 10 个，9 岁前，腕部骨化中心的数目大约为其年龄加 1。

做一做，明重点

扫一扫，看课件

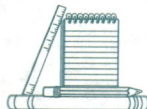

项目三　小儿感知、动作、语言、性格的发育概况

> **【学习目标】**
>
> 1.了解小儿感知、动作、语言、性格的发育情况。
>
> 2.熟悉小儿感知、动作、语言、性格发育的特点。
>
> 3.掌握小儿感知、动作、发育、性格的临床意义。

小儿智能发育与体格生长一样，是反映小儿发育正常与否的重要指征。智能发育指神经心理发育，包括感知、动作、语言、性格等方面。智能发育除与先天遗传因素有关外，还与后天所处环境及受到的教育等密切相关。

一、感知发育

1. 视觉　新生儿已有视觉感应功能，强光可引起闭眼，能看见 15～20cm 以内的缓慢移动的物体，可出现一时性斜视和眼球震颤，于 3～4 周消失。新生儿后期视觉感知发育迅速，1 个月可凝视光源；2～3 个月出现头眼的协调运动，4～5 个月开始认识母亲的面容，并且初步分辨颜色。

> **执考提示**
>
> 感知、动作、语言发育特点

2. 听觉　出生时中耳鼓膜中有羊水潴留，听力较差。3～7 天新生儿听觉已相当好，对声音有呼吸节律减慢等反应。3～4 个月时头可转向声源，听到悦耳声时会微笑；6 个月对母亲的语言有明显的反应；1 岁时能听懂自己的名字；2 岁后能区别不同声音；4 岁听觉发育完全。

3. 味觉与嗅觉　新生儿对酸、甜、苦等味道已有反应。4～5 个月婴儿对食物的微小改变很敏感，因此应适当添加辅食，使其习惯不同的味道。小儿嗅觉发育较慢，6 个月以后才能分辨香臭。

4. 皮肤感觉　包括触觉、痛觉、温度觉和深感觉。触觉是引起某些反射的基础，新生儿已很灵敏。眼、口、手掌、足底等部位，触之即有反应。痛觉较为迟钝，于第 2 个月逐渐开始改善。3 个月时，能够区分水温差别。

5. 知觉　包括空间及时间知觉。5～6 个月时已有手眼协调动作，1 岁末开始有时间和空间知觉，3 岁能辨上下，4 岁辨前后，5 岁辨自身左右，4～5 岁有早上、晚上、今天、明天、昨天等时间观念，5～6 岁能区别前天、大前天、后天、大后天等。

二、动作发育

动作、运动发育又称为神经运动发育，有赖于感知等的参与，又反过来影响其他功能区及情绪的发育。小儿动作的发育包括粗大运动及精细运动。发育规律是自上而下、由近到远、由粗到细，由不协调到协调、先正向动作后反向动作。

1. 粗大动作　如抬头、翻身、坐、爬、站立、走、跑、跳等。新生儿仅有吸吮、吞咽等反射性活动和不自主活动。一般小儿 3 个月抬头较稳，6 个月时能双手向前撑住独坐，8～9 月可用双上肢向前爬行，10 个月会被扶着走，1 岁能独走，2 岁会跳，3 岁能快跑。

2. 精细动作　精细动作是指用手完成的动作。新生儿时双手握拳，出生后 3 个月能有意识地握物，3～4 个月能玩弄手中物体，6～7 个月出现换手、捏、敲等探索性动作，9～10 个月能用拇指、示指配合取小物品，12～15 个月会用匙、会乱涂画，2～3 岁会粗略的翻书页、用筷子，3～4 岁会穿简单的衣服或自己穿衣。小儿精细动作的发育表现在握物的方式上。

三、语言发育

语言作为表达思想、意识的一种方式，是人类特有的高级神经活动，是衡量智能发育的重要指标。语言能力分为理解和表达两方面。小儿语言发育除与脑发育关系密切外，还需要有正常的发音器官，并与后天教养有关。

小儿学语，先理解后表达，先学发音后才能用词语和句法。新生儿啼哭是语言的开始，然

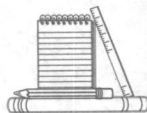

后咿呀作语；6个月时能发出个别音节；1岁时能连说两个重音，会叫"妈妈"，先单音节，后组成句子；4岁时能清楚表达自己的意思；5岁能唱歌；6岁时说话流利，句法基本正确；7岁以上能较好地掌握语言。

四、性格发育

性格是指人在对事、对人的态度和行为方式上所表现出来的心理特点，如英勇、刚强、懦弱、粗暴等。性格发育是一个动态的、多因素相互作用的复杂过程，在个体成长的一生中持续发展和变化。

从人的个体性格发展过程来看，小儿性格的形成、变化是在社会生活和教育条件的影响下，经过不断地量变和质变而发展起来的。最初的性格表现是多变而不稳定的，个体特征也是不鲜明的。随着小儿不断地成长发育，小儿性格的个体特征逐渐鲜明、稳定。

【预习测试】

1. 围生期的范围是（　　　　）
    A. 胎龄满28周至出生后7足天   B. 胎龄满28周至出生后28足天
    C. 胎龄满37周至出生后7足天   D. 胎龄满37周至出生后28足天

2. 小儿出生后生长发育最快的阶段（　　　　）
    A. 新生儿期   B. 婴儿期   C. 学龄前期   D. 学龄期

3. 正常足月新生儿出生时体重平均约为（　　　　）
    A. 2.5kg   B. 3kg   C. 3.5kg   D. 4kg

4. 1岁体重约为出生时体重的（　　　　）
    A. 1倍   B. 2倍   C. 3倍   D. 4倍

5. 按公式计算，6岁小儿的体重是（　　　　）
    A. 16kg   B. 18kg   C. 20kg   D. 22kg   E. 24kg

6. 1岁小儿的平均身长是（　　　　）
    A. 50cm   B. 60cm   C. 75cm   D. 89cm   E. 95cm

7. 10岁小儿的平均身长是（　　　　）
    A. 120cm   B. 130cm   C. 140cm   D. 150cm

8. 出生时小儿头围平均为（　　　　）
    A. 30cm   B. 32cm   C. 34cm   D. 36cm

9. 1岁时小儿头围约为（　　　　）
    A. 42cm   B. 44cm   C. 46cm   D. 48cm

10. 2岁时小儿头围约为（　　　　）
    A. 44cm   B. 46cm   C. 48cm   D. 50cm

11. 小儿头围与胸围大致相等的年龄是（　　　　）
    A. 1岁   B. 1.5岁   C. 2岁   D. 2.5岁

12. 关于小儿胸围的发育，下列哪项是错误的（　　　　）
    A. 出生时胸围比头围小1～2cm
    B. 1岁时胸围约等于头围
    C. 1岁至青春前期胸围超过头围的厘米数约等于小儿年龄减1

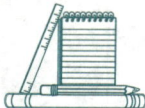

D. 胸围的大小与肺和胸廓的发育有关，与营养状况无关

13. 1岁小儿正常的体格发育应达到以下标准，除外（　　　　）

A. 体重 10kg　　　　B. 身长 75cm　　　　C. 头围 48cm　　　　D. 胸围与头围相等

14. 反映骨骼发育的重要指标是（　　　　）

A. 胸围　　　　　　B. 体重　　　　　　C. 身长　　　　　　D. 牙齿

15. 1岁8月的小儿乳牙个数为（　　　　）

A. 15　　　　　　B. 10　　　　　　C. 8　　　　　　D. 20

16. 动作发育正常的小儿为（　　　　）

A. 6个月会坐　　　　　　　　　　　　　　　B. 8个月俯卧位勉强抬头

C. 1岁时刚刚扶站　　　　　　　　　　　　　D. 2个月会翻身

17. 青春期的生长发育特点不包括（　　　　）

A. 生殖系统发育迅速　　　　　　　　　　　　B. 体格生长加速明显

C. 神经内分泌调节功能稳定　　　　　　　　　D. 易出现心理问题

18. 3个月小儿视感知发育的情况为（　　　　）

A. 头、眼协调好　　　　　　　　　　　　　　B. 能追随跌落的物体

C. 可注视远距离的物体　　　　　　　　　　　D. 能认识母亲的面容

19. 小儿前囟最迟闭合时间为（　　　　）

A. 12个月　　　　　B. 3个月　　　　　C. 18个月　　　　　D. 22个月

20. 学龄前期儿童正常呼吸次数（　　　　）

A. 45～50　　　　B. 20～18　　　　C. 30～35　　　　D. 20～25

21. 3岁小儿的正常血压约为（　　　　）

A. 86/58mmHg　　　　　　　　　　　　　　B. 90/60mmHg

C. 96/60mmHg　　　　　　　　　　　　　　D. 100/66mmHg

22. 测量小儿血压时，袖带的宽度应为上臂长度的（　　　　）

A. 1/4　　　　　　B. 1/3　　　　　　C. 2/3　　　　　　D. 3/4

23. 3个月小儿可出现的精细动作是（　　　　）

A. 用手握持玩具　　　　　　　　　　　　　　B. 会用拇指、示指捏取小物品

C. 两手握拳很紧　　　　　　　　　　　　　　D. 开始有意识地取物

24. 6个月小儿可出现的精细动作是（　　　　）

A. 能用拇指、示指捏取小物品　　　　　　　　B. 会自己玩手、吃脚

C. 能叠2～3块积木　　　　　　　　　　　　D. 会翻书

25. 9个月小儿可出现的精细动作是（　　　　）

A. 会用勺吃饭　　　　　　　　　　　　　　　B. 会用笔画直线

C. 能用拇指、示指捏取小物品　　　　　　　　D. 会把玩具从一只手换到另一只手

26. 1岁小儿可出现的精细动作是（　　　　）

A. 搭2～3块积木　　　　　　　　　　　　　B. 会用勺吃饭

C. 会画圆形　　　　　　　　　　　　　　　　D. 会翻书

27. 小儿开始能发出"爸爸""妈妈"等复音及听懂自己名字的年龄是（　　　　）

A. 3～4个月　　　B. 5～6个月　　　C. 7～8个月　　　D. 9～10个月

28. 小儿能清楚表达自己意思的年龄是（　　　　）

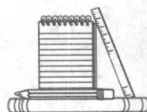

扫一扫，知答案

知识拓展

仰先贤，践大医

A. 2 岁　　　　　B. 3 岁　　　　　C. 4 岁　　　　　D. 5 岁

29. 以下哪种方法常用于测定小儿骨龄？（　　　　）

A.X 线检查　　　　B.CT 检查　　　　C.MRI 检查　　　　D. 超声检查

30. 小儿骨龄比实际年龄落后 2 岁以上，可能提示（　　　　）

A. 性早熟　　　　　　　　　　　　　　B. 生长激素缺乏

C. 甲状腺功能亢进　　　　　　　　　　D. 营养过剩

31. 一般情况下，3 岁儿童腕骨骨化中心的数量大约是（　　　　）

A. 2 个　　　　　B. 3 个　　　　　C. 4 个　　　　　D. 5 个

32. 关于腕骨骨化中心，下列说法错误的是（　　　　）

A. 出生时腕骨均为软骨　　　　　　　　B. 骨化中心的出现顺序有一定规律

C. 10 岁时腕骨骨化中心全部出现　　　　D. 可以通过骨化中心评估儿童骨龄

33.8 岁儿童，腕骨骨化中心数量为 6 个，可能的原因是（　　　　）

A. 正常发育　　　B. 发育提前　　　C. 发育迟缓　　　D. 无法判断

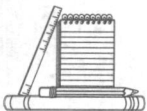

模块三　小儿生理病理特点

小儿自初生到成年，处于不断生长发育的过程中，其身体的各种组织器官、各种生理功能都处于尚未成熟状态，随年龄增长，才逐渐趋于完善。这种不成熟状态，年龄越小，表现越显著，因此不能简单地把小儿看成成人的缩影。

小儿生理特点可以归纳为：脏腑娇嫩，形气未充；生机蓬勃，发育迅速。

小儿五脏六腑的形与气皆属不足，尤其是肺、脾、肾三脏更为突出。相对于小儿的生长发育需求，表现出"肺常不足""脾常不足""肾常虚"的特点。小儿脏腑功能尚未稳定和完善，如肺脏娇嫩易发感冒、咳喘；脾常不足易出现食积、吐泻；肾常虚则表现为肾精未充等。

"纯阳"学说概括了小儿生机旺盛、发育迅速的特点。小儿初生，未经太多外界因素影响，胎元之气尚未耗散，表现为生机蓬勃。

小儿病理特点可以归纳为：发病容易，传变迅速；脏气清灵，易趋康复。

小儿体质脆弱，抵御邪气的能力不强，容易被外感、内伤等病因伤害而致病。一旦发病，病情变化多端且发展迅速，主要表现为疾病的寒热虚实容易相互转化演变或并见。肺系疾病成为儿科发病率最高的一类疾病，其次是脾系疾病。

小儿体禀纯阳，生机蓬勃，脏气清灵，精力充沛，对各种治疗反应灵敏。小儿宿疾较少，病因相对单纯，疾病过程中情志因素的干扰和影响相对较少。多数儿科疾病如急性感冒、咳嗽、腹泻、口疮等好转比成人要快，慢性病如哮喘、癫痫、紫癜等预后也相对较好。

中医儿科学中，小儿的生理、病理特点与成人存在显著差异。在生理上，小儿脏腑娇嫩、形气未充，但生机蓬勃、发育迅速。在病理上，小儿发病容易、传变迅速，但脏气清灵、易趋康复。在病因上，外感、饮食和先天因素是导致小儿疾病的主要原因。因此，在中医儿科的诊疗过程中，应充分考虑小儿的生理病理特点，采取合适的治疗方法。

项目一　生理特点

做一做，明重点

扫一扫，看课件

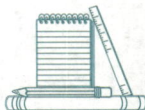

【学习目标】

1. 了解小儿生理特点，16 字表述。

2. 熟悉小儿生理特点中"纯阳""稚阴稚阳""三不足，两有余"理论。

3. 掌握小儿生理特点及其临床意义。

4. 具有运用小儿生理特点及理论，对临床相关疾病进行防治的能力。

小儿与成人相比在生理方面有很多的不同点，这些特点主要表现为儿童尚处于不断生长发育的过程中，且小儿的生理机能发育未成熟、完善，五脏六腑成而未全、全而未壮，随着年龄增长，逐渐发育成熟。

一、脏腑娇嫩，形气未充

脏腑即五脏六腑。娇，指娇弱，不耐攻伐；嫩，指柔嫩。形，指形体结构，即四肢百骸、肌肤筋骨、精血津液等。气，指各种生理功能活动，如肺气、脾气等。充，指充实、完善。所谓脏腑娇嫩，形气未充，即小儿时期机体各系统和器官的形态发育都尚未成熟，生理功能都是不完善的。在整个儿童时期，都处于脏腑娇嫩、形气未充状态，年龄越小，该生理特点表现越明显。

（一）脏腑娇嫩

1. 含义　从脏腑娇嫩的具体内容而言，五脏六腑的形和气皆不足，尤其以肺、脾、肾三脏更为突出，故曰小儿"肺常不足""脾常不足""肾常虚"。

2. 表现

（1）肺常不足：肺位在上，为娇脏；主一身之气，司呼吸，主宣发肃降，开窍于鼻，外合皮毛。小儿肺脏未充，主气功能未健，而小儿生长发育对肺气需求较成人更为迫切，表现为呼吸不匀，息数较促，容易感冒等。小儿肌肤薄嫩，腠理疏松，卫外不固，因此外邪由口鼻皮毛而入，首当犯肺。而其他脏腑病变亦可累及于肺，继之发病。肺气有赖于脾气滋养方能充盛，脾胃健运，肺卫方固，故"肺常不足"。

（2）脾常不足：脾胃为后天之本，主运化水谷精微，主升清降浊，为气血生化之源。小儿脾禀未充，运化力弱，而小儿要不断生长发育，因而对脾胃运化输布水谷精微营养的需求更为迫切，这种比较弱的运化功能相对于比较强的生长发育需求，显得不足。此乃"脾常不足"更深的含义。由于小儿"脾常不足"，每因饮食不当引起运化功能异常而发生疾病。

（3）肾常虚：肾为先天之本，主藏精，主水，主纳气，内寓元阴元阳。小儿肾气需赖后天脾胃不断充养，才能逐渐充盛。小儿"肾常虚"表现为肾气未盛，肾精未充，"天癸"未至，骨骼未坚，齿未长或长而未坚；婴幼儿则二便不能自控或自控力较弱等。

小儿心、肝两脏同样未充实完善，心肝两脏体阴而用阳，故表现为"心常有余""肝常有余"。"肝常有余"在生理上主要是强调肝主疏泄在升发条达全身气机中的作用旺盛，不是指小儿"肝阳亢盛"。"心常有余"在生理上主要是指小儿时期生机蓬勃，发育迅速，与心气旺盛有余密切相关，而非指"心火亢盛"。

（二）形气未充

形气未充，主要表现在五脏强弱不均衡，以及五脏关联较为脆弱，脏腑功能容易失衡。朱丹溪、万全针对小儿五脏强弱的不均衡，提出"三不足，两有余"（肾常虚、脾常不足、肺常不足、肝常有余、心常有余）学说。主要表现为某一脏腑的轻微变化，容易引发其他相关脏腑，甚至五脏关系的失常，从而导致疾病的发生。一般情况下，较易呈现脾虚肝旺、肾虚肝旺、肺虚肝旺、肾虚心（火）旺及心侮肾、肝侮肺等证候。

二、生机蓬勃，发育迅速

1. 含义　小儿充满生机，在生长发育过程中，无论在机体的形态结构方面，还是各种生理功能活动方面，都是在不断地、迅速地向着成熟、完善的方向发展。这种生机蓬勃、发育迅速的生理特点，在年龄越是幼小的儿童，表现越是突出，体格生长和智能发育的速度越快。

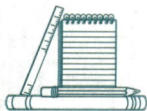

2. 纯阳学说 《颅囟经·脉法》说："凡孩子3岁以下，呼为纯阳，元气未散。""纯"指小儿先天所禀之元阴元阳未曾耗散，"阳"指小儿的生命活力如旭日之初升，草木之方萌，蒸蒸日上、欣欣向荣的生理现象。"纯阳"学说概括了小儿在生长发育、阳充阴长过程中，生机蓬勃、发育迅速的生理特点。

"纯阳"，是我国古代医家关于小儿生理特点的学说之一。不能将"纯阳"理解成正常小儿为有阳无阴或阳亢阴亏之体，正如《温病条辨·解儿难》说："古称小儿纯阳，此丹灶家言，谓其未曾破身耳，非盛阳之谓。"纯阳指小儿先天禀受的元阴元阳未曾耗散，因而成为后天生长发育的动力，使小儿显示出蓬勃的生机，迅速地发育成长。

清代医家吴鞠通从阴阳学说出发，认为小儿时期的特点为机体柔嫩、气血未充、脾胃薄弱、肾气未充等，在《温病条辨·解儿难》中将此特点归纳为"稚阳未充，稚阴未长者也"，奠定了"稚阴稚阳"学说基础。所谓"阴"，指体内精、血、津液等物质；"稚阴"指精、血、津液，以及脏腑、筋骨、脑髓、血脉、肌肤等有形之质，皆未充实和完善。所谓"阳"，指体内脏腑的各种生理功能活动。"稚阳"指各脏腑功能活动均属幼稚不足和处于不稳定状态。"稚阴稚阳"学说说明小儿在物质基础与生理功能上都是幼稚的和不完善的，需要不断地生长发育充实完善。

稚阴稚阳学说在理论上是纯阳学说的发展，说明小儿体质除生机蓬勃、发育迅速外，还存在脏腑娇嫩、形气未充的一面。稚阴稚阳学说也为小儿发病容易这一病理特点奠定了理论基础。

纯阳与稚阴稚阳学说，都是在阴阳学说范畴内，从不同角度反映了小儿生理特点，同时也为阐明小儿病理特点，指导临床治疗提供了重要的理论依据。

【预习测试】

A1 型题

1. 小儿纯阳之体的含义是（　　）

　A. 生机蓬勃　　B. 有阳无阴　　C. 阳常有余　　D. 阴亏阳亢　　E. 肝常有余

2. 小儿肝常有余在临床上主要表现为（　　）

　A. 肝火上炎　　B. 肝阳上亢　　C. 易动肝风　　D. 肝气郁结　　E. 肝血不足

3. 提出"稚阴稚阳"学说的是（　　）

　A. 吴鞠通　　B. 钱乙　　C. 万全　　D. 叶天士　　E. 陈复正

4. 小儿患病易寒易热，主要与之有关的生理特点是（　　）

　A. 肺常不足　　B. 脾常不足　　C. 肾常虚　　D. 纯阳之体　　E. 稚阴稚阳

5. 小儿易出现营养失调性病证，主要原因为（　　）

　A. 肺脏娇嫩　　B. 脾常不足　　C. 心常有余　　D. 肾常虚　　E. 肝常有余

6. 小儿易患脾胃病的最主要原因是（　　）

　A. 肾常虚　　B. 肺常不足　　C. 脾常不足　　D. 心常有余　　E. 肝常有余

7. 下列哪项属于小儿生理特点（　　）

　A. 脏腑娇嫩　　B. 容易哭闹　　C. 怕见生人　　D. 记忆力弱　　E. 容易生病

8. 下列哪项不属于小儿生理特点（　　）

　A. 脏腑娇嫩　　B. 形气未充　　C. 生机蓬勃　　D. 发育迅速　　E. 容易生病

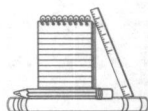

9. 小儿脏腑娇嫩、形气未充主要体现在哪些脏腑（　　　）

　　A. 肺、脾、肾　　B. 心、肝、脾　　C. 肺、肝、肾　　D. 心、脾、肾　　E. 心、脾、胃

10. 小儿肺常不足，容易出现什么疾病（　　　）

　　A. 感冒　　　　　B. 惊悸　　　　　C. 肺结核　　　　D. 泄泻　　　　　E. 遗尿

11. 小儿脾常不足，容易出现什么疾病（　　　）

　　A. 感冒　　　　　B. 惊悸　　　　　C. 肺结核　　　　D. 厌食　　　　　E. 遗尿

12. 小儿肾常不足，容易出现什么疾病（　　　）

　　A. 感冒　　　　　B. 惊悸　　　　　C. 肺结核　　　　D. 厌食　　　　　E. 遗尿

13. "纯阳"首见于哪部著作（　　　）

　　A.《伤寒论》　　　　　　　　　　　　　　　B.《小儿药证直诀》

　　C.《五十二病方》　　　　　　　　　　　　　D.《内经》

　　E.《颅囟经》

14. 小儿肺卫功能薄弱，容易遭受邪侵，主要与之有关的生理特点是（　　　）

　　A. 肾常虚　　　B. 肺常不足　　　C. 脾常不足　　　D. 心常有余　　　E. 肝常有余

15. 小儿容易发生运化功能失常，主要与之有关的生理特点是（　　　）

　　A. 肾常虚　　　B. 肺常不足　　　C. 脾常不足　　　D. 心常有余　　　E. 肝常有余

16. 关于小儿体质特点，吴鞠通提出的观点是（　　　）

　　A. 稚阴稚阳　　B. 纯阳之体　　　C. 肺常不足　　　D. 心常有余　　　E. 脾常不足

B1 型题

　　A. 肺常不足　　B. 脾常不足　　　C. 肾常不足　　　D. 心常有余　　　E. 肝常有余

17. 小儿易出现咳嗽，主要是因为（　　　）

18. 小儿易出现遗尿，主要是因为（　　　）

19. 小儿易出现积滞，主要是因为（　　　）

20. 小儿生机蓬勃，心气旺盛，主要是因为（　　　）

扫一扫，知答案

知识拓展

做一做，明重点

扫一扫，看课件

项目二　病理特点

【学习目标】

1. 了解小儿病理特点 16 字表述。

2. 熟悉小儿病理特点中"易虚易实""易寒易热"之含义。

3. 掌握小儿病理特点及其临床含义。

4. 具有运用小儿病理特点及理论，对临床相关疾病进行防治的能力。

小儿疾病的发生，病因虽与成人相似，但由于小儿体质及生理特点与成人有明显的差别，因此小儿对不同病因致病及易感程度有明显差别，因而也表现出与成人不同的病理特点。

执考提示

病理特点及临床意义

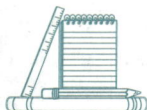

一、发病容易，传变迅速

（一）含义

小儿在生理方面脏腑娇嫩，形气未充，机体的物质和功能均未发育完善，称为"稚阴稚阳"。这一生理特点决定了他们体质嫩弱，御邪能力不强，不仅容易被外感、内伤诸种病因伤害而致病，而且一旦发病，病情变化多而又迅速。由于小儿稚阴稚阳的生理特点在越幼小的儿童身上表现越突出，所以，年龄越小，发病率也越高，病情变化也越多。

（二）临床表现

1. 发病容易 小儿发病容易，尤其突出表现在易于发生肺、脾、肾疾病及时行疾病方面。

小儿肺常不足，生理功能活动尚未健全，加之小儿寒温不能自调，家长护养常有失宜，故形成易患肺系疾病的内因、外因。肺为呼吸出入之门，主一身之表，六淫外邪侵袭，先犯于肺。所以，儿科感冒、咳嗽、肺炎喘嗽、哮喘等肺系疾病占儿科发病率的首位。

脾为后天之本，气血生化之源。小儿脾常不足，包括脾胃之体成而未全、脾胃之用全而未壮，乳食的受纳、腐熟、传导，与水谷精微的吸收、转输功能均显得和小儿的迅速生长发育所需不相适应。加之小儿饮食不知自调，家长喂养常有不当，就造成了易患脾系疾病的内因、外因。饮食失节、喂养不当、食物不洁，病从口入，犯于脾胃，则发生呕吐、泄泻、腹痛、食积、厌食、疳证等脾系疾病，这类病证目前占儿科发病率的第二位。

肾为后天之本，小儿先天禀受之肾精需赖后天脾胃生化之气血不断充养，才能逐步充盛；小儿未充之肾气又常与其迅速生长发育的需求不相适应，因而称"肾常虚"。儿科五迟、五软、解颅、遗尿、尿频、水肿等肾系疾病在临床上均属常见。

小儿腠理不密，皮毛疏松，肺脏娇嫩，脾脏薄弱，各种时邪易于感触。邪从鼻入，肺卫受邪，易于发生流行性感冒、麻疹、痄腮、水痘等时行疾病；邪从口入，脾胃受邪，易于发生痢疾、霍乱、肝炎、小儿麻痹症等时行疾病。时行疾病一旦发生，又易于在儿童中传染、流行。

2. 传变迅速 小儿发病后传变迅速的病理特点，主要表现为寒热虚实的迅速转化，即"易虚易实、易寒易热"。

虚实是指人体正气的强弱与致病邪气的盛衰而言，如《素问·通评虚实论》说："邪气盛则实，精气夺则虚。"小儿患病，邪气易盛而呈实证，正气易伤而呈虚证，因正不敌邪或素体正虚而易于由实转虚，因正盛邪却或复感外邪又易于由虚转实，也常见虚实夹杂之证。例如，小儿不慎感受外邪而患感冒，可迅速发展成肺炎喘嗽，皆属实证；若邪热壅盛，正气不支，可能产生正虚邪陷、心阳虚衰的虚证变证。又如阴水脾肾阳虚证，若是不慎感受外邪，可在一段时间内表现为阳水实证的证候，或者本虚标实的虚实夹杂证候等，均属临证常见。

寒热是两种不同性质的疾病证候属性。小儿由于"稚阴未长"，故易见阴伤阳亢，表现为热证；又由于"稚阳未充"，故易见阳气虚衰，表现为寒证。寒热和虚实之间也易于兼夹与转化。例如，风寒外束之寒实证，可迅速转化成风热伤卫，甚至邪热入里之实热证。若是正气素虚，又易于转成阳气虚衰的虚寒证或者阴伤内热之虚热证。湿热暴泻不止易于产生热盛阴伤之变证，迁延不愈又易于转为脾肾阳虚之阴寒证等。

二、脏气清灵，易趋康复

小儿患病之后，病情好转比成人快，治愈率也比成人高。例如，儿科急性病感冒、咳嗽、泄泻、口疮等，好转比成人要快；慢性病哮喘、癫痫、紫癜、阴水等的预后也相对好于成人；

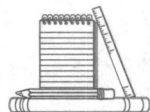

即便是心阳虚衰、阴伤液竭、惊风神昏、内闭外脱等危重证候，只要抢救及时，度过危险期，顺利康复的机会也大于成人。

小儿患病后易趋康复的原因，一是小儿生机蓬勃，活力充沛，修复再生能力强；二是小儿痼疾顽症相对少于成人，治疗反应灵敏，随拨随应；三是儿科疾病以外感六淫和内伤饮食居多，治法较多，疗效较好。正如张景岳《景岳全书·小儿则》云："其脏气清灵，随拨随应，但能确得其本而撮取之，则一药可愈。"

熟知小儿"脏气清灵，易趋康复"，我们对儿童患者的治疗康复要更有信心。危急重症要当机立断，慢性病证要耐心缓求，绝不要轻易放弃对任何一名患儿的努力救治。

【预习测试】

1. 属于小儿病理特点的是（　　　）
　　A.脏腑娇嫩，传变缓慢　　　　　　　　　　　B.发病容易，传变迅速
　　C.脏气清灵，传变迅速　　　　　　　　　　　D.不易发病，传变迅速
　　E.生机蓬勃，发展迅速

2. "其脏气清灵，随拨随应，但能确得其本而撮取之，则一药可愈"，是对小儿病理特点的概括。这一论断出自（　　　）
　　A.《景岳全书·小儿则》　　　　　　　　　　B.《小儿卫生总微论方》
　　C.《小儿药证直诀》　　　　　　　　　　　　D.《幼幼集成》
　　E.《幼科发挥》

3. 小儿感冒每易夹滞，主要因为（　　　）
　　A.脾虚失运　　　B.脾常不足　　　C.胃降失司　　　D.肺常不足　　　E.脾胃虚弱

4. 儿科发病率最高的一类疾病是（　　　）
　　A.肺系疾病　　　B.脾系疾病　　　C.肾系疾病　　　D.心系疾病　　　E.肝系疾病

5. 下列关于小儿的中医病理特点叙述正确的是（　　　）
　　A.起病缓慢　　　B.传变缓慢　　　C.不易康复　　　D.脏气清灵　　　E.生机蓬勃

6. 小儿容易出现五迟、五软等疾病，原因主要是（　　　）
　　A.脾虚失运　　　B.脾常不足　　　C.肾常不足　　　D.肺常不足　　　E.脾胃虚弱

7. 小儿患病后容易出现邪盛伤正，致正气耗伤，原因主要是（　　　）
　　A.脏器清灵　　　B.脾常不足　　　C.易虚易实　　　D.肺常不足　　　E.脾胃虚弱

8. 小儿患痄腮，易于传至厥阴，产生睾丸肿痛，是由于（　　　）
　　A.传变迅速　　　B.易趋康复　　　C.易虚易实　　　D.发病容易　　　E.脏器清灵

9. 小儿哮喘，虽病情缠绵，但预后较成人相对较好，是由于（　　　）
　　A.传变迅速　　　B.易趋康复　　　C.易虚易实　　　D.发病容易　　　E.脏器清灵

10. 小儿感受风邪，病感冒而发于肺，但常可累及大肠而致泄泻，是由于（　　　）
　　A.传变迅速　　　B.易趋康复　　　C.易虚易实　　　D.发病容易　　　E.脏器清灵

11. 肺炎喘嗽初起表现为发热咳嗽，气促，鼻扇，舌红苔黄，脉滑数，突然出现面色苍白，汗出不温，四肢厥冷，舌淡苔薄白，脉微欲绝等症状。体现了（　　　）
　　　　A.传变迅速　　　B.易寒易热　　　C.易虚易实　　　D.发病容易　　　E.脏器清灵

12. 在急惊风之高热抽搐、风火相煽的实热内闭的同时，可因正不胜邪，迅速出现面色苍白，汗出肢冷，脉微细等危候。体现了（　　　）

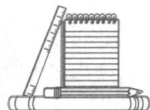

A. 传变迅速　　B. 易寒易热　　C. 易虚易实　　D. 发病容易　　E. 脏器清灵

13. 小儿泄泻, 初起因内伤饮食或邪气壅滞, 表现为脘腹胀满, 呕吐酸腐, 舌苔厚腻, 脉滑有力等, 病情进一步发展则出现伤阴、伤阳甚至阴竭阳脱的证候。体现了 (　　)

A. 传变迅速　　B. 易寒易热　　C. 易虚易实　　D. 发病容易　　E. 脏器清灵

14. 小儿疳证以气液干涸证候为主, 但又易夹乳食停滞之证。体现了 (　　)

A. 传变迅速　　B. 易寒易热　　C. 易虚易实　　D. 发病容易　　E. 脏器清灵

15. 小儿脏气清灵生机旺盛故邪气客犯易形成 (　　)

A. 虚证　　　　B. 热证　　　　C. 实证　　　　D. 寒证　　　　E. 感冒

16. 小儿稚阴未长邪热又易伤阴津故易见 (　　)

A. 实证　　　　B. 虚证　　　　C. 热证　　　　D. 寒证　　　　E. 口渴

17. 小儿肝常有余在临床上主要表现为 (　　)

A. 肝火上炎　　B. 肝阳上亢　　C. 易动肝风　　D. 肝气郁结　　E. 肝血不足

B1 型题

A. 肾常虚　　　B. 心常有余　　C. 肝常有余　　D. 肺常不足　　E. 脾常不足

18. 小儿易患感冒、咳嗽、肺炎喘嗽等, 主要原因是 (　　)

19. 小儿易患呕吐、泄泻、厌食、积滞、疳证等, 主要原因是 (　　)

扫一扫，知答案

知识拓展

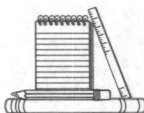

模块四　儿科诊法概要

【学习目标】

1. 了解儿科诊法的应用特点。

2. 熟悉儿科四诊的内容及诊查方法。

3. 掌握以望诊为主四诊合参的儿科诊法要领，培养中医儿科四诊合参诊断能力。

儿科疾病的诊查，与临床其他各科一样，均用望、闻、问、切4种手段审察病情，进行诊断和辨证。临床运用时要将四诊有机地结合起来，才能全面系统地了解病情，分清主次，作出正确的疾病与证候诊断。由于较小婴儿不会表达病情，较大儿童虽已会说话，但往往也不能正确叙述自己的病情，加上就诊时啼哭吵闹，影响气息脉象，造成诊断上的困难。因此，历代儿科医家对于小儿诊法，既主张四诊合参，又特别重视望诊。诚如《幼科铁镜·望形色审苗窍从外知内》所说："而小儿科，则唯以望为主，问继之，闻则次。"现代在传统四诊的基础上，又在不断尝试将听诊器、实验室检查、影像学检查等诊查方法取得的疾病信息资料，充实到四诊检查结果中来，正在摸索宏观辨证与微观辨证相结合的新型辨证方法。

一、望诊

小儿肌肤柔嫩，反应灵敏，凡外感六淫，内伤乳食，以及脏腑自身功能失调，或气血阴阳的偏盛偏衰，易从体表及苗窍形诸外，不易受到患儿主观因素的影响，其反映病情的真实性较成人更为明显。望诊察病时，首先应对患儿进行整体望诊，然后根据病情再有目的、有次序地分部望诊，这样才能发现对辨病、辨证、治疗有意义的症状和体征。儿科望诊内容主要包括总体望诊（望神色、望形态）和分部望诊（审苗窍、辨斑疹、察二便、察指纹）两个方面。

（一）望神色

望神色包括望神、望色两方面。神指小儿的精神状态，色指面部气色。通过对小儿目光、神态、表情、反应等方面的综合观察，可了解小儿五脏精气盛衰和病情轻重及预后。凡精神振作，二目有神，表情活泼，面色红润，呼吸调匀，反应敏捷，均为气血调和、神气充沛的表现，是健康或病情轻浅之象；反之，若精神萎靡，二目无神，面色晦暗，表情呆滞，呼吸不匀，反应迟钝，均为体弱有病或病情较重之象。

> **执考提示**
>
> 儿科尤其重视望诊，重点掌握望诊

面部望诊是小儿望神色中的重要组成部分。《灵枢·邪气脏腑病形》说："十二经脉，三百六十五络，其血气皆上于面而走空窍。"望面色可以了解脏腑气血的盛衰，以及邪气之所在。中国小儿的面部常色为微黄、透红润、显光泽，因禀赋及其他因素影响，正常面色亦有差

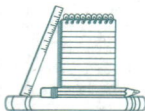

异，或稍白，或稍黄，或稍黑。常用的面部望诊方法有五色主病、五部配五脏，其中五色主病是望神察色诊病的主要方法。

1. 五色主病　又称五色诊，即按面部白、红、黄、青、黑5种不同颜色表现来诊察疾病。面呈白色，多为虚证、寒证。若外感表证面白，常为冒受风寒；面白少华，唇色淡白，多为血虚；面白浮肿为阳虚水泛，常见于阴水；面色惨白，四肢厥冷，多为滑泄吐利，阳气暴脱，可见于脱证。面呈红色，多为热证，有实热、虚热之分。若面红目赤，咽红，脉浮为外感风热；午后颧红潮热，口唇红赤为阴虚内热；两颧艳红如妆，面白肢厥，冷汗淋漓为虚阳上越，是阳气欲脱的危重证候。新生儿面色嫩红，或小儿面色白里透红，为正常肤色。面呈黄色，多属脾虚或有湿浊。若面色萎黄，形体消瘦为脾运功能失职，常见于疳证；面黄无华，脐周阵痛，夜间磨牙多为肠道虫症；面目色黄而鲜明，为湿热内蕴之阳黄；面目黄而晦暗，为寒湿阻滞之阴黄。初生儿出现的黄疸为胎黄，有生理性和病理性之分。面呈青色，主寒证、痛证、惊证、瘀证。若面色白中带青，表情愁苦皱眉，多为里寒腹痛；面青而晦暗，神昏抽搐，常见于惊风、癫痫发作之时；面青唇紫，呼吸急促，为肺气闭郁，气血瘀阻。大凡小儿面呈青色，病情一般较重，应注意多加观察。面呈黑色，主寒证、痛证，或内有水湿停饮。若面色青黑，手足逆冷多为阴寒里证；面色黑而晦暗，兼有腹痛、呕吐者，可为药物或食物中毒；面色青黑晦暗为肾气衰竭之证，不论新病久病，皆属危重。若小儿肤色红黑润泽，身体强健，为先天肾气充足之象。

2. 五部配五脏　根据小儿面部不同部位出现的各种色泽变化，结合所属脏腑来推断病变的部位与性质，就是五部配五脏的望诊方法。五部指左腮、右腮、额上、鼻部、颏部。小儿五部与五脏的关系及主病，最早见于《小儿药证直诀·面上证》："左腮为肝，右腮为肺，额上为心，鼻为脾，颏为肾。"五色在面部不同部位出现，可结合五脏所配属为诊查不同病证提供参考。

（二）望形态

形指形体，态指动态。望形态就是观察患儿体形强弱胖瘦、体表肌肤毛发和动静姿态，初步推断五脏、阴阳的盛衰。

1. 望形体　形体望诊，包括头部、躯干、四肢、肌肤、筋骨、指趾、毛发等。从小儿外形的壮弱，可以测知五脏的盛衰，分析疾病的发生、发展及预后。凡发育正常、筋骨强健、肌丰肤润、毛发黑泽、姿态活泼者，是胎禀充足，营养良好，属健康表现；若生长迟缓，筋骨软弱、肌瘦形瘠、皮肤干枯、毛发萎黄、囟门逾期不合、姿态呆滞者，为胎禀不足，营养不良，先后天不足的表现，属于病态。如头方发稀，囟门宽大，当闭不闭，可见于五迟、佝偻病；头颅增大，前囟宽大，头缝开解，目睛下垂，见于解颅；前囟及眼窝凹陷，皮肤干燥，可见于婴幼儿泄泻阴伤液脱；胸骨高耸形如鸡胸，可见于佝偻病；肌肉松弛，皮色萎黄，多见于厌食、脾虚泄泻、反复呼吸道感染；腹部膨大，肢体瘦弱，头发稀黄，额上青筋显现，多属疳积；毛发枯黄，或发竖稀疏，或容易脱落，均为气血虚亏的表现。

2. 望动态　通过动态观察，可以分析不同姿态显示的疾病，供临证参考。如小儿身体蜷缩，紧偎母怀，欲近衣被，常为恶寒之表寒证；喜伏卧者，为乳食内积；喜蜷卧者，多为腹痛；颈项强直，手指开合，四肢拘急抽搐，角弓反张，为惊风；若翻滚不安，呼叫哭吵，烦闹不安，两手捧腹，起卧颠倒，多为腹痛；婴幼儿抱头而哭或双手击头，常为头痛；端坐喘促，痰鸣哮吼，为哮喘；咳逆鼻扇，胁肋凹陷，呼吸急促，多为肺炎喘嗽。另外，将患儿具有的动作能力与该年龄组儿童应具备的动作能力相对照，可及早发现五迟之类发育迟缓病证。同时，观察小儿动态有助于了解脏腑阴阳的平衡状态，如多动少静为阴亏阳盛或阳亢的表现，多静少动为阴

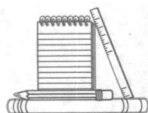

盛阳虚的表现。

（三）审苗窍

苗窍指口、舌、目、鼻、耳及前后二阴等五官九窍。苗窍与脏腑关系密切，舌为心之苗，肝开窍于目，肺开窍于鼻，脾开窍于口，肾开窍于耳及前后二阴。脏腑有病，能在苗窍上有所反映，审苗窍是儿科望诊中的重要内容。

1. 察舌　包括观察舌体、舌质和舌苔三个方面。正常小儿舌体柔软、淡红润泽、伸缩自如，舌面有干湿适中的薄苔。小儿舌质较成人红嫩，初生儿舌红无苔和哺乳婴儿的乳白苔，均属正常舌象。观察舌体、舌质、舌苔三方面的变化，综合分析，能给辨病辨证提供重要的依据。

（1）舌体　舌体胖嫩，舌边齿痕显著，多为脾肾气虚，或有水饮痰湿内停；舌体肿大，色泽青紫，可见于气血瘀滞；舌体强硬，多为热盛伤津；急性热病中出现舌体短缩，舌干绛者，则为热甚津伤，经脉失养。舌体肿大，板硬麻木，转动不灵，甚则肿塞满口，称为木舌，由心脾积热，火热循经上行所致；舌下红肿突起，形如小舌，称为重舌，属心脾火炽，上冲舌本所致；舌体转动伸缩不灵，不能完全伸出唇外，张口时舌尖不能抵达上颚，称为连舌，因舌系带过短、牵连舌尖所致；舌吐唇外，掉弄如蛇，称为弄舌，多为大病之后，心气不足或惊风之兆；舌吐唇外，缓缓收回，称吐舌，常为心经有热所致，吐舌不收，心气将绝；若舌常吐于口外，伴见眼裂增宽，表情愚钝者，为智力低下之表现。

（2）舌质　正常舌质淡红。舌质淡白为气血虚弱，兼唇白者多为血虚；舌质红绛在杂病中多为阴虚火旺，在温热病中提示邪热入营入血；舌质紫暗或紫红，多为气血瘀滞；舌起粗大红刺，状如草莓者，常见于丹痧（猩红热）、皮肤黏膜淋巴结综合征。

（3）舌苔　苔薄白为正常或寒证；苔黄为热证；苔白腻为寒湿内滞或有寒痰食积；苔黄腻为湿热内蕴，或乳食积滞化热；舌苔花剥，边缘清楚，状如地图，时消时现，经久不愈，称为地图舌（花剥苔），多为胃之气阴不足所致；热性病见剥苔，多为阴伤津亏。若舌苔厚腻垢浊不化，称为霉酱苔，伴便秘腹胀者，为宿食内积，中焦气机阻滞。当出现异常苔色时，还要注意是否为染苔所致，应询问是否吃过某种有色食物或药品，如吃橄榄、乌梅、铁剂等可使苔色染黑，服青黛可使苔色染青，喝牛奶、豆浆可使苔色染白，吃橘子、橙汁、蛋黄、中药汤剂可使苔色染黄，吃有色糖果或药物可染成相应颜色。染苔颜色比较鲜艳而浮浅不匀，与因疾病造成的舌苔变化不同，要注意鉴别。

2. 察目　黑睛圆大，神采奕奕，转动灵活，开阖自如，是肝肾气血充沛之象。眼神及瞳仁形态改变是危重病证的重要指征之一，如瞳仁缩小或不等或散大，对光反应减弱或消失，常属病情危殆。白睛黄染多为黄疸；眼睑为肉轮属脾，脾轮色淡与血虚有关；目窠肿多为水肿；目眶凹陷，啼哭无泪，是阴津大伤；目赤肿痛，是风热上攻；眼睑开阖无力，是元气虚惫；寐时眼睑张开而不能闭合，是脾虚气弱之露睛；上眼睑下垂不能提起，是气血不足之睑废；两目呆滞，转动迟钝，是肾精不足，或为惊风之先兆；两目直视，睛瞪不活，是肝风内动。

3. 察鼻　主要观察鼻内分泌物和鼻形的变化。鼻塞流清涕，为风寒感冒；鼻塞流黄浊涕，为风热客肺；长期鼻流浊涕，气味腥臭，多为肺经郁热之鼻渊；晨起或冒风则鼻流清涕、喷嚏连作，常为风痰蕴肺之鼻鼽；鼻孔干燥，为肺经燥热伤阴；鼻衄鲜红，为肺热迫血妄行；鼻翼翕动，伴气急喘促，为肺气郁闭；频繁搐鼻、眨眼、咧嘴，为肝经风热。乳婴儿鼻塞不乳，若无其他症状，多为风束肺窍。

4. 察口　主要观察口唇、口腔、齿龈、咽喉的颜色、润燥及外形变化。如唇色淡白为气血不足，唇色淡青为风寒束表，唇色红赤为外感热证或脾胃积热，唇色红紫为瘀热互结。唇色樱

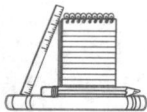

红，为暴泻伤阴；面颊潮红，唯口唇周围苍白，是猩红热征象；环口发青为惊风先兆；时时用舌舔口唇，唇部红肿、疼痒，日久破裂流水者，称为唇风，多因脾胃湿热上蒸所致。

口腔黏膜色淡白为虚为寒，色红为实为热。口腔黏膜破溃糜烂，为心脾积热或风热乘脾之口疮；口内白屑成片，状如凝乳，为鹅口疮。两颊黏膜有针尖大小的白色小点，周围红晕，为麻疹黏膜斑。上下臼齿间腮腺管口红肿如粟粒，按压肿痛腮部无脓水流出者为痄腮，有脓水流出者为发颐。

齿为骨之余，龈为胃之络。牙齿萌出延迟，为肾气不足；齿龂龈痛，为胃火上炎；牙龈红肿，为胃热熏蒸。新生儿牙龈上有白色斑点斑块，称为马牙，不属病态。

咽喉为肺胃之门户。咽红，恶风发热是外感风热之象；咽红乳蛾肿痛为外感风热或肺胃之火上炎；乳蛾溢脓，是热壅肉腐；乳蛾大而不红，是为肥大，多为瘀热未尽，或气虚不敛；咽痛微红，有灰白色伪膜附着而不易拭去，强拭则创面出血者，为白喉之症；咽部红赤甚或腐烂，软腭处可见点状红疹或出血点，称为黏膜内疹，常见于猩红热。

5. 察耳 小儿耳壳丰厚，颜色红润，是先天肾气充沛的表现。耳壳薄软，耳舟不清，紧贴颞部，是先天肾气未充的证候；耳内疼痛流脓，为肝胆火盛之证；耳背脉络隐现，耳尖发凉，伴身热多泪、目红畏光，可为麻疹先兆；以耳垂为中心的腮部漫肿疼痛，是痄腮之表现。

6. 察二阴 男孩阴囊不紧不松，稍有色素沉着，是肾气充沛的表现。若阴囊松弛，多为体虚或发热；阴囊水肿，常见于阳虚阴水；阴囊中有物下坠，时大时小，上下可移，为小肠下坠之狐疝；阴囊中睾丸肿大透亮不红，为水疝。女孩前阴部潮红灼热，常见于湿热下注，亦需注意是否有蛲虫病。婴儿肛门周围潮湿肤红发疹，多因尿布浸渍，称为红臀。肛口弛而不张，为元气不足；肛门脱出肛外，为中气下陷之脱肛；肛门开裂出血，多因燥热便秘。夜间肛门瘙痒，常为蛲虫病。

（四）辨斑疹

斑和疹是小儿疾病的常见体征。按其形态、肤色有斑与疹的区别。凡点大成片，形态大小不一，色红或紫，不高出皮面，压之不退色，即所谓"有触目之色，无碍手之质"者谓之斑，常见于温热病、疫疹，或杂病紫癜。凡点小量多，状似针尖，高出皮面，压之退色，摸之有碍手感，谓之疹，常见于

执考提示

斑和疹的区别

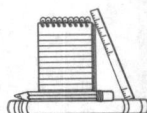

麻疹、幼儿急疹、风疹、猩红热、水痘等发疹性时行疾病。辨斑疹时应注意观察斑疹出现的时间和顺序，斑疹的形态和颜色，以及分布部位等，对于辨病辨证具有重要的意义。斑色红艳，摸之不碍手，压之不退色，多为热毒炽盛，病在营血；斑色淡紫，面色苍白，肢冷脉细，为气不摄血、血溢脉外所致。疹形细小状如麻粒，潮热3～4天出疹，口腔颊黏膜出现麻疹黏膜斑者为麻疹；皮疹细小，呈浅红色，身热不甚，常见于风疹；身热，皮肤潮红，疹点密布，舌绛如草莓，常见于猩红热；丘疹、疱疹、结痂并见，疱疹内有水液色清，见于水痘；疱疹于手掌、足跖、咽部并见者，常为手足口病；斑丘疹大小不一，游走不定，如云出没，瘙痒难忍，见于荨麻疹。

（五）察二便

察二便主要观察大小便的次数、性状、颜色，以及量的多少。正常小儿大便一般为黄色而干湿适中，日行1～2次。新生儿初生1～2天首次大便，呈黏稠糊状、墨绿色、无臭气，日行2～3次，是为胎粪。婴儿母乳喂养者大便呈金黄色，偶带绿色，稠糊状，稍有酸臭气，日行3次左右；人工喂养者大便呈淡黄白色，质较干，有臭气，日行1～2次。当小儿饮食过渡

到与成人接近时，大便亦与成人相似。大便性状稀溏，便次和便量增多，为泄泻。观察大便的情况，亦可作为积滞、痢疾、肠结等病证的重要依据，如大便赤白黏冻，为湿热积滞，常见于痢疾；婴幼儿大便呈果酱样，伴阵阵哭闹多为肠套叠；大便稀薄，夹有白色凝块，为内伤乳食；大便色泽灰白不黄，多系胆道阻滞；大便不下，伴呕吐、腹痛，腹内扪及包块，常为肠结梗阻。观察大便的情况，还可以协助寒热虚实辨证。大便色淡黄，干硬燥结，为内有实热或燥热伤津；大便稀薄夹泡沫，臭气不甚，为风寒犯肠；大便稀薄，色黄秽臭，为肠腑湿热；大便清稀无臭，为脾气虚而阳失温运；下利清谷，洞泄不止，为脾肾阳虚。

观察小便的次数、尿量、色泽、清浊，是否带血等，既可作为尿血、淋证、尿频、黄疸、水肿等诊断的重要指标，亦可作为寒热虚实辨证的依据。如小便清澈量多为寒；小便色黄量少为热；尿色深黄为湿热内蕴；黄褐如浓茶，多为湿热黄疸。尿色鲜红或暗红如洗肉水，或镜检红细胞增多者为尿血，大体鲜红色为血热妄行，淡红色为气不摄血，红褐色为瘀热内结，暗红色为阴虚内热。

（六）察指纹

察看指纹是儿科独有的一种诊断方法，主要用于 3 岁以内婴幼儿。指纹诊法是指诊察小儿示指桡侧浅表静脉的一种诊察方法。指纹分风、气、命三关，又称指纹三关，示指自虎口向指端，近虎口处的第一节为风关，第二节为气关，第三节为命关。临床诊察指纹时要在自然光下，将小儿抱于光亮处，医者用左手示指、中指固定患儿腕关节，拇指固定其示指末端，另一手用手指从小儿示指的远心端向近心端推切，轻轻推几次，使指纹显露，观察推移前后指纹脉络变化情况，注意其延伸到哪一部位。小儿正常指纹应该淡紫隐隐而不显于风关之上；若发生疾病，尤其是危重病证，指纹的浮沉、色泽、部位等可随之发生变化。察指纹对疾病的诊断辨证有一定的参考价值，能提示脏腑气血盛衰及病证之虚实、寒热、深浅、轻重、转归。

命关
气关
风关

指纹三关图

指纹诊的辨证纲要，可以归纳为"浮沉分表里，红紫辨寒热，淡滞定虚实，三关测轻重"。浮指指纹浮现，显露于外，主病邪在表；沉指指纹沉伏，深而不显，主病邪在里。纹色鲜红浮露，多为外感风寒；纹色紫红，多为邪热郁滞；纹色淡红，多为内有虚寒；纹色青紫，多为瘀热内结；纹色深紫，多为瘀滞络闭，病情深重。指纹色淡，推之流畅，主气血亏虚；指纹色紫，推之滞涩，复盈缓慢，主实邪内滞，如瘀热、痰湿、积滞等。纹在风关，示病邪初入，病情轻浅；纹达气关，示病邪入里，病情较重；纹进命关，示病邪深入，病情加重；纹达指尖，称透关射甲，若非一向如此，则示病情重危。察指纹时，应结合患儿无病时的指纹状况，以及患病后的证候表现，全面分析。当指纹与病证不符时，应当"舍纹从证"。病情轻者指纹的变化一般不著，故也可"舍纹从证"，不必拘泥。

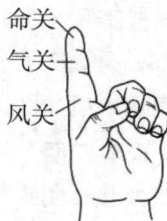

> **执考提示**
>
> 察指纹归纳的四句话，尤其理解红紫辨寒热

二、闻诊

闻诊是医生运用听觉和嗅觉来辅助诊断疾病的方法，包括听声音和嗅气味。听声音主要包括听小儿的啼哭、呼吸、咳嗽、语言等声音的高低强弱，嗅气味包括闻小儿口中之气味及大小便、痰液、汗液、呕吐物等的气味。

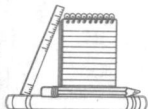

（一）听声音

1.啼哭声　啼哭是婴儿的语言，是新生儿的一种本能。初生儿刚出母体时的啼哭，引发其肺脏舒张收缩而开始呼吸，若是初生不啼，便需要立即抢救。婴儿的啼哭是一种运动，也可以是其表达需求的方法，此类啼哭表现为声调一致，哭声洪亮而长，哭时有泪。若是喂养不当，护理不善，婴儿常因饥饿、过饱、困睡、口渴、针刺、虫咬、尿布浸湿等原因而啼哭。因饥饿引起的啼哭多绵长无力，口作吮乳之状，哺乳后啼哭即止；因其他不适引起的啼哭，在仔细观察、解除其不适后，抱起亲昵走动，顺其心意，啼哭均可停止。因疾病痛苦引起的啼哭常见如下表现：头痛引起者哭声尖厉急促刺耳；腹痛引起者哭声尖锐，忽缓忽急，时作时止；肠套叠引起的啼哭声音尖锐阵作，伴呕吐及果酱样或血样大便；声音与哭声嘶哑、咳声嘶哑如犬吠，常见于白喉或喉炎；夜间啼哭，睡眠不安，白天如常者为夜啼。一般说来，小儿啼哭以洪亮为实证；哭声微细而弱为虚证；哭声清亮和顺为正常或病轻，哭声尖锐或细弱无力为病重。

2.呼吸声　正常小儿的呼吸均匀调和。若乳儿呼吸稍促，用口呼吸者，常因鼻塞肺窍不利所致；若呼吸气粗有力，多为外感实证，肺蕴痰热；若呼吸急促，喉间哮鸣者，乃痰壅气道，是为哮喘；呼吸急迫，甚则鼻扇，咳嗽频作者，为肺气闭郁；呼吸窘迫，面青不咳或呛咳，常为异物堵塞气道；呼吸微弱及吸气如抽泣样，为肺气欲绝之状。

3.咳嗽声　咳嗽是肺系疾病的主症之一，从咳嗽声、痰鸣声、是否易于咯痰等情况，可辨别其表里寒热。如干咳无痰或痰少黏稠、不易咯出，多为燥邪犯肺，或肺阴受损；咳声清高，鼻塞声重，多为外感；咳嗽频频，痰稠难以咯出，喉中痰鸣，多为痰热蕴肺或肺气闭塞。咳声嘶哑如犬吠状者，常见于白喉、急喉风。阵作痉咳，以夜咳为主，咳而呕吐，伴鸡鸣样回声者为顿嗽。

4.语言声　小儿语言以清晰响亮为佳。语声低弱，多为气虚的表现；呻吟不休，多为身体不适；突然语声嘶哑、呼吸不利，多为毒结咽喉；高声尖叫惊呼，多为剧痛、惊风；谵语妄言，声高有力，兼神识不清，为热闭心包；语声謇涩，多为温病伤津，或痰湿蒙闭心包；喃喃独语，多为心气虚。

（二）嗅气味

1.口中气味　口气臭秽者多属肺胃积热郁蒸、伤食积滞、浊气上蒸；口气血腥，多见于齿龈、肺胃出血；口气腐臭，兼咯吐脓痰带血，常为肺热肉腐，多属肺痈。

2.大小便气味　大便酸腐，多因伤食；臭味不著，下利清谷，完谷不化，多为脾肾阳虚。小便气味臊臭者属实热，多因湿热下注；小便清长如水，多属肾阳亏虚。

3.呕吐物气味　吐物酸腐，多因食滞化热；吐物臭秽如粪，多因肠结气阻，秽粪上逆。

三、问诊

问诊是收集病史、了解病情的重要方法。儿科问诊多数情况下，是通过询问患儿家长、亲属或保育人员来完成的。小儿问诊内容与成人基本相同，但要注意问年龄、问个人史，要围绕主诉，结合儿科病的发病特点进行询问。

（一）问年龄

年龄对疾病诊断有一定价值，不同年龄有不同的常见病、多发病，详细询问患儿的实足年龄对于判断其生长发育状况，诊察病证，计算饮食量、治疗用药，以及预防保健都具有重要意义。问年龄要询问实足年龄，新生儿应问明出生天数；2岁以内的小儿应问明实足月龄；2岁以上的小儿，应问明实足岁数及月数。1周内新生儿易患胎黄、脐湿、脐疮、脐风等；新生儿和乳

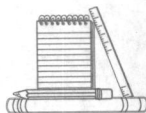

婴儿易患鹅口疮、脐突、夜啼；婴幼儿易患泄泻；6个月以后的小儿易患麻疹，学龄前小儿易患水痘、百日咳等传染病；12岁以后的疾病谱基本接近成人。

（二）问病情

问病情包括询问疾病的症状及持续时间、病程中的病情变化、发病原因、治疗用药等，应围绕主症进行询问。着重询问以下内容。

1. 问寒热　主要问清寒热的微甚进退，发作时辰与持续时间。如通过患儿头额、胸腹、四肢、手足心等部位的触摸，或哺乳时的感觉，呼吸时鼻气温度来测知小儿是否发热；通过观察其姿态，如依偎母怀，蜷缩而卧，喜暖避冷，测知有无恶寒之存在。体温高低可以用体温计准确测量。小儿恶寒发热无汗，多为外感风寒；发热有汗，多为外感风热；寒热往来，多为邪郁少阳；但热不寒为里热，但寒不热为里寒；大热、大汗、口渴不已为阳明热盛；发热持续、热势枭张、面黄苔厚为湿热蕴滞；夏季高热，持续不退，伴有无汗、口渴、多尿，秋凉后自平，常为夏季热。午后或傍晚低热，伴盗汗者，为阴虚燥热。夜间发热，腹壁手足心热，腹满不食者，多为内伤食积、积热内蕴。

2. 问出汗　小儿肌肤嫩薄，腠理疏松，清阳发越，较之成人易于出汗。常见入睡之时，头额汗出，若汗出不多，又无他症者，不属病态。若因天气炎热、室温过高、穿衣盖被过厚、快速进热食、剧烈运动后汗出过多，亦属正常生理现象。问汗主要询问汗出的多少、部位、时间等，对于辨别汗出的性质具有重要意义。若在白天汗出较多，稍动尤甚，不发热者，为肺气虚、卫外不固的自汗；入睡则汗出淋漓，醒后汗止，为阴虚或气阴两虚的盗汗。热病中汗出热不解者，为表邪入里；若口渴、烦躁、脉大、大汗者，为里热实证；若大汗淋漓，伴呼吸喘促，肢冷脉伏者，为阳气将绝、元气欲脱之危象。一般头部汗出者多表虚、里热，或阳热上蒸；上半身汗出者较全身出汗病证为轻，全身出汗者病证较重。前半夜出汗者多营不内守；后半夜出汗者多阴虚阳浮。

3. 问头身　较大儿童能诉说头痛、头晕及身体其他部位的疼痛和不适，较小儿童可从望形态、闻啼哭声中了解。头痛而兼发热恶寒为外感风寒；头痛呕吐，高热抽搐，为邪热入营，属急惊风；头晕而兼发热多因外感；头晕而兼面白乏力，多为气血不足；肢体酸痛而兼发热，多为外感，或邪阻经络。关节疼痛，屈伸不利，常为痹证。肢体瘫痪不用、强直不能屈伸为硬瘫，多为风痰入络，血瘀气滞；痿软松弛、屈伸不能为软瘫，多因肝肾亏虚，筋骨失养。

4. 问二便　患儿大小便的数量、性状、颜色及排便时的感觉，有些可从望诊中获悉，有些可通过问诊了解。若大便溏薄不化，或先干后溏，次数较多，或食后欲便者，多为脾虚运化失职；若便泻日久，形瘦脱肛者，多为中气下陷；若便时哭闹不安，多为腹痛或里急后重。小便刺痛，滴沥不尽，或见尿血鲜红，或排出砂石者，为湿热下注或湿热熬结成石，灼伤血络；小便清长，夜间遗尿，量多色清者，为肾气不足、下元虚冷。

5. 问饮食　不思饮食，或进食量少，兼见面白神疲，为脾胃虚弱；若腹部胀满，纳食不下，或兼呕恶，为乳食积滞；嗜食异物，多为疳证、虫证。热病时渴饮为津伤；渴而不欲饮，或饮而不多，多为湿热内蕴。

6. 问睡眠　小儿睡眠总以安静为佳，年龄越小，睡眠时间越长。睡眠不宁，辗转反侧，喜俯卧者，多为气血失和、胃弱食积；寐而不宁，肛门瘙痒，多为蛲虫；入夜心怀恐惧而难寐，多为心经失养，心神不宁，寐不安宁，啼哭叫扰，多为心火内亢，心神不安；睡中惊惕，梦中呓语，多为肝旺扰神，或胃不和而卧不安；睡中露睛，多为久病脾虚；睡中龂齿，多为胃气不和、肝火内盛，或因虫积内扰；睡眠不安，多汗惊惕，常见于佝偻病之脾虚肝旺。

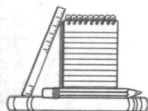

（三）问个人史

问个人史中的生产史、喂养史、生长发育史、预防接种史，以及家族史、疾病史，均为儿科问诊中的重要内容。

1. 胎产史 主要问清胎次、产次，是否足月，顺产或难产，有无流产，以及接生方式、出生地点、出生情况，以及孕期母亲的营养和健康情况等。

2. 喂养史 包括喂养方式和辅助食品添加情况，是否已经断奶和断奶的情况，以及断奶后的饮食情况。对年长儿还应询问平时的饮食习惯，现在的食物种类和食欲情况等。

3. 生长发育史 询问体格、智能发育方面的各项指标，如坐、立、行、语、齿等出现的时间；囟门闭合的时间；体重、身长增长情况；对已入学小儿还应了解心理、行为、学习的情况。

4. 预防接种史 预防接种情况，包括乙肝疫苗、卡介苗、脊髓灰质炎减毒活疫苗、百白破疫苗、麻疹疫苗、麻腮风联合疫苗、A 群流脑疫苗、A+C 群流脑疫苗、乙脑减毒活疫苗、甲肝减毒活疫苗等。记录接种年龄、接种时间，以及接种后的反应等。

5. 家族史 家族成员直系亲属中有无遗传性疾病史、过敏性疾病史，以及目前的健康状况等。

6. 疾病史 包括现病史、既往史。现病史指围绕主诉询问主要症候，发病时间及经过，可能的病因、诱因，以及治疗用药、治疗后反映情况等。既往史询问曾患何种疾病、发作次数、治疗情况及效果，是否有过药品不良反应等。

四、切诊

小儿切诊包括脉诊和按诊两个部分。

> ✍ **执考提示**
>
> 小儿脉诊的方法及常见的 6 种脉象

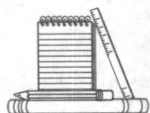

（一）脉诊

小儿脉诊与成人有所不同。成人用三个指头按脉，有寸、关、尺之分。小儿 3 岁以后虽可切脉，但寸口脉短，不能用三指脉法而只用一指切脉，即所谓"一指定三关"的方法。医师用示指或拇指同时按压寸、关、尺三部，再根据指力轻、中、重的不同，取浮、中、沉，来体会小儿脉象的变化，年长儿诊脉方法与成人相同。切脉时间需 1 分钟以上，最好在小儿安静或入睡时进行。小儿正常脉象较成人软而稍数，年龄越小，脉搏至数越快，注意因恐惧、活动、啼哭等因素影响脉象的情况。

小儿正常脉息至数按成人一息 6～7 至为常，5 至以下为迟，7 至以上为数。小儿病理脉象主要有浮、沉、迟、数、无力、有力 6 种，用以判别表、里、寒、热、虚、实，同时，应注意结、代、细、弦、滑、不整脉等病脉。浮为病在表，沉为病在里；迟为寒，数为热；无力为虚，有力为实。结脉为心气伤；代脉为脏气损；细脉为阴虚；弦脉为肝旺，或为痛为惊；滑脉为痰食中阻。脉律不整，时缓时数，为心之气血失和。

（二）按诊

通过对颅囟、颈腋、四肢、皮肤、胸腹等部位的按压或触摸，察其冷、热、软、硬，以及有无瘕瘕痞块等情况，从而协助诊断。诊察时必须耐心、细心，克服干扰，从无痛处开始，反复对照，观察患儿表情反应，得出诊断印象。

1. 按头囟 按察小儿头囟的大小、凹凸、闭合的情况，头颅的坚硬程度等。囟门隆凸，按之紧张，为囟填，多为风火痰热上攻，肝火上亢，热盛生风；囟门凹陷，为囟陷，常因阴津大伤，若兼头颅骨软者为气阴虚损，精亏骨弱；颅骨按之不坚而有弹性感，多为维生素 D 缺乏性佝偻病。

2. 按颈腋 正常小儿在颈项、腋下部位可触及少数绿豆大小之瘰核，活动自如，不肿不痛，不为病态。若瘰核增大，按之疼痛，或肿大灼热，为痰热毒结；若仅见增大，按之不痛，质坚，相连成串，则为瘰疬。

3. 按胸腹　左侧前胸心尖搏动处称为"虚里"，是宗气会聚之所。若搏动太强，节律不匀，为宗气内虚外泄；若搏动过速，伴喘促，是宗气不继之证。胸骨高耸如鸡之胸，胸脊后凸如龟之背为骨疳；肋骨串珠亦为虚羸之证。按察腹部，右上腹胁肋下触及痞块，或按之疼痛，为肝肿大；左上腹胁肋下触及痞块，为脾肿大，均多为气滞血瘀之证。剑突下疼痛多属胃脘痛；脐周按之痛，可触及团块，推之可散者，多为虫证。大凡腹痛喜按，多为虚为寒；腹痛拒按，多为实为热。腹部胀满，叩之如鼓者为气胀；叩之音浊，侧身则浊音移动者，多有腹水。右下腹按之疼痛，兼发热，右下肢拘急者多属肠痈。

4. 按四肢　高热时四肢厥冷为热深厥甚，平时肢末不温为阳气虚弱，手足心发热多为阴虚内热。四肢肌肉松弛软弱者为脾气虚弱。

5. 按皮肤　肤冷汗多为阳气不足；肤热无汗为热闭于内；肤热汗出，为热迫津泄；皮肤干燥失去弹性，为吐泻阴液耗脱之证。肌肤肿胀，按之随手而起，属阳水水肿；肌肤肿胀，按之凹陷难起，属阴水水肿。

【预习测试】

A1 型题

1. 面呈红色，多为（　　　）
　　A. 热证　　　　　B. 实证　　　　　C. 寒证　　　　　D. 瘀证　　　　　E. 虚证

2. 诊断小儿疾病，尤为重要的是（　　　）
　　A. 按诊　　　　　B. 脉诊　　　　　C. 问诊　　　　　D. 望诊　　　　　E. 闻诊

3. 望诊方法中有五色主病，其中五色是指（　　　）
　　A. 红、黄、青、白、黑　　　　　　　　　B. 红、黄、灰、白、黑
　　C. 红、紫、灰、白、黑　　　　　　　　　D. 红、紫、黄、白、黑
　　E. 红、紫、黄、白、青

4. 腹部膨大，肢体瘦弱，发稀，额上青筋显现，多为（　　　）
　　A. 积滞　　　　　B. 泄泻　　　　　C. 疳积　　　　　D. 厌食　　　　　E. 五迟

5. 小儿重舌，多属（　　　）
　　A. 心气不足　　　B. 热盛伤津　　　C. 心经有热　　　D. 心脾火炽　　　E. 气血两虚

6. 舌苔厚腻垢浊不化，状如霉酱，伴便秘腹胀者，常为（　　　）
　　A. 宿食内积　　　B. 寒湿内停　　　C. 湿热内蕴　　　D. 脾虚失运　　　E. 心脾火炽

7. 猩红热的舌象为（　　　）
　　A. 地图舌　　　　B. 红绛舌　　　　C. 霉酱苔　　　　D. 镜面舌　　　　E. 草莓舌

8. 看指纹的适用年龄为（　　　）
　　A. 1 岁以内　　　B. 3 岁以内　　　C. 1～3 岁　　　D. 1～6 岁　　　E. 3～6 岁

9. 察鼻时，肺闭的特点是（　　　）
　　A. 鼻塞流涕　　　B. 鼻孔出血　　　C. 鼻孔干燥　　　D. 鼻涕浊臭　　　E. 鼻翼翕动

10. 百日咳咳嗽的特点为（　　　）
　　　A. 咳声清扬，伴流清涕　　　　　　　　　B. 咳嗽阵作，并有回声
　　　C. 咳声重浊，痰稠色黄　　　　　　　　　D. 咳声嘶哑，如犬吠样

　　E. 干咳无痰，口鼻干燥

11. 嗅气味中，血证可有（　　　）

　　A. 口气臭秽　　　B. 口气腥臭　　　C. 口气臭腐　　　D. 口气酸腐　　　E. 口气酸腐而臭

12. 舌红无苔，在下述哪种情况下为正常（　　　）

　　A. 新生儿舌象　　　B. 乳婴儿舌象　　　C. 幼儿舌象　　　D. 啼哭后舌象　　　E. 进食后舌象

13. 小儿脉象平和，较成人（　　　）

　　A. 浮而稍数　　　B. 弦而稍数　　　C. 浮而稍缓　　　D. 软而稍数　　　E. 浮而稍弦

14. 干咳无痰，多为（　　　）

　　A. 外感风寒　　　B. 肺蕴痰热　　　C. 外感风热　　　D. 肺脾气虚　　　E. 燥邪犯肺

15. 腹部胀满，叩之有液体波动感，多为（　　　）

　　A. 气滞　　　B. 疳证　　　C. 虫积　　　D. 臌胀　　　E. 食积

16. 时时用舌舔口唇，以致口唇四周灰暗或有脱屑、作痒，称舔舌，多因（　　　）

　　A. 宿食积滞　　　B. 脾经伏热　　　C. 肝肾阴虚　　　D. 痰热内扰　　　E. 感受外邪

A2 型题

17. 患儿，5 岁。舌苔花剥，经久不愈，状如"地图"。病机多为（　　　）

　　A. 脾之气阳虚弱　　　　　　　　　　　　　　　B. 肺脾气阴亏虚

　　C. 乳食积滞内停　　　　　　　　　　　　　　　D. 胃之气阴不足

　　E. 寒湿生冷内停

扫一扫，知答案

18. 患儿，5 岁。发热 1～2 天，两颊黏膜有针尖大小的白色小点，周围红晕。其诊断是

（　　　）

　　A. 口疮　　　B. 麻疹　　　C. 鹅口疮　　　D. 痄腮　　　E. 发颐

19. 患儿，1 岁。大便呈果酱色，伴阵发性哭吵。其诊断是（　　　）

　　A. 痢疾　　　B. 食积　　　C. 肠炎　　　D. 虫积　　　E. 肠套叠

知识拓展

20. 患儿，10 个月。指纹淡紫。其证候是（　　　）

　　A. 气血不足　　　B. 邪热郁结　　　C. 体虚有寒　　　D. 寒湿阻滞　　　E. 体虚有热

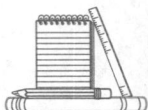

模块五　儿科治法概要

【学习目标】

1. 了解儿科治法概要的内容。

2. 掌握儿科常用内治法的用药原则及给药方法。

3. 熟悉儿科外治法及其临床应用。

4. 具有随证确立治法的临床处置能力。

辨证论治是中医认识疾病和治疗疾病的基本原则，"治"是辨证论治的重要环节之一，中医儿科的治疗方法和手段很多，主要分为内治法和外治法两大类。由于小儿生理、病理、病因、病种与成人有所不同，故在治疗方法、药物剂量、给药途径的运用上也有其特点。具体治法应结合儿科特点，在辨证的基础上灵活选用，以提高疗效。

项目一　小儿内治法的用药特点

一、治疗要及时、正确、谨慎

小儿脏腑娇嫩，形气未充，发病容易，传变迅速，易寒易热，易虚易实，故诊断明确、辨证准确、治法正确、选药精确尤为重要。治法用药是否正确，关系着小儿病情的进退。药物的选择方面，由于"其用药也，稍呆则滞，稍重则伤，稍不对证，则莫知其乡，捉风捕影，转救转剧，转去转远"，故其用药应审慎，特别是新生儿、婴幼儿。药物有寒、热、温、凉之分，用之不慎可造成新的阴阳失衡致生他疾。在同类药物中，要尽量选择适宜小儿体质特点的药物，凡大辛、大热、大苦、大寒、有毒、重镇、攻伐、峻下、壅补之品，应谨慎使用。

二、治疗要中病即止

小儿"脏气清灵，随拨随应"，其对药物反应较成人灵敏。其处方用药应轻巧灵活，尽量避免治疗目的不明确、堆砌药物的大处方。性味猛烈的药味，应严格掌握其用量。小儿的中药剂量常随年龄大小、个体差异、病情轻重、方剂组合、药味多少，以及药味本身的性味、质地轻重、毒性大小来确定，并可结合医者的临床用药经验使用，一般应在《中国药典》规定的剂量范围内。处方要精准，用药要适当，剂量要准确，还要注意使用的时机和法度，做到"中病即止"，或"衰其大半而止"。

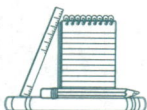

三、给药途径和药物剂型选择要适宜

儿科用药一般以内服汤剂为主，但汤剂有服用不便及"缓不济急"的不足。近年来，许多医院开始推广使用中药煮散剂。中药煮散剂继承了辨证论治的长处，保持了汤剂的固有特点，能体现中医辨证论治特色与复方特点，克服了汤剂用量大、饮片外形大、有效成分不能充分利用等缺点，既节约了药材，提高了疗效，且大大降低了药费，煎煮药量可随机掌握，服用方便。对于婴幼儿，也可用口服液或糖浆剂。丸剂、片剂在不能吞服时，可研碎，温水冲服。颗粒剂和浸膏剂可用水溶解稀释后服用。为了避免服药困难，可用栓剂或通过直肠给药。病情需要时，可用注射剂注射给药，作用迅速，是儿科比较理想的一种给药方法，但要严格掌握其剂量、适应证、禁忌证，防止发生不良反应。

四、中药煎服方法要合理

汤剂具有加减灵活的优势，仍然是儿科最常用的剂型。煎熬时要分清处方中是否有先煎、后下、包煎、另煎的药物。煎熬前要用干净冷水浸泡药物 15～30 分钟，煎熬时间根据处方治疗功效决定。每天煎出的药量为：新生儿 30～50mL，婴儿 60～100mL，幼儿及幼童150～200mL，学龄儿童 200～300mL。煎出的药液，根据病情，分 3～5 次服用。喂药时尽量不要强行灌服，小婴儿可用小勺或喂药器，从口角处顺口颊方向慢慢喂入，幼儿和学龄儿童应鼓励其自愿服药。

五、小儿中药剂量要变通

儿科应用中药汤剂需对用药总量加以控制。以成人量对照，新生儿可用成人量的 1/6，婴儿用成人量的 1/3，幼儿及幼童用成人量的 1/2～2/3，学龄儿童接近成人量。儿童用药量的控制可根据病情需要和临床经验，分别通过精简药味或减少单味药用量来实现。此外还应注意以下几点：

1.疾病的轻重不同，用量应有所变化。一般的门诊病例和并不十分危重的住院病例，均可按上述比例用量处方。但若病情急重，则不要受此限制。

2.处方中药味多少不同，用量也要有一定的变化。药味特别少的处方，每味药的用量可增大，但以不超过成人一般用量为限。药味多的处方，主药的用量以不减为好，辅助药可以适当减少。

项目二　小儿常用治法

一、常用内治法

在审明病因、分析病机、辨清证候之后，应针对性地采取一定的治疗方法，其中"汗、吐、下、和、温、清、补、消"是最基本的治法。按照八法原则，根据儿科临床特点，可组合成以下常用内治法。

1.疏风解表法　疏风解表法主要适用于外邪侵袭肌表所致的表证。外邪郁闭肌表，开阖失司，出现发热、恶风、汗出或无汗等症。应使用疏散风邪的药物，使郁于肌表的邪气从汗而解。

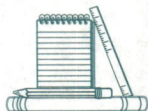

临床上根据不同的证型分为辛温解表、辛凉解表、祛暑解表等。代表方分别有荆防败毒散、银翘散、新加香薷饮等。

2. 止咳平喘法 止咳平喘法主要适用于邪郁肺经，痰阻肺络所致的咳喘。代表方有麻杏石甘汤、小青龙汤等。临床上根据寒、热、虚、实的不同辨证加以清肺、温肺、燥湿化痰、清热化痰、温肾纳气等物。

3. 清热解毒法 清热解毒法主要适用于热毒炽盛的实热证。小儿"体属纯阳"，易"从阳化热"，热病多见，如温热病、湿热病、斑疹、血证、丹毒、疮痈等。应按邪热在表、在里，属气、属血，入脏、入腑等，分别选方用药。常用治法有甘凉清热、苦寒清热、苦泄降热、咸寒清热等。代表方有银翘散、白虎汤、清营汤、清瘟败毒饮、导赤散、泻白散、五味消毒饮等。

4. 消食导滞法 消食导滞法主要适用于小儿乳食不节、停滞不化之证，如积滞、伤食吐泻、疳证等。小儿脾常不足，若饮食不节，恣食无度，则脾胃纳运失常。轻则呕吐泄泻、厌食腹痛；重则为积为疳，影响生长发育。在消食导滞药物中，麦芽善消乳积，山楂能消肉食积，神曲善化谷食积，莱菔子善消麦面之积，鸡内金则能消各种食积，还有开胃作用，临床上常配合理气药。代表方有保和丸、消乳丸、木香大安丸、枳实导滞丸等。

5. 健脾益气法 健脾益气法主要适用于脾胃虚弱、气血不足之证，如泄泻、疳证及病后体虚等。脾虚气弱，运化失职，常出现食欲不振，消化不良，故健脾益气方药中可酌情佐以砂仁、藿香、陈皮、山楂、神曲、鸡内金等理气消导之品。气虚与脾虚关系密切，治气虚时多从健脾着手，健脾时多益气，故两者配合运用，代表方有参苓白术散、七味白术散、补中益气汤等。

6. 利水消肿法 利水消肿法主要适用于水湿内停，小便短少而水肿的患儿。若为湿邪内蕴，脾失健运，水湿泛于肌肤者，则为阳水。常用方剂有麻黄连翘赤小豆汤、越婢加术汤、五苓散、五皮饮等。若脾肾阳虚，不能化气行水，水湿内聚为肿，则为阴水。代表方有实脾饮、真武汤、防己黄芪汤等。此外，车前子、玉米须等，也有较好的消肿利尿作用。

7. 镇惊开窍法 镇惊开窍法主要适用于小儿惊风、癫痫等病证。小儿热病最多，且热邪易炽，扰乱心神，引动肝风；或灼津炼液，生痰阻络，窍道不通可出现惊风等病证。常用方药如紫雪丹、至宝丹、安宫牛黄丸、苏合香丸、羚角钩藤汤、玉枢丹等。

8. 培元补肾法 培元补肾法主要适用于小儿胎禀不足，肾气虚弱及肾不纳气之证，如解颅、五迟、五软、遗尿、哮喘等。小儿时期常见肝肾同病、脾肾同病或肺肾同病，治疗时应配合养肝、健脾、补肺之品。代表方有六味地黄丸、金匮肾气丸、桑螵蛸散、参蛤散等。

9. 凉血止血法 凉血止血法主要适用于诸种出血的证候，如鼻衄、齿衄、尿血、便血、紫癜等。小儿血证常由血热妄行、血不循经引起，用清热凉血法治疗居多。代表方有犀角地黄汤。但是，气不摄血、脾不统血、阴虚火旺等其他原因引起的出血临床也不少见，可在补气、健脾、养阴等法的基础上配伍本法进行治疗。

10. 养阴生津法 养阴生津法主要适用于小儿热病恢复期。小儿阳常有余，阴常不足，热病中最易呈现伤阴耗气之证。如内伤咳嗽迁延不愈、肺炎喘嗽正虚邪恋期等出现干咳少痰，口燥咽干，低热不退，潮热盗汗，舌红苔少，脉细数。代表方如沙参麦冬汤。

11. 活血化瘀法 活血化瘀法主要适用于各种血瘀之证。尤其适用于各种久病痼疾、疑难重症的救治。如肺炎喘嗽、哮喘口唇青紫、紫癜肌肤有瘀斑瘀点、肾病，以及腹痛如针刺、痛有定处、按之有痞块等。代表方有桃红四物汤、血府逐瘀汤、少腹逐瘀汤、桃核承气汤等。并常常辅以行气药物使气行则血行。

12. 回阳救逆法 回阳救逆法主要适用于小儿元阳虚衰欲脱之危重证候。临床可见面色苍

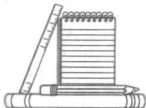

白、神疲肢厥、冷汗淋漓、气息奄奄、脉微欲绝等，此时必须用峻补阳气的方药加以救治。代表方有四逆汤、参附汤、参附龙牡救逆汤等。

以上常用内治法，既能单独使用，也常联合运用。另外还有安蛔驱虫法、收敛固涩法、祛风息风法等。临床当审明病因，分析病机，明确诊断，辨清证候后使用。

二、常用外治法

小儿肌肤柔弱，脏气清灵，外治疗法尤为有效，自古就有"良医不废外治"之说。中医外治法，应用方便，价格低廉，解决了小儿害怕打针、服药困难的问题。中药外治法可以将药物直接导入病变部位，避免了口服、注射等给药途径引起的药物毒副作用及肝脏的"首过效应"和胃肠道的降解破坏。目前，儿科临床上的外治法，主要使用一些药物进行敷、贴、熏、洗、吹、点、灌、嗅等。外治诸法，可以单用或与内治法配合应用。

1. 熏洗法 熏洗法是利用中药的药液及蒸气熏洗人体外表的一种治法。其原理是借助热力将药物作用于局部，促使局部的气血畅达、腠理疏通，达到散寒止痛、祛风止痒、发表透疹等功效。如夏日高热无汗可用香薷煎汤熏洗，发汗退热；麻疹发疹初期，为助透疹，用麻黄、浮萍、芫荽子、西河柳煎汤熏洗；荨麻疹等可用白鲜皮、蛇床子、地肤子、土茯苓、蝉蜕、野菊花等煎汤外洗祛风止痒。

2. 涂敷法 涂敷法是将中草药捣烂，或用药物研末加入水或醋等调匀后，涂敷于体表的一种外治法。如用鲜马齿苋、仙人掌、青黛、金黄散、紫金锭等，任选一种，调敷于腮部，治疗流行性腮腺炎。用吴茱萸粉 3 份、胆南星粉 1 份，用米醋调成膏状涂敷于足底涌泉穴，治疗滞颐。用大黄粉、芒硝粉、大蒜泥以 5∶4∶1 比例调成膏状涂敷于背部肩胛区或啰音密集地方通络化痰。

3. 敷贴法 敷贴法是将药物制成软膏、药饼，或研粉撒于普通膏药上，敷贴于局部的一种外治法。如用丁香、肉桂等药粉，撒于普通膏药上贴于脐部，治疗寒证泄泻。用五倍子粉、五味子粉等分填入脐内，治疗汗证。再如在夏季三伏、冬季三九天，用延胡索、白芥子、甘遂、细辛，研末，以生姜汁调成药饼，敷于肺俞、膏肓、大椎、定喘、天突、膻中穴上，防治哮喘、反复呼吸道感染等。

4. 擦拭法 擦拭法是用药液或药末擦拭局部的一种外治法。如冰硼散擦拭口腔，或用淡盐水、银花甘草水拭洗口腔，治疗鹅口疮、口疮等。

另外，还有热熨法、雾化吸入法、粉扑法等外治法临床亦常用，而且疗效确切。

三、其他疗法

1. 小儿推拿疗法 小儿推拿古称小儿按摩，是专以手法治疗小儿疾病的一种方法，有促进气血循行、经络通畅、神气安定、脏腑调和的作用，能达到祛邪治病的目的。儿科临床常用于学龄前小儿的泄泻、腹痛、厌食、斜颈、痿证等疾病。年龄越小，效果越好。其手法应轻快柔和。取穴和操作方法与成人有所不同。常用推、拿、揉、运、掐等手法，常取上肢的六腑、天河水、三关，掌部的大肠、脾土、板门，下肢的足三里、三阴交，背部的大椎、脾俞、肾俞、大肠俞、七节、龟尾，腹部的脐中、天枢、丹田、气海等穴。推拿的顺序一般按先推四肢、头面，后推胸腹、脊背，或从上而下，依次按摩。

2. 小儿捏脊疗法 捏脊疗法是儿科常用的一种特殊推拿方法。此法通过对督脉和膀胱经的按摩，调和阴阳，疏理经络，行气活血，恢复脏腑功能以防治疾病。具体操作方法：患儿俯卧，

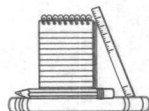

一法是医者两手半握拳，双手两示指抵于背脊上，再以两手拇指推向示指前方，合力夹住肌肉提起，而后，示指向前，拇指向后退，做翻卷动作，两手同时向前移动；另一法是医者用双手拇指与示指、中指、无名指相对，做捏物状手形，自腰骶长强穴开始，沿脊柱两侧捏起皮肤，不断向上捏至大椎穴止。如此反复 3 ～ 5 次，捏到第 3 次后，每捏 3 把，将皮肤提起 1 次。每日 1 次，6 日为 1 个疗程。对有脊背皮肤感染、紫癜等疾病的患儿禁用此法。

3. 刺四缝疗法 四缝穴位于示指、中指、无名指和小指的中节。刺四缝有解热除烦、通调百脉、调和脏腑的作用。具体操作方法是：先消毒患儿的手指皮肤，用三棱针或粗毫针刺入约 1 分深，刺后可挤出黏性黄色液体，每日 1 次，直到针刺后变为无色透明液体。用于治疗小儿疳证、厌食、咳嗽、百日咳、咳喘等病证，5 岁以下，特别是婴幼儿效果更佳。

另外，还有针法、灸法、拔罐疗法、贴耳法等，也为临床常用。

总之，儿科疾病，无论采用内治法、外治法或其他治法，必须因病、因时、因地制宜，不可偏废。

【预习测试】

A1 型题

1. 下列不属于儿科内治法用药特点的是（   ）

    A. 治疗及时　　　B. 处方轻灵　　　C. 顾护脾胃　　　D. 必投补益　　　E. 先证而治

2. 下列有关小儿用药剂量说法正确的是（   ）

    A. 新生儿中药用量是成人量的 1/5　　　　　　　B. 乳婴儿中药用量是成人量的 1/4

    C. 幼儿中药用量是成人量的 1/3　　　　　　　　D. 学龄儿童中药用量接近成人量

    E. 青春期少年的中药用量是成人量的 1/2

3. 不属于儿科常见内治给药法的是（   ）

    A. 口服给药法　　B. 鼻饲给药法　　C. 直肠给药法　　D. 吹鼻法　　　E. 敷贴法

4. 将新鲜马齿苋捣碎，调敷于腮部，治疗流行性腮腺炎的方法属于（   ）

    A. 敷贴法　　　　B. 熏洗法　　　　C. 罨包法　　　　D. 涂敷法　　　E. 擦拭法

5. 在儿科外治法中，将丁香、肉桂等药打粉并制作成药饼，再用普通膏药将其贴于肚脐，常用于治疗以下哪种疾病（   ）

    A. 咳嗽　　　　　B. 寒性哮喘　　　C. 寒性泄泻　　　D. 便秘　　　　E. 鹅口疮

6. 不属于捏脊疗法治疗的疾病是（   ）

    A. 食积　　　　　B. 厌食　　　　　C. 泄泻　　　　　D. 痿证　　　　E. 哮喘

7. 下列有关刺四缝疗法操作描述错误的是（   ）

    A. 选取五指中节横纹中点　　　　　　　　　　　B. 皮肤局部消毒

    C. 手持三棱针　　　　　　　　　　　　　　　　D. 刺入约 1 分深

    E. 挤出少许黄白色黏液

8. 清热解毒凉血宜选用（   ）

    A. 葛根芩连汤　　B. 白虎汤　　　　C. 茵陈蒿汤　　　D. 犀角地黄汤　　E. 龙胆泻肝汤

9. 水肿之阴水选用（   ）

    A. 麻黄连翘赤小豆汤　　　　　　　　　　　　　B. 五苓散

    C. 五皮饮　　　　　　　　　　　　　　　　　　D. 越婢加术汤

    E. 实脾饮

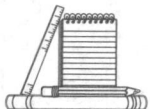

10. 健脾益气法不用于（　　　）

A. 哮喘　　　　　B. 厌食　　　　　C. 疳证　　　　　D. 泄泻　　　　　E. 食积

11. 症见面色惨白，神疲肢厥，冷汗淋漓，气息奄奄，脉微欲绝，宜选用（　　　）

A. 清热解毒法　　B. 回阳救逆法　　C. 培元补肾法　　D. 养阴生津法　　E. 镇惊开窍法

12. 时行疾病后，小儿阴液虚亏，津液耗损，宜用（　　　）

A. 养阴生津法　　B. 镇惊开窍法　　C. 清热解毒法　　D. 培元补肾法　　E. 回阳救逆法

X 型题

13. 凉血止血可用于（　　　）

A. 鼻衄　　　　　B. 齿衄　　　　　C. 尿血　　　　　D. 便血　　　　　E. 紫癜

14. 培元补肾法可用于治疗（　　　）

A. 解颅　　　　　B. 五迟五软　　　C. 汗证　　　　　D. 遗尿　　　　　E. 哮喘

15. 症见口唇青紫，肌肤有瘀斑、瘀点，以及腹痛如针刺，痛有定处，可选用（　　　）

A. 增液汤　　　　B. 血府逐瘀汤　　C. 少腹逐瘀汤　　D. 桃核承气汤　　E. 桃红四物汤

扫一扫，知答案

思考题

1. 对于昏迷或吞咽困难的患儿，可采用哪种给药方法？请说出依据。

2. 对于外感发热伴大便秘结、口服给药困难的患儿，可采用哪种给药方法？请说出依据。

3. 常用于小儿口疮的外治法是哪一种？请说出依据。

4. 常用于小儿盗汗的外治法是哪一种？请说出依据。

5. 患儿，女，7 岁，外感发热、咳嗽 1 周，经治疗后无发热，但仍有咳嗽咳痰，甚至喘憋，夜卧不安，伴食少纳呆，形体瘦弱，平素易患感冒。其目前应采取何种治疗方法？请说出依据。

知识拓展

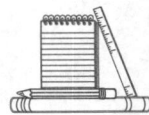

模块六　儿童保健

　　中医儿童保健学历史悠久、特色突出，是运用中医理论方法，对儿童群体和个体进行有效干预，以研究小儿生长发育规律及影响因素，保护和促进儿童身心健康，保障儿童权利为目的的一门科学。

　　中医儿童保健学强调重视先天，胎儿时期的养护可使儿童先天禀赋充盛，而生后之调护则保证其健康发育成长。其内容从父母婚配、受孕，到养胎、护胎、胎教，直至发育成熟，无不论述精详。而养胎、护胎、胎教等理念也体现了中医"优生""不治已病治未病""未病先防"等观点。同时，中国传统儿童保健经验的重要性和意义，也越来越被现代科学证实。因此，应弘扬中医儿童保健学的先进思想和科学方法，使之在儿童保健中发挥更大的作用。

项目一　养胎护胎

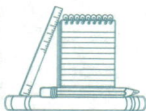

> 【学习目标】
> 1. 了解养胎护胎的原因。
> 2. 掌握养胎护胎的主要内容。
> 3. 熟悉妊娠禁忌用药。
> 4. 具有为孕妇在妊娠期间的注意事项作出合理、科学指导的能力。

　　我国历代重视优生优育，强调从优孕做起。新的生命起源在精，男女媾精，阴阳相合，新生命开始孕育。而先天之本，一生之根基，"养胎护胎""胎养胎教"等胎儿期保健理论，历来也被认为是儿童保健的第一步。胎儿的禀赋强弱，禀受于父母，尤其是胎儿在母腹中，与孕母同呼吸，共安危，孕母的体质、营养、起居、环境、情志、用药等因素，均会影响胎儿的生长发育。正如元代朱丹溪在《格致余论·慈幼论》中所说"儿之在胎，与母同体，得热则俱热，得寒则俱寒，病则俱病，安则俱安"。西汉刘向的《大戴礼记·保傅》曾记载："周后妃任成王于身，立而不跛，坐而不差，独处而不倨，虽怒而不詈，胎教之谓也。"是关于"胎教"的最早记载。这表明早在商周时期已有实例证明，做好胎养胎教可使小儿健康聪慧长寿。此外，《素问·奇病论》对"胎病"的记载，则说明当时已认识到孕期失于养护可造成小儿先天性疾病。

　　养胎护胎的第一步即是明朝著名儿科医家万全提出的"预养以培其元"，即孕育之前，男女双方要慎重选择配偶。近亲之间，不可通婚，否则会使后代体弱，且会增加后代患遗传性疾病的概率；进行婚前检查，以排除影响生育的遗传性疾病、传染病等；婚育年龄，男女双方要选

在适当的年龄结婚生育，以男子 24 ～ 32 岁、女子 21 ～ 28 岁，为最适合年龄。同时，男女双方应注意养生保健，使气血充沛，阴阳调和，有利于胎儿的孕育。此外，男女双方要在精神愉悦、环境适宜、身体健康的情况下孕育胎儿。只有这样，才能孕育出禀赋元阴元阳充实的下一代。

养胎护胎的主要内容是"胎养以保其真"。孕妇在妊娠期应合理饮食、调节冷暖、避免外伤、劳逸结合、身心愉悦、谨慎用药，这样才能使胎儿发育良好，生长健康，智力聪颖。

一、饮食调养

胎儿的生长发育，全赖母体的气血供养，孕妇的气血盈亏，又直接与饮食营养及脾胃功能有关，故整个孕期都应重视饮食调养，保证胎儿正常生长发育所必需的各种营养素，如蛋白质、矿物质（铁、锌、钙等）和维生素（维生素 D、维生素 E 等）的足量供给，并避免过食生冷、辛辣、肥腻之品，以免酿生胎寒、胎热、胎肥等病证。北齐名医徐之才总结的魏晋以来孕期保健的经验——逐月养胎法，是依照妊娠不同月份的特点而采用的养胎方法，为历代医家所推崇。即从妊娠第一个月起，孕妇就应当注意饮食清淡、营养丰富，戒烟戒酒，嗜好有节，不要进食可能加重妊娠反应的食品。妊娠 3 个月后，胎儿生长迅速，孕妇要加强营养、增加主食和动物性食物的摄入。同时应注意饮食有节，避免胎儿体重增加过快导致难产和巨大儿。妊娠 7 ～ 9 个月时，是胎儿生长的高峰期、大脑发育的关键期，更要摄取充足的富有营养的食物，以保证胎儿成熟所需。

饮食调养也要讲究辨体质而施食，不同体质的孕妇宜以不同属性的饮食来纠正其偏。素体阴虚火旺者，宜于清淡；阳虚气弱者，宜于温补；脾胃虚弱者，宜于调理脾胃，以助生化之源。

二、防感外邪

孕妇应注意调适寒温，顺应天时，减少气候骤变对孕体的伤害；妇女妊娠之后，气血聚以养胎，卫气不足，卫外不固，易于为虚邪贼风所惑；同时，妊娠后血聚以养胎，气血相对不足，故易被外邪疫毒所侵，引起各种时行疾病。

《诸病源候论·妇人妊娠病诸候》中明确指出了妊娠期间注意调适起居寒温的重要性，更重要的是书中强调妊娠期间感受外邪，不仅伤害孕妇，还会伤胎、损胎、堕胎，这是世界上关于妊娠期感受外邪会损伤胎儿的早期记载。在妊娠期间，尤其是妊娠早期，要避免各种感染，特别是风疹等病毒感染，否则容易造成流产，或先天性畸形等。所以，要为孕妇创造良好的生活环境，保证居室内空气流通，保持空气新鲜，防感外邪。

三、避免外伤

妊娠期间，孕妇要防止各种有形和无形的外伤，以保护自己和胎儿。清代张曜孙曾对孕妇提出"十五毋戒示"（《产孕集·孕忌第四》），包括毋登高、毋作力、毋疾行、毋侧坐、毋屈腰、毋跛倚、毋高处取物、毋久立、毋久坐、毋久卧、毋犯寒热等，尤其要注意保护腹部，避免受到挤压和冲撞。同时，现代社会无形损伤的机会日益增多，噪声、放射线等均能造成胎儿流产或发育畸形，值得引起重视。

妊娠期间要控制房事，节欲保胎。唐代孙思邈的《备急千金要方·妇人方》说："妊娠二月……居必静处，男子勿劳。"强调了妊娠早期应静以养胎、禁止房事。若房事不节，扰动相火，耗劫真阴，可导致冲任损伤而致胎元不固，造成流产、早产，也易于因交合而酿成胎毒，

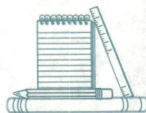

使孕妇及胎儿宫内感染的机会增多，尤其是妊娠早期 3 个月和后期 1.5 个月，应当戒却房事。

四、劳逸结合

妊娠期间，孕妇应动静相随，劳逸结合，适度的活动能使肢体舒展，气血流畅，有利于胎儿正常生长发育及顺利分娩。《小儿病源方论·小儿胎禀》说："怀孕妇人……饱则恣意坐卧，不劳力，不运动，所以腹中之日胎受软弱。"明代万全《万氏妇人科·胎前》说："妇人受胎之后，常宜行动往来，使血气通流，百脉和畅，自无难产。若好逸恶劳，好静恶动，贪卧养娇，则气停血滞，临产多难。"指出了妊娠期间过于安逸、缺少活动的危害性。同时，孕妇也不可过劳，不能从事繁重的体力劳动和剧烈的体育运动，以免损伤胎元，引起流产或早产。

孕妇应当动静相兼，劳逸结合，在妊娠的不同时期有所侧重。一般说来，妊娠 1 ~ 3 个月应适当静养，谨防劳伤，以稳固其胎。4 ~ 7 个月可增加活动量，以促进气血流行，适应胎儿迅速生长的需要。妊娠后期只能做较轻的工作。足月之后，以静为主，安待分娩，每天可安排一定时间的散步。分娩前两周应停止工作。

五、调节情志

妇人有孕，母子一体，气血相通。精神内守有益健康，喜怒哀乐适可而止。周文王之母太任妊娠期间"目不视恶色，耳不听淫声，口不起恶言，诵诗，道正事"（《大戴礼记·保傅》卢注），就是中国古代孕期精神调摄的范例。《素问·奇病论》说："人生而有病颠疾者……病名为胎病，此得之在母腹中时，其母有所大惊，气上而不下，精气并居，故令子发为颠疾也。"隋代巢元方在《诸病源候论·小儿杂病诸候》中指出："小儿四五岁不能言者，由在胎之时，其母卒有惊怖，内动于儿脏，邪气乘于心，令心气不和，至四五岁不能言语也。"均说明孕妇不注意精神调摄可对胎儿的发育造成损害。所以，妊娠期间孕妇应当保持良好的精神状态，心态平和，避免怒、喜、思、悲、恐、惊、忧七情过度的伤害，还可用柔和的音乐来放松心情、陶冶情操，这对孕妇和胎儿都是有益的。

六、谨慎用药

我国历来主张孕妇患病必须用药，但应十分审慎，无病不可妄投药物，有病也要谨慎用药，中病即止，若用药不当会损伤胎儿。如《素问·六元正纪大论》说："黄帝问：妇人重身，毒之何如？岐伯曰：有故无殒，亦无殒也。帝曰：愿闻其故何谓也？岐伯曰：大积大聚，其可犯也，衰其大半而止，过者死。"《神农本草经》就有水蛭"无子"、地胆"堕胎"等记载。古人提出的妊娠禁忌中药主要分为以下三类：毒性药类，如乌头、附子、天南星、野葛、水银、轻粉、铅粉、砒石、硫黄、雄黄、斑蝥、蜈蚣等；破血药类，如水蛭、虻虫、干漆、麝香、瞿麦等；攻逐药类，如巴豆、牵牛子、大戟、芫花、皂荚、藜芦、冬葵子等。这些药物药性峻猛，可致孕妇中毒，流产、早产，并损伤胎儿，造成胚胎早期死亡，或致畸、致残等。

此外，大量现代化学合成药物，尤其是抗生素如四环素、链霉素、卡那霉素，抗疟药如奎宁、氯喹、乙胺嘧啶，激素如黄体酮、甲基睾丸素、己烯雌酚、可的松，激素拮抗剂如丙基硫氧嘧啶、甲巯咪唑，抗肿瘤药如氨甲蝶呤、环磷酰胺、苯丁酸氮芥，抗凝血药物如肝素、双香豆素、阿司匹林、水杨酸，抗惊厥药如盐酸氯丙嗪、苯妥英钠、丙咪嗪等，都可损伤胎儿。20世纪 60 年代，欧洲曾发生的"反应停"事件，造成了数以万计的海豹肢体畸形胎儿出生，增强了人们对孕妇谨慎用药的重视。

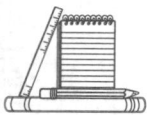

【预习测试】

A1 型题

1. 养胎护胎的主要内容是（　　　）
   A. 胎养以保其真 　　　　　　　　　　B. 合理饮食
   C. 调节冷暖 　　　　　　　　　　　　D. 避免外伤
   E. 谨慎用药

2. 关于"胎教"的最早记载是（　　　）
   A.《大戴礼记·保傅》 　　　　　　　　B.《格致余论·慈幼论》
   C.《素问·奇病论》 　　　　　　　　　D.《小儿病源方论·小儿胎禀》
   E.《备急千金要方·妇人方》

3. 已认识到孕期失于养护可造成小儿先天性疾病的古代典籍是（　　　）
   A.《产孕集·孕忌第四》 　　　　　　　B.《格致余论·慈幼论》
   C.《素问·奇病论》 　　　　　　　　　D.《诸病源候论·妇人妊娠病诸候》
   E.《大戴礼记·保傅》

4. 明确提出"预养以培其元"的医家是（　　　）
   A. 万全 　　　　B. 朱丹溪 　　　　C. 刘向 　　　　D. 孙思邈 　　　　E. 巢元方

5. 提出"逐月养胎法"的医家是（　　　）
   A. 巢元方 　　　　B. 朱丹溪 　　　　C. 徐之才 　　　　D. 孙思邈 　　　　E. 万全

6. "逐月养胎法"中提出，胎儿生长的高峰期、大脑发育的关键期是（　　　）
   A. 妊娠 9 至 12 个月 　　　　　　　　B. 妊娠 7 至 9 个月
   C. 妊娠 1 至 3 个月 　　　　　　　　D. 妊娠 6 至 10 个月
   E. 以上都不对

7. 饮食调养中，素体阴虚火旺孕妇宜（　　　）
   A. 清淡 　　　　B. 温补 　　　　C. 调理脾胃 　　　　D. 大量滋补 　　　　E. 以上都不对

8. 孕妇应当动静相兼，劳逸结合，妊娠 1～3 个月应（　　　）
   A. 增加活动量 　　　　　　　　　　　B. 适当静养，谨防劳伤
   C. 做较轻的工作 　　　　　　　　　　D. 以静为主
   E. 安待分娩

9. 水蛭"无子"及最早记载于（　　　）
   A.《伤寒论》 　　　　　　　　　　　　B.《黄帝内经》
   C.《神农本草经》 　　　　　　　　　　D.《难经》
   E.《小儿药证直诀》

10. 附子属于妊娠禁忌中的哪一类（　　　）
    A. 毒性药类 　　　　B. 攻逐药类 　　　　C. 破血药类 　　　　D. 温热药类 　　　　E. 以上都不对

11. 以下哪种药物属于妊娠禁忌药（　　　）
    A. 黄芩 　　　　B. 炒白术 　　　　C. 菟丝子 　　　　D. 天南星 　　　　E. 紫苏

12. 以下突出古代孕期保健精神调摄重要性的是（　　　）
    A. 太任妊娠期间"目不视恶色，耳不听淫声，口不起恶言，诵诗，道正事"。
    B. "妇人重身，毒之何如？岐伯曰：有故无殒，亦无殒也。"
    C. "妇人受胎之后，常宜行动往来，使血气通流，百脉和畅，自无难产。"

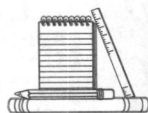

D. "妊娠二月……居必静处，男子勿劳。"

E. "怀孕妇人……饱则恣意坐卧，不劳力，不运动，所以腹中之日胎受软弱。"

13. 孕中母亲过食肥腻之品，可酿生（　　　）

    A. 胎寒　　　　　B. 胎热　　　　　C. 胎肥　　　　　D. 胎毒　　　　　E. 以上都不对

14. 世界上记载关于妊娠期感受外邪会损伤胎儿的早期专著是（　　　）

    A.《诸病源候论》　　　　　　　　　　　B.《小儿病源方论》

    C.《备急千金要方》　　　　　　　　　　D.《灵枢》

    E.《育婴家秘》

15. "十五毋戒示"记载于（　　　）

    A.《小儿病源方论·小儿胎禀》　　　　　B.《格致余论·慈幼论》

    C.《素问·奇病论》　　　　　　　　　　D.《大戴礼记·保傅》

    E.《产孕集·孕忌第四》

扫一扫，知答案

知识拓展

做一做，明重点

扫一扫，看课件

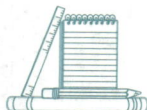

项目二　初生婴儿的护养

【学习目标】

1. 了解初生婴儿护养的重要性。

2. 熟悉初生婴儿进行合理护养的内容。

3. 掌握初生婴儿护养过程中注意事项。

4. 具有对初生婴儿进行合理护养的能力。

小儿初生，乍离母腹，如嫩草之芽，娇嫩无比，气血未充，脏腑柔弱，胃气始生，所处环境发生根本性变化，其适应及调节能力常不足，抵抗力弱，全赖悉心调护。正如《医学正传·小儿科》说："夫小儿之初生，血气未足，阴阳未和，脏腑未实，骨骼未全。"若稍有疏忽，易致患病，甚至夭折。新生儿期患病率和死亡率均为一生的最高峰，因此，初生婴儿的护养尤为重要。

一、拭口洁眼

新生儿在娩出后、开始呼吸前，应立即将口腔内黏液清除，以保证气道畅通，避免啼哭时黏液呛入气道。正如《备急千金要方·少小婴孺方上》说："若不急拭，啼声一发，即入腹成百病矣。"同时，要拭去眼、耳中的污物，并立即进行体表皮肤黏膜，尤其是皮肤皱褶处及前后二阴的清洁护理。新生儿皮肤表面附有一层厚薄不均的胎脂，对皮肤有一定的保护作用，不必马上拭去。

二、断脐护脐

胎儿在腹，脐带是母体与胎儿气血经络相通的纽带。婴儿降生，啼声一发，口鼻气通，百脉流畅。新生儿出生后即需结扎脐带，断脐后，新生儿开始独立生存，因此可将断脐作为先天与后天的分界线。断脐护脐不可不慎。新生儿娩出 1～2 分钟后，即需在无菌条件下结扎脐带

并剪断，脐带残端要用干法无菌处理，继以无菌敷料覆盖。若在特殊情况下未能保证无菌处理，则应在 24 小时内重新消毒、处理脐带残端，以防因不洁而致感染及脐风。

断脐后还需护脐，脐部要保持清洁、干燥，并注意保暖以防风冷外袭，若护理不当，亦可致感染及脐风。脐带残端 4 ～ 10 天可自然脱落，脱落前沐浴时勿浸湿脐部，注意避免污水、尿液及其他污物污染脐部，以预防脐风、脐湿、脐疮等疾病的发生。正如明代《幼科发挥·脐风》提出："儿之初生，断脐护脐，不可不慎……护脐之法，脐既断矣，用软布缠裹，待干自落，勿使犯去也。三朝浴儿，当护其脐，勿使水渍入也。脐落之后，当换抱裙，勿使尿湿浸及脐中也。如此调护，则无脐风之病。"

三、洗浴衣着

新生儿娩出后，将体表污物、血渍揩拭干净后即可洗浴。洗浴时水温以 36 ～ 37℃为宜，并可在水中加入少量猪胆汁以祛除污秽，滋润肌肤。洗浴时将小儿托于左手前臂，右手持软毛巾，蘸水后轻轻擦拭小儿体表，动作应轻柔，并注意防寒保暖。勿将小儿没入水中，以免浸湿脐部。洗毕后将全身拭干，可在皮肤表面涂以少量新生儿润肤霜，并在皮肤皱褶潮湿处扑以少许爽身粉。

新生儿体温调节功能不全，常出现低体温，故应注意保暖，尤其对胎怯儿及寒冷季节，防止冒受风寒。夏季则需防暑，衣被不能过厚或包裹过严，环境温度不宜过高，以免发生中暑。临产前应将婴儿的衣服晾晒，衣着应尽量选择柔软、浅色、吸水性强的纯棉织物。衣服样式宜简单，容易穿脱，宽松而少接缝，不用纽扣、松紧带等，以免损伤娇嫩的皮肤。尿布应柔软且吸水性强，勤换勤洗，有条件者可用一次性尿布，尿布外不可加用塑料等物品包裹，以保持会阴部皮肤的干燥清洁。《太平圣惠方·小儿初生将护法》说："凡绵衣不得太厚及用新绵，令儿壮热。"《诸病源候论·小儿杂病诸候》说："小儿始生，肌肤未成，不可暖衣，暖衣则令筋骨软弱。"这些均是着衣时值得注意的。

四、祛除胎毒

胎毒，指胎中禀受之毒，主要指热毒。胎毒重者，出生时常表现为面目红赤、多啼声响、大便秘结等，易于发生丹毒、痈疖、湿疹、胎黄、胎热、口疮等病证，或造成易患热性疾病的体质。祛除胎毒，即通过给新生儿服用少量具有清热解毒作用的中药，以清除胎毒，减少遗患，对改善小儿热性体质、减少疾病的发生具有积极作用。如清代陈复正在《幼幼集成·调燮》中指出："小儿初生……若身面俱红，唇舌紫赤，知其必有胎毒，每日用盐茶，但不可太咸，以帛蘸洗其口，去其黏涎，日须五六次……每日洗拭，则毒随涎去……倘儿面唇淡红，此为胎寒，不可用茶，唯以淡姜汤洗拭，每日一二次足矣。"

祛胎毒常用的方法包括：①黄连法：取黄连 2g，用水浸泡令汁出，滴汁入儿口中。黄连性寒，辨证属胎禀热毒者可用之，胎禀气弱或有蚕豆病者勿用。②淡豆豉法：取淡豆豉 10g，浓煎取汁，频频饮服。适用于胎毒兼脾虚者。③甘草法：取甘草 2g，金银花 6g 煎汤，拭口，并以少量喂服。对胎毒轻者尤宜。④大黄法：大黄 2 ～ 3g，沸水适量浸泡或略煮，取汁滴儿口中，胎粪通下后停服。脾虚气弱者勿用。

五、生后开乳

母乳喂养是最适合婴儿生长发育需要的喂哺方法。生后 6 个月之内的婴儿，尤其是新生儿，

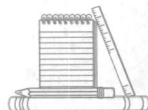

均应以乳类为主要食品来源。《万氏家藏育婴秘诀·鞠养以慎其疾四》说："小儿在腹中，赖血以养之，及其生也，赖乳以养之。"新生儿强调要尽早开乳。新生儿娩出后，应将其置于母亲身边，给予爱抚，并尽早使其吸吮母亲乳头，促进母亲泌乳。产后 2～3 天乳汁分泌不多时，应鼓励母亲坚持喂哺；以促使母乳分泌，有利于哺乳成功。尽早开乳可减轻新生儿生理性黄疸，减少生理性体重下降及低血糖的发生，并有利于母体的恢复。

【预习测试】

判断题

1. 新生儿在娩出后，应立即将口腔内黏液清除，以保证气道畅通。　　　　　　　（　　）

2. 脐带是母体与胎儿气血经络相通的纽带。　　　　　　　　　　　　　　　　（　　）

3. 先天与后天的分界线是婴儿降生，啼声一发，口鼻气通。　　　　　　　　　（　　）

4. 新生儿娩出 1～2 分钟后，应立即在无菌条件下结扎脐断。　　　　　　　　（　　）

5.《幼幼集成·调燮》中记载"倘儿面唇淡红，此为胎寒"，可用盐茶，以帛蘸洗其口。
　　　　　　　　　　　　　　　　　　　　　　　　　　　　　　　　　　　（　　）

6. 猪胆汁可用于新生儿洗浴，用以祛除污秽，宜少量应用。　　　　　　　　　（　　）

7. 胎毒，指胎中禀受之毒，主要指热毒。　　　　　　　　　　　　　　　　　（　　）

8. 淡豆豉浓煎取汁频服治疗胎毒，可用于脾虚患儿。　　　　　　　　　　　　（　　）

9. 黄连浸泡出汁，滴汁入小儿口中的方法祛胎毒，可用于红细胞葡萄糖 -6- 磷酸脱氢酶（G-6-PD）缺乏症患者。　　　　　　　　　　　　　　　　　　　　　　　　（　　）

10. 胎脂是新生儿皮肤表面附有一层厚薄不均的灰白色油脂样物，对皮肤有保护作用。
　　　　　　　　　　　　　　　　　　　　　　　　　　　　　　　　　　　（　　）

A1 型题

11. 新生儿在娩出后、开始呼吸前应该进行哪些养护措施不正确（　　　）

　　A. 清除口腔内黏液　　　　　　　　　　　B. 拭去眼、耳中的污物

　　C. 清洁体表皮肤黏膜　　　　　　　　　　D. 清洁前后二阴

　　E. 清洁胎脂

12. 在特殊情况下未能保证无菌处理，应重新消毒、处理脐带残端，时间保证在（　　　）

　　A. 24 小时内　　B. 12 小时内　　C. 36 小时内　　D. 48 小时内　　E. 72 小时内

13. 下列哪项不是胎毒重体质患儿的易患病（　　　）

　　A. 丹毒　　　　　B. 口疮　　　　　C. 痈疖　　　　　D. 便秘　　　　　E. 大便清冷稀薄

14. 提倡母乳喂养、促进小儿尽早开乳的益处，不正确的是（　　　）

　　A. 促进母亲泌乳　　　　　　　　　　　　B. 完全避免低血糖的发生

　　C. 减轻新生儿生理性黄疸　　　　　　　　D. 减少生理性体重下降的发生

　　E. 促进母体的恢复

15. 下列衣物哪项不适合婴儿（　　　）

　　A. 柔软、吸水性强的纯棉织物　　　　　　B. 样式简单

　　C. 容易穿脱　　　　　　　　　　　　　　D. 宽松少缝

　　E. 色彩浓郁鲜艳

扫一扫，知答案

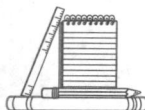

项目三　小儿的保健

【学习目标】

1. 了解小儿喂养、护养和预防接种等工作。

2. 熟悉婴儿、幼儿的喂养方法。

3. 掌握小儿添加辅食的原则。

4. 具有运用小儿日常保健相关知识，对小儿进行日常养护的能力。

度过初生儿期，小儿的适应能力大为增强，活动范围也不断扩大，但小儿脏腑娇嫩，形气未充，所以合理养护尤为重要。小儿保健，要做好喂养、护养和预防接种等工作。

一、婴儿喂养

婴儿喂养方法分为母乳喂养、人工喂养和混合喂养 3 种。

（一）母乳喂养

出生后 6 个月内以母乳为主要食物的喂养方式，称为母乳喂养。母乳喂养是人类在进化过程中形成的自然喂养方式，也是最理想的喂养方式，应大力提倡。

我国自古就有倡导母乳喂养的传统，古代医家就此论述颇多。如清代曾懿《女学篇·自乳之得宜》中指出："欲子女强，仍宜乳，盖天之生人，食料也随之而生，故婴儿哺育，总以母自乳为佳，每见儿女自乳者，身体较为强壮。"明代龚廷贤《寿世保元·通治》说："儿生四五个月，止与乳吃。六个月以后，方与稀粥哺之。"指出四五个月以内应当以母乳喂养为主，这一观点与现代婴儿喂养的原则完全吻合。

古代医家认为母乳喂养具有诸多好处。明代秦景明《幼科折衷·小儿哺乳宜慎择论》说："盖乳者，荣血之所化也。"强调了母乳的益处及母乳喂养的重要性。元代曾世荣《活幼口议·饭多伤气》说："已诞之后，继时吻之以乳。乳者，化其气血，敷养肌肤，百脉流和，三焦颐顺，身肢渐舒，骨力渐壮……凡人生子，究乳为上。"这些论述与现代提出的母乳喂养优点完全一致。母乳中含有最适合婴儿生长发育的各种营养物质，对促进婴儿的体格、智力发育是非常重要和不可或缺的，也是其他食品所不可替代的；母乳中含有多种免疫因子如各种免疫球蛋白等，具有增进免疫功能、提高抗感染能力、减少疾病发生的作用；母乳的温度适宜，方便又经济；母乳喂养可增进母婴的情感交流，有利于促进婴儿心理与社会适应性的发育；母乳喂养可促进乳母催乳激素的产生和子宫的收缩及复原，抑制排卵，减少乳腺癌、卵巢癌的发病率。

古人对婴儿喂养方法早就持有科学的喂养观，尤其重视乳哺方法，如《备急千金要方·初生出腹第二》说："凡乳母乳儿……如是十返五返，视儿饥饱，节度，知一日中几乳而足，以为常。"它未强调统一的喂养时间和乳量，而是要求根据每个婴儿的生理需要及其消化吸收能力，采取个体化的喂养方法。

一般健康婴儿生后 1 个月即可建立自己的进食规律，每 2～3 小时喂 1 次，逐步延长到 3～4 小时喂 1 次，夜间逐渐停喂 1 次，以养成良好的作息习惯。每次哺乳时间 15～20 分钟，

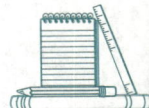

也可根据婴儿个体差异适当延长或缩短时间，以吃饱为度。每次哺乳前，应做好清洁准备：母亲洗手，用湿热毛巾敷乳房、清洁乳头等；喂哺姿势宜取坐位，身体放松，怀抱婴儿，将其头、肩部枕于母亲哺乳侧肘弯部、侧身稍向上，尽量让婴儿吸空一侧乳房后再行另一侧哺乳；哺乳完毕将儿抱直，头靠母肩，轻拍其背，使吸乳时吞入胃中的空气排出，以减少溢乳。若母亲患有严重、慢性疾病，如严重心脏病、活动性肺结核、乙肝或乙肝病毒携带、人类免疫缺陷病毒感染、糖尿病、恶性肿瘤、精神病及长期应用抗癌药、抗癫痫药、抗精神病药、激素、抗生素等时，不宜哺乳。乳头皲裂、感染时可暂停哺乳，但要吸出乳汁，以免病后无乳。

婴儿 8～12 个月时，完全进食乳品、代乳品及辅食，而停止母乳喂哺的方法，称为断乳。随着婴儿月龄的增长，母乳已不能满足其生长发育的需要，同时婴儿的消化功能也日趋完善，乳牙开始萌出，咀嚼功能增强，加之出生后 4～6 个月起开始逐渐添加辅食，已能适应非流质饮食，故婴儿 8～12 个月时可以完全断乳。从添加辅食到完全断乳的一段时期称为转奶期，在此期间应逐渐减少哺乳次数，增加辅食量，并试用奶瓶或杯匙喂食；同时注意不要骤然断奶，避免婴儿因消化功能不适应而产生厌食、吐、泻等病证。断奶时间视母婴情况而定，如婴儿患病或遇酷暑、严冬，可延至婴儿病愈、秋凉或春暖季节。

（二）混合喂养

因母乳不足而添加牛、羊乳或其他代乳品的喂养方法，称为混合喂养，又称部分母乳喂养，包括补授法和代授法。

1. 补授法　母乳不足，婴儿体重增长不满意时，除母乳喂养外，可用配方奶或牛羊乳加以补充的方法，为补授法，适宜于 4 个月内的婴儿。补授时，每日母乳喂养的次数照常，每次先哺母乳，再补充一定量的代乳品，直到婴儿吃饱。这种喂养方法可因经常吸吮刺激而维持母乳的分泌，因而较代授法为优。

2. 代授法　一日内有一至数次完全用乳品或代乳品代替母乳的方法，为代授法。代授法不利于泌乳的建立，只有在无法由母乳喂养的情况下，方可采用代授法。使用代授法时，仍应坚持母乳喂哺，每日应不少于 3 次，并维持夜间喂乳，以尽量延长母亲泌乳的时间。

（三）人工喂养

完全以乳制品，牛、羊乳品或代乳品等为食物，喂养出生后 6 个月内婴儿的喂养方式称为人工喂养。人工喂养婴儿每天需要的总液量（奶、水）等为 150mL/（kg·d）。

乳制品均是以牛乳为基础而加以改造制成的。目前市售的常见乳制品为婴儿配方奶粉。婴儿配方奶粉是参照母乳的组成成分，对牛奶的营养组成及比例进行了调整和改进，使所含营养素的成分接近母乳，含量更适合婴儿生长发育的需要。喂哺婴儿时可直接加温水调配，不需要煮沸，饮用方便。因此，目前已将婴儿配方奶粉作为人工喂养中乳制品的优先选择来源。但值得注意的是，婴儿配方奶粉仍不具备母乳的其他优点，尤其是母乳中含有免疫球蛋白、激素、活性酶等问题，还未得到解决。婴儿配方奶粉应按年龄选用，用量为 20g/（kg·d）。调配时奶粉与水的比例为 1∶7，即用盛 4.4g 奶粉的小匙取一匙奶粉加 30g 温开水配成。

全脂奶粉是用鲜牛奶经高温灭菌、真空浓缩、喷雾干燥等一系列工艺加工而成的乳制品，按重量 1∶8（30g 奶粉加 240g 水），或按体积 1∶4（1 匙奶粉加 4 匙水）加开水调制而成的，其成分与鲜牛奶相似。加热后的奶粉蛋白质会发生变性，更利于婴儿的消化和吸收，也可减少致敏的可能。同时，全脂奶粉更便于运输、携带及贮存。其缺点是挥发性脂肪、维生素等成分较鲜牛奶有所丢失。

最常用的乳品为牛乳。牛乳中乳糖含量低于母乳，故每 100mL 牛乳中可加蔗糖 5～8g，全

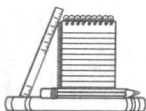

牛奶喂养的婴儿用量为 100mL/（kg·d）。牛奶所含蛋白质多于母乳，但以酪蛋白为主，易在胃内形成较大凝块难以消化，故牛奶需加热煮沸后方可饮用，一可灭菌，二可使蛋白质变性，更利于消化；所含矿物质比母乳多 3～3.5 倍，可增加婴儿消化道、肾脏的负荷，需适当加水以降低浓度；同时，牛乳中缺乏母乳中含有的免疫因子，故牛乳喂养的婴儿患感染性疾病的机会增加。羊乳的营养价值与牛乳大致相同，凝块较牛乳细而软，脂肪颗粒大小与母乳相仿，但铁、叶酸及维生素等含量较少，长期喂哺而不添加辅食，易致婴儿贫血。

大豆类代乳品营养价值较好。制备时应补足所缺成分，可作为 3～4 个月以上婴儿的代乳品。3 个月以下小婴儿消化能力差，最好不用大豆类代乳品。

同母乳喂养一样，人工喂养亦需要正确的喂哺技巧。特别要注意选用合适的奶瓶、奶嘴，并注意出奶孔和喂哺时奶瓶的水平角度，并保证奶液的合适温度。

二、幼儿喂养

幼儿处于以乳食为主转变为以普通饮食为主的时期。此期乳牙逐渐出齐，但咀嚼功能仍差，脾胃功能仍较薄弱，食物宜细、软、烂、碎。《小儿病源方论·养子调摄》说："养子若要无病，在乎摄养调和。吃热、吃软、吃少，则不病；吃冷、吃硬、吃多，则生病。"食物品种要多样化，以谷类为主食，同时进食鱼、肉、蛋、豆制品、蔬菜、水果等多种食物，荤素搭配。《素问·脏气法时论》说："五谷为养，五果为助，五畜为益，五菜为充，气味合而服之，以补精益气。"同时，此期要注意培养小儿良好的饮食习惯，每日 3 次正餐，正餐间可适当给予 2～3 次以奶类、水果及其他稀软面食为主的加餐。进餐需定时、定量、有规律，不挑食，不偏食。《景岳全书·小儿则》说："小儿饮食有任意偏好者，无不致病。"零食的添加当以坚果、水果、乳制品等营养丰富的食物为主，数量和时机以不影响幼儿主餐食欲为宜。适当控制如糖类、碳酸饮料等含糖高的食物。此外，要训练幼儿正确使用餐具和独立进餐的能力。注意给小儿创造一个良好的进餐环境，避免喧嚣吵闹，以培养其集中精力进食的良好习惯。这一时期，不但要保证充足的营养供给，以满足小儿生长发育仍然较快的需要，还要防止食伤致病。因此，此期的饮食调养仍需由家长掌握，正如《万氏家藏育婴秘诀·鞠养以慎其疾四》说："小儿无知，见物即爱，岂能节之？节之者，父母也。父母不知，纵其所欲，如甜腻粑饼、瓜果生冷之类，无不与之，任其无度，以致生疾。虽曰爱之，其实害之。"

三、添加辅食

小儿生长发育特别快，脾胃常显不足，所以应按时添加辅助食品，以满足小儿生长发育的需要，并使小儿的脾胃功能逐渐增强，以逐步适应普通食品的摄入。

添加辅食的原则：由少到多、由稀到稠、由细到粗、由一种到多种，并在婴儿健康、脾胃功能正常时逐步添加。辅食的添加顺序可参照表 6-1。

表 6-1　添加辅食的顺序

月　龄	添加的辅食
1～3 个月	鲜果汁、青菜水、鱼肝油制剂
4～6 个月	米糊、烂粥、蛋黄、鱼泥、豆腐、菜泥、水果泥
7～9 个月	烂面、饼干、碎菜、鱼、蛋、肝泥、肉末
10～12 个月	稠粥、软饭、细面、馒头、面包、碎菜、碎肉、油、豆制品等

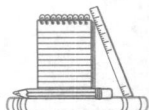

四、日常调护

（一）阳光和空气

阳光对人是不可缺少的，在小儿尤为重要。根据婴儿的年龄和不同季节的特点，应安排各种不同的户外活动。新生儿满月后即可抱到户外呼吸新鲜空气，时间为每日 1～2 次，每次 15 分钟；2～6 个月的婴儿可由 15 分钟逐渐增加至 2 小时，6 个月至 1 岁者可延长至 3 小时，时间随着月龄的增加而增加。户外活动不仅可使婴儿有更多的机会接触、认识大自然，而且机体不断受到阳光、空气和风的刺激，可增强体温调节功能及对外界环境突然变化的适应能力，增强体质，提高抗病能力，促进生长发育及预防佝偻病的发生。《诸病源候论·小儿杂病诸候》中即提出了"时见风日"的科学养护观："宜时见风日，若都不见风日，则令肌肤脆软，便易伤损……天和暖无风之时，令母抱日中嬉戏，数见风日，则血凝气刚，肌肉硬密，堪耐风寒，不致疾病。若常藏于帏帐之内，重衣温暖，譬如阴地之草木，不见风日，软脆不任风寒。"指出了阳光、空气、风及户外活动对小儿健康的重要性。

（二）衣着、卫生及睡眠

小儿衣着过暖，易生内热，使小儿筋骨软弱，对外界气候变化的适应能力下降，尤其是对寒冷的耐受能力降低，因而导致外感疾病发生。因此，应经常训练和锻炼小儿少穿一些，使其肌肤能更好地适应外界气温的变化，增强对寒冷的耐受能力。《诸病源候论·小儿杂病诸候》提出的另一重要的科学养护观就是"不可暖衣"："小儿始生，肌肤未成，不可暖衣，暖衣则令筋骨缓弱。"《备急千金要方·少小婴孺方》说："不可令衣厚……儿衣绵帛特忌厚热，慎之慎之。"这些古人总结出的有效育儿经验，受到历代医家的重视与推崇。经临床实践证明，这是一种增强小儿体质的有效办法，值得大力提倡。

南宋医家陈文中在总结前人经验，结合自己临床实践的基础上，充分考虑小儿的生理、病理特点，提出了一系列较为科学的育儿方法，并将其归结为"养子真诀""养子十法"等，其中大部分是为护阳固阳而设，如"背暖""肚暖""足暖""脾胃要温"，他的学术观点也颇为后世医家所推崇。"养子十法"体现了儿科预防医学思想，对后世儿科护理与保健学术思想的发展，起到了积极的作用。

小儿衣着要宽松，不可紧束而妨碍气血流通，影响骨骼发育，尽量选用纯棉制品。要保持小儿的清洁卫生，勤洗浴，勤换衣裤，便后清洁臀部等。小儿所需睡眠时间较长，要使之得到保证；同时要掌握小儿睡眠时间逐渐缩短的生理特点，在哺乳、玩耍等日常安排上，注意培养并逐步形成"夜间以睡眠为主，白天以活动为主"的良好作息习惯。

（三）精神调摄

小儿期是感觉、知觉发育的重要时期，视觉、听觉及其分辨能力迅速提高，要结合生活实践，教育、训练他们由近及远地认识生活环境，促进感觉、知觉发展，培养他们的观察力，避免因暴受惊恐而扰乱心气致病。

五、预防接种

小儿脏腑娇嫩，卫外不固，从母体获得的免疫力在 6 个月以后就逐渐消失，而后天免疫尚未建立，故此期易于发生肺系疾病、脾系疾病和传染病，尤其对各种传染病具有较高的易感性。因此，必须切实按照全国计划免疫工作条例规定的计划免疫程序，为 1 岁以内的婴儿完成预防接种的基础免疫，并定期进行体格检查，监测生长发育。早期发现生长发育异常、营养性缺铁

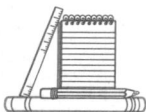

性贫血、维生素 D 缺乏性佝偻病等疾病，并给予及时的干预和治疗。要合理膳食，使婴儿的脾胃功能逐步增强，注意饮食卫生，降低脾系疾病的发病率。

六、健康检查

通过定期健康检查，对小儿生长发育进行监测和评价，早期发现异常和疾病，及时进行干预，指导家长做好科学育儿及疾病预防，促进儿童健康成长。

（一）健康检查时间

婴儿期健康检查至少 4 次，建议分别在 3 月龄、6 月龄、8 月龄和 12 月龄；3 岁及以下儿童每年至少 2 次，每次间隔 6 个月，时间在 1 岁半、2 岁、2 岁半和 3 岁；3 岁以上儿童每年至少 1 次。健康检查可根据小儿个体情况，增加检查次数。健康检查需在预防接种前进行，每次健康检查时间不应少于 5 分钟。

（二）健康检查内容

1. 问诊

（1）喂养及饮食史　喂养方式，食物转换（辅食添加）情况，食物品种、餐次和量，饮食行为及环境，营养素补充剂的添加等情况。

（2）生长发育史　既往体格生长、心理行为发育情况。

（3）生活习惯　睡眠、排泄、卫生习惯等情况。

（4）过敏史　药物、食物等过敏情况。

（5）患病情况　两次健康检查之间患病情况。

2. 体格测量

（1）体重

测量前准备：每次测量体重前需校正体重秤零点。儿童脱去外衣、鞋、袜、帽，排空大小便，婴儿去掉尿布。冬季注意保持室内温暖，让儿童仅穿单衣裤，准确称量并除去衣服重量。

测量方法：测量时儿童不能接触其他物体。使用杠杆式体重秤进行测量时，放置的砝码应接近儿童体重，并迅速调整游锤，使杠杆呈正中水平，将砝码及游锤所示读数相加；使用电子体重秤称重时，待数据稳定后读数。记录时需除去衣服重量。体重记录以千克（kg）为单位，至小数点后 1 位。

（2）身长（身高）

测量前准备：2 岁及以下儿童测量身长，2 岁以上儿童测量身高。儿童测量身长（身高）前应脱去外衣、鞋、袜、帽。

测量方法：测量身长时，儿童仰卧于量床中央，助手将头扶正，头顶接触头板，两耳在同一水平。测量者立于儿童右侧，左手握住儿童两膝使腿伸直，右手移动足板使其接触双脚跟部，注意量床两侧的读数应保持一致，然后读数。儿童身长（身高）记录以厘米（cm）为单位，至小数点后 1 位。

（3）头围　小儿取坐位或仰卧位，测量者位于儿童右侧或前方，用左手拇指将软尺零点固定于头部右侧眉弓上缘处，经枕骨及左侧眉弓上缘回至零点，使软尺紧贴头皮，女童应松开发辫。儿童头围记录以厘米（cm）为单位，至小数点后 1 位。

此外，健康检查还包括体格检查、心理行为发育监测等多项内容。

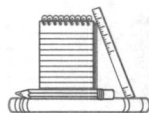

七、体格锻炼

小儿要加强体格锻炼，以增强体质。加强室外活动，如幼儿园要添置活动设备，如摇船、摇马、滑梯、跷跷板、转椅，做操用的地毯、垫子，以及各种电子活动设备，有条件的还有戏水池、小型游泳池、运动场等。安排适合该年龄特点的锻炼项目，如跳绳、跳舞、踢毽子、保健操，以及小型竞赛项目等。各种活动和锻炼方法轮换安排，要在游戏和锻炼中学会与人交往，培养集体主义精神和荣誉感。要保证每天有一定时间的户外活动，接受日光照射，呼吸新鲜空气。正如《诸病源候论·小儿杂病诸候》说："数见风日，则血凝气刚，肌肉硬密，堪耐风寒，不致疾病。"

八、合理教育

要根据小儿的年龄大小和智力水平，采用多样的形式教以各种常识，以启发其智慧，使之在与人接触、游玩中增长见识，提高理解和思维能力。孔子曾说过："少成若天性，习惯如自然。"《颜氏家训·慕贤》注重周围环境对于儿童的影响，指出这种"无言之教"能使小儿"潜移默化，自然似之"。明朝医家万全曾提出了"遇物则教之"的学习方法，《万氏家藏育婴秘诀·鞠养以慎其疾四》说："小儿能言，必教之以正言，如鄙俚之言勿语也；能食，则教以恭敬，如亵慢之习勿作也……言语问答，教以诚实，勿使欺妄也；宾客，教以拜揖迎送，勿使退避也；衣服、器用、五谷、六畜之类，遇物则教之，使其知之也；或教以方隅，或教以岁月时日之类。如此，则不但无疾，而知识亦早也。"生活中家长与保育人员应因势利导，耐心地帮孩子解答疑问。幼儿园有规范的学前教育，包括课堂教学和在游戏中学；家庭中也可通过讲故事，看学前电视节目，接触周围的人和物，到植物园、动物园游览等多种多样的形式使孩子增长知识。要注意培养小儿良好的生活习惯，起居要有规律，举止言行要公正而有礼貌，生活要勤俭朴素，对人要团结友爱。在教育方法上循循善诱，耐心仔细，不可偏袒溺爱，不要打骂恐吓，以免影响儿童身心健康。值得注意的是，不能强迫孩子过早地接受正规的文化学习，违背早期教育的规律，犯拔苗助长的错误。

【预习测试】

A1 型题

1. 人工喂养 4kg 的婴儿，每日需喂鲜牛乳、加糖、加喂温开水的数量应为（　　　）

    A. 440mL、24g、160mL　　　　　　　　B. 560mL、28g、240mL

    C. 560mL、45g、80mL　　　　　　　　　D. 600mL、30g、200mL

    E. 600mL、48g、300mL

2. 全脂奶粉调制成乳汁，奶粉与水的重量比应为（　　　）

    A. 1：1　　　　　B. 1：2　　　　　C. 1：4　　　　　D. 1：8　　　　　E. 1：10

3. 全脂奶粉调制成乳汁，奶粉与水的体积比应为（　　　）

    A. 1：1　　　　　B. 1：2　　　　　C. 1：4　　　　　D. 1：8　　　　　E. 1：10

4. 母乳喂养应遵循的原则是（　　　）

    A. 按时　　　　　B. 按需　　　　　C. 按量　　　　　D. 按时按量　　　　　E. 按时不按量

5. 小儿断奶的适当年龄是（　　　）

    A. 10 ～ 12 个月　　　　　　　　　　　B. 8 ～ 10 个月

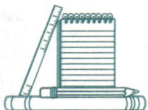

C. 12 ～ 14 个月　　　　　　　　　　　　D. 6 ～ 8 个月

E. 14 ～ 16 个月

6. 在下列情况中，母亲仍应哺乳的是（　　　　）

A. 乳汁数量少　　　　　　　　　　　　B. 患有传染病

C. 重症心脏病　　　　　　　　　　　　D. 重症肾脏病

E. 身体过弱

7. 下列关于添加辅食原则的说法中，不正确的是（　　　　）

A. 由少到多　　　B. 由稀到稠　　　C. 由稠到稀　　　D. 由细到粗　　　E. 品种渐增

8. 婴儿期最易发生的疾病是（　　　　）

A. 心、肺疾病　　　B. 肺、脾疾病　　　C. 心、肝疾病　　　D. 心、肾疾病　　　E. 脾、肾疾病

9. 喂养婴儿时先哺母乳，将乳房吸空，然后再补充一定量的乳品或代乳品，直至婴儿吃饱，这种喂养方法称为（　　　　）

A. 母乳喂养　　　　　　　　　　　　B. 混合喂养的补授法

C. 混合喂养的代授法　　　　　　　　D. 人工喂养的补授法

E. 人工喂养的代授法

10. 喂养婴儿时每日有一至数次完全用乳品或代乳品喂养，这种喂养方法称为（　　　　）

A. 母乳喂养　　　　　　　　　　　　B. 混合喂养的补授法

C. 混合喂养的代授法　　　　　　　　D. 人工喂养的补授法

E. 人工喂养的代授法

11. 下列食品中不宜作为代乳品的是（　　　　）

A. 牛奶　　　　B. 羊奶　　　　C. 马奶　　　　D. 豆浆　　　　E. 米粉

12. 指出小儿护养时“凡天和暖无风之时，令母抱日中嬉戏，数见风日，则血凝气刚，肌肉硬密，堪耐风寒”的专著是（　　　　）

A.《诸病源候论》　　　　　　　　　　B.《小儿病源方论》

C.《备急千金要方》　　　　　　　　　D.《灵枢》

E.《育婴家秘》

13. 以下关于婴儿衣着的说法中正确的是（　　　　）

A. 入秋应早加衣　　　　　　　　　　B. 开春宜早减衣

C. 衣着不可过暖　　　　　　　　　　D. 衣着不可宽松

E. 头部特别保暖

A2 型题

14. 患儿，6 个月。近来出现夜间哭闹，多汗，精神烦躁等症状，头枕处头发变稀，此时应首先添加的是（　　　　）

A. 蛋黄　　　　B. 肝泥　　　　C. 鱼肝油制剂　　　D. 鱼泥　　　　E. 动物血制品

15. 患儿，4 个月。前日其母给其喂蛋黄后，出现哭闹不安，大便干结，吃奶减少。此时应当（　　　　）

A. 暂停母乳喂养　　　　　　　　　　B. 暂停添加辅食

C. 继续添加辅食　　　　　　　　　　D. 改为人工喂养

E. 改为混合喂养

16. 患儿，出生 2 月。近日来其母乳汁分泌不足，治疗后仍不能满足婴儿生长发育需要，致

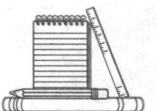

扫一扫，知答案

知识拓展

婴儿生长变慢，此时应采用（　　　）

  A．人工喂养   B．继续母乳喂养

  C．混合喂养的补授法   D．混合喂养的代授法

  E．继续母乳喂养并添加合适辅食

17．患儿，4个月。开始添加辅食，近日来大便次数增多，量多质稀，味酸臭，夹有食物残渣，一般情况可，小便无明显减少。以下处理方法中恰当的是（　　　）

  A．禁食不禁水   B．继续原法喂养

  C．暂停添加辅食   D．静脉补液并予抗病毒药

  E．静脉补液并予抗菌药物

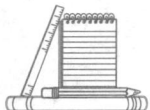

各论　中医儿科学临床

模块七　肺系病证

　　肺系病证为儿科常见病证，常表现为呼吸功能失常、宣降失常、通调水道及输布津液失职、卫外不固等方面，临床以感冒、咳嗽、肺炎喘嗽、哮喘等常见。小儿肺系病证不仅常见，且表现为热证多、兼证多、变证多、易耗伤气阴等特点。肺系病证可因咳喘日久，或他脏病变累及于肺所致肺气虚证或肺阴虚证，也可由于起居不慎、气候骤变、冷暖失调以致外邪入侵或水饮停聚，影响肺气的宣发与肃降功能而引起的实证。"肺朝百脉"，"心主血脉"，一旦患病，可影响血脉的正常运行，在小儿肺系病证中，应重视肺与心的联系。深入学习和掌握这些疾病的病因病机、临床表现和治疗原则，可以更好地为患儿提供有效的治疗和护理。同时，还需要注意患儿的饮食调养、情志护理等方面，以促进其早日康复。

项目一　感　冒

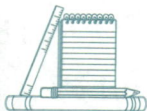

【学习目标】

　　1. 了解小儿感冒与成人感冒的不同点。

　　2. 熟悉小儿感冒的发病特点及临床表现。

　　3. 掌握小儿感冒的病因病机、诊断与鉴别诊断及其辨证论治。

　　4. 具有运用中医临床思维对小儿感冒进行诊断并辨证论治的能力。

【概述】

　　感冒是因感受外邪引起的一种常见的肺系疾病，临床以发热、恶寒、鼻塞流涕、喷嚏、咳嗽为主要特征，俗称伤风。小儿感冒有四时感冒和时行感冒之分，前者是感受四时不正之气所致，后者是感受时行邪毒所致，有流行趋势。

> 📝 **执考提示**
>
> 小儿感冒的发病特点

　　本病一年四季均可发生，冬春两季及气候骤变时发病率较高。任何年龄均可发病，婴幼儿时期最多见。因小儿肺脏娇嫩，脾常不足，神气怯弱，病程中常见夹痰、夹滞、夹惊等兼证。一般症状较轻，预后较好。年幼体弱患儿临床表现较重，证情复杂，容易反复发作，易发展为咳嗽、肺炎喘嗽等病证，也可诱发哮喘。部分患者可引起心悸、怔忡、水肿等变证。

　　本病相当于西医的急性上呼吸道感染。

【病因病机】

　　感冒的病因，有内因和外因之分。外因为感受外邪，内因为脏腑娇嫩，肌肤疏薄，卫外不固，加之小儿寒暖不能自调，易于感受外邪，常因四时气候骤变，冷热失常，外邪乘虚侵袭，而发生本病。

1. 感冒主证　外邪之中，冬春以风寒、风热为主，夏季多为暑湿。外邪自口鼻皮毛侵入，客于肺卫，导致卫表失司，卫阳被遏，肺气失宣，因而出现发热恶寒、鼻塞流涕、咳嗽等肺经证候。暑邪感冒，多高热无汗，暑易夹湿，内阻脾胃，见胸闷、泛恶。时行感冒，邪毒较重，侵入肌表，兼犯经络，可见发热、恶寒、头身皆痛，甚则化热入里，产生变证。

2. 感冒兼证　小儿肺常不足，肺脏受邪，失于清肃，气机不利，津液凝聚为痰，以致痰阻气道，可见咳嗽加剧，喉间有痰声，为感冒夹痰。小儿脾常不足，感受外邪，往往影响其运化功能，稍有饮食不节，即可乳食停滞，阻滞中焦，出现脘腹胀满，不思乳食，或伴有呕吐、泄泻等症，为感冒夹滞。小儿神气怯弱，感邪之后，容易导致心神不宁，热扰肝经，出现一时性惊厥，此类惊厥属风邪在表，郁而化热所致，与邪陷厥阴不同，此为感冒夹惊，又称"伤风发搐"。

总之，感冒的病变部位主要在肺（卫），可累及肝脾。基本病机为肺卫失宣，易出现夹痰、夹滞、夹惊的证候。

【诊断与鉴别诊断】

1. 诊断要点

（1）病史　有感受外邪病史，或有与感冒患者接触史。

（2）临床表现　以发热，恶风寒，鼻塞流涕，喷嚏，微咳等为主。常有咳嗽加剧，喉间痰鸣；或脘腹胀满，不思饮食，呕吐酸腐，大便失调；或睡卧不宁，惊惕哭闹等夹痰、夹滞、夹惊的兼夹证。

（3）辅助检查　血常规检查，病毒感染者白细胞总数正常或偏低，细菌感染者白细胞总数及中性粒细胞均增高。

2. 鉴别诊断

（1）肺炎喘嗽　初起可见发热、鼻塞流涕、咽红、咳嗽等类似感冒的症状，但很快就出现热、咳、喘、扇的肺闭证候。两肺听诊可闻细小湿啰音，胸部 X 线检查见斑片状阴影。

（2）急性传染病早期　多种传染病早期可见发热、鼻塞、流涕、咽红等类似感冒的症状，但随之出现各自的特征性症状，如麻疹可见眼泪汪汪，口颊黏膜充血，有麻疹黏膜斑；风痧可见枕后臖核肿大；奶麻发热较高，发热 3～4 天后热退疹出；丹痧可见咽痛红肿、糜烂；水痘，皮肤可见丘疹、疱疹、结痂。应注意加以鉴别。

（3）急喉瘖（急性感染性喉炎）　本病初起仅表现为发热、微咳、声音嘶哑，病情加重时可闻犬吠样咳嗽及吸气性喉鸣。

【辨证论治】

1. 辨证要点

（1）辨风寒与风热　根据征象，风寒者发热不高，但有恶寒、无汗、头痛、流清涕、咽痒；风热者发热不高，微恶风寒，有汗，流浊涕，咽红肿痛。小儿感冒热多于寒，辨证时对咽喉红肿者，即使舌苔薄白而润，也要考虑为风热证，纵有寒象，亦以寒包热郁居多。

（2）辨兼夹证　夹痰者，见咳嗽气急，喉间痰鸣。夹滞者，见腹胀嗳气，甚则呕吐、腹泻。夹惊者，见惊惕啼叫，睡卧不安，甚则抽风惊厥，目珠上窜。

执考提示

小儿感冒的诊断与鉴别诊断

执考提示

小儿感冒的辨证论治

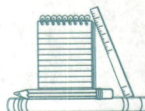

（3）辨惊厥　感冒发热引起的惊厥，大多在 6 个月至 3 岁，4 岁后发病下降，6 岁后少见。多于起病 1～2 天发生，一般只发作 1 次，很少发作 2 次以上。热退后惊厥即止，与某些外感温热病邪热入里，内陷心肝引起惊厥者不同。

2. 治疗要点　感冒以疏风解表为治疗原则。风寒感冒，治以辛温解表；风热感冒，治以辛凉解表；暑邪感冒，治以清暑解表；时邪感冒，治以清热解毒。出现夹痰、夹滞、夹惊等证候，则在疏风解表的基础上，分别佐以化痰、消导、镇惊之法。

3. 分证论治

（1）主证

①风寒感冒

证候　恶寒，发热，无汗，头痛，鼻流清涕，喷嚏，咳嗽，咽部未红肿。舌淡红，苔薄白，脉浮紧或指纹浮红。

证候分析　感受风寒，卫表失司，故见本证。以恶寒，无汗，鼻流清涕，咽不红，脉浮紧或指纹浮红为证候要点。

治法　辛温解表，疏风散寒。

方药　荆防败毒散（《摄生众妙方》）。

常用中药　荆芥、防风、羌活、独活、柴胡、川芎、枳壳、茯苓、桔梗、前胡、甘草。

加减　头痛明显，加葛根、白芷散寒止痛；咳声重浊，加白前、紫菀宣肺止咳；痰多，加半夏、陈皮燥湿化痰；伴高热者，加青蒿、柴胡疏解邪热。

②风热感冒

证候　发热重，恶风，有汗或少汗，头痛，鼻塞，鼻流浊涕，喷嚏，咳嗽，痰稠色白或黄，咽红肿痛，口干渴。舌质红，苔薄黄，脉浮数或指纹浮紫。

证候分析　感受风热，卫表失司，故见本证。以鼻塞流浊涕，咯痰黏稠，咽红，舌质红，苔薄黄，脉浮数或指纹浮紫为证候要点。

治法　辛凉解表，疏风清热。

方药　银翘散（《温病条辨》）。

常用中药　金银花、连翘、淡豆豉、荆芥、薄荷、桔梗、甘草、牛蒡子、竹叶、芦根。

加减　高热加栀子、黄芩、石膏清热；咳嗽重，痰稠色黄加桑白皮、瓜蒌壳、黛蛤散宣肺止咳祛痰；咽红肿痛加蝉蜕、板蓝根、玄参清热利咽；大便秘结加大黄、枳实通腑泄热。

③暑邪感冒

证候　发热，无汗或汗出热不解，头晕、头痛，鼻塞，身重困倦，胸闷，泛恶，口渴心烦，食欲不振，或有呕吐、泄泻，小便短黄。舌质红，苔黄腻，脉数或指纹紫滞。

证候分析　夏季当令，感受暑热，卫表失司，故见本证。以发热，头痛，身重困倦，食欲不振，舌红，苔黄腻为证候要点。

治法　清暑解表，化湿和中。

方药　新加香薷饮（《温病条辨》）。

常用中药　香薷、金银花、连翘、扁豆花、厚朴。

加减　偏热重者，加生石膏、栀子清热；偏湿重者，加佩兰、苍术、薏苡仁芳化除湿；呕吐者，加半夏、竹茹降逆止呕。

④时邪感冒

证候　起病急骤，全身症状重。高热，恶寒，无汗或汗出热不解，头痛，心烦，目赤咽红，

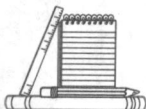

肌肉酸痛，腹痛，或有恶心、呕吐。舌质红，舌苔黄，脉数。

证候分析　感受时邪，侵入肌表，兼犯经络，故见本证。以起病急骤、肺系症状轻、全身症状重，发热恶寒，无汗或汗出热不解，目赤咽红，全身肌肉酸痛，舌红，苔黄为证候要点。

治法　疏表清瘟解毒。

方药　银翘散（《温病条辨》）合普济消毒饮（《东垣试效方》）。

常用中药　银翘散组成：金银花、连翘、淡豆豉、荆芥、薄荷、桔梗、甘草、牛蒡子、竹叶、芦根。普济消毒饮组成：黄芩、黄连、陈皮、甘草、玄参、柴胡、桔梗、连翘、板蓝根、马勃、牛蒡子、薄荷、僵蚕、升麻。

加减　高热，加柴胡、葛根解表清热；恶心、呕吐，加竹茹、姜半夏降逆止呕。

（2）兼证

①夹痰

证候　感冒兼见咳嗽较剧，痰多，喉间痰鸣。

证候分析　肺失宣肃，肺气上逆，以咳嗽加剧、痰多、喉间痰鸣为证候要点。

治法　辛温解表，宣肺化痰；辛凉解表，清肺化痰。

方药　在疏风解表的基础上，风寒夹痰证加用三拗汤（《太平惠民和剂局方》）、二陈汤（《太平惠民和剂局方》）。风热夹痰证加用桑菊饮（《温病条辨》）。

常用中药　风寒夹痰证加用药物组成：炙麻黄、杏仁、甘草；半夏、橘红、白茯苓、炙甘草。风热夹痰证加用药物组成：桑叶、菊花、桔梗、连翘、薄荷、芦根、杏仁、甘草。

②夹滞

证候　感冒兼见脘腹胀满，不思饮食，呕吐酸腐，口气秽浊，大便酸臭，或腹痛泄泻，或大便秘结，小便短黄。舌苔厚腻，脉滑。

证候分析　子病及母，脾胃失和，以脘腹胀满、不思饮食、大便不调、小便短黄、舌苔厚腻、脉滑为证候要点。

治法　解表兼以消食导滞。

方药　在疏风解表的基础上，加用保和丸（《丹溪心法》）。

常用中药　焦山楂、焦神曲、莱菔子、陈皮、半夏、茯苓、连翘。

加减　若大便秘结，小便短黄，壮热口渴，加大黄、枳实通腑泄热，表里双解。

③夹惊

证候　感冒兼见惊惕哭闹，睡卧不宁，甚至骤然抽风。舌质红，脉浮弦。

证候分析　心神怯弱，热极生风，以惊惕哭闹、睡卧不宁，甚至抽风为证候要点。

治法　解表兼以清热镇惊。

方药　在疏风解表的基础上，常加用钩藤、僵蚕、蝉蜕、珍珠母以清热镇惊。

【西医疗法】

1. 急性上呼吸道感染　一般不主张常规应用抗生素，对症治疗即可。明确为细菌性上呼吸道感染或病毒性上呼吸道感染继发细菌感染时，则需应用抗生素治疗，常选用青霉素类，如青霉素5万～10万U/kg，静脉滴注，每6～12小时1次，或阿莫西林15～25mg/kg，1日3次，或阿莫西林＋棒酸25～50mg/kg，1日3次；头孢菌素，如第一代头孢类抗生素头孢拉定或第二代头孢类抗生素头孢呋辛等；大环类酯类抗生素，如阿奇霉素。抗生素的使用疗程一般为5～7日，但链球菌感染，或既往有风湿热、肾炎病史者，青霉素的使用疗程应为10～14日。合并

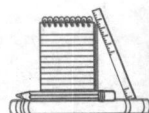

结膜炎者，可用 0.1% 阿昔洛韦滴眼液滴眼。

2. 退热　高热者，可予对乙酰氨基酚每次 10 ～ 15mg/kg，或布洛芬每次 5 ～ 10mg/kg。亦可采用物理降温，如冷敷或温水浴。

3. 热性惊厥　可予镇静、止惊等处理。如苯巴比妥钠每次 6 ～ 8mg/kg，肌内注射；或 10% 水合氯醛每次 0.5mL/kg（每次最大不超过 10mL）灌肠；也可用咪达唑仑每次 0.1mg/kg，静脉注射，如有需要可继续每小时 50 ～ 150μg/kg，静滴维持。

4. 鼻塞、流涕　可予氯苯那敏每次 0.1 ～ 0.2mg/kg，1 日 3 次，年长儿咽痛可予咽喉含片。

5. 刺激性咳嗽　可加右美沙芬。

【预防与调护】

1. 预防

（1）加强锻炼，增强体质。

（2）及时增减衣服，预防感冒。

（3）感冒流行期间少去公共场所，避免与感冒患者接触。

（4）及时接种流感疫苗。

2. 调护

（1）注意休息，居室保持空气流通、新鲜，保持适当的温度和湿度。

（2）发热期间多饮热水，饮食易消化、清淡，有营养，忌食辛辣、冷饮、油腻食物。

（3）对高热患者，应注意观察病情变化。

【案例训练】

患儿，男，3 岁。因发热 8 小时于 2003 年 11 月 21 日收入院。

患儿晨起神疲喜抱，时诉腹痛，扪额觉发热，伴轻咳，流清涕，喷嚏，不欲食，自服美林无效，来院急诊。查体：体温（T）39.8℃，心率（P）160 次 / 分，呼吸（R）60 次 / 分。急性病容，神清神疲，自动体位，呼吸急促，咽充血，无鼻扇唇干。心率 160 次 / 分，律齐，未闻及杂音，双肺呼吸音清，腹部平软。舌红，苔黄腻，指纹紫于风关。辅助检查：血常规示白细胞（WBC）46.9×10^9/L，中性粒细胞百分比 92%。肺炎支原体抗体 IgM 阳性。

1. 中医辨证论治

（1）四诊摘要　①望诊：急性病容，神疲，呼吸急促，咽充血，舌红，苔黄腻。②闻诊：轻咳，喷嚏。③问诊：时诉腹痛，不欲食。④切诊：指纹紫于风关。

（2）中医辨证分析　在教师指导下分组讨论完成。

（3）中医诊断　感冒（风热夹滞证）。

（4）治则　疏风清热导滞。

（5）方药　银翘散加减。

（6）课后作业　学生练习开方定量。

2. 西医诊治

（1）诊断依据　①病史：因"发热 8 小时"入院。②症状：神疲喜抱，时诉腹痛，扪额觉发热，伴轻咳，流清涕，喷嚏，不欲食。③体征：T 39.8℃，P 160 次 / 分，R 60 次 / 分。急性病容，神清神疲，呼吸急促，咽充血，心率 160 次 / 分，双肺呼吸音清。④实验室检查：血常规示 WBC 46.9×10^9/L，中性粒细胞百分比 92%。肺炎支原体抗体 IgM 阳性。

（2）西医诊断　急性上呼吸道感染（血常规考虑为支原体感染所致类白血病反应）。

（3）处置方案

练一练，强诊治

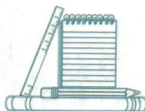

长期医嘱	临时医嘱
儿科护理常规	尿、大便常规
二级护理	全套血生化检查
卧床休息	常规心电图
阿奇霉素0.1g 口服 每日一次	胸部X线正位片
	吸氧 即刻！
	安乃近滴鼻，每鼻孔1～2滴 即刻！
	冰敷 必要时用

【名医验案】

邵某，男孩，6岁，长沙市人，2011年8月11日初诊。

患儿从昨天起感冒发热，头痛，咳嗽，有黄白色痰，咽喉疼痛，精神疲惫，吃了退热药和注射抗生素后，没有退热。半个小时以前量体温39.8℃。察之面色红，咽喉红肿舌红，苔薄黄，脉浮数。扣之额头微微有汗，全身干燥无汗，大便不干结。处方用银翘散加减：金银花15g，连翘10g，薄荷6g，荆芥6g，桔梗10g，甘草10g，豆豉10g，牛蒡子10g，芦根15g，淡竹叶6g，黄芩6g，玄参10g，浙贝母10g。2剂。

加小葱的葱白连须5根，拍烂，加水4碗，煎开后8分钟，先服1碗，其他药泡在容器中，下次服时煎开即可。如果热未退，2个小时后再服1次，每剂药可以服三四次。

服上方1剂后，汗出热退，去葱白和豆豉，2剂后即愈。

按语：银翘散是治疗风热感冒的首选方剂，是饮片煎服，做成药丸，称作银翘解毒丸，丸剂以水丸为佳，不宜做成蜜丸。风热感冒从罹患的季节来看，春夏秋季为多，属于火体者为多。患者一般都有咽喉疼痛，发热，不怕冷，或轻微怕冷，汗出不多，舌红，苔薄白，脉数等症状。原方外透的力量尚不够，故常加葱白助热外达；汗闭得厉害，甚至可以加麻黄3～5g，暑天则可以加香薷5g。因为温热之邪内传迅速，故原方加黄芩清郁火以预防，咽喉疼痛较甚，则加玄参清火解毒。如果咳嗽痰黄，则加浙贝母清热化痰。此方的煎服法也非常重要，煮开后几分钟即可，不宜久煎。2小时服1次，一天可以服三四次，以汗出热退为度。如果服后汗出不多，热度继续升高，有惊厥抽搐倾向者，则加羚羊角磨服或煎水兑服。有的小孩曾经有过高热惊厥的病史，改用羚翘解毒丸，或一开始用银翘散时，即加羚羊角汁。羚羊角取汁的用法：可以用整支羚羊角放在药用磨盘中，加水磨5分钟，也可以用羚羊角片5g，放在压力锅中加阀煮半小时，取汁，兑入煎好的药中。（彭坚学术观点与临床心得集——摘自《我是铁杆中医》）

【预习测试】

A1型题

1. 小儿感冒的病因为外感六淫，其中最重要的是（　　）邪。

  A. 风　　　　　B. 寒　　　　　C. 暑　　　　　D. 湿　　　　　E. 燥

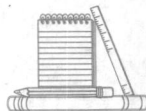

2. 小儿感冒的病变部位主要在（　　　）
   A. 心　　　　　B. 肝　　　　　C. 脾　　　　　D. 肺　　　　　E. 肾

3. 小儿时邪感冒为感受时疫之邪，多侵犯（　　　）
   A. 心肝　　　　B. 肝脾　　　　C. 肝肾　　　　D. 肺胃　　　　E. 肺脾

4. 小儿感冒的病机关键是（　　　）
   A. 肺失宣降　　B. 肺气上逆　　C. 肺卫失宣　　D. 邪气闭肺　　E. 风邪犯肺

5. 小儿感冒的基本治法是（　　　）
   A. 疏风解表　　B. 辛温解表　　C. 辛凉解表　　D. 清暑解表　　E. 清热解表

6. 治疗小儿风寒感冒的首选方剂是（　　　）
   A. 麻黄汤　　　B. 杏苏散　　　C. 小青龙汤　　D. 新加香薷饮　E. 荆防败毒散

7. 治疗小儿暑邪感冒的首选方剂是（　　　）
   A. 银翘散　　　B. 黄连香薷饮　C. 桑菊饮　　　D. 藿朴夏苓汤　E. 新加香薷饮

8. 小儿暑邪感冒的主要特点是（　　　）
   A. 恶寒发热，鼻塞流涕，舌淡苔薄白　　　　　B. 发热头疼，身重困倦，舌红苔黄腻
   C. 发热恶风，咽红肿痛，舌红苔薄黄　　　　　D. 起病急骤，高热恶寒，肌肉酸痛
   E. 恶寒发热，脘腹胀痛，呕吐酸腐

9. 小儿时邪感冒的主要特点是（　　　）
   A. 恶寒发热，鼻塞流涕，舌淡苔薄白　　　　　B. 发热头痛，身重困倦，舌红苔黄腻
   C. 发热恶风，咽红肿痛，舌红苔薄黄　　　　　D. 起病急骤，高热恶寒，肌肉酸痛
   E. 恶寒发热，脘腹胀痛，呕吐酸腐

10. 小儿风热感冒与风寒感冒的鉴别要点有（　　　）
    A. 恶风发热　　B. 恶寒发热　　C. 咽红肿痛　　D. 咳嗽不爽　　E. 咳嗽频作

11. 患儿，2岁。发热2小时。症见发热，恶寒，无汗，鼻塞，流清涕，微咳，咽部不红，纳少，舌淡红，苔薄白，指纹浮红。其证候是（　　　）
    A. 风寒感冒　　B. 风热感冒　　C. 暑邪感冒　　D. 时邪感冒　　E. 感冒夹痰

12. 患儿，7岁。症见发热，汗出而热不解，头昏，头痛，胸闷，肢体困倦，泛恶，心烦口渴，食欲不振，大便稀溏，小便短黄，舌质红，苔黄腻，脉数。其证候是（　　　）
    A. 风热感冒　　B. 风寒感冒　　C. 感冒夹滞　　D. 暑邪感冒　　E. 时邪感冒

13. 患儿，5岁。症见发热，恶寒，无汗，鼻塞流涕，微咳，兼见脘腹胀满，呕吐酸腐，口气秽浊，大便酸臭，小便短黄，舌质红，苔厚腻，脉滑。其证候是（　　　）
    A. 风热感冒　　B. 风寒感冒　　C. 湿热泄泻　　D. 暑邪感冒　　E. 感冒夹滞

14. 患儿，9岁。发热半日，症见发热，恶风，少汗，头痛，鼻塞流涕，咽红肿痛，微咳，舌质红，苔薄黄，脉浮数。其治方是（　　　）
    A. 桑菊饮　　　B. 麻杏石甘汤　C. 银翘散　　　D. 新加香薷饮　E. 普济消毒饮

15. 患儿，9岁。发热2小时，症见高热，恶寒，无汗，头痛，目赤咽红，全身肌肉酸痛，恶心，腹痛，舌质红，苔黄，脉数。其治方是（　　　）
    A. 荆防败毒散　　　　　　　　　　　　　　　B. 银翘散
    C. 新加香薷饮　　　　　　　　　　　　　　　D. 麻杏石甘汤
    E. 银翘散合普济消毒饮

16. 患儿，10月龄。症见发热，无汗，烦躁哭闹，咽红，食欲不振，呕吐乳食，大便稀溏，

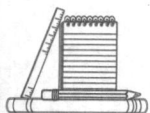

小便短黄，舌质红，苔黄腻，脉数。其治法是（　　　）

　　A.辛温解表　　　B.辛凉解表　　　C.清热解毒　　　D.清暑解表　　　E.解表导滞

17.患儿，5岁。发热2日。症见发热，恶寒，无汗，头痛，鼻塞，流清涕，兼见咳嗽，喉间痰鸣，舌淡红，苔白，脉浮滑。其治法，应在解表的基础上加用（　　　）

　　A.温肺化痰　　　B.肃肺化痰　　　C.宣肺化痰　　　D.清肺化痰　　　E.燥湿化痰

18.患儿，2岁。发热1天。症见高热，恶寒，无汗，鼻塞，惊惕哭闹，睡卧不宁，大便干结，小便短黄，舌质红，指纹紫达于气关。其治法，应在解表的基础上加用（　　　）

　　A.清热镇惊　　　B.清心安神　　　C.平肝息风　　　D.清热解毒　　　E.镇惊息风

问答题

19.小儿感冒的病因病机是什么？

20.小儿感冒的诊断要点是什么？

病案分析题

21.患儿，男，9岁。发热半天。正值夏季，患儿食冷饮受凉后出现发热，无汗，头昏头痛，不咳，鼻塞，心烦口渴，恶心，呕吐，食欲不振，小便黄少，舌质红，苔白腻，指纹紫。查体：T 38.9℃，咽部充血，双肺听诊，呼吸音稍粗，未闻及干、湿啰音。

试就本例患儿，作出中医病证诊断，病机分析，提出治法、主方，开出处方。

项目二　乳　蛾

【学习目标】

　　1.了解乳蛾的发病特点。

　　2.熟悉乳蛾的病因病机及临床表现。

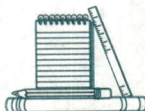

　　3.掌握乳蛾的诊断要点、鉴别诊断及辨证论治。

　　4.具有运用中医临床思维对乳蛾进行诊断并辨证论治的能力。

【概述】

　　乳蛾为儿科常见疾病，临床以咽部喉核（腭扁桃体）肿大，或伴红肿疼痛，甚至化脓溃烂为主症。因肿大的喉核状如乳头或蚕蛾，故名乳蛾。本病一年四季均可发生，春冬二季最喜发病。任何年龄均可发病，以儿童和少年多见，3～10岁儿童发病率最高。本病临床多伴有高热，多数经积极治疗可获痊愈，但婴幼儿病程较长，可迁延不愈或反复发作。如不及时治疗，容易出现鼻窦炎、中耳炎、颈淋巴结炎等并发症，偶可伴发水肿（急性肾小球肾炎）、痹证（风湿热）、心悸（风湿性心脏病）等病证。长期不愈可致反复呼吸道感染。

　　本病相当于西医的扁桃体炎。

【病因病机】

　　乳蛾的病因，责之于风热邪毒从口鼻而入，侵袭咽喉；或素体肺胃热炽，复感外邪，邪毒上攻咽喉；或素体阴虚、邪热伤阴，虚火上炎。

执考提示

乳蛾的病因病机

扫一扫，知答案

师说心语

做一做，明重点

扫一扫，看课件

咽喉为肺胃之门户，风热邪毒从口鼻而入，循经上攻咽喉，搏结喉核，发为乳蛾。小儿嗜食辛辣之品，热积胃腑，或先天禀受母体胃热，造成胃火内炽，上熏咽喉；若复感外邪，或风热犯肺失治，热毒炽盛，上灼喉核，灼腐肌膜。因风热搏结或热毒炽盛之余，耗伤肺胃之阴，阴虚火旺，虚火上炎，熏蒸喉核。

总之，本病因外感风热，或肺胃热盛、复感外邪，或虚火上炎、热毒搏结咽喉所致。

【诊断与鉴别诊断】

1. 诊断要点

（1）病史　急性乳蛾起病较急，病程较短；反复发作则转为慢性乳蛾，病程较长。

执考提示

乳蛾的诊断与鉴别诊断

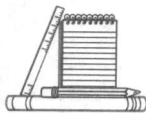

（2）临床表现　以咽痛、吞咽困难为主要症状。急性乳蛾伴发热；慢性乳蛾不发热或有低热。

（3）体征　急性乳蛾可见扁桃体肿大、充血呈鲜红或深红色，表面可有脓点，严重者有小脓肿；慢性乳蛾可见扁桃体肿大、充血呈暗红色，或不充血，表面或有脓点，或挤压后有少许脓液溢出。

（4）辅助检查　血常规检查：急性乳蛾及部分慢性乳蛾可见白细胞总数及中性粒细胞数增高。

2. 鉴别诊断

（1）感冒　感冒以发热恶寒，鼻塞流涕，喷嚏，咳嗽为主要表现，也可有咽喉红者。如以咽红、喉核红肿疼痛，甚至溃烂化脓等局部表现为主者，则诊断为乳蛾。

（2）白喉　起病较缓，轻度咽痛，扁桃体及咽部可见灰白色假膜，不易擦去，强行擦去容易出血，并很快再生，颈部淋巴结明显肿大，咽拭子培养或涂片可检出白喉杆菌。

（3）猩红热　起病较急，初期有发热或高热，咽喉红肿疼痛，甚则腐烂，发热1天后出现猩红色皮疹，3～7天后身热渐退，咽喉疼痛、腐烂减轻，皮肤脱屑。

（4）喉关痛　发生在扁桃体周围及其附近部位的脓肿，病变范围较乳蛾大。临床以局部疼痛、红肿化脓，并伴恶寒发热、言语不清、饮食呛逆等为特征。相当于西医的扁桃体周围脓肿、咽后壁脓肿等疾病。

【辨证论治】

1. 辨证要点

（1）辨轻重　根据起病急缓、喉核红肿程度、有无溃烂、发热高低和有无全身症状辨别。若起病缓慢，喉核红肿不甚，无溃烂化脓，发热不甚，全身症状不明显者，则病情较轻；若起病急骤，喉核红肿甚，有溃烂化脓，壮热不退，全身症状重者，则病情较重。

（2）辨表里　乳蛾初起，伴见恶寒、发热等表证者，为病在表；若伴见身热口渴、大便干结等里实热者，为病在里。

（3）辨虚实　根据病程长短、喉核颜色和伴随症状辨别。若病程较短，病情重，喉核红肿明显或有溃烂化脓，壮热不退，舌红苔黄，脉数有力者，为实证；若病程较长，或反复发作，喉核红肿不甚，舌红少苔，脉细者，多为虚证或虚中夹实。

2. 治疗要点　乳蛾以清热解毒，利咽散结为治疗原则。风热搏结者，治以疏风清热，消肿利咽；热毒炽盛者，治以清热泻火解毒，肠腑不通者配以通腑泻火；慢性乳蛾多属肺胃阴虚证，兼有余邪逗留，治以养阴润肺，软坚利咽。

3. 分证论治

（1）风热搏结

证候 喉核红肿，咽喉疼痛，或咽痒不适，吞咽不利，发热重，恶寒轻，鼻塞流涕。舌红，苔薄白或黄，脉浮数或指纹浮紫。

证候分析 外感风热，犯肺袭咽，邪热搏结喉核，故喉核红肿，吞咽不利；邪犯肺卫，正邪相争，故有发热、恶寒。以喉核赤肿疼痛，尚未化脓，兼风热表证为证候要点。

治法 疏风清热，利咽消肿。

方药 银翘马勃散（《温病条辨》）。

常用中药 金银花、连翘、马勃、牛蒡子。

加减 喉核红肿明显，加山豆根、板蓝根、僵蚕解毒利咽；表热重，加薄荷、蝉蜕、柴胡；高热，加石膏、黄芩、栀子清热解毒；声音嘶哑，加青果、木蝴蝶、玄参清宣肺气，利咽止哑；咳嗽较剧，加前胡、杏仁、枇杷叶宣降肺气止咳。

（2）热毒炽盛

证候 喉核红肿明显，甚至溃烂化脓，吞咽困难，壮热不退，口干口臭，大便干结，小便黄少。舌红，苔黄，脉数或指纹青紫。

证候分析 过食辛辣或外感风热失治，邪毒乘热内传肺胃，上灼喉核，毒热瘀滞，肉腐成脓，故可见咽红肿痛，溃烂化脓。热毒炽盛，充斥气分，则壮热不退，口干口臭，大便干结，小便黄少。以喉核赤肿焮红，溃烂化脓，壮热不退，舌质红，苔黄厚为证候要点。

治法 清热解毒，利咽消肿。

方药 牛蒡甘桔汤（《外科正宗》）。

常用中药 牛蒡子、桔梗、陈皮、天花粉、黄连、川芎、赤芍、甘草、苏木。

加减 壮热烦渴，加石膏、知母；溃烂化脓明显，加金银花、蒲公英、鱼腥草解毒排脓；咳嗽声嘶，加麦冬、枇杷叶、木蝴蝶养阴利咽；喉核红肿，舌红绛，加生地黄、牡丹皮清热凉血；热扰厥阴，烦躁不安，四肢抽搐，加钩藤、僵蚕、珍珠母平肝息风。

（3）肺胃阴虚

证候 喉核肿大暗红，咽干咽痒，日久不愈，干咳少痰，大便干结，小便黄少。舌红，少苔，脉细数或指纹淡紫。

证候分析 风热乳蛾或温病之后余毒未清，邪热耗伤肺阴；或素体阴虚，胃阴亏损，虚火上炎，熏蒸喉核，故见喉核肿大暗红，咽干咽痒，日久不愈。肺阴不足，肺失滋养，宣发失调，则干咳少痰。肺与大肠相表里，肺阴不足，大肠失润，则大便干结。以喉核肿大暗红，咽干喉燥，舌质红，苔少，脉细数为证候要点。

治法 养阴润肺，软坚利咽。

方药 养阴清肺汤（《重楼玉钥》）。

常用中药 生地黄、麦冬、玄参、牡丹皮、赤芍、贝母、甘草、薄荷。

加减 喉核肿大，加夏枯草、牛蒡子、昆布利咽消肿；干咳，加天冬、桔梗、地骨皮润肺止咳；声音嘶哑，加青果、木蝴蝶利咽止哑；低热不退，加青蒿、地骨皮、胡黄连养阴清热；如见颧红、手足心热等阴虚火旺之症，宜用知柏地黄丸合玄麦甘桔汤加减。

【西医疗法】

1. 一般疗法 卧床休息，进流质饮食及多饮水，加强营养及疏通大便。咽痛剧烈或高热时，可口服退热药及镇痛药。

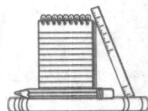

2. 抗生素应用　为主要治疗方法。青霉素应属首选抗生素，根据病情轻重，决定给药途径。若治疗 2～3 天后病情无好转，需分析其原因，改用其他种类抗生素。如有条件可在确定致病菌后，根据药敏试验选用抗生素。

3. 局部治疗　常用复方硼砂溶液，口泰（复方氯己定含漱液）或 1∶5000 呋喃西林液漱口。

【预防与调护】

1. 预防

（1）加强锻炼，增强体质。

（2）积极预防感冒。

（3）注意口腔卫生，积极防治龋齿。

2. 调护

（1）保持病室空气流通及适当温度。

（2）饮食易消化、清淡，有营养，忌食辛辣、冷饮、油腻食物。

（3）高热患者，应注意观察病情变化，配合物理降温。

（4）及时彻底治愈本病，防止病情迁延或并发他症。

【案例训练】

患儿，男，5 岁。因发热 4 天于 2014 年 9 月 21 日入院。

患儿 4 天前无明显诱因出现发热，最高体温达 40.0℃，服用"布洛芬混悬液"热退，伴少许头痛、流涕、咽痛，9 月 18 日至门诊求诊，予"小儿氨酚黄那敏颗粒、小儿柴桂退热颗粒、强力枇杷胶囊、红霉素肠溶胶囊"口服，"生理盐水＋阿米卡星＋地塞米松"超声雾化吸入治疗，患儿病情无好转。9 月 21 日患儿仍发热，晨起时呕吐胃内容物 1 次，胃纳一般，口渴多饮，小便黄，大便干。门诊拟"急性扁桃体炎"收住入院。体查：T 38.9℃，R 24 次 / 分，P 110 次 / 分，体重 21kg。精神稍倦怠，急性热病容。咽充血，双扁桃体Ⅱ度肿大，未见脓性分泌物附着。颈软，双肺呼吸音稍粗，未闻及干湿啰音。心界不大，心率 110 次 / 分，律齐，无杂音。腹软，剑突下轻压痛，肝脾肋下未触及，肠鸣音正常。舌红苔黄，脉浮数。查甲型、乙型流感病毒抗原：阴性。查血常规：WBC $9.6×10^9$/L，中性粒细胞百分比 73.8%，淋巴细胞百分比 26.2%，血红蛋白（Hb）113g/L，血小板（PLT）$146×10^9$/L。C 反应蛋白（CRP）：26.6mg/L。

1. 中医辨证论治

（1）四诊摘要　①望诊：急性热病容，咽充血，乳蛾肿大。舌红苔黄。②闻诊：双肺呼吸音稍粗，未闻及干湿啰音。③问诊：稍倦怠，胃纳一般，口渴多饮，小便黄，大便干。④切诊：脉浮数。

（2）中医辨证分析　在教师指导下分组讨论完成。

（3）中医诊断　乳蛾（风热搏结）。

（4）治则　疏风清热，利咽消肿。

（5）方药　银翘马勃散加减。

（6）课后作业　学生练习开方定量。

2. 西医诊治

（1）诊断依据　①病史：因"发热 4 天"入院。最高体温达 40.0℃，服用"布洛芬混悬液"热退。②症状：头痛、流涕、咽痛。③体征：T 38.9℃，R 24 次 / 分，P 110 次 / 分，精神稍倦怠，急性热病容。咽充血，双扁桃体Ⅱ度肿大，未见脓性分泌物附着。双肺呼吸音稍粗，未闻及干湿啰音。④实验室检查：血常规示 WBC $9.6×10^9$/L，中性粒细胞百分比 73.8%，淋巴细胞百分

练一练，强诊治

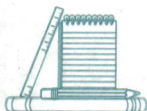

比 26.2%。C 反应蛋白：26.6mg/L。

（2）西医诊断　急性扁桃体炎。

（3）处置方案

长期医嘱		临时医嘱
儿科护理常规		尿、大便常规
二级护理		全套血生化检查
半流质饮食		常规心电图
卧床休息		胸部X线正位片
0.9%氯化钠注射液50mL	静脉滴注	咽拭子细菌培养
阿莫西林/克拉维酸0.4g	每8小时	阿莫西林/克拉维酸皮试

【名医验案】

李某，男，7岁，2006年7月6日初诊。患慢性扁桃体炎，经常发作，每次因为感冒诱发，动辄高热39℃以上，必须上医院用抗生素滴注始能退热。今年以来发作频繁，平均每个月上医院1次，现发热，39.3℃，汗多，颈背汗出，咽喉疼痛，大便不干，扁桃体红肿，右侧扁桃体有一处凹陷，旁边有米粒大黄白色脓点。询之去年发热，西医诊断为化脓性扁桃体炎。口干，舌红，苔黄腻，脉细数。

当清热泻火，排脓解毒。处方：金银花15g，连翘10g，桔梗15g，甘草10g，乳香5g，没药5g，浙贝母10g，黄芩10g，黄连3g，栀子10g，天花粉10g，皂角刺10g，穿山甲5g。3剂，水煎服。每剂药煎两次，两碗药共分6～8次喂服，每隔两小时1次，每次一两匙，可放糖。

7月9日二诊：服上方1剂后，体温开始下降，2剂后热退尽，右侧扁桃体上的脓点消失。此时宜用蜜丸缓图，以巩固疗效。

处方：咸竹蜂30g，浙贝母30g，儿茶20g，血竭20g，桑白皮20g，地骨皮30g，玄参30g，僵蚕20g，蝉花20g，皂角刺10g，穿山甲10g，天花粉20g，黄芩20g，诃子30g，乳香10g，没药10g，桔梗30g，甘草30g。

2007年5月随访，扁桃体炎至今未曾发作。

治疗心得：化脓性扁桃体炎的治疗与痈疽相类似。初期脓未成之时，往往有寒战高热，扁桃体一侧有针头大隆起，呈半透明状；中期脓已成或已溃，则高热虽不退，但全身症状减轻，隆起部位出现白色、黄色脓头；脓排尽之后，则可痊愈。在初期阶段，可选用仙方活命饮，方中虽有防风、白芷、当归等温散活血之品亦无妨。中期则须去之以免助热，并加黄连、黄芩、栀子等苦寒药，以清热解毒。本病虽然来势凶猛，热度很高，但只要治疗得法，程序不乱，往往有惊无险，3～5天即可治愈。患儿得过一次化脓性扁桃体炎后，形成了一个病灶，容易再度复发，宜服蜜丸善后。

彭坚用药心得：该案有我的一处用药心得，即化脓性扁桃体炎的善后用药。善后宜蜜丸缓图，以便长期服用，这是确定的，但古人并无成方可依。这个处方以桑白皮、地骨皮、黄芩清泄肺热，桔梗、甘草排脓解毒，浙贝母、玄参、天花粉、皂角刺、穿山甲化痰散结，竹蜂、蝉花、僵蚕祛风化痰、消肿散结，乳香、没药活血止痛，诃子敛肺，血竭、儿茶生肌长肉，修复创面。其中，蝉花、竹蜂的使用在当今临床比较少

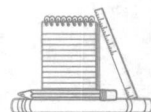

见，蝉花功同蝉蜕，但散结之力过之，竹蜂为生长于竹竿内的蜜蜂，具有祛风、化痰、定惊、止痛之功，为治疗咽喉病的要药，且宜入丸剂，但除了两广地区，知之用之者甚少。我历来认为：久病入络，选用虫类药以搜剔血络中的顽邪，是治疗许多慢性病的重要环节。我治疗慢性咽喉炎、扁桃体炎时喜用这两种虫类药，感觉疗效甚佳。（彭坚学术观点与临床心得集——摘自《我是铁杆中医》）

【预习测试】

A1 型题

1.乳蛾的治疗原则是（   ）

A.清热解毒，利咽消肿   B.疏风清热，利咽消肿

C.养阴润肺，软坚利咽   D.辛温解表，疏风散寒

E.清热解毒，软坚散结

2.乳蛾肺胃阴虚证应首选的方剂是（   ）

A.银翘马勃散   B.牛蒡甘桔汤   C.养阴清肺汤   D.普济消毒饮   E.荆防败毒散

3.患儿，7岁。喉核赤肿，咽喉疼痛，吞咽不利，发热重，鼻塞流涕，头痛身痛，舌红，苔薄黄，脉浮数。其治法是（   ）

A.疏风清热，利咽消肿   B.清热解毒，利咽消肿

C.养阴润肺，软坚利咽   D.清热解毒，软解散结

E.利咽消肿，活血化瘀

4.患儿，6岁。喉核赤肿，咽喉疼痛，吞咽不利，发热重，鼻塞流涕，头痛身痛，舌红，苔薄黄，脉浮数。应首选的方剂是（   ）

A.银翘马勃散   B.牛蒡甘桔汤   C.养阴清肺汤   D.普济消毒饮   E.荆防败毒散

5.患儿，6岁。发热39℃，喉核赤肿，咽喉疼痛，吞咽不利，鼻塞流涕，头痛身痛，舌红，苔薄黄，脉浮数。其证候是（   ）

A.风热搏结证   B.热毒炽盛证   C.肺胃阴虚证   D.脾胃积热证   E.肺胃蕴热证

6.患儿，5岁。高热不退，喉核赤肿，溃烂化脓，吞咽困难，口干口臭，大便干结，小便黄少，舌红，苔黄，脉数。应首选的方剂是（   ）

A.银翘马勃散   B.牛蒡甘桔汤   C.养阴清肺汤   D.普济消毒饮   E.荆防败毒散

7.患儿，3岁。发热咽痛2天。高热不退，喉核赤肿，溃烂化脓，吞咽困难，口干口臭，大便干结，小便黄少，舌红，苔黄，脉数。其治法是（   ）

A.疏风清热，利咽消肿   B.清热解毒，利咽消肿

C.养阴润肺，软坚利咽   D.清热解毒，软解散结

E.利咽消肿，活血化瘀

8.患儿，5岁。发热咽痛2天。高热不退，喉核赤肿，溃烂化脓，吞咽困难，口干口臭，大便干结，小便黄少，舌红，苔黄，脉数。其证候是（   ）

A.风热搏结   B.热毒炽盛   C.肺胃阴虚   D.脾胃积热   E.肺胃蕴热

9.患儿，4岁。咽痛1周。喉核肿大暗红，咽干咽痒，日久不愈，干咳少痰，大便干结，小便黄少，舌质红，苔少，脉细数。其证候是（   ）

A.风热搏结   B.热毒炽盛   C.肺胃阴虚   D.脾胃积热   E.肺胃蕴热

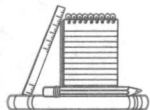

10. 患儿，4岁。咽痛1周。喉核肿大暗红，咽干咽痒，日久不愈，干咳少痰，大便干结，小便黄少，舌质红，苔少，脉细数。其治法是（　　）

    A. 疏风清热，利咽消肿　　　　　　　　　B. 清热解毒，利咽消肿

    C. 养阴润肺，软坚利咽　　　　　　　　　D. 清热解毒，软解散结

    E. 利咽消肿，活血化瘀

11. 患儿，4岁。咽痛6天。喉核肿大暗红，咽干咽痒，日久不愈，干咳少痰，大便干结，小便黄少，舌质红，苔少，脉细数。应首选的方剂是（　　）

    A. 银翘马勃散　　B. 牛蒡甘桔汤　　C. 养阴清肺汤　　D. 普济消毒饮　　E. 荆防败毒散

12. 治疗乳蛾肺胃阴虚证应首选的方剂是（　　）

    A. 银翘马勃散　　B. 牛蒡甘桔汤　　C. 养阴清肺汤　　D. 普济消毒饮　　E. 荆防败毒散

13. 治疗乳蛾热毒炽盛证应首选的方剂是（　　）

    A. 银翘马勃散　　B. 牛蒡甘桔汤　　C. 养阴清肺汤　　D. 普济消毒饮　　E. 荆防败毒散

项目三　咳　嗽

【学习目标】

1. 了解咳嗽的发病特点及临床表现。

2. 熟悉咳嗽的病因病机与诊断要点。

3. 掌握咳嗽的辨证论治。

4. 具有运用中医临床思维对小儿咳嗽进行诊断并辨证论治的能力。

【概述】

咳嗽是指有咳声或伴咳痰的临床症状，为儿科临床最常见的肺系症状之一。外感或内伤所致的多种急慢性疾病都可引起咳嗽。有声无痰为咳，有痰无声为嗽，有声有痰谓之咳嗽。咳和嗽在含义上是不同的，而两者又多并见，故多合称"咳嗽"。小儿咳嗽有外感和内伤之分，临床上，外感咳嗽多于内伤咳嗽。

> **执考提示**
> 小儿咳嗽的发病特点

本病一年四季均可发生，冬春二季或季节转换及气候骤变时更易发病。各年龄儿童均可发病，其中3岁以内婴幼儿多见，年龄愈小，症状多愈重。由于小儿肺常不足，寒暖不知自调；脾常不足，乳食不能自节，故本病的发生与感受外邪或内伤乳食均有密切关系。临床实践中，小儿外感咳嗽多于内伤咳嗽，而外感咳嗽的发生则与气候因素密切相关。本病一般预后较好，若治疗不当，调护失宜，则反复迁延，若病情进一步发展加重，可转为肺炎喘嗽。

本病相当于西医的气管炎、支气管炎。

【病因病机】

小儿咳嗽发生的原因，主要为感受外邪，其中又以风邪为主。此外，肺脾虚弱则是本病的主要内因。

> **执考提示**
> 小儿咳嗽的病因病机

扫一扫，知答案

师说心语

做一做，明重点

扫一扫，看课件

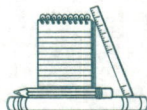

咳嗽病位在肺，常涉及脾，病理机制为肺失宣肃。肺为娇脏，其性清宣肃降，上连咽喉，开窍于鼻，外合皮毛，主一身之气，司呼吸。外邪从口鼻或皮毛而入，邪侵于肺，肺气不宣，清肃失职而发生咳嗽。小儿脾常不足，脾虚生痰，上贮于肺，或咳嗽日久不愈，耗伤正气，可转为内伤咳嗽。

1. 感受外邪　主要为感受风邪。风邪致病，首犯肺卫，肺为邪侵，阻塞肺络，气机不宣，清肃失职，肺气上逆，则致咳嗽。若风夹寒邪，风寒束肺，肺气失宣，则见咳嗽频作，咽痒声重，痰白清稀；若风夹热邪，风热犯肺，肺失清肃，则致咳嗽不爽，痰黄黏稠。

2. 痰热蕴肺　小儿肺脾虚弱，气不化津，痰易滋生。若素有食积内热或心肝火热，或感邪热稽留，炼液成痰，痰热相结，阻于气道，肺失清肃，则致咳嗽痰多，痰稠色黄，不易咯出。

3. 痰湿渍肺　小儿脾常不足，易为乳食、生冷所伤，则使脾失健运，水湿不能化生津液、水谷不能化生精微，酿为痰浊，上渍于肺。肺脏娇嫩，不能敷布津液，化液成痰，痰阻气道，肺失宣降，气机不畅，则致咳嗽痰多，痰色白而稀。

4. 肺气亏虚　小儿禀赋不足，素体虚弱者，或外感咳嗽经久不愈耗伤正气后，肺气亏虚，脾气虚弱，运化失司，气不布津，痰液内生，蕴于肺络，则致久咳不止，咳嗽无力，痰白清稀。

5. 肺阴亏虚　小儿肺脏娇嫩，若遇外感咳嗽，日久不愈，正虚邪恋，热伤肺津，阴津受损，阴虚生内热，热伤肺络，或阴虚生燥，而致久咳不止，干咳无痰，声音嘶哑。

总之，咳嗽的病因虽多，但其发病机理，皆为肺脏受累，宣肃失司所致。外感咳嗽病起于肺；内伤咳嗽可因肺病迁延，或他脏先病，累及于肺所致。

【诊断与鉴别诊断】

1. 诊断要点

（1）**病史**　病前多有感冒病史，好发于冬春两季。本病常因气候变化而发病。

（2）**临床表现**　咳嗽为主要症状。

（3）**体征**　两肺呼吸音粗糙，可闻及干啰音或不固定的粗湿啰音。

（4）**辅助检查**　①血常规检查：病毒感染者，白细胞总数正常或偏低；细菌感染者，白细胞总数及中性粒细胞计数增高。②胸部 X 线检查：正常或有肺纹理增粗。

2. 鉴别诊断

（1）**感冒**　感冒为肺系疾患之初起阶段，临床症状多见咳嗽，与咳嗽界限较难划清。临床一般以咳嗽为突出症状者，则诊断为咳嗽。若以卫表症状如鼻塞流涕、恶寒发热为主者，则诊为感冒。

（2）**肺痨**　具有传染性的慢性肺部疾病。其咳嗽长期不愈，甚至咳血，伴低热盗汗、五心烦热、消瘦等症状。胸部 X 线检查有助于鉴别。

【辨证论治】

1. 辨证要点

（1）**辨外感与内伤**　外感咳嗽常起病急，病程短，伴有表证，多属实证。内伤咳嗽，发病多缓，病程较长，多兼有不同程度的里证，可虚实互见，然虚证居多。

（2）**辨寒热**　寒咳多见怕冷、痰稀白、舌质淡、脉紧等，热咳多见发热、痰黄、大便秘结、舌质红、苔黄、脉数等。

（3）**辨咳声**　咳声重浊多属风寒或夹湿，咳声粗亢多属风热，咳声嘶哑多属燥热，咳而喉痒多兼风邪。

> **执考提示**
>
> 小儿咳嗽的辨证论治

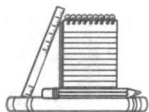

（4）辨痰液　白稀属寒痰；黄稠属热痰；白黏、量多、易咯出，属湿痰；白黏、少、难咯出，属燥痰；痰夹泡沫属风痰；白稀夹泡沫属风寒；黄黏夹泡沫属风热；痰稠结块为老痰；干咳无痰属燥火。

2. 治疗要点　小儿咳嗽的治疗原则应分清邪正虚实，外感和内伤，分而治之。外感咳嗽一般邪气盛而正未虚，治以疏散外邪、宣通肺气为主，邪去则正安。一般不宜过早使用苦寒、滋腻、收涩、镇咳之药，以免留邪。内伤咳嗽，应辨明由何脏累及所致，随证立法，虚则补之。

3. 分证论治

（1）外感咳嗽

①风寒咳嗽

证候　咳嗽频作、声重，咽痒，痰白清稀，鼻塞流涕，恶寒无汗，发热头痛，全身酸痛。舌苔薄白，脉浮紧，或指纹浮红。

证候分析　外感风寒之邪，风寒袭肺，故见本证。以咳嗽频作、声重，咽痒，痰白清稀，脉浮紧，或指纹浮红为证候要点。

治法　疏风散寒，宣肺止咳。

方药　杏苏散（《温病条辨》）、金沸草散（《南阳活人书》）。

常用中药　杏苏散组成：杏仁、苏叶、前胡、桔梗、枳壳、半夏、陈皮、茯苓、甘草、生姜、大枣。金沸草散组成：金沸草、前胡、荆芥、细辛、半夏、茯苓、生姜、甘草、大枣。

加减　寒邪较重，加炙麻黄辛温宣肺；咳重，加枇杷叶宣肺止咳；痰多，加茯苓、陈皮化痰理气；恶寒头痛甚者，加防风、白芷、川芎疏风止痛。

②风热咳嗽

证候　咳嗽不爽，痰黄黏稠，不易咳出，口渴咽痛，鼻流浊涕，伴有发热恶风，头痛，微汗出。舌质红，苔薄黄，脉浮数或指纹浮紫。

证候分析　感受风热外邪，风热犯肺，故见本证。以咳嗽痰黄，口渴咽痛，鼻流浊涕，舌质红，苔薄黄，脉浮数为证候要点。

治法　疏风清热，宣肺止咳。

方药　桑菊饮（《温病条辨》）。

常用中药　桑叶、菊花、薄荷、连翘、桔梗、杏仁、芦根、甘草。

加减　肺热重，加金银花、黄芩清宣肺热；咽红肿痛，加射干、玄参、大青叶利咽消肿；咳重，加前胡、枇杷叶清肺止咳；痰多，加浙贝母、瓜蒌壳化痰止咳。

（2）内伤咳嗽

①痰热咳嗽

证候　咳嗽痰多，色黄黏稠，不易咳出，甚则喉间痰鸣，发热口渴，烦躁不宁，尿少色黄，大便干结。舌质红，苔黄腻，脉滑数或指纹紫。

证候分析　风寒咳嗽化热或食积内热，炼液成痰，痰阻气道而引发本证。以咳嗽痰多，色黄黏稠，不易咳出，甚则喉间痰鸣，舌红，苔黄腻，脉滑数为证候要点。

治法　清热化痰，宣肺止咳。

方药　清金化痰汤（《统旨方》）。

常用中药　黄芩、栀子、桑白皮、知母、瓜蒌仁、贝母、麦冬、桔梗、甘草、橘红、茯苓。

加减　痰多色黄，黏稠难咯者，加瓜蒌壳、胆南星清肺化痰；咳重，胸胁疼痛者，加郁金、青皮理气通络；心烦口渴者，加石膏、竹叶清心除烦；大便秘结者，加制大黄润肠通便。

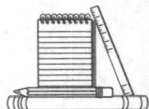

②痰湿咳嗽

证候　咳嗽重浊，痰多壅盛，色白而稀，喉间痰声辘辘，胸闷纳呆，神乏困倦。舌淡红，舌白腻，脉滑。

证候分析　湿浊内生，上犯于肺而致本证。以咳嗽重浊，痰多壅盛，色白而稀，喉间痰声辘辘，胸闷纳呆，舌淡红，舌白腻，脉滑为证候要点。

治法　燥湿化痰，宣肺止咳。

方药　二陈汤（《太平惠民和剂局方》）。

常用中药　半夏、橘红、茯苓、甘草。

加减　痰涎壅盛，加苏子、莱菔子、白芥子利气化痰；湿盛，加苍术、厚朴燥湿健脾，宽胸行气；咳嗽重，加款冬花、百部、枇杷叶宣肺化痰；纳呆，加焦神曲、炒麦芽、焦山楂醒脾消食。

③气虚咳嗽

证候　咳而无力，痰白清稀，面色苍白，气短懒言，语声低微，自汗畏寒。舌淡嫩，边有齿痕，脉细无力。

证候分析　本证常为久咳，多见于痰湿咳嗽转化而成，以咳而无力，痰白清稀，气短懒言，脉细无力为证候要点。

治法　健脾补气，益气化痰。

方药　六君子汤（《世医得效方》）。

常用中药　人参、白术、茯苓、陈皮、半夏、甘草。

加减　气虚重，加黄芪、黄精益气补虚；咳重痰多，加杏仁、川贝母、炙枇杷叶化痰止咳；食少纳呆，加焦山楂、焦神曲和胃消食。

④阴虚咳嗽

证候　干咳无痰，或痰少而黏，不易咳出，口渴咽干，喉痒声嘶，手足心热，午后潮热。舌红，少苔，脉细数。

证候分析　外感秋燥之邪，耗伤肺阴，肺之宣发肃降失常或痰热咳嗽转化而成本证。以干咳无痰，喉痒声嘶，舌红，少苔，脉细数为证候要点。

治法　滋阴润燥，养阴清肺。

方药　沙参麦冬汤（《温病条辨》）。

常用中药　南沙参、麦冬、玉竹、桑叶、甘草、天花粉、白扁豆。

加减　阴虚重，加地骨皮、石斛、阿胶养阴清热；咳嗽重，加炙紫菀、川贝母、炙枇杷叶润肺止咳；咳重痰中带血，加仙鹤草、白茅根、藕节炭清肺止血。

【西医疗法】

1.病毒性支气管炎　可不用抗生素。

2.细菌性支气管炎　首选 β 内酰胺类抗生素，头孢类抗生素亦可。病原如系百日咳杆菌、肺炎支原体或衣原体感染，则应予以大环内酯类抗菌药物。肺部啰音多者予静脉滴注抗生素，病情好转、肺部啰音消失，咳嗽多痰者改口服抗生素。抗生素疗程一般为 7～10 天。肺炎支原体或衣原体感染，抗生素需应用 2～3 周。

3.对症治疗　目的为使痰易于咯出，不用镇咳剂。①祛痰药：如 N‐乙酰半胱氨酸、氨溴索、愈创甘油醚等。②平喘：对喘憋严重者，可雾化吸入沙丁胺醇、特布他林等 β_2 受体激动剂。喘息严重者可短期使用糖皮质激素，如口服泼尼松 1mg/（kg·d），3～5 天。③抗过敏：有过敏体质者可酌情选用抗过敏药物如氯苯那敏、氯雷他定、酮替芬等。

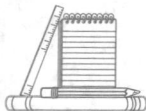

【预防与调护】

1.预防

（1）经常户外活动，加强锻炼，增强小儿抗病能力。

（2）避免感受风邪，预防感冒。

（3）避免接触煤气、烟尘等，减少不良刺激。

2.调护

（1）保持室内空气新鲜、流通，保持适当的温度和湿度。

（2）注意休息，咳嗽重的患儿可影响睡眠，应保持室内安静，保证睡眠充足。

（3）经常变换体位及拍打背部，以利痰液的排出。

（4）饮食应清淡、易消化、富含营养，少食生冷、辛辣、油腻、过甜之品。

【案例训练】

患儿，男，4岁。因咳嗽1周于2003年4月19日门诊。

患儿1周前受凉后开始出现咳嗽，有痰难出，未予特殊处理。现连声咳嗽，痰多，流清涕，喷嚏，纳食不香，大小便正常。既往史、家族史及个人史无特殊。体检：咽清，双肺呼吸音增粗。舌淡苔白，脉浮。辅助检查：血常规示 WBC $8.1×10^9$/L，中性粒细胞百分比44%，嗜酸性粒细胞数目 $0.1×10^9$/L。

1.中医辨证论治

（1）四诊摘要　①望诊：咽清，舌淡苔白。②闻诊：连声咳嗽，双肺呼吸音增粗。③问诊：痰多，流清涕，喷嚏，纳食不香，大小便正常。④切诊：脉浮。

（2）中医辨证分析　在教师指导下分组讨论完成。

（3）中医诊断　咳嗽（风寒夹痰证）。

（4）治则　宣肺解表，燥湿化痰。

（5）方药　杏苏散合二陈汤加减。

（6）课后作业　学生练习开方定量。

练一练，强诊治

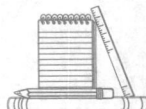

2.西医诊治

（1）诊断依据　①病史：患儿1周前受凉后开始出现咳嗽，有痰难出。②症状：咳嗽，痰多，流清涕，喷嚏，纳食不香。③体征：咽清，双肺呼吸音增粗。④实验室检查：血常规示 WBC $8.1×10^9$/L，中性粒细胞百分比44%，嗜酸性粒细胞数目 $0.1×10^9$/L。

（2）西医诊断　急性支气管炎。

（3）处置方案　本案一般治疗，无须西医特殊处理。

【名医验案】

黄某，男孩，5岁，2012年11月5日。

患儿感冒3天，咳嗽，有痰声，偶尔咳出白痰，咳剧时呕吐，流清鼻涕，不发热，口不渴，不出汗，食欲尚可。察之面色白，唇淡，舌苔薄白，有津液，脉弦数。

用杏苏饮加减：杏仁6g，苏叶5g，炙甘草10g，桔梗8g，前胡6g，枳壳6g，法半夏6g，陈皮5g，茯苓10g，生姜10g，红枣10g。5剂。服3剂后即痊愈。

用方心得：杏苏饮是参苏丸的减味方，治疗由于单纯感受了凉燥，肺气不宣而引起的咳嗽。这种感冒咳嗽，多半为深秋天气转凉的季节易得，患者咳嗽、吐白痰，舌淡，口不渴，但一般没有头痛、身痛，不发热，饮食尚可，身体不虚，故减去参苏丸中解

表止痛、理气和胃、益气补虚的葛根、木香、党参3味药，使药味更加精练、专一。但此方发汗解表的力量不够，如果发热，不出汗，则要加麻黄3g，或豆豉100粒，葱白5根发汗透表；头痛，不想吃饭，仍然要加入葛根15g，木香6g。（彭坚学术观点与临床心得集——摘自《我是铁杆中医》）

【预习测试】

A1 型题

1. 小儿咳嗽的主要外因是（   ）
   A. 风邪   B. 火邪   C. 湿邪   D. 寒邪   E. 燥邪

2. 小儿咳嗽的主要内因是（   ）
   A. 肺脾虚弱   B. 肝肾阴虚   C. 肺肾两虚   D. 肝脾不和   E. 心脾两虚

3. 小儿咳嗽外感风寒证的主要症状是（   ）
   A. 干咳无痰，咽痒声嘶   B. 咳嗽不爽，痰黄黏稠
   C. 咳声重浊，痰白清稀   D. 咳声重浊，痰多壅盛，色白而稀
   E. 咳嗽频作，声重咽痒，咳痰清稀

4. 小儿痰热咳嗽的主要特点是（   ）
   A. 干咳无痰，咽痒声嘶   B. 咳嗽不爽，痰黄黏稠
   C. 咳而无力，痰白清稀   D. 咳声重浊，痰多壅盛，色白而稀
   E. 咳嗽频作，声重咽痒，咳痰清稀

5. 下列不属于内伤咳嗽证的是（   ）
   A. 痰热咳嗽证   B. 痰湿咳嗽证   C. 气虚咳嗽证   D. 阴虚咳嗽证   E. 风寒咳嗽证

6. 治疗咳嗽阴虚咳嗽证应首选的方剂是（   ）
   A. 银翘散   B. 桑菊饮   C. 沙参麦冬汤   D. 麦味地黄丸   E. 清金化痰汤

7. 患儿，3岁。咳嗽频作、声重，咽痒，痰白清稀，鼻塞流涕，恶寒无汗，发热头痛，全身酸痛，舌苔薄白，脉浮紧。其证候是（   ）
   A. 风寒咳嗽证   B. 风热咳嗽证   C. 风燥咳嗽证   D. 痰热咳嗽证   E. 痰湿咳嗽证

8. 患儿，3岁。咳嗽频作、声重，咽痒，痰白清稀，鼻塞流涕，恶寒无汗，发热头痛，全身酸痛，舌苔薄白，脉浮紧。其治法是（   ）
   A. 燥湿化痰，宣肺止咳   B. 滋阴润燥，养阴清肺
   C. 疏风散寒，宣肺止咳   D. 疏风解热，宣肺止咳
   E. 疏风清肺，润燥止咳

9. 患儿，4岁。发病节气是秋季。咳嗽痰少，鼻燥咽干，口干欲饮，咽痒咽痛，皮肤干燥，伴低热、鼻塞、咽痛，大便干，舌质红，苔少乏津，脉浮数。其证候是（   ）
   A. 风寒咳嗽证   B. 风热咳嗽证   C. 风燥咳嗽证   D. 痰热咳嗽证   E. 痰湿咳嗽证

10. 患儿4岁。平素易感冒。最近咳嗽反复不愈，痰白清稀，面白无华，气短懒言，语声低微，自汗盗汗，舌淡嫩，边有齿痕，脉细无力。其治法是（   ）
    A. 健脾补肺，益气化痰   B. 燥湿化痰，宣肺止咳
    C. 疏风散寒，宣肺止咳   D. 滋阴润燥，养阴清肺
    E. 疏风清肺，润燥止咳

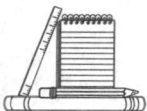

11. 患儿，5岁。咳嗽4天。咳声重浊，痰多壅盛，色白清稀，胸闷纳呆，困倦乏力，舌淡红，苔白腻，脉滑。其治法是（　　）

    A. 健脾补肺，益气化痰   B. 燥湿化痰，宣肺止咳

    C. 疏风散寒，宣肺止咳   D. 滋阴润燥，养阴清肺

    E. 疏风清肺，润燥止咳

12. 患儿，5岁。咳嗽4天。咳声重浊，痰多壅盛，色白清稀，胸闷纳呆，困倦乏力，舌淡红，苔白腻，脉滑。其证候是（　　）

    A. 风寒咳嗽   B. 风热咳嗽   C. 风燥咳嗽   D. 痰热咳嗽   E. 痰湿咳嗽

13. 患儿，5岁。平素易感冒。最近咳嗽反复不愈，痰白清稀，面白无华，气短懒言，语声低微，自汗盗汗，舌淡嫩，边有齿痕，脉细无力。其证候是（　　）

    A. 风寒咳嗽   B. 风热咳嗽   C. 风燥咳嗽   D. 气虚咳嗽   E. 痰湿咳嗽

14. 患儿，3岁。咳嗽7天。干咳少痰，不易咯出，口渴咽干，喉痒，声音嘶哑，盗汗，手足心热，大便干结，舌红，少苔，脉细数。其证候是（　　）

    A. 风寒咳嗽   B. 风热咳嗽   C. 风燥咳嗽   D. 气虚咳嗽   E. 阴虚咳嗽

15. 患儿，3岁。咳嗽8天。干咳无痰，口渴咽干，喉痒，声音嘶哑，盗汗，手足心热，大便干结，舌红，少苔，脉细数。其治法是（　　）

    A. 健脾补肺，益气化痰   B. 燥湿化痰，宣肺止咳

    C. 疏风散寒，宣肺止咳   D. 滋阴润燥，养阴清肺

    E. 疏风清肺，润燥止咳

16. 患儿，5岁。咳嗽2天。咳嗽痰多，色黄黏稠，难以咯出，喉间痰鸣，发热，烦躁不安，小便黄少，大便干结，舌质红，苔黄腻，脉滑数。其治法是（　　）

    A. 健脾补肺，益气化痰   B. 清热化痰，宣肺止咳

    C. 疏风散寒，宣肺止咳   D. 滋阴润燥，养阴清肺

    E. 疏风清肺，润燥止咳

17. 患儿，5岁。咳嗽2天。咳嗽痰多，色黄黏稠，难以咯出，喉间痰鸣，发热，烦躁不安，小便黄少，大便干结，舌质红，苔黄腻，脉滑数。其证候是（　　）

    A. 风寒咳嗽   B. 风热咳嗽   C. 风燥咳嗽   D. 气虚咳嗽   E. 痰热咳嗽

18. 治疗咳嗽阴虚咳嗽证应首选的方剂是（　　）

    A. 沙参麦冬汤   B. 六君子汤   C. 增液汤   D. 二陈汤   E. 生脉饮

扫一扫，知答案

19. 治疗肺炎喘嗽阴虚肺热证应首选的方剂是（　　）

    A. 沙参麦冬汤   B. 六君子汤   C. 增液汤   D. 二陈汤   E. 生脉饮

20. 阴虚咳嗽的证候特点是（　　）

    A. 咳嗽不爽，痰黄黏稠，不易咯出   B. 干咳无痰，口渴咽干，喉痒声嘶

    C. 咳嗽频作，咽痒咽痛，痰白清稀   D. 咳嗽痰多，色黄黏稠，难以咯出

    E. 咳声重浊，痰多壅盛，色白清稀

师说心语

21. 痰湿咳嗽的证候特点是（　　）

    A. 咳嗽不爽，痰黄黏稠，不易咯出   B. 干咳无痰，口渴咽干，喉痒声嘶

    C. 咳嗽频作，咽痒咽痛，痰白清稀   D. 咳嗽痰多，色黄黏稠，难以咯出

    E. 咳声重浊，痰多壅盛，色白清稀

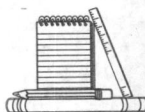

项目四　肺炎喘嗽

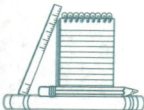

【学习目标】

1. 了解肺炎喘嗽的发病特点及临床表现。

2. 熟悉肺炎喘嗽的病因病机及鉴别诊断。

3. 掌握肺炎喘嗽的诊断要点及辨证论治。

4. 具有诊断与治疗肺炎喘嗽的能力。

【概述】

肺炎喘嗽，是小儿时期常见的肺系疾病之一，为客邪郁闭于肺所致，临床以发热、咳嗽、气急、鼻扇为特征。本病一年四季均可发生，尤其以冬春两季为多。好发于婴幼儿，年龄越小，发病率越高。本病若治疗及时得当，一般预后良好。年幼体弱者常反复发作，迁延难愈。病情严重者容易合并心阳虚衰或邪陷心肝等变证，甚至危及生命。

执考提示

肺炎喘嗽的发病特点

本病相当于西医的小儿肺炎。

【病因病机】

肺炎喘嗽的病因，有内因和外因之分。内因责之于小儿正气虚损；外因责之于客邪侵肺。客邪由口鼻或皮毛侵犯人体，先犯肺卫，而后犯肺；或邪气直中于肺，闭阻于肺，肺失宣肃；上源不利，水湿内停，

执考提示

肺炎喘嗽的病因病机

闭阻于肺；湿郁化热，湿与热结，形成湿热阻肺。病势渐退，正气已虚。若邪热未尽，痰浊未清或热盛伤阴，则为正虚邪恋。进一步调治得当，则病趋向愈。病位主要在肺，常可累及于脾，亦可内窜心、肝。若正气不足，可致邪毒内陷，更可出现各种危急证候。

1. 风邪犯肺　小儿感受风邪从皮毛而入，内侵于肺。外感风邪有夹寒、夹湿之不同。风寒束肺，肺气闭塞，宣肃失司，上源不利则咳嗽而喘，咳吐稀白泡沫样痰；风热束肺，肺气闭塞，则咳嗽喘促，火热炎肺，炼液成痰，则发热咳嗽，喉中有痰，色黄黏稠。其中，以风热束肺证较为常见。

2. 毒热闭肺　小儿为纯阳之体，阳气偏亢，极易化热化火，导致毒热炽盛，熏灼于肺，肺热炎上，宣肃失司，则壮热烦渴，咳喘气促。

3. 痰热闭肺　客邪犯肺，肺气闭郁，郁而化热，炼液成痰；或脾虚生痰，郁而化热，形成痰热，上贮于肺，至肺气郁闭，出现壮热，咳喘，喉中痰声辘辘，状如拽锯。

4. 正虚邪恋　如果治疗得当，调护适宜，病邪减退，正气渐复。若肺脾之气受损明显，常至肺脾气虚。若因高热伤阴，则易形成阴虚肺热证。

本病以心阳虚衰为常见变证。肺主气，朝百脉，心主血而运行营阴。气为血之帅，血为气之母。气行则血行，气滞则血瘀。肺气闭阻，则血流不畅，脉道涩滞，故病情严重者，常伴面

色苍白，口唇、指甲、舌质发紫等气滞血瘀之证。如果正不胜邪，心血瘀阻加重，心失所养，造成心气不足，导致心阳不振。心血瘀阻，心气不足，心阳不振，则导致血脉不得温运，又会加重血瘀和肺气闭阻，造成病理上互为因果的恶性循环，最终导致阳气暴脱。

综上所述，小儿肺炎主要由客邪犯肺所致。痰热既是病理产物也是重要的致病因素，基本病机是肺气郁闭及其演变。

【诊断与鉴别诊断】

1.诊断要点

（1）病史 有感受外邪病史，或有与感冒患者接触史。

（2）临床表现 起病较急，伴有发热、咳嗽、气急、鼻扇、痰鸣等症，或轻度紫绀。病情严重时，常

执考提示

肺炎喘嗽的诊断与鉴别诊断

见喘促不安，烦躁不宁，面色苍白，口唇紫绀，或高热不退。新生儿肺炎常表现为不乳、精神萎靡、口吐白沫等症状，而无发热、咳嗽、气急、鼻扇、痰鸣等典型表现。

（3）体征 肺部听诊可闻及较固定的中细湿啰音，常伴干啰音；如病灶融合，可闻及管状呼吸音。

（4）辅助检查

①血常规检查：病毒感染者，白细胞总数正常或偏低；细菌感染者，白细胞总数及中性粒细胞均增高。

②X线检查：可见肺纹理增多、紊乱，肺部透亮度降低或增强，可见小片状、斑片状阴影，也可出现不均匀的大片状阴影。

2.鉴别诊断

（1）急性支气管炎 急性支气管炎以咳嗽为主，一般无发热或仅有低热，肺部呼吸音粗糙或有不固定的干湿啰音。婴幼儿全身症状重，因气管狭窄，易致呼吸困难。毛细支气管炎应按肺炎处理。

（2）肺结核 婴幼儿活动性肺结核的症状及X线影像改变与支气管肺炎有相似之处，但肺部啰音常不明显。应根据结核接触史、结核菌素试验、血清结核抗体检测和X线胸片及抗生素治疗后的反应等加以鉴别。

【辨证论治】

1.辨证要点

（1）辨风寒与风热 初期为感受风邪，要分清风寒还是风热，是寒重热轻还是热重寒轻，或是寒热兼夹及寒包热郁。

执考提示

肺炎喘嗽的辨证论治

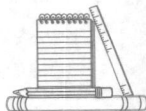

（2）辨痰重、热重 喉间痰鸣，呼吸喘急，甚则胸膈满闷，呼吸困难，苔多厚腻，属痰重；高热稽留，呼吸气粗，烦躁口渴，舌红，苔黄而糙，或干糙无津，属热重。

（3）辨常证、变证 常证指病位在肺，证候有轻重之别。轻症为风寒闭肺、风热闭肺。如高热炽盛，喘憋严重，呼吸困难为毒热闭肺、痰热闭肺的重症。若正虚邪盛，出现心阳虚衰，热陷厥阴，为病邪猖獗、正气不支的危重变证。

2.治疗要点 肺炎喘嗽的治疗以宣肺开闭为基本法则，根据不同证型分别治以辛温开肺、辛凉开肺、清热解毒、清热涤痰、益气养阴。心阳虚衰者治以益气温阳，救逆固脱；邪陷厥阴者治以清热泻火，平肝息风。

3.分证论治

（1）常证

①风寒郁肺

证候　发热，呛咳不爽，痰白清稀，呼吸急促，无汗，恶寒，口不渴，咽不红。舌质淡，苔薄白或白腻，脉浮紧。指纹浮红。

证候分析　肺主皮毛，风寒之邪外袭，由皮毛而入肺为邪侵，肃降无权，其气上逆，则呛咳不爽，并见呼吸急促，卫阳为寒邪所遏，阻气不能敷布周身，故恶寒发热而无汗；肺气郁闭，水液输化无权，凝而为痰，故痰涎色白，质地清稀，舌苔白，质不红，脉浮紧，均为风寒犯肺、邪在表分之象。以恶寒，发热，无汗，咳嗽气促，舌质淡红，苔薄白为证候要点。

治法　辛温开肺。

方药　华盖散（《太平惠民和剂局方》）。

常用中药　麻黄、紫苏子、杏仁、陈皮、桑白皮、茯苓、甘草。

加减　恶寒身痛重者，加桂枝、白芷以增温散表寒之力；痰多，苔白腻者，加半夏、莱菔子增强化痰止咳之力。

②风热郁肺

证候　初起发热恶风，有汗热不解，口渴引饮，咳嗽痰黏或黄，咽部红赤，舌红苔薄黄或薄白而干，脉浮数。重症可见高热烦躁，咳嗽剧烈，痰多黏稠，气急鼻扇，大便秘结。舌红苔黄，脉数大。

证候分析　此为风热犯肺或由风寒闭肺化热转化而来，临床较为常见，表邪未解，肺经有热，轻者见发热咳嗽，重者邪闭肺络见气急，鼻扇，涕泪俱无。以发热重，咳嗽，气促，咽红，舌质红为证候要点。

治法　辛凉宣肺，化痰止咳。

方药　麻黄杏仁甘草石膏汤（《伤寒论》）。

常用中药　麻黄、杏仁、生石膏、甘草。

加减　发热痰多者，加鱼腥草、瓜蒌、浙贝母；肺部啰音明显者，加炒葶苈子、丹参；食欲不振兼痰多者，加莱菔子、茯苓。

③痰热闭肺

证候　气喘，鼻扇，喉间痰鸣，声如拽锯，发热，烦躁不安。重症颜面口唇青紫，两胁扇动，身摇撷肚。舌淡嫩或带紫色，苔白腻而厚，脉滑数。

证候分析　痰热胶结，闭阻于肺，宣肃失司，故气急，痰鸣，声如拽锯，甚则呼吸困难。此证多见于体弱婴儿，或所有伏痰者。以壮热，咳嗽，痰鸣，喘促，舌红苔黄腻为证候要点。

治法　清热涤痰，开肺定喘。

方药　麻黄杏仁甘草石膏汤（《伤寒论》）合葶苈大枣泻肺汤（《金匮要略》）。

常用中药　麻黄、生石膏、杏仁、甘草、葶苈子、大枣。

加减　痰多者，加鲜竹沥、猴枣散、天竺黄；热甚者，加黄芩；便秘，腹胀者，加生大黄、芒硝，或用牛黄夺命散；紫绀者，加当归、红花、赤芍。

④毒热闭肺

证候　高热持续，咳嗽剧烈，气急鼻扇，甚至喘憋，涕泪俱无，鼻孔干燥如煤烟，面赤唇红，烦躁口渴，溲赤便秘。舌质红而干，苔黄而糙，脉滑数。

证候分析　肺热炽盛，宣肃失司则高热持续，咳嗽剧烈；气道不利，肺气闭塞则气促鼻扇，

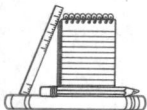

喘憋；毒热耗液伤津则涕泪俱无，鼻孔干燥，面赤唇红，烦躁口渴，溲赤便秘；舌红而干，舌苔黄糙，脉滑数皆为热毒壅盛，肺气闭郁之象。以持续高热，咳嗽剧烈，喘憋鼻扇，舌质红，苔黄糙，脉滑数为证候要点。

治法　清热解毒，泻肺开闭。

方药　黄连解毒汤（《肘后方》）合麻黄杏仁甘草石膏汤（《伤寒论》）。

常用中药　黄连、黄芩、黄柏、栀子、麻黄、杏仁、生石膏、甘草。

加减　热毒重，加虎杖、蒲公英、重楼；便秘腹胀，加大黄、玄明粉；口干鼻燥，涕泪俱无，加芦根、玄参、麦冬；咳重，加浙贝母、款冬花；烦躁不宁，加淡竹叶、钩藤。

（2）正虚邪恋

①阴虚肺热

证候　低热盗汗，面唇潮红，干咳少痰，甚至痰带血丝。舌质干红，苔光剥，脉细数。指纹沉略紫。

证候分析　肺炎后期，久热久咳，耗伤肺阴所致。以干咳少痰，舌质红，苔少或花剥为证候要点。

治法　养阴清肺，润肺止咳。

方药　沙参麦冬汤（《温病条辨》）。

常用中药　沙参、麦冬、白扁豆、桑叶、玉竹、天花粉、甘草。

加减　久咳者，加百部、诃子、五味子等；低热明显者，加滋阴清热药青蒿、鳖甲、地骨皮等。

②肺脾气虚

证候　低热起伏不定，咳嗽乏力，喉中有痰，面色苍白无华，动则汗出，纳呆，便清。舌质淡，苔白腻，脉细软。

证候分析　平素脾胃不健，加之病程中肺脾之气耗伤太多，致肺脾气虚，正气未复，余邪未尽，故发热起伏不定；肺气虚弱，卫表失固，故汗出；脾气虚弱，运化失司，气血生化无源，故食少、便清。以咳嗽无力，面色少华，自汗，纳差，舌质淡，苔薄白为证候要点。

治法　补肺益气，健脾化痰。

方药　人参五味子汤（《幼幼集成》）。

常用中药　人参、白术、茯苓、五味子、麦冬、炙甘草。

加减　咳嗽不止者，加紫菀、百部、款冬花肃肺止咳；低热起伏，营卫不和者，加桂枝、龙骨、牡蛎、白芍调和营卫，扶正护阳；动则汗出者，加黄芪益气固表；食欲不振者，加山楂、神曲、麦芽健胃助运；久泻不止者，加扁豆、山药、煨木香、煨诃子健脾止泻。

（3）变证

①心阳虚衰

证候　突然面色苍白，口唇肢端青紫发绀，呼吸困难加重，四肢厥冷，额汗不温，烦躁不宁，右胁肝脏肿大。舌质淡紫，苔白，脉微弱急速。

证候分析　本证多发于小婴儿，素体虚弱，正不胜邪，邪盛闭肺，肺气闭塞，可致血流瘀滞，络脉瘀阻，心阳不振。以突然呼吸急促，烦躁不安，胁下痞块，唇舌紫暗，脉微急促为证候要点。

治法　温补心阳，救逆固脱。

方药　参附龙牡救逆汤（经验方）。

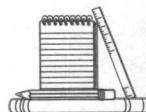

常用中药　人参、制附子、煅龙骨、煅牡蛎、白芍、炙甘草。

加减　气阴两虚者，加生脉散益气养阴；面色口唇发绀，肝脏肿大者，加当归、红花、丹参活血化瘀。兼痰热实证，必须扶正祛邪，标本同治。

②邪陷厥阴

证候　壮热，神昏谵语，两目上吊，口噤，项强，四肢抽动。舌质红，苔黄腻，脉细数。

证候分析　邪热内陷心肝，入心则神昏谵语，入肝则引动肝风。以壮热，神昏，抽搐为证候要点。

治法　清心开窍，平肝息风。

方药　羚角钩藤汤（《重订通俗伤寒论》）合牛黄清心丸（《痘疹世医心法》）。

常用中药　羚羊角、桑叶、川贝母、生地黄、钩藤、菊花、茯神、白芍、生甘草、竹茹、牛黄、朱砂、黄连、黄芩、山栀子、郁金。

加减　昏迷痰多者，加胆南星、天竺黄化痰开窍；高热神昏者，加用紫雪丹或选用醒脑静、清开灵等制剂静脉用药。

【西医疗法】

1. 抗生素治疗

（1）起始经验抗生素治疗　①非重症：起始抗生素可选择阿莫西林/克拉维酸或氨苄西林/舒巴坦、第二代头孢菌素、克林霉素、大环类酯类抗生素；②重症：初始经验治疗选择胃肠道外抗生素疗法，多选择静脉途径给药，如阿莫西林/克拉维酸（2∶1）或氨苄西林/舒巴坦（2∶1）、头孢呋辛或头孢曲松或头孢噻肟、苯唑西林或氯唑西林，万古霉素不作首选。

（2）明确病原　根据不同病原选择敏感抗生素。

（3）抗生素疗效评估　初始治疗72小时有效则继续原治疗；症状无改善或一度改善又恶化均应视为无效，应重复病原学检查，包括血、痰、支气管灌洗液培养。

（4）抗生素疗程　抗生素一般用至热退且平稳、全身症状明显改善、呼吸道症状部分改善后3～5天。

（5）注意事项　根据《抗菌药物临床应用指导原则》，氨基糖苷类抗生素有明显耳、肾毒性，应尽量避免使用。喹诺酮类抗菌药物对骨骼发育可能产生不良影响，应避免用于18岁以下的未成年人。四环素类抗生素引起牙齿黄染及牙釉质发育不良，不可用于8岁以下患儿。阿奇霉素对胃肠道有不良反应，且可能引起的严重过敏反应，其静脉制剂应严格控制对小儿的使用。

2. 抗病毒治疗　根据不同病毒感染选择不同的药物。

3. 氧疗　出现烦躁不安，提示很可能缺氧，应给予氧疗。

4. 液体疗法　对不能进食者，需予液体疗法。总液量为基础代谢正常需要量的80%，同时维持血清电解质平衡。补液一般用1/5～1/4张液体，速度应该是24小时匀速给予，控制在5mL/（kg·h）以下。

5. 糖皮质激素　患儿无须常规应用糖皮质激素，仅在下列情况时可以短疗程（3～5天）使用：喘憋明显伴呼吸道分泌物增多者、中毒症状明显的重症肺炎，例如合并中毒性脑病、休克、脓毒血症者（须在

> **执考提示**
> 肺炎合并心力衰竭的诊断与治疗

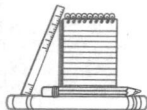

有效抗菌药物使用前提下加用糖皮质激素），有急性肺损伤或全身炎性反应综合征者，胸腔短期有较大量渗出者，肺炎高热持续不退伴过强炎性反应者。剂量：泼尼松/泼尼松龙/甲泼尼龙1～2mg/（kg·d），或琥珀酸氢化可的松5～10mg/（kg·d），或地塞米松0.2～0.4 mg/（kg·d）。

6.肺炎合并心衰

（1）一般处理　给氧、祛痰、止咳、镇静及病因治疗。

（2）洋地黄类药物的使用　首选毛花苷C（西地兰）或毒毛旋花子苷K或地高辛。西地兰剂量为每次0.01～0.015mg/kg，静脉推注，必要时2～3小时重复给1次，以后改为地高辛洋地黄化。不严重的病例，一开始即可应用地高辛，口服剂量：＜2岁0.04～0.06mg/kg，＞2岁0.03～0.04mg/kg。首次用洋地黄化量的2/5，以后每6～8小时给1/5量；末次给药12小时后开始用维持量，维持量每日为洋地黄化量的1/5，分2次服。静脉注射量为口服量的3/4。

（3）其他　必要时可使用利尿剂及血管扩张剂。

【预防与调护】

1.预防

（1）加强锻炼，增强体质。

（2）及时增减衣服，预防感冒。

（3）感冒流行期间少去公共场所，避免与感冒患者接触。

（4）冬春季节，少带小儿去公共场所，避免受凉及交叉感染。

2.调护

（1）注意休息，居室保持空气流通、新鲜，保持适当的温度和湿度。

（2）发热期间多饮热水。饮食宜易消化，清淡，有营养。忌食辛辣、冷饮、油腻食物，以防助热生痰。

（3）重症肺炎加强巡视观察，密切注意体温、呼吸、神情、气色等变化。

> ✎ **执考提示**
>
> 肺炎喘嗽的预防与调护

【案例训练】

患儿，男，1岁3个月。因咳嗽半月，发热3天于2004年4月1日入院。

患儿半个月前受凉后出现咳嗽，干咳少痰，阵发性连声咳，家长予自服感冒冲剂等中成药无效。3天前发热，最高达39℃，无汗出，无恶寒，口服退热剂，发热反复，遂来就诊，收入院。起病以来，食纳欠佳，大小便正常，夜寐欠安。查体：T 37.9℃，体重11kg。营养一般，神清神疲，面色不华，前囟平软，约0.5cm×0.5cm，咽稍红，心率120次/分，律齐，心音可，心前区可闻及Ⅱ/Ⅵ SM，柔和，无传导，双肺呼吸音粗，可闻及湿啰音及痰鸣音，腹平软，舌质淡红，苔腻，指纹淡红于风关。辅助检查：血常规示 WBC 12.7×10⁹/L，中性粒细胞百分比75%，淋巴细胞百分比21%，Hb 107g/L，PLT 295×10⁹/L。胸片：右下肺见斑点状淡薄阴影，边缘模糊。

1.中医辨证论治

（1）四诊摘要　①望诊：营养一般，神清，面色不华，咽稍红，舌质淡红，苔腻。②闻诊：咳嗽，干咳少痰，阵发性连声咳。③问诊（问家属）：发热，无汗出，无恶寒，食纳欠佳。④切诊：指纹淡红于风关。

（2）中医辨证分析　在教师指导下分组讨论完成。

（3）中医诊断　肺炎喘嗽（痰湿闭肺证）。

（4）治则　燥湿化痰，止咳平喘。

（5）方药　三拗汤、二陈汤加味。

（6）课后作业　学生练习开方定量。

2.西医诊治

（1）诊断依据　①病史：因"咳嗽半月，发热3天"入院，口服退热剂，发热反复。②症状：咳嗽，发热，食纳欠佳，夜寐欠安。③体征：T 37.9℃。营养一般，神清神疲，面色不华，

练一练，强诊治

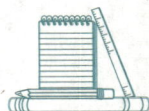

心率120次/分，心前区可闻及Ⅱ/ⅥSM，双肺呼吸音粗，可闻及湿啰音及痰鸣音。④辅助检查：血常规示 WBC 12.7×10^9/L，中性粒细胞百分比75%，淋巴细胞百分比21%。胸片：右下肺见斑点状淡薄阴影，边缘模糊。

（2）西医诊断　小儿肺炎。

（3）处置方案

长期医嘱		临时医嘱
儿科护理常规		尿、便常规
一级护理		动脉血气分析
半流质饮食		血肺炎支原体IgM
低流量鼻导管吸氧（1L/min）		红细胞沉降率（ESR）
心电、呼吸、血氧饱和度监护		下呼吸道分泌物细菌培养+药敏试验
0.9%氯化钠注射液50mL	静脉滴注	下呼吸道分泌物病毒抗原抗体测定
阿莫西林/克拉维酸0.35g	每8小时	全套血生化
丙卡特罗12.5μg　口服　每12小时		C反应蛋白
氨溴索10mg　口服　每日3次		常规心电图
氯苯那敏1.33mg　口服　每日3次		对乙酰氨基酚150mg　口服　即刻（高热时用）
		阿莫西林/克拉维酸皮试

【名医验案】

张某，女，3岁。

初诊：患儿发热3天，T 38℃左右，咳逆喘促，鼻扇面青，痰声辘辘，眼眶凹陷，自汗淋漓，面色欠华，四肢厥冷，大便泄利，舌苔白腻，脉沉细数（胸片：左肺下可见片状阴影，要求中药同时治疗）。治以温阳救逆。处方：麻黄（带根节）3g，淡附片5g，淡干姜1.5g，细辛1.5g，党参5g，焦白术10g，茯苓10g，姜半夏10g，甘草3g。2剂。

二诊：药后阳气稍回，汗出减少，肢末稍温，但热仍T 38℃，痰鸣仍多，便泄不愈，舌苔薄腻，再以原法主之。

处方：麻黄3g（带根节），淡附片5g，淡干姜1.5g，党参5g，甘草3g，细辛1.5g，姜半夏10g，茯苓10g，焦白术10g，竹节白附子5g。2剂。

三诊：热势已和，便次减少，舌苔化薄，但汗出尚多，痰鸣气促，二脉虚数，治以温肾纳气。

处方：淡干姜1.5g，淡附片5g，姜半夏10g，茯苓10g，焦白术10g，竹节白附子5g，陈皮3g，党参5g，桂枝3g，甘草3g，黑锡丹10g（包）。3剂。

药后气平痰少，舌苔薄净，二便转调，再以六君子汤为主调治旬半而安，胸片复查，肺部炎症已吸收。

按语：该患儿为太阳少阴之证，表邪不清，而阳虚欲脱，故以麻附细辛合人参四逆以温经散寒，回阳救逆。其麻黄带根节者使之发中有收，兼以白术、半夏、茯苓健脾化痰。2剂以后，阳气虽稍回，但热仍未退，且痰鸣仍多，故予原方加白附子以祛风痰。药后热势虽平，但痰多气促，脉象虚数，病久肾不纳气也。故以黑锡丹温肾纳气，同时去麻黄易桂枝以和表阳，如此调治，待阳回痰平，终以健脾益气化痰而安。（摘自《董氏儿科》）

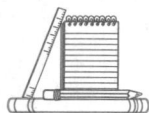

【预习测试】

A1 型题

1. 肺炎喘嗽痰热闭肺证的最佳选方为（　　　）

    A. 麻杏石甘汤　　　　　　　　　　　　　　　B. 银翘散合麻杏石甘汤

    C. 葶苈大枣泻肺汤　　　　　　　　　　　　　D. 清肺化痰汤

    E. 五虎汤合葶苈大枣泻肺汤

2. 参附龙牡救逆汤适用于肺炎喘嗽哪个证型（　　　）

    A. 邪陷厥阴　　　　B. 肺脾气虚　　　　C. 心阳虚衰　　　　D. 痰热闭肺　　　　E. 痰浊闭肺

3. 肺炎喘嗽，症见壮热神昏，烦躁谵语，四肢抽搐，口噤项强，两目上视。应辨证为（　　　）

    A. 心阳虚衰　　　　B. 痰热闭肺　　　　C. 风热闭肺　　　　D. 痰浊闭肺　　　　E. 邪陷厥阴

4. 小儿肺炎喘嗽痰热闭肺证的治法是（　　　）

    A. 辛温宣肺，化痰止咳　　　　　　　　　　B. 辛凉宣肺，清热化痰

    C. 开肺化痰，止咳平喘　　　　　　　　　　D. 清热涤痰，开肺定喘

    E. 清热解毒，泻肺开闭

5. 小儿肺炎喘嗽毒热闭肺证的治法是（　　　）

    A. 辛温宣肺，化痰止咳　　　　　　　　　　B. 辛凉宣肺，清热化痰

    C. 开肺化痰，止咳平喘　　　　　　　　　　D. 清热涤痰，开肺定喘

    E. 清热解毒，泻肺开闭

6. 治疗小儿肺炎喘嗽毒热闭肺证的首选方剂是（　　　）

    A. 银翘散　　　　　　　　　　　　　　　　B. 清金化痰丸

    C. 麻杏石甘汤　　　　　　　　　　　　　　D. 黄连解毒汤合麻杏石甘汤

    E. 五虎汤合葶苈大枣泻肺汤

7. 治疗小儿肺炎喘嗽后期肺脾气虚证的首选方剂是（　　　）

    A. 生脉散　　　　B. 四君子汤　　　　C. 补中益气汤　　　　D. 沙参麦冬汤　　　　E. 人参五味子汤

A2 型题

8. 患儿，2 岁。发热咳嗽 3 天。症见发热，无汗，呛咳不爽，呼吸气急，痰声重浊，咽不红，舌淡红，苔薄白，指纹浮红。其证候是（　　　）

    A. 风寒闭肺　　　　B. 风热闭肺　　　　C. 痰热闭肺　　　　D. 肺脾气虚　　　　E. 阴虚肺热

9. 患儿，9 岁。发热咳嗽 2 天，症见发热恶风，咳嗽气急，痰多而黄，口渴咽红，舌质红，苔薄白，脉浮数。其治法是（　　　）

    A. 辛温宣肺，化痰止咳　　　　　　　　　　B. 辛凉宣肺，清热化痰

    C. 清热涤痰，开肺定喘　　　　　　　　　　D. 清热解毒，泻肺开闭

    E. 养阴清肺，润肺止咳

10. 患儿，2 岁。发热咳嗽 3 天。症见高热持续不退，咳嗽剧烈，气急鼻扇，烦躁喘憋，涕泪俱无，面赤唇红，大便秘结，舌红，苔黄，指纹紫滞。其治法是（　　　）

    A. 辛温宣肺，化痰止咳　　　　　　　　　　B. 辛凉宣肺，清热化痰

    C. 清热涤痰，开肺定喘　　　　　　　　　　D. 清热解毒，泻肺开闭

    E. 养阴清肺，润肺止咳

11. 患儿，男，2 岁。患肺炎喘咳反复不愈 2 周余，低热起伏，咳嗽无力，多汗、四肢欠温，

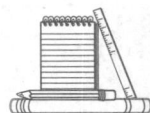

面色白，纳呆便溏，舌质偏淡，舌苔白滑，指纹淡红而滞，在风关，治疗应选（　　　　）

  A. 桂枝汤   B. 人参五味子汤 C. 四君子汤 D. 补中益气汤 E. 以上都不是

  12. 患儿，男，2岁。主诉发热3天，咳喘2天。3天前开空调受凉后发热，体温高达39.5℃，第二天出现咳嗽而喘，呼吸困难，气急鼻扇，烦躁，口唇轻度发绀，喉间痰鸣，呕吐痰涎，口干面赤，舌红苔黄，指纹紫滞达气关。本病证型为（　　　　）

  A. 痰热闭肺   B. 风寒郁肺   C. 风热郁肺   D. 毒热闭肺   E. 肺脾气虚

  13. 患儿，男，2岁。咳嗽伴喘，发热1天，症见体温39℃，面色红赤，鼻扇气急，喉中痰鸣，声如拽锯，烦躁，口渴，大便2天未行，小便黄少，舌红，苔黄，指纹浮紧在气关，脉象浮数。此患儿首选方剂是（　　　　）

  A. 麻杏石甘汤合葶苈大枣泻肺汤   B. 麻黄汤

  C. 小青龙汤   D. 华盖散

  E. 大青龙汤

  14. 患儿，9岁。1个月前患肺炎喘嗽，迁延未愈，症见低热盗汗，干咳无痰，面色潮红，五心烦热，舌红少津，少苔，脉细数。治疗首选方（　　　　）

  A. 麦门冬汤 B. 沙参麦冬汤 C. 补肺阿胶汤 D. 青蒿鳖甲汤 E. 人参五味子汤

  15. 患儿，7岁。患肺炎喘嗽已半月，经治疗症状好转，现症见低热，面白少华，多汗，咳嗽无力，纳差，便溏，舌淡红，苔薄白，脉弱。治疗首选方（　　　　）

  A. 沙参麦冬汤   B. 六君子汤

  C. 人参五味子汤   D. 参苓白术散

  E. 补中益气汤

B1 型题

  A. 羚角钩藤汤   B. 三拗汤合葱豉汤

  C. 麻杏石甘汤   D. 葶苈大枣泻肺汤合五虎汤

  E. 沙参麦冬汤

  16. 肺炎喘嗽阴虚肺热型首选的是（　　　　）

  17. 肺炎喘嗽内陷厥阴型首选的是（　　　　）

项目五　哮　喘

【学习目标】

  1. 了解小儿哮喘的发病特点和临床表现。

  2. 熟悉哮喘的病因病机、诊断与鉴别诊断。

  3. 掌握小儿哮喘的辨证论治。

  4. 具有运用中医临床思维对小儿哮喘进行诊断并辨证论治的能力。

【概述】

  哮喘是小儿时期的常见肺系疾病，是一种反复发作的痰鸣气喘疾病。哮以声响名，喘以气

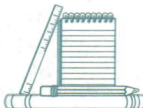

息言，哮必兼喘，故通称哮喘。临床发作时喘促气急，喉间痰鸣，呼气延长，严重者不能平卧。以呼吸困难，甚则张口抬肩，摇身撷肚，唇口青紫为特征。常在清晨或夜间发作或加剧。

本病有明显的遗传倾向，初发年龄以 1～6 岁多见。大多数患儿可经治疗缓解或自行缓解，在正确的治疗和调护下，随年龄的增长，大都可以治愈。但如长时间反复发作，会影响到肺功能，甚至造成肺肾两虚，喘息持续，难以缓解，或反复发作，甚至终身不愈。本病发作有较明显的季节性，冬季及气候多变时易发作。

本病相当于西医的支气管哮喘和喘息性支气管炎。

【病因病机】

哮喘的病因既有外因，也有内因。内因责之于肺、脾、肾三脏功能不足，导致痰饮留伏，隐伏于肺窍，成为哮喘之夙根。外因责之于感受外邪，接触异物、异味，以及嗜食咸酸等。

小儿肺脏娇嫩，脾常不足，肾常虚。人体水液的正常代谢为肺、脾、肾三脏所司，肺为水之上源，脾胃乃水谷之海，肾主一身水液，若三脏功能失调，则致水液代谢失常，痰浊内生。如因外邪犯肺，或肺气虚衰，则治节无权，水津失于输布，凝液为痰；脾虚不能为胃行其津液，运化失司，湿聚为痰，上贮于肺；肾气虚衰，不能蒸化水液，使水湿上泛为痰，聚液成饮。所谓痰之本水也，源于肾；痰之动湿也，主于脾；痰之末饮也，贮于肺。哮喘小儿常有家族史，具有一定遗传因素，其肺、脾、肾三脏功能多有失常，这是酿成哮喘伏痰的基础。此外，如感受外邪，邪失表散，风痰不化；或过食咸酸，水湿结聚成痰；或表邪未尽，误用酸敛收涩之品，致邪留于肺，痰液内结，都是造成哮喘伏痰留饮的病理因素。

哮喘的发作，都是内有痰饮留伏，外受邪气引动而诱发。感受外邪，以六淫为主，六淫之邪，以风寒、风热为多。邪入肺经，肺失宣肃，肺气不利，引动伏痰，痰气交阻于气道，痰随气升，气因痰阻，相互搏击，气机升降不利，以致呼吸困难，气息喘促，喉间痰鸣哮吼，发为哮喘。此外，嗜食咸酸厚味、鱼腥发物，接触花粉、绒毛、油漆等异常气味，活动过度或情绪激动，也都能刺激机体，触动伏痰，阻于气道，影响肺的通降功能，而诱发哮喘。

总之，本病的发生是外因作用于内因的结果，其发作之病机为内有壅塞之气，外有非时之感，膈有胶固之痰，三者相合，闭阻气道，搏击有声，发为哮喘。

【诊断与鉴别诊断】

1.诊断要点

（1）病史 有反复发作的病史。发作多与某些诱发因素有关，如气候骤变、受凉受热、进食或接触某些过敏物质等。多有婴儿期湿疹史、家族哮喘史。

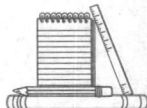

（2）临床表现 常突然发作，发作之前，多有喷嚏、咳嗽等先兆症状。发作时喘促，气急，喉间痰鸣，咳嗽阵作，甚者不能平卧，烦躁不安，口唇青紫。

（3）体征 发作时两肺闻及哮鸣音，以吸气时明显，呼气时延长为特点。支气管哮喘如有继发感染，可闻及湿啰音。

（4）辅助检查 血常规检查：一般情况下，支气管哮喘的白细胞总数正常，嗜酸性粒细胞可增高；伴肺部细菌感染时，白细胞总数及中性粒细胞均可增高。

2. 鉴别诊断　哮喘需与肺炎喘嗽相鉴别。

哮喘以咳嗽、哮鸣、气喘、呼气延长为主症，多数不发热，常反复发作，多有过敏史，听诊两肺以哮鸣音为主；肺炎喘嗽以发热、咳嗽、痰壅、气急、鼻扇为主症，多数发热，听诊两肺以湿啰音为主。

【辨证论治】

1. 辨证要点　哮喘临床分发作期与缓解期，辨证主要从寒热虚实和肺、脾、肾三脏入手。发作期以邪实为主，进一步辨寒热：咳喘痰黄，身热面赤，口干舌红为热性哮喘；咳喘畏寒，痰多清稀，舌苔白滑为寒性哮喘。缓解期以正虚为主，辨其肺、脾、肾三脏不足，进一步再辨气分阴阳：气短多汗，易感冒多为气虚；形寒肢冷面白，动则心悸为阳虚；消瘦盗汗，面色潮红为阴虚。

> **执考提示**
>
> 小儿哮喘的辨证论治

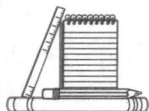

2. 治疗要点　本病的治疗应按发作期和缓解期分别施治。发作期当攻邪以治其标，以治肺为主，分辨寒热虚实、寒热夹杂而随证施治。缓解期当扶正以治其本，调其肺、脾、肾等脏腑功能，消除伏痰夙根。哮喘属于顽疾，宜采用多种疗法综合治疗，除口服药外，雾化吸入、敷贴、针灸疗法，配合环境疗法、心身疗法以增强疗效。

3. 分证论治

（1）发作期

①风寒束肺

证候　咳嗽气喘，喉间哮鸣，痰多白沫，形寒肢冷，鼻流清涕，面色淡白，恶寒无汗。舌淡红，苔白滑，脉浮滑。

证候分析　本证多由外感风寒诱发，外寒内饮是其基本病机。以恶寒无汗，鼻流清涕，脉浮紧，喘咳气促，喉间哮鸣痰吼为证候要点。本证亦有表证不著者，以寒饮伤肺证候为主。

治法　温肺散寒，涤痰定喘。

方药　小青龙汤（《伤寒论》）合三子养亲汤（《韩氏医通》）。

常用中药　麻黄、桂枝、干姜、半夏、细辛、白芍、五味子、甘草、白芥子、紫苏子、莱菔子。

加减　咳甚，加紫菀、款冬花、旋覆花化痰止咳；哮吼甚，加射干、地龙解痉祛痰平喘；若外寒不甚，表证不著者，可用射干麻黄汤加减。

②痰热阻肺

证候　咳嗽喘息，声高息涌，喉间哮吼痰鸣，咯痰稠黄，胸部满闷，身热，面赤，口干，咽红，尿黄，便秘。舌质红，苔黄，脉滑数。

证候分析　本证多为外感风热，引动伏痰，痰热相结，阻于气道而发作。临证以咳嗽喘急，声高息涌，咯痰稠黄，身热咽红，舌红苔黄为证候特点。

治法　清肺涤痰，宣肺平喘。

方药　麻杏石甘汤（《伤寒论》）合苏葶丸（《医宗金鉴》）。

常用中药　麻黄、杏仁、石膏、甘草、紫苏子、葶苈子。

加减　喘急者，加地龙清热解痉，涤痰平喘；痰多者，加胆南星、竹沥豁痰降气；咳甚者，加炙百部、炙款冬花宣肺止咳；热重者，选加栀子、虎杖、鱼腥草清热解毒；咽喉红肿者，选加蚤休、山豆根、板蓝根解毒利咽；便秘者，加瓜蒌仁、枳实、大黄降逆通腑。若表证不著，喘息咳嗽，痰鸣，痰色微黄，可选用定喘汤加减。

③外寒内热

证候 喘促气急，咳嗽痰鸣，鼻塞喷嚏，流清涕，或恶寒发热，咯痰黏稠色黄，口渴，大便干结，尿黄。舌红，苔白，脉滑数或浮紧。

证候分析 本证之外寒多由外感风寒所致；其内热一则常因外邪入里化热或素蕴之痰饮郁遏而化热，二则常为平素体内有热邪蕴积，被外邪引动而诱发。临床辨证以外有风寒之表证，内有痰热之里证为证候要点。外寒重者见恶寒怕冷，头痛身重，喷嚏，鼻塞流清涕；内热重者见热势较高，口渴引饮，咯痰黏稠色黄，便秘。本证常见于先为寒性哮喘，表寒未解，邪已入里化热者。

治法 解表清里，止咳定喘。

方药 大青龙汤（《伤寒论》）。

常用中药 麻黄、桂枝、甘草、杏仁、石膏、生姜、大枣。

加减 热重者，加栀子、鱼腥草清其肺热；咳喘哮吼甚者，加射干、桑白皮、葶苈子泻肺清热化痰；痰热明显者，加地龙、黛蛤散、竹沥清化痰热。

④肺实肾虚

证候 病程较长，哮喘持续不已，喘促胸满，动则喘甚，面色欠华，畏寒肢冷，神疲纳呆，小便清长，常伴咳嗽痰多，喉中痰吼。舌淡苔薄腻，脉细弱。

证候分析 本证多见于禀赋不足及哮喘久病不愈之患儿，表现为正虚邪恋，虚实夹杂，上盛下虚。以喘促胸满，咳嗽痰鸣，喘息无力，动则尤甚，畏寒肢冷，神疲纳呆为证候要点。

治法 泻肺平喘，补肾纳气。

方药 偏于上盛者用苏子降气汤（《丹溪心法》）。偏于下虚者用都气丸（《症因脉治》）合射干麻黄汤（《金匮要略》）。

常用中药 苏子降气汤：紫苏子、半夏、当归、甘草、前胡、厚朴、肉桂。都气丸合射干麻黄汤：熟地黄、山茱萸、山药、泽泻、牡丹皮、茯苓、五味子、射干、麻黄、半夏、细辛、紫菀、款冬花、生姜、大枣。

加减 动则气短难续，加胡桃肉、紫石英、诃子摄纳补肾；畏寒肢冷，加附片、淫羊藿温肾散寒；畏寒腹满者，加川椒、厚朴温中除满；痰多色白，屡吐不绝者，加银杏、芡实补肾健脾化痰；发热咯痰黄稠，加黄芩、冬瓜子、金荞麦清泄肺热。

（2）缓解期

①肺脾气虚

证候 多反复感冒，气短自汗，咳嗽无力，神疲懒言，形瘦纳差，面白少华，便清。舌质淡，苔薄白，脉细软。

证候分析 本证的基本病机是肺气虚而卫表不固，脾气虚而运化失健。以多汗，易感冒，气短，咳嗽无力，纳差，便清为证候要点。

治法 补肺固表，健脾益气。

方药 玉屏风散（《医方类聚》）合人参五味子汤（《幼幼集成》）。

常用中药 黄芪、白术、防风、人参、茯苓、五味子、麦冬、炙甘草。

加减 汗出甚，加煅龙骨、煅牡蛎固涩止汗；痰多，加半夏、桔梗、僵蚕化痰；纳谷不馨，加焦神曲、谷芽、焦山楂消食助运；腹胀，加木香、枳壳、槟榔理气降气；便清，加怀山药、炒扁豆健脾化湿。

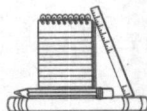

②脾肾阳虚

证候　动则喘促咳嗽，气短心悸，面色苍白，形寒肢冷，脚软无力，腹胀纳差，大便溏泻。舌质淡，苔薄白，脉细弱。

证候分析　本证为脾肾两脏阳气虚衰，运化失司，摄纳无权所致。以喘促咳嗽，面色苍白，形寒肢冷，腹胀纳差，大便溏薄为证候要点。较大儿童可询及腰酸膝软，畏寒，四肢欠温，夜尿多等肾气不足的表现。

治法　温补脾肾，固摄纳气。

方药　金匮肾气丸（《金匮要略》）。

常用中药　熟地黄、山药、山茱萸、泽泻、牡丹皮、茯苓、制附子、肉桂。

加减　虚喘明显，加蛤蚧、冬虫夏草补肾纳气；咳甚，加款冬花、紫菀止咳化痰；夜尿多者，加益智仁、菟丝子、补骨脂补肾固摄。

③肺肾阴虚

证候　咳嗽时作，喘促乏力，咳痰不爽，面色潮红，夜间盗汗，消瘦气短，手足心热，夜尿多。舌质红，苔花剥，脉细数。

证候分析　本证见于哮喘久病不愈，肺肾两亏，阴虚内热的患儿。以咳嗽时作，喘促乏力，动则气短，干咳少痰，消瘦气短，舌质红，舌苔少或花剥为证候要点。

治法　养阴清热，敛肺补肾。

方药　麦味地黄丸（《寿世保元》）。

常用中药　麦冬、五味子、熟地黄、山药、山茱萸、泽泻、牡丹皮、茯苓。

加减　盗汗甚，加知母、黄柏育阴清热；呛咳不爽，加百部、北沙参润肺止咳；潮热，加鳖甲、青蒿清虚热。

【西医疗法】

1. 吸入治疗　本法强调治疗的个体化。急性发作在医院门诊可予空气压缩机泵入或≥6L/min氧气为动力的射流装置吸入雾化溶液。可将速效 β_2 受体激动剂、抗胆碱药物及糖皮质激素三者联用。

（1）吸入 β_2 受体激动剂　第1小时可每20分钟1次，以后根据病情每1～4小时重复吸入治疗。药物剂量：每次吸入沙丁胺醇2.5～5mg或特布他林2.5～5mg。

（2）抗胆碱药　对 β_2 受体激动剂治疗反应不佳的重症患者应尽早联合使用，以增强支气管舒张作用。药物剂量：异丙托溴铵每次250～500μg，加入 β_2 受体激动剂溶液作雾化吸入，间隔时间同吸入 β_2 受体激动剂。

（3）糖皮质激素　大剂量糖皮质激素对儿童哮喘发作的治疗有一定帮助，选用雾化吸入布地奈德悬液，每次1mg，每6～8小时用1次。

2. 气雾剂或干粉剂　如无雾化吸入器，可使用压力型定量气雾剂经储雾罐吸药。应先吸入 β_2 受体激动剂，然后吸入糖皮质激素。

3. 全身应用 β_2 受体激动剂　喘息夜间症状明显者，可短期口服包括沙丁胺醇控释片、特布他林控释片、盐酸丙卡特罗、班布特罗等。应用时需注意其潜在的心血管、神经肌肉系统等不良反应。

4. 全身应用糖皮质激素　糖皮质激素是治疗儿童重症哮喘发作的一线药物。早期使用可减轻疾病的严重度，给药后3～4小时即可显示明显的疗效。

5. 抗过敏药物　本法非常规使用，但在伴变应性鼻炎或湿疹等明显特异性体质患儿中，可

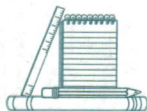

控制过敏性症状，有助于哮喘的控制。口服抗组胺药有西替利嗪、氯雷他定、酮替芬等。

6. 白三烯受体调节剂 可分为白三烯受体拮抗剂（孟鲁司特、扎鲁司特）和白三烯合成酶（5-脂氧化酶）抑制剂。可单独应用于轻度持续哮喘的治疗，尤其适用于无法应用或不愿使用糖皮质激素，或伴过敏性鼻炎的患儿。亦可部分预防运动诱发性支气管痉挛；减少 $2 \sim 5$ 岁间歇性哮喘患儿的病毒诱发性喘息发作。

7. 预防急性发作药物 持续吸入最低有效维持剂量的糖皮质激素，也可联用长效 β_2 受体激动剂，或加服白三烯受体调节剂。每 $1 \sim 3$ 个月审核一次治疗方案，根据病情控制情况适当调整治疗方案。

【预防与调护】

1. 预防

（1）重视预防，积极治疗和清除感染病灶，避免各种诱发因素。如吸烟、漆味、冰冷饮料、气候突变等。

> **✍ 执考提示**
>
> 小儿哮喘的预防与调护

（2）注意气候影响，做好防寒保暖工作。冬季外出防止受寒，尤其气候转变或换季时，要预防外感诱发哮喘。

（3）发病季节，避免活动过度和情绪激动，以防诱发哮喘。

（4）加强自我管理教育，将防治知识教给患儿及家属，调动他们的抗病积极性，鼓励患儿参加日常活动和体育锻炼，以增强体质。

2. 调护

（1）居室宜空气流通，阳光充足。冬季要保暖，夏季要凉爽通风。避免接触特殊气味。

（2）饮食宜清淡而富有营养，忌进生冷油腻、辛辣酸甜，以及海鲜鱼虾等可能引起过敏的食物。

（3）注意心率、脉象变化，防止哮喘大发作发生。

【案例训练】

患儿，男，8岁。因"反复咳喘哮鸣一年半，再发5天"于2003年4月1日入院。

患儿近一年半以来反复咳喘哮鸣，均在西医院输液或口服抗炎解痉止咳之药，咳喘缓解，但易复发。5天前受凉后诸症又作，现咳嗽频作，发热喘促鼻扇，痰多色黄，喷嚏鼻痒，食纳一般，大小便可。体检：体重25kg，咽部充血，双肺呼吸音粗糙，可闻及哮鸣音。舌质红，苔黄，脉数。辅助检查：过敏原皮试示室内尘土（+），棉絮（+），多价羽毛（++），多价霉菌（+），夏秋花粉（+），烟（+），螨（+），蚕丝（++），春季花粉（+++）。

1. 中医辨证论治

（1）四诊摘要 ①望诊：喘促鼻扇，咽部充血，舌质红，苔黄。②闻诊：咳嗽频作，哮鸣音。③问诊：痰多色黄，喷嚏鼻痒，食纳一般。④切诊：脉数。

（2）中医辨证分析 在教师指导下分组讨论完成。

（3）中医诊断 哮喘（痰热阻肺证）。

（4）治则 清热化痰，止咳平喘。

（5）方药 麻杏石甘汤、定喘汤加减。

（6）课后作业 学生练习开方定量。

2. 西医诊治

（1）诊断依据 ①病史：因"反复咳喘哮鸣一年半，再发5天"入院，一般在西医院输液

练一练，强诊治

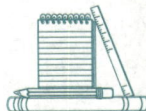

或口服抗炎解痉止咳之药咳喘缓解。②症状：咳嗽频作，发热喘促鼻扇，痰多色黄，喷嚏鼻痒。③体征：咽部充血，双肺呼吸音粗糙，可闻及哮鸣音。④辅助检查：过敏原皮试示诸多阳性。

（2）西医诊断　支气管哮喘。

（3）处置方案

	长期医嘱		临时医嘱
儿科护理常规			血、尿、便常规
二级护理			C反应蛋白
半流质饮食			血气分析
卧床休息			血生化
普米克令舒1mg	空气压缩泵入		肺通气功能检查
特布他林5mg	每日2次		胸部X线正侧位片
氯雷他定5mg	口服	每日1次	常规心电图
孟鲁司特5mg	口服	每晚1次	
泼尼松10mg	口服	每日3次	

【名医验案】

范某，女，6岁。

初诊：患儿婴时湿疹较甚，自2岁后，哮喘发作，至今反复不愈，近因感邪，咳喘大作，涕黄汗出，胸闷气促，咽红感痛，舌红苔黄腻，便下干结，小便短赤，治以清宣平喘。

处方：麻黄3g，杏仁6g，石膏30g（先煎），生甘草3g，黄芩6g，黛蛤散12g（包），桑皮10g，甜葶苈子10g，地龙10g，射干6g，象贝10g。3剂。

二诊：药后喘促好转，痰声稍润，胸闷亦瘥，舌红苔腻，便干溲通，治以原法。

处方：麻黄3g，杏仁6g，石膏20g（先煎），生甘草3g，黄芩5g，甜葶苈子6g，地龙6g，厚朴3g，炒莱菔子10g，桑皮10g，象贝10g，射干6g。3剂。

三诊：哮喘渐平，咳痰声活，胸闷已无，舌苔薄黄，二便尚通，再以清宣化饮。

处方：南沙参10g，桑叶、桑皮各10g，杏仁6g，石膏15g（先煎），生甘草3g，川贝母4g，地龙6g，冬花10g，炒谷芽10g。4剂。

药后喘平咳少，舌薄纳动，再以清养之剂而愈。

按语：该患儿素体火旺，内有痰饮，兼感外邪，痰热互搏，壅塞作喘。故急以宣降互施为治，方中重用石膏30g以清泄肺热。3剂以后，喘即好转，胸闷亦瘥，此为肺气渐宣，上逆之痰气渐平，故增厚朴、莱菔子以化湿导痰。三诊时喘平痰活，苔薄，热饮均瘥，再以清养化饮渐以收功。（摘自《董氏儿科》）

【预习测试】

A1型题

1.与哮喘发病关系最密切的脏腑是（　　　）

A.肺、心、肝　　B.肺、脾、心　　C.肺、肝、脾　　D.肝、脾、肾　　E.肺、脾、肾

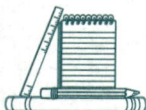

2. 下列哪项不属于哮喘的临床特征?（   ）

    A. 发热　　　　　B. 喘息气促　　　C. 喉间痰鸣　　　　D. 呼气延长　　　E. 甚者紫绀

3. 下列哪项不是寒性哮喘的临床表现?（   ）

    A. 咳嗽气喘　　　B. 喉间痰鸣　　　C. 恶寒无汗　　　　D. 动则喘甚　　　E. 形寒肢冷

4. 寒性哮喘的治法是（   ）

    A. 温肺散寒，化痰定喘　　　　　　　　　B. 解表清里，定喘止咳

    C. 清肺涤痰，止咳定喘　　　　　　　　　D. 泻肺补肾，标本兼治

    E. 养阴清热，补益肺肾

5. 治疗寒性咳喘，首选方剂为（   ）

    A. 小青龙汤合三子养亲汤　　　　　　　　B. 定喘汤

    C. 华盖散　　　　　　　　　　　　　　　D. 小青龙汤合黑锡丹

    E. 射干麻黄汤

6. 治疗哮喘缓解期肾虚不纳者首选方剂为（   ）

    A. 右归饮　　　B. 金匮肾气丸　　C. 黑锡丹　　　　D. 菟丝子丸　　　E. 知柏八味丸

7. 咳喘缓解期表现为脾虚气弱证候者，治疗宜选用（   ）

    A. 六君子汤　　　B. 补中益气汤　　C. 理中汤　　　　D. 玉屏风散　　　E. 参苓白术散

8. 患儿，6 岁。咳嗽喘促 1 天。症见喘促气急，咳嗽痰鸣，恶寒发热，鼻流清涕，咯痰黄稠，口渴，大便干，舌红，苔白，脉滑数。其治法是（   ）

    A. 温肺散寒，化痰定喘　　　　　　　　　B. 清肺涤痰，止咳平喘

    C. 解表清里，定喘止咳　　　　　　　　　D. 泻肺补肾，标本兼顾

    E. 健脾温肾，固摄纳气

9. 患儿，7 岁。咳嗽喘促 2 天。症见咳嗽喘息，声高息涌，喉间哮吼痰鸣，胸膈满闷，咯痰黄稠，身热，口渴咽干，大便秘结，舌红，苔黄，脉滑数。其证候是（   ）

    A. 寒性哮喘　　　B. 热性哮喘　　　C. 外寒内热　　　D. 肺实肾虚　　　E. 肺肾阴虚

10. 患儿，10 岁。反复咳嗽哮喘 4 年余。症见咳嗽无力，声低息微，自汗畏风，面白少华，神疲懒言，形体消瘦，大便稀溏，舌淡红，苔薄白，脉细弱。其证候是（   ）

    A. 寒性哮喘　　　B. 肺实肾虚　　　C. 肺肾阴虚　　　D. 肺脾气虚　　　E. 脾肾阳虚

11. 患儿，8 岁。反复咳嗽喘促 3 年余。症见咳嗽时作，喘促乏力，咯痰不爽，潮红盗汗，手足心热，大便秘结，小便少，舌质红，少苔，脉细数。治疗首选方剂为（   ）

    A. 桑菊饮　　　B. 麦味地黄丸　　C. 养阴清肺汤　　D. 麻杏石甘汤　　E. 沙参麦冬汤

12. 女孩 7 岁，哮喘病史 2 年。两天前出现发热，鼻流浊涕，进而突然咳喘哮鸣，痰稠色黄，胸闷膈满，声高息涌，呼气延长，面红口渴，大便干燥，小便黄赤，舌苔薄黄，脉滑数。治疗首选方剂为（   ）

    A. 定喘汤合猴枣汤　　　　　　　　　　　B. 麻杏石甘汤合苏葶丸

    C. 银翘散合礞石滚痰丸　　　　　　　　　D. 清气化痰丸

    E. 清宁散

13. 9 岁患儿，男，哮喘病史 3 年余。现症见咳嗽痰多，食少脘痞，面色欠华，大便不实，肌肉萎弱，倦怠乏力，舌淡苔薄，脉缓无力。治疗首选方剂为（   ）

    A. 补中益气汤　　B. 参苓白术散　　C. 健脾丸　　　　D. 理中汤　　　　　E. 六君子汤

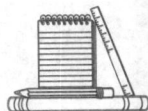

B1 型题

A．补肾纳气　　　　　　　　　　　　B．补肺固卫

C．健脾化痰　　　　　　　　　　　　D．温肺化痰，止咳平喘

E．回阳固脱，温肺平喘

14．哮喘未发之时，常怯寒自汗，容易感冒，发作前每有鼻塞流涕，其治法是（　　）

15．哮喘发作，喘息喉鸣，痰多白沫，形寒无汗，四肢不温，面色晦滞带青，其治法是

（　　）

16．哮喘未发作时，食少纳呆，大便不实，倦怠无力，或有咳嗽痰多，其治法是（　　）

项目六　反复呼吸道感染

【学习目标】

1. 了解反复呼吸道感染的发病特点与临床表现。

2. 熟悉反复呼吸道感染的病因病机与诊断要点。

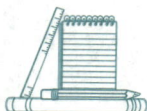

3. 掌握反复呼吸道感染的辨证论治。

4. 具有运用中医临床思维对反复呼吸道感染进行辨证论治的能力。

【概述】

反复呼吸道感染是指反复发生上、下呼吸道感染，小儿在一年内上、下呼吸道感染反复发作次数超过正常范围的一种临床综合征。反复呼吸道感染的患儿简称"复感儿"。

> **执考提示**
>
> 反复呼吸道感染的发病特点

本病一年四季均可发生，冬春气候变化剧烈时尤易反复不已，部分患儿夏天有自然缓解的趋势。发病率有逐年上升的趋势，我国儿科呼吸道感染占门诊患儿的 60% 左右，其中 30% 小儿为反复呼吸道感染。发病年龄常见于 6 个月～6 岁，1～3 岁的婴幼儿最为常见，一般到学龄期前后明显好转。本病若反复发作，容易发生咳喘、水肿、痹证等病证，严重者影响小儿的生长发育及身心健康。

古代医籍中的虚人感冒、体虚感冒与本病相似。中医药在改善小儿体质、增强抗病能力、扶正祛邪方面有一定的优势，近年来中医药防治复感儿的研究取得了显著的成绩。

【病因病机】

小儿反复呼吸道感染多因正气不足，卫外不固，造成屡感外邪，邪毒久恋，稍愈又作，呈反复不已之势。其发病机制有以下几个方面：

> **执考提示**
>
> 反复呼吸道感染的病因病机

1. 禀赋不足，体质虚弱　父母体弱多病或在妊娠时罹患各种疾病，或小儿早产、多胎、胎气孱弱，生后肌骨嫩怯，腠理疏松，不耐自然界中不正之气的侵袭，易感而多病。

2. 喂养不当，调护失宜　人工喂养或因母乳不足，过早断乳，或偏食、厌食，营养不良，脾胃运化力弱，饮食精微摄取不足，脏腑功能失健，肺脾气虚，易遭外邪侵袭。

3. 少见风日，不耐风寒　户外运动过少，日照不足，肌肤柔弱，卫外不固，对寒冷的适应力弱，一旦形寒饮冷，感冒随即发生，或他人感冒，一染即病。病后又易于发生传变。

4. 用药不当，损伤正气　感冒之后过服解表之剂，损伤卫阳，以致表卫气虚，营卫不和，营阴不能内守而汗多，卫阳不能外御而易感。药物损伤小儿正气，使抵抗力下降而反复感邪不已。

5. 正虚邪伏，遇感乃变　外邪侵袭之后，由于正气虚弱，邪毒往往不能廓清，留伏于里，一旦受凉或疲劳之后，新感易受，留邪内发；或虽无新感，旧病复燃，诸症又起。

总之，复感儿肺、脾、肾三脏亏虚，肌肤薄弱，藩篱疏松，御邪能力差，加上冷暖调护失宜，六淫之邪易从口鼻或皮毛而入，犯于肺卫。正与邪的消长变化，导致小儿反复呼吸道感染。故其基本病机主要在于正虚邪伏。

【诊断与鉴别诊断】

1. 诊断要点　2024 年 11 月由《中医杂志》发表，中华中医药学会儿科分会制定的《儿童反复呼吸道感染中医诊疗指南》，依据其中的"小儿反复呼吸道感染判断条件"，具体见表 7-1。

> **📝 执考提示**
>
> 反复呼吸道感染的诊断与鉴别诊断

表 7-1　小儿反复呼吸道感染判断条件

年龄（岁）	反复上呼吸道感染（次/年）	反复下呼吸道感染（次/年）	
		反复气管支气管炎	反复肺炎
0~2	≥7	≥3	≥2
>2~5	≥6	≥2	≥2
>5~14	≥5	≥2	≥2

注："小儿反复呼吸道感染判断条件"为①两次感染间隔时间 7 日以上。②反复上、下呼吸道感染依据表中上、下呼吸道感染的相应次数结合年龄即可诊断。若上呼吸道感染次数未达表中标准，可以将上、下呼吸道感染次数相加，满足反复上呼吸道感染次数即可诊断。若反复感染是以下呼吸道为主，则定义为反复下呼吸道感染；诊断反复下呼吸道感染的发作次数仅满足下呼吸道感染次数要求即可，不能将上、下呼吸道感染次数相加来诊断。③确定次数须连续观察 1 年。④反复肺炎指 1 年内出现肺炎 ≥ 2 次，肺炎须由肺部体征和影像学证实，两次肺炎诊断期间肺炎体征和影像学改变应完全消失。

2. 鉴别诊断

（1）过敏性咳嗽　过敏性咳嗽为痰邪内蕴，接触发物而发病，表现为刺激性干咳，多为阵发性，白天或夜间咳嗽，常伴有咽喉发痒，遇油烟、灰尘、冷空气等容易诱发。通气功能正常，诱导痰细胞学检查嗜酸粒细胞比例不高。抗生素治疗无效。

（2）变应性鼻炎　变应性鼻炎多见于痰湿、寒性体质的儿童。晨起鼻痒、鼻塞、流涕、打喷嚏，常因接触发物而发病。常诉咽喉部异物感、口腔黏液附着、频繁清喉、咽痒不适等。有时声音嘶哑，讲话也会引发咳嗽。通常发病前有上呼吸道感染疾病史。抗组胺药治疗有效。

【辨证论治】

1. 辨证要点　小儿反复呼吸道感染的辨证重在辨识邪正消长变化及不同的病程特点。

（1）病程分期　反复呼吸道感染可以分为急性感

> **📝 执考提示**
>
> 反复呼吸道感染的辨证论治

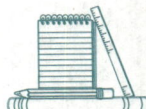

染期、迁延期、感染间歇期。

急性感染期：有感冒、乳蛾、咳嗽、肺炎喘嗽等病证的不同临床表现。此期以邪实为主。

迁延期：此期感冒、乳蛾、咳嗽、肺炎喘嗽等病证的临床表现已经缓解，部分病证已经消失，但常残留咳嗽、低热、多汗、体倦、烦躁、纳呆等症。或肺部病理体征不消。此期以正虚邪恋为主。

感染间歇期：此期原有感冒、乳蛾、咳嗽、肺炎喘嗽等病证的症状消失，可出现多汗、纳呆、肌肉松弛、消瘦或虚胖、舌淡、苔剥、脉数无力诸症，若有调护不当，病情极易反复，或间隔一段时间后又接着下一次感染。此期以正虚为主。

（2）各期辨证要点　急性感染期应注意分辨表里寒热，如初起多有外感表证，当辨风寒、风热、外寒里热之不同，夹积、夹痰之差异，本虚标实之病机；迁延期邪毒渐平，虚象显露，应辨正邪消长之势，如根据痰、热、积未尽，肺、脾、肾虚显现的程度，适时辨用攻补方案；感染间歇期以正虚为主，当辨肺、脾、肾何脏虚损与气血阴阳的偏衰。

2. 治疗要点　在呼吸道感染发作期间，应按不同的疾病治疗，同时适当注意照顾到小儿正虚的体质特点。迁延期以扶正为主，兼以祛邪，正复邪自退。恢复期当固本为要，或补气固表，或调和营卫，或补肾壮骨。本节所述，以恢复期治疗为主，此时要抓住补益的时机，使"正气存内，邪不可干"，以达到减轻、减少发作的效果。

3. 分证论治

（1）肺脾气虚

证候　屡受外邪，咳喘迁延不已，或愈后又作，面黄少华，厌食，或恣食肥甘生冷，肌肉松弛，或大便清稀，咳嗽多汗，唇口色淡。舌质淡红，脉数无力。指纹淡。

证候分析　本证多见于素体肺脾气虚，加之后天失调，喂养不当，乏乳早断之小儿。由于小儿肺脾气虚，日久生化乏源，宗气不足，卫外不固，终成此证。肺虚为主者以屡受外邪，常自汗出，咳喘迁延为证候要点；脾虚为主者以面黄少华，肌肉松弛，厌食便清为证候要点。

治法　补肺固表，健脾益气。

方药　玉屏风散（《医方类聚》）合六君子汤（《世医得效方》）。

常用中药　黄芪、白术、防风、党参、茯苓、半夏、陈皮、甘草。

加减　多汗，加浮小麦、五味子固表止汗；纳少厌食，加鸡内金、炒谷芽、焦山楂开胃消食；便清者，加炒薏苡仁、芡实健脾化湿；便秘积滞者，加莱菔子、瓜蒌仁、枳实导滞消积；余邪未清，可加大青叶、黄芩、连翘清其余热。

（2）营卫失调

证候　反复感冒，恶寒怕热，不耐寒凉，汗出多而不温，肌肉松弛；或伴有低热，咽红不消退，扁桃体肿大；或肺炎喘嗽后久不康复。舌淡红，苔薄白，脉浮数无力。指纹紫滞。

证候分析　本证见于卫阳不足、营阴外泄之小儿，本证不在于邪多而在于正虚。其卫阳不足，表失固护，营阴外泄，汗出多且不温是本证证候要点。

治法　调和营卫，益气固表。

方药　黄芪桂枝五物汤（《金匮要略》）。

常用中药　黄芪、桂枝、芍药、生姜、大枣。

加减　汗多可加煅龙骨、煅牡蛎、浮小麦固表止汗；兼有咳嗽者，可加百部、杏仁、款冬花宣肺止咳；身热未清，加青蒿、柴胡、黄芩清宣肺热；咽红、扁桃体肿大未消者，加板蓝根、玄参、夏枯草、浙贝母利咽化痰消肿；咽肿、便秘，加瓜蒌仁、枳壳、生大黄化痰解毒通腑。

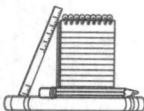

（3）脾肾两虚

证候　反复外感，面色萎黄或面白无华，形体消瘦，肌肉松弛，鸡胸龟背，腰膝酸软，形寒肢冷，四肢不温，发育落后，喘促乏力，气短，动则喘甚，少气懒言，多汗易汗，食少纳呆，大便清泻，夜尿多。舌质淡，苔薄白，脉沉细无力。

证候分析　本证多因禀赋不足，或后天失调，固护失宜，日照不足，骨髓生长不良，肾虚骨弱，卫外不固，软脆不耐风寒。以生长发育迟缓为证候要点。

治法　温补肾阳，健脾益气。

方药　金匮肾气丸（《金匮要略》）合理中丸（《伤寒论》）。

常用中药　熟地黄、山药、山茱萸、泽泻、牡丹皮、茯苓、制附子、肉桂、党参、炒白术、干姜、甘草。

加减　五迟者，可加鹿角霜、补骨脂、生牡蛎补肾壮骨；汗多者，加黄芪、煅龙骨益气固表；低热者，加鳖甲、地骨皮清其虚热；阳虚者，加淫羊藿、肉苁蓉、鹿茸补肾助阳。

（4）肺脾阴虚

证候　反复外感，面白颧红少华，食少纳呆，口渴，盗汗自汗，手足心热，大便干结。舌质红，苔少或花剥，脉细数。指纹淡红。

证候分析　本证多见于素体阴虚，过食辛热之品，或过用温热之品，或发汗太过，气阴两虚，不荣肌肤，卫外不固，则面白颧红少华，形体消瘦，反复受邪感冒。以反复外感，多汗，手足心热，大便干结，舌红少苔或苔花剥，脉细数为证候要点。

治法　养阴润肺，益气健脾。

方药　生脉散（《医学启源》）合沙参麦冬汤（《温病条辨》）。

常用中药　人参、麦冬、五味子、沙参、白扁豆、桑叶、玉竹、天花粉、甘草。

加减　便秘，加瓜蒌仁、枳壳润肠通腑；虚热，加地骨皮、银柴胡清热除蒸。

【西医疗法】

1.反复上呼吸道感染　诊治鼻咽部慢性病灶。由于大部分上呼吸道感染系病毒感染，故不应滥用抗菌药物；注意营养和饮食习惯，以及增强体质方面的指导；护理恰当，注意患儿及时添加辅食，避免患儿缺乏蛋白质、钙、铁、锌、磷及维生素A；养成良好的卫生习惯、预防交叉感染；必要时给予针对性的免疫调节剂如泛福舒、万适宁、斯奇康等。

2.反复气管支气管炎　注意与支气管哮喘、喘息性支气管炎、复发性痉挛性喉炎等鉴别。需根据病原学检测结果和机体的免疫状态制定合理的抗生素应用方案。对症处理：根据不同年龄和病情，正确地选择应用祛痰药物、平喘药物、雾化治疗、肺部体位引流和肺部物理治疗，以及合理进行疫苗接种等。

3.反复肺炎　积极处理基础病，如清除异物，手术切除气管、支气管肺畸形，选用免疫调节剂治疗免疫缺陷病。基于循证基础经验性选择抗感染药物，随后依据病原体检查及药敏试验结果用药。高度疑似病毒感染者，不滥用抗生素。对症治疗同反复气管支气管炎。

【预防与调护】

1.预防

（1）注意环境卫生，避免污染，保持室内空气新鲜流通，适当进行户外活动，多晒太阳，按时预防接种。

（2）注意气候变化增减衣服。感冒流行期间不去公共场所。

（3）避免接触过敏物质，如尘螨、花粉、油漆等。

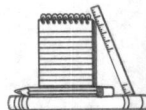

（4）避免被动吸烟。

2. 调护

（1）饮食多样而富于营养，不偏嗜冷饮。

（2）汗出较多时，用干毛巾擦干，勿吹风着凉，洗澡时尤应注意。

（3）经常用银花甘草水漱口，1日2～3次。

【案例训练】

患儿，女，3岁。因"反复感冒2年余"于2005年2月28日门诊就诊。

患儿自1岁起即反复易感，动则汗出，食欲不振，大便干结。查体：面色不华，咽无充血，心肺听诊无异常。舌质红，苔薄白，脉细缓。

1. 中医辨证论治

（1）四诊摘要　①望诊：面色不华。舌质红，苔薄白。②闻诊：无特殊。③问诊：反复易感，动则汗出，食欲不振，大便干结。④切诊：脉细缓。

（2）中医辨证分析　在教师指导下分组讨论完成。

（3）中医诊断　反复呼吸道感染（气阴两虚证）。

（4）治则　益气养阴。

（5）方药　生脉散、玉屏风散、六君子汤加减。

（6）课后作业　学生练习开方定量。

2. 西医诊治

（1）诊断依据　①病史：反复感冒2年余。②症状：反复易感，动则汗出，食欲不振，大便干结。③体征：面色不华，咽无充血，心肺听诊无异常。

（2）西医诊断　反复呼吸道感染。

（3）处置方案　无须特殊西医处理。

【名医验案】

孔某，男，4岁。

主症：患儿平素易感，面色不华，汗多恶风，形神不振，肢末不温，纳谷不香，舌淡苔润，便下溏薄，脉软弱。治以和营扶阳，健脾益气。

处方：淡附片5g，桂枝3g，炒白芍6g，生姜2片，红枣3枚，炙甘草3g，炒党参5g，焦白术10g，茯苓10g，陈皮3g，炒谷芽10g。4剂。

二诊：汗出减少，形神稍振，肢末仍冷，便下松散，舌苔淡润，再以原法巩固。

处方：上方加炒扁豆10g。5剂。

三诊：营卫转和，汗减肢温，面色转润，舌苔薄浮，二便尚调。治以健脾益气。

处方：黄芪12g，炒党参6g，焦白术10g，茯苓10g，生甘草3g，炒怀山药10g，炒扁豆10g，红枣3枚，炒谷芽10g，陈皮3g。5剂。

药后诸症转和，再以健脾益气调理经月。

按语：该患儿面色不华，汗出恶风，营卫不和之征。肢末不温，阳气虚之象。形神不振，大便溏薄，纳谷不香，脾胃气虚之证。若是体质，必致反复感邪也，故治以附子桂枝汤以温阳和营，合异功散以健脾益气，药症相符，其效即显。三诊后营卫和、阳气复则再以健脾益气以固本之，调治经月，随访余年，其体质增强，感邪已少矣。（摘自《董氏儿科》）

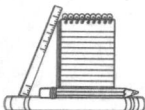

【预习测试】

A1 型题

1. 2 岁以内小儿反复呼吸道感染指一年内呼吸道感染超过（　　　）

    A. 3 次　　　　　　B. 5 次　　　　　　C. 7 次　　　　　　D. 8 次　　　　　　E. 10 次

2. 小儿反复呼吸道感染病位主要在肺，常涉及（　　　）

    A. 脾肾　　　　　　B. 心肝　　　　　　C. 脾胃　　　　　　D. 肝肾　　　　　　E. 心肾

3. 反复呼吸道感染脾肾两虚证的治法为（　　　）

    A. 养阴润肺，益气健脾　　　　　　　　　　B. 温补肾阳，健脾益气

    C. 调和营卫，益气固表　　　　　　　　　　D. 补肺固表 . 健脾益气

    E. 温补脾肾，固摄纳气

4. 反复呼吸道感染，肺脾气虚证的表现不包括（　　　）

    A. 面黄少华　　　　　　　　　　　　　　　B. 腰膝酸软

    C. 少气懒言　　　　　　　　　　　　　　　D. 自汗多汗

    E. 脉无力，指纹淡

5. 反复呼吸道感染，营卫失调证的主治方剂为（　　　）

    A. 桂枝汤　　　　　　　　　　　　　　　　B. 麻黄汤

    C. 小青龙汤　　　　　　　　　　　　　　　D. 黄芪桂枝五物汤

    E. 玉屏风散

6. 小儿反复呼吸道感染肺脾两虚证的治疗宜以下方加味（　　　）

    A. 玉屏风散　　　　　　　　　　　　　　　B. 桂枝汤

    C. 黄芪桂枝五物汤　　　　　　　　　　　　D. 牡蛎散

    E. 黄芪建中汤

A2 型题

7. 患儿，3 岁。平素经常感冒，一年多则十余次，被诊断为小儿反复呼吸道感染。现症见恶风怕热，不耐寒凉，平时汗多，面色淡白，肌肉松弛，咽红不消，舌质淡红，苔薄白，脉浮而无力。其证候是（　　　）

    A. 营卫失和，邪毒留恋　　　　　　　　　　B. 外感风寒，肺卫失宣

    C. 肺脾两虚，气血不足　　　　　　　　　　D. 外感风寒，营卫失和

    E. 肺气虚弱，邪毒留恋

8. 患儿，7 岁。反复感冒，咳喘迁延不愈，面黄少华，唇口色淡，畏风自汗，厌食纳少，肌肉松弛，大便溏薄，舌质淡红，苔薄白，脉缓无力。其证候是（　　　）

    A. 营卫失和，邪毒留恋　　　　　　　　　　B. 外感风寒，肺卫失和

    C. 肺脾两虚，气血不足　　　　　　　　　　D. 肾虚骨弱，精血失充

    E. 肺气虚弱，邪毒留恋

9. 患儿，6 岁。反复感冒，咳喘迁延不愈，或愈后又作，面黄少华，唇口色淡，畏风自汗，厌食，肌肉松弛，大便溏薄，舌质淡红，苔薄白，脉弱。首选下列何方加减（　　　）

    A. 四君子汤　　　B. 桂枝汤　　　C. 牡蛎散　　　D. 玉屏风散　　　E. 补肾地黄丸

10. 患儿，4 岁。反复感冒，一年多则十余次。咳喘迁延不愈，恶寒怕热，不耐寒凉，多汗，厌食纳少，肌肉松弛，舌质淡红，苔薄白，脉缓无力。诊断为（　　　）

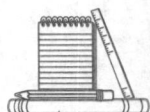

    A. 感冒　　　　　　　　　　　　　　　　　B. 内伤咳嗽

C. 哮喘   D. 肺炎喘嗽

E. 反复呼吸道感染

B1 型题

A. 扶正固表，调和营卫   B. 健脾益肾，补肾壮骨

C. 健脾益气，补益气血   D. 健脾益气，补肺固表

E. 补肾壮骨，填阴温阳

11. 反复呼吸道感染，肺脾两虚、气血不足证的治法是（   ）

12. 哮喘缓解期，肺虚不固、脾气失运证的治法是（   ）

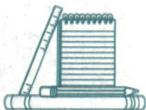

模块八　脾胃病证

脾胃同居中焦，为后天之本，气血生化之源，五脏六腑、四肢百骸皆赖其所养。

脾系病证是由于饮食因素、感受外邪、情志所伤、体弱久病等，脾的运化、胃的腐熟功能受影响而引起的病证，病位主要在脾胃。脾胃位于中焦，脾主运化水谷精微，以升为健，喜燥恶湿；胃主受纳腐熟水谷，以降为和，喜润恶燥。脾与胃相互络属，共同完成水谷的受纳与运化功能，而纳运功能的正常发挥，又取决于脾胃是否升降相合、燥湿相济。若脾运化水谷精微的功能减退，则消化吸收功能失常，出现泄泻、积滞等病证；运化水湿功能下降，则可产生湿、痰、饮等病理产物，出现痰饮、泄泻等病证。若胃受纳、腐熟水谷及通降功能失常，可致厌食，并累及肠道的传导功能，出现腹痛及便秘等；若胃失和降，胃气上逆，可出现嗳气、恶心、呕吐、呃逆等。

脾系病证主要由脾胃的纳运功能失常所致，故使脾胃燥湿相宜、升降相和，恢复脾胃纳运功能为小儿脾系病证的基本治疗原则。临床常分虚实，虚在气、血、阴、阳，实在湿、食、寒、热。小儿脾常不足，虚实相兼见。治疗时不宜轻用攻伐，也不可骤补。补虚时必须补中寓运，消积时又应消中兼补，燥湿时必须燥中寓濡，滋阴时又当滋中潜化。

治疗时要处理好寒热错杂、虚实兼夹、气血同病等复杂证候。应注意各脏腑间病机的关联，组方遣药需兼顾脾升胃降的生理特点。

项目一　鹅口疮、口疮

【学习目标】

1. 了解鹅口疮、口疮的发病特点及临床表现。

2. 熟悉鹅口疮、口疮的病因病机及诊断要点。

3. 掌握鹅口疮、口疮的辨证论治。

4. 具有运用中医四诊及西医检查手段对鹅口疮、口疮进行诊断和鉴别诊断的能力。

做一做，明重点

扫一扫，看课件

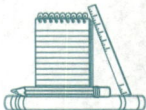

【概述】

鹅口疮是以口腔、舌上散在或满布白屑，状如鹅口为主要临床特征的一种疾病。因其色白如雪片，又称"雪口"。口疮是指口舌黏膜上出现淡黄色或灰白色小溃疡，局部灼热疼痛，或伴发热流涎等症的一种疾病。口疮的范围较广，凡口颊、唇舌、齿龈、上颚等处发生点片状溃疡性损害的病变，均属本病范围。口疮又名口疡，若溃疡只发生于口角两侧，称燕口疮；若满口糜烂，色红疼痛，则称为口糜。小儿口疮的发生如与疳证有关者，称为口疳。

　　鹅口疮与口疮发病无明显季节性，一年四季均可发生。鹅口疮以早产儿、新生儿、久病体弱的婴幼儿，或长期使用激素、广谱抗生素的患儿多见。新生儿多由产时感染，或喂奶器具不洁、乳品污染所致。口疮在任何年龄的小儿中均可发病，以2～4岁婴幼儿多见。发病既可单独发生，亦可因其他疾患致机体抵抗力降低时伴发。鹅口疮症状一般较轻，治疗及时得当，预后良好；若邪盛正虚，白屑堆积蔓延，则可影响吮乳、呼吸、消化等，严重者可危及生命。小儿口疮一般预后良好，少数体质虚弱，或失治、误治者可出现重症或反复发作，转为疳证。

　　西医认为，鹅口疮由白念珠菌感染所致。西医中的疱疹性口炎、球菌感染性口炎、创伤性口腔黏膜溃疡、口腔黏膜结核性溃疡、白塞综合征等均属于中医"口疮"的范畴，多由细菌、病毒、螺旋体等感染所致。小儿临床以疱疹性口炎和球菌感染性口炎多见。

【病因病机】

　　鹅口疮与口疮的病因，有内因和外因之分。外因：患大病、久病；或调护不当，口腔不洁，感受秽毒之邪所致。内因：鹅口疮主要由胎热内蕴，婴幼儿口腔黏膜嫩薄，不耐邪热熏灼所致；而口疮内因责之于禀赋不足，气阴两虚。

　　1.心脾积热　孕妇平素喜食辛热炙煿，热留脾胃，胎儿在胎中受母热毒，蕴积心脾，出生后伏邪上攻而发病；或患儿喂养不当，乳食失节，过食肥甘厚味之品，湿热滋生，胃热脾火上熏；或口腔护理不当，致热毒蕴积心脾。火热循经上炎，熏灼口舌，发为鹅口疮或口疮。

　　2.虚热上炎　多由先天禀赋不足，素体阴虚，或热病之后灼伤阴津，或久泻伤阴，致肾阴亏虚，水不制火，虚火上浮，熏灼口舌，发为鹅口疮或口疮。亦有体虚而过食寒凉，或久病吐泻，脾胃虚寒，由于阳虚而致无根之火上浮，亦可发为口疮。

　　3.风热乘脾　小儿脏腑娇嫩，卫外未固，若调护失宜，则易感外邪；外感风、火（热）、湿、燥邪均可致口疮，最常见者为风热外感，引动心脾两经内热，火热循经上炎，熏灼口舌而为口疮。

　　总之，鹅口疮与口疮的病机为火热循经上炎，熏灼口舌。病性有虚实之分，病变部位主要在心脾，口疮还与胃、肾二脏有关。中医认为口腔通过经络与脏腑有密切关系，脾开窍于口，其华在唇，脾之大络布于舌下；心开窍于舌，心脉布于舌上；肾脉连咽系舌本；两颊与龈属胃与大肠；牙齿属肾。故无论外感、内伤，凡化热、化火或感受秽毒之邪均可循经上炎，熏蒸口舌而发病。

【诊断与鉴别诊断】

　　1.诊断要点

　　（1）病史

　　①鹅口疮：鹅口疮多见于新生儿、久病体弱者，或有长期使用抗生素或激素史。

　　②口疮：多有喂养不当，过食炙煿，或外感发热的病史。

　　（2）临床表现

　　①鹅口疮：舌上、颊内、牙龈或上颚散布白屑，可融合成片。重者可向咽喉处蔓延，影响吸吮与呼吸，偶可累及气管、食管及肠道等。

　　②口疮：初起口腔内黏膜发生红肿或散在黄白色小疱，继而糜烂，形成溃疡，疼痛流涎，可伴发热或颌下淋巴结肿大。

　　（3）辅助检查

　　①鹅口疮：取白屑少许涂片，加10%氢氧化钠液，置显微镜下，可见白念珠菌芽孢及菌丝。

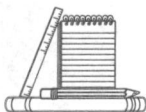

②口疮：血常规检查示白细胞总数及中性粒细胞数偏高或正常。

2. 鉴别诊断

（1）白喉 由白喉杆菌引起的急性传染病。多见于 2～6 岁儿童，为咽、扁桃体甚则鼻腔、喉部形成的灰白色的假膜，坚韧，不易剥离，强力擦除易致出血。多有发热及全身虚弱症状，病情严重。鹅口疮之白膜洁白，松浮较易剥离，而且发热及全身症状较轻。

执考提示

口疮与鹅口疮的鉴别

（2）残留奶块 其外观与鹅口疮相似，但以棉棒蘸温开水轻轻擦拭，即可除去，其下黏膜正常，易于鉴别。

（3）口疮 多发生于初生婴儿或体弱久病的婴幼儿。以口腔及舌上、齿龈等处满布白屑，周围红晕为特点。一般无疼痛流涎。

（4）手足口病 由柯萨奇病毒或肠道 EV71 病毒感染引起的急性传染病，多见于 4 岁以下小儿。除发热，口腔黏膜疱疹、溃疡外，还伴有手、足、臀部皮肤的斑丘疹、疱疹。

【辨证论治】

1. 辨证要点 鹅口疮与口疮总由火热所致，有实火与虚火之分。辨证应以八纲辨证分清实火、虚火。此外，鹅口疮还需要辨病情轻重，口疮亦需结合脏腑辨证确定病变脏腑。

（1）辨虚实

①鹅口疮：实证多见于体壮儿，起病急，病程短，白屑较多较厚，甚或蔓延至咽喉、鼻腔，周围黏膜红赤，多伴发热、面赤、心烦口渴、尿赤、便秘等症；虚证多见于早产、久病、大病体弱儿，起病缓，病程长，常迁延反复，口腔白屑稀疏，周围黏膜色淡，常伴消瘦、神疲虚烦、面白颧红或低热等虚羸之象。

②口疮：实火口疮多有风热乘脾、心火上炎之别，起病急，病程短，常有外感或伤食史，口腔溃烂及疼痛较重，容易治愈；虚火口疮，常有素体阴虚，或久患他病造成体质虚弱病史，起病缓，病程长，易反复发作，口腔溃烂及疼痛较轻。

（2）鹅口疮辨轻重 凡鹅口疮白屑较少，全身症状轻微或无，饮食睡眠尚可为轻症；若白屑堆积，层层叠叠，甚或蔓延至鼻腔、咽喉、气道、胃肠，并伴高热、烦躁或虚衰，吐泻、呼吸与吮乳困难等为重症，极重者可危及生命。

（3）口疮辨病位 若口疮常发生于舌边、尖部，则病变部位在心，并伴烦躁叫扰啼哭，夜眠不安，尿赤等；若口疮以唇颊、上颚、齿龈处居多，则病变部位在脾胃，并伴口臭流涎，脘腹胀满，大便秘结等。

2. 治疗要点 鹅口疮与口疮总由火热熏灼口舌所致，清热泻火为基本治疗法则。实证者治以清热解毒，泄心脾积热；虚证者治以滋阴潜阳，引火归原。轻症可以局部药物外治，重者则内治外治相结合，以提高疗效。此外，若鹅口疮出现影响吮乳、呼吸或全身症状重者，应积极给予中西医救治。

3. 分证论治

（1）鹅口疮

①心脾积热

证候 口腔、舌面满布白屑，周围黏膜嫩红较重，面赤唇红，烦躁不宁，吮乳多啼，或伴发热，口干或渴，小便黄赤，大便秘结。舌质红，苔黄厚（拭去舌上白屑后），脉滑数，或指纹紫滞。

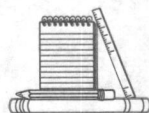

证候分析　积热内蕴或秽毒入侵，邪热熏灼口舌，发为本病。属鹅口疮实证。以口腔、舌面白屑较多，周围黏膜焮红较重，伴全身邪热炽盛症状为证候要点。偏于心经热盛者，烦躁多啼，小便短赤；偏于脾经热盛者，口臭涎多，大便秘结。

治法　清心泻脾。

方药　清热泻脾散（《医宗金鉴》）。

常用中药　栀子、生地黄、黄芩、茯苓、煅石膏、黄连、灯心草。

加减　大便秘结，口气臭秽者，加大黄、玄明粉通腑泄热，或选用凉膈散加减治疗；口干喜饮者，加石斛、玉竹养身生津；心烦叫扰啼哭者，可用导赤散加黄连、灯心草清心泄热；湿热重，舌红苔黄厚腻重者，加藿香、佩兰、滑石清热化湿；腹胀纳呆者，加焦山楂、麦芽、槟榔消食助运。

②虚火上炎

证候　口腔舌上白屑稀散，周围黏膜焮红不重，形体怯弱，面白颧红，手足心热，口干不渴，或伴低热盗汗，虚烦不安。舌质红少苔，脉细数无力，或指纹淡紫。

证候分析　久病伤阴，肾阴亏损，虚火上浮，发为本病，属鹅口疮虚火证。以白屑散在，周围焮红不重，舌红苔少，伴阴虚内热症状为证候要点。

治法　滋阴降火。

方药　知柏地黄丸（《医宗金鉴》）。

常用中药　知母、黄柏、熟地黄、山茱萸（制）、牡丹皮、山药、茯苓、泽泻。

加减　阴虚口干心烦者，加用沙参、麦冬、石斛滋阴养胃生津；低热者，加银柴胡、地骨皮清退虚热；食欲不振者，加乌梅、麦芽、佛手养胃助运；便秘者，加火麻仁、蜂蜜润肠通便；久病反复，虚火上浮者，少佐肉桂以引火归原。

（2）口疮

①风热乘脾

证候　口颊、上颚、齿龈、口角溃疡较多，甚则满口糜烂，周围红赤灼热，疼重拒食，烦躁多啼，口臭涎多，牙龈红肿，小便黄，大便干结，或伴有发热恶寒、咽红咳嗽。舌质红，苔黄或黄腻，脉滑数，或指纹淡紫。

证候分析　外感风热，内乘心脾，火热上攻，发为本病。以口疮初起，溃疡周围黏膜红赤灼热，伴风热表证为证候要点。

治法　疏风散火，清热解毒。

方药　银翘散（《温病条辨》）。

常用中药　连翘、金银花、苦桔梗、薄荷、竹叶、生甘草、荆芥穗、淡豆豉、牛蒡子。

加减　口渴烦躁者，加生石膏、知母清热生津；小便短赤者，加生地黄清泻小肠，引热下行；溃烂不收口者，加五倍子生肌敛疮；大便不实者，可选用清热泻脾散清泄心脾积热。本证常有大便干结，但只要无大便泄泻者，均可用生大黄，取其解毒通腑泄热之功。生大黄一般用3～6g，便秘者后下，大便正常者同煎，药后便稀次频者停用。

②心火上炎

证候　舌上、口腔溃疡或糜烂，舌尖边较多，色红疼痛，心烦不安，饮食困难，口干欲饮，小便短赤。舌尖红赤，苔薄黄，脉细数，或指纹紫滞。

证候分析　心火炽盛，火热上炎，发为本病。以舌上溃疡，舌尖红，心烦不安，小便赤短等为证候要点。

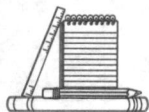

治法 清心凉血，泻火解毒。

方药 泻心导赤散（《医宗金鉴》）。

常用中药 生地黄、黄连、生甘草、灯心草。

加减 热毒盛者，可加栀子、黄芩清热解毒泻火；口干欲饮，热伤津液者，可加芦根、天花粉清热生津。

③虚火上浮

证候 口腔溃疡或糜烂反复发作，稀疏色淡，周围色红不著，不甚疼痛，神疲颧红，口干不渴，盗汗，手足心热。舌质淡红，苔少，脉细数，或指纹淡紫。

证候分析 素体虚弱或久病耗阴，肾阴亏虚，水不制火，虚火上浮，发为本病。以口舌溃疡反复发作，稀疏色淡，伴有阴虚内热、虚火上炎为证候要点。

治法 滋阴降火，引火归原。

方药 六味地黄丸加肉桂（《小儿药证直诀》）。

常用中药 熟地黄、山茱萸（制）、牡丹皮、山药、茯苓、泽泻、肉桂。

加减 热病后伤阴重者，可加玄参、麦冬滋阴生津；低热或五心烦热者，加地骨皮、白薇清退虚热；虚火盛者，加知母、黄柏滋阴降火；若吐泻之后，脾肾阳虚，无根之火上浮而见口舌生疮，神疲面白，小便清长，大便溏薄，舌淡苔白者，可用理中汤加肉桂以温补脾肾，引火归原。

【其他疗法】

1. 中成药

（1）牛黄解毒丸 每次 1～2 片，每日 3 次，口服。用于风热乘脾证。

（2）导赤丹 每次 1～3g，每日 2～3 次，口服。用于心脾积热证。

（3）知柏地黄丸 每次 3g，每日 3 次，口服。用于虚火上浮证。

2. 药物外治

（1）冰硼散、青黛散、紫金锭、珠黄散、西瓜霜喷剂。任选 1 种，每次适量，涂敷患处，每日 3 次。用于心脾积热证与口疮风热乘脾证。

（2）锡类散、养阴生肌散。任选 1 种，每次适量，涂敷患处，每日 3 次。用于虚火上浮证。

（3）吴茱萸 15g，胡黄连 6g，大黄 6g，生南星 3g。共研细末。1 岁以内每次用 3g，1 岁以上可增至 5～10g，用醋调成糊状，晚上涂于患儿两足心，外加包扎，晨起除去。用于鹅口疮各种证型。

（4）鲜凤尾草 20～40g，加入菜油中煎约 1 分钟，去渣，加入适量蜂蜜搅匀。每次适量，涂于患处，每日 3～4 次。用于鹅口疮各种证型。

（5）野菊花、金银花、薄荷、连翘、板蓝根各 10g，玄参 15g，加水 1000mL 煎沸，待温后含漱。每次至少含漱 3 分钟，每日 3～5 次。用于口疮实证。

（6）吴茱萸粉 2g，陈醋 2mL，蜂蜜 2g，调成糊剂，贴敷于两涌泉处，外用纱布、胶布固定，每日调换糊剂 1 次。用于口疮虚火证。

3. 针灸推拿

（1）体针

①实证取穴

鹅口疮 廉泉，少冲，曲池、合谷、阴陵泉。

口疮 足三里、内庭、合谷。

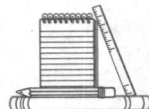

②虚证取穴

鹅口疮　廉泉，承浆、合谷、太溪、三阴交。

口疮　肾俞、命门、三阴交、合谷。

针刺每次取 2 ～ 3 穴，交替使用。中等刺激，不留针。每日 1 ～ 2 次。

（2）耳穴疗法

取穴：口、心、肺、肾上腺、肾、胃、内分泌。

用王不留行籽贴压。每日按压 2 ～ 3 次，每次每穴按压 1 分钟。隔日换贴 1 次。每次 1 侧耳，双耳交替。

（3）推拿疗法

①清心经，清脾胃：揉小天心，按揉小横纹，掐揉四横纹，清天河水，退六腑。用于实证。

②补肾经：揉二马，分推阴阳，推小横纹，清天河水，水底捞明月，揉涌泉。用于虚证。

【预防与调护】

1. 预防

（1）加强孕期卫生保健，注意饮食卫生，食物宜新鲜、清洁，乳母不宜过食辛辣刺激之品。

（2）注意小儿口腔清洁，哺乳婴儿的奶瓶、奶嘴，乳母的乳头均应保持清洁，防止损伤口腔黏膜。禀赋不足、久病、久泻婴儿更应加强护理。

（3）提倡母乳喂养，及时添加辅食。饮食有节，饥饱适宜，食物宜新鲜、清洁，宜多吃新鲜蔬菜、水果，勿暴饮暴食及过食辛辣煎炸之品。

（4）避免长期使用广谱抗生素或肾上腺皮质激素。

2. 护理

（1）注意饮食调护，勤喂水，饮食宜清淡、营养全面，避免过烫、过硬或刺激性食物，宜半流质饮食。

（2）及时清理患儿口腔，用消毒纱布或棉签蘸冷开水轻轻擦洗患儿口腔，每日 3 ～ 4 次。

（3）注意观察病情变化，如鹅口疮患儿白屑堆积，上下蔓延，影响吞咽或呼吸困难，应立即采用中西医结合处理。

【案例训练】

刘某，女，4 岁。2016 年 5 月 9 日就诊。

代主述：患儿间断发热 1 天。诊见发热，最高体温 38.5℃，纳食差，大便干，小便黄，伴流涎多、咽痛、稍烦躁、咳嗽、鼻塞、流涕、呕吐等不适。舌红苔黄，脉浮数。查体：口腔内颊黏膜、上腭可见疱疹，手足未见疱疹，心肺听诊无异常。

1. 中医辨证论治

（1）四诊摘要　①望诊：流涎多，稍烦躁，口腔内颊黏膜、上腭可见疱疹。舌红、苔黄。②问诊：间断发热 1 天，最高体温 38.5℃，咽痛，纳食差，大便干，小便黄。③切诊：脉浮数。

（2）中医辨证分析　在教师指导下分组讨论完成。

（3）中医诊断　口疮（心脾积热证）。

（4）治则　清心凉血，泻火解毒。

（5）方药　泻心导赤散。

（6）课后作业　学生练习开方定量。

练一练，强诊治

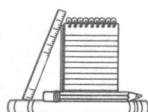

2.西医诊治

（1）诊断依据 ①病史：间断发热 1 天。②症状：发热，伴流涎多、咽痛、稍烦躁、纳食差、大便干、小便黄。③体征：最高体温 38.5℃，口腔内颊黏膜、上腭可见疱疹。

（2）西医诊断 疱疹性口腔炎。

（3）处置方案

门诊医嘱
儿科护理常规
血常规
C反应蛋白
半流质、清淡饮食
多饮温水
洗必泰溶液/生理盐水 外用 必要时

【名医验案】

肖某，男性，17 岁，2018 年 4 月 20 日初诊。

主诉：反复口腔溃疡伴疼痛半月。刻诊：神色倦怠，郁郁寡欢，心烦躁扰，口苦口干，胃纳欠佳，小便正常，大便干，睡眠欠佳。辅助检查：咽部充血（＋），舌尖可见多处溃疡，双侧扁桃体Ⅱ度肿大，未见脓性分泌物。查体心、肺、腹无异常。舌红苔白，脉细弦。以知柏地黄丸加减：生地黄 15g，知母 10g，泽泻 15g，夏枯草 10g，川牛膝 15g，土茯苓 15g，地肤子 10g，苦参 10g，皂角刺 10g，浮小麦 10g，素馨花 10g，甘草 3g。4 剂，水煎服，每日 1 剂。服药 4 剂后，患者舌尖溃疡基本愈合，伴随症状明显改善，大便调，睡眠转佳。守前方去土茯苓、皂角刺，易茯苓 15g，山茱萸 15g。继用 4 剂。

按语：口疮系指以口颊、唇舌、齿龈、上颚等出现溃疡为特征的一种口腔疾患。依据其发生部位而称谓不同，溃疡只发生于口唇两侧者，称燕口疮；若满口糜烂，色红疼痛者，则称为口糜。发病无明显季节性，既可单独发生，亦可伴发全身症状如腹泻、感冒等。究其成因，多由风热乘脾，心脾积热，阴虚火旺所致。主要病变在脾与心，虚证常涉及肾。风热乘脾者，风热毒邪侵袭，引动脾胃内热，上攻于口。心脾积热者，因调护失宜或嗜食厚腻，邪热内积心脾，循经上炎口腔。阴虚火旺者，因小儿"肾常虚"，且"阳常有余，阴常不足"，加之饮食不节，常常进食辛辣或燥烈之品，均可损及"稚阴"，致使肾阴不足，水不制火，虚火上浮，熏灼口舌，发为口疮。患儿望之神色倦怠、郁郁寡欢、咽喉红肿、舌尖溃疡，问悉心烦躁扰、睡眠欠佳，切其脉细弦，四诊合参，诊为"阴虚火旺"之口疮，治以滋阴降火之知柏地黄丸加减。（引自徐雯"以案说医"）

【预习测试】

A1 型题

1.鹅口疮的主要病变在哪个脏腑（ ）

  A.心肝   B.心肾   C.肝肾   D.心脾   E.肺脾

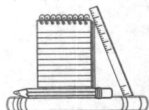

2. 治疗鹅口疮心脾积热证的方剂是（　　　）

　　A. 导赤散　　　　　B. 泻黄散　　　　　C. 竹叶石膏汤　　　D. 知柏地黄丸　　　E. 清热泻脾散

3. 鹅口疮虚火上浮证的治疗方剂是（　　　）

　　A. 导赤散　　　　　B. 泻黄散　　　　　C. 知柏地黄丸　　　D. 清热泻脾散　　　E. 六味地黄丸

4. 鹅口疮多见于哪种人群（　　　）

　　A. 成年人　　　　　　　　　　　　　　　　B. 老年人

　　C. 新生婴儿　　　　　　　　　　　　　　　D. 青少年

　　E. 儿童以外的所有人群

5. 鹅口疮的病原体是什么（　　　）

　　A. 病毒　　　　　　B. 细菌　　　　　　C. 白念珠菌　　　D. 真菌　　　E. 寄生虫

6. 以下哪种症状不属于鹅口疮虚火上浮证（　　　）

　　A. 口腔内白屑散在　　　　　　　　　　　　B. 周围红晕不著

　　C. 体温升高　　　　　　　　　　　　　　　D. 手足心热

　　E. 舌红苔少

7. 以下哪种情况不适合使用清热泻脾散治疗（　　　）

　　A. 心脾积热　　　　B. 虚火上浮　　　　C. 湿热泻　　　D. 风热感冒　　　E. 肺热咳嗽

8. 鹅口疮的治疗不包括以下哪种方法（　　　）

　　A. 清热解毒　　　　B. 滋阴降火　　　　C. 疏风散寒　　　D. 健脾益气　　　E. 温补脾肾

9. 以下哪种情况可能导致鹅口疮？（　　　）

　　A. 长期使用抗生素　　　　　　　　　　　　B. 营养不良

　　C. 感受外邪　　　　　　　　　　　　　　　D. 脾肾阳虚

　　E. 肺脾气虚

10. 鹅口疮的辨证论治不包括以下哪种证型（　　　）

　　A. 心脾积热　　　　B. 虚火上浮　　　　C. 风热感冒　　　D. 湿热泻　　　E. 脾肾阳虚

A2 型题

11. 小儿口疮的主要症状包括齿龈、舌体、两颊、上颚等处出现黄白色溃疡，疼痛流涎，或伴发热，舌红，苔薄黄。以下哪项是小儿口疮的中医辨证分型（　　　）

　　A. 风热乘脾　　　B. 心火上炎证　　　C. 虚火上浮证　　　D. 湿热内蕴证　　　E. 痰热互结证

12. 患儿3岁，男，症见口腔溃疡点较少，表面黄白色，周围颜色淡红，神疲颧红，口干不渴，舌红少苔。治疗首选方剂为（　　　）

　　A. 知柏地黄丸　　　　　　　　　　　　　　B. 六味地黄丸加肉桂

　　C. 杞菊地黄丸　　　　　　　　　　　　　　D. 归芍地黄丸

　　E. 导赤散

B1 型题

　　A. 泻心导赤散　　　　　　　　　　　　　　B. 六味地黄丸加肉桂

　　C. 清瘟败毒饮　　　　　　　　　　　　　　D. 银翘散

　　E. 沙参麦冬汤

13. 口疮之风热乘脾型首选方为（　　　）

14. 口疮之心火上炎型首选方为（　　　）

15. 口疮之虚火上浮型首选方为（　　　）

扫一扫，知答案

师说心语

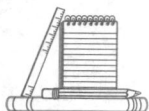

项目二 泄 泻

做一做，明重点

扫一扫，看课件

【学习目标】

1. 了解泄泻的发病特点及临床表现。

2. 熟悉泄泻的病因病机及诊断要点。

3. 掌握泄泻的辨证论治。

4. 具有运用中医四诊及西医检查手段对泄泻进行诊断和鉴别诊断的能力。

【概述】

泄泻是一种由多病原、多因素引起的脾胃系统疾病，临床以大便次数增多、粪质稀薄或如水样为主要特征。

本病一年四季均可发生，夏秋季节尤其多见。6个月至2岁婴幼儿发病率高，1岁以内约占50%。轻者治疗得当，预后良好；重者下泄过度，易见气阴两伤，甚至阴竭阳脱；久泻迁延不愈者，则易转为疳证。

早在《内经》中就有多种泄泻的记载，如"飧泄""濡泄""洞泄"等。汉唐时期称为"下利"，宋朝以后则统称为"泄泻"。

本病相当于西医的小儿腹泻。

【病因病机】

泄泻发生的常见原因有感受外邪、伤于饮食、脾胃虚弱和脾肾阳虚。其主要病位在脾胃。胃主受纳腐熟水谷，脾主运化水湿和水谷精微。由于小儿"脾常不足"，受邪易困，若脾胃受病，则饮食入胃之后，水谷不化，精微不布，清浊不分，合污而下，致成泄泻。故《幼幼集成·泄泻证治》说："夫泄泻之本，无不由于脾胃。"

1. 感受外邪 小儿脏腑柔嫩，肌肤薄弱，冷暖不知自调，易为外邪侵袭而发病。外感风、寒、暑、热诸邪常与湿邪相合而致泻，盖因脾喜燥而恶湿，湿困脾阳，运化失职，湿盛则濡泄，故前人有"无湿不成泻""湿多成五泻"之说。由于时令气候不同，长夏多湿，湿热之邪，蕴结脾胃，困阻中焦，下注大肠，传化失常，发为泄泻，故外感泄泻以夏秋多见，其中又以湿热泻最为常见，风寒致泻及伤食致泻则四季皆有。

2. 伤于饮食 小儿脾胃不足，运化力弱，饮食不知自节。喂养不当，饮食失节或不洁，过食生冷瓜果、污染食品或难以消化之食物，损伤脾胃，不能腐熟水谷，清浊不分，并走大肠，发生泄泻。如《素问·痹论》所说"饮食自倍，肠胃乃伤"。小儿易为食伤，发生伤食泻，在其他各种泄泻证候中亦常兼见伤食证候。

3. 脾胃虚弱 小儿素体脾虚，或久病迁延不愈，或用药攻伐过度，皆能致脾胃虚弱。胃弱则腐熟无能，脾虚则运化失职，因而水反为湿，谷反为滞，不能分清别浊，水湿水谷合污而下，而成脾虚泄泻。亦有暴泻实证，失治误治，迁延不愈，如风寒、温热外邪虽解而脾胃损伤，转成脾虚泄泻者。

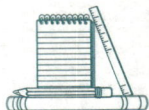

4. 脾肾阳虚　久病久泻，脾虚及肾，造成脾肾阳虚。阳气不足，脾失温煦，阴寒内盛，水谷不化，并走肠间，便下澄清，完谷不化。《景岳全书·泄泻》言："肾为胃关，开窍于二阴，所以二便之开闭，皆肾脏之所主，今肾中阳不足，则命门火衰，而阴寒独盛……即令人洞泄不止也。"

综上所述，泄泻的基本病机为脾虚湿盛。由于小儿稚阳未充，稚阴未长，患泄泻后较成人更易损阴伤阳而发生变证。重症泄泻患儿，泻下过度，易于伤阴耗气，始则气阴两伤，甚者阴伤及阳，导致阴竭阳脱的危重变证。若久泻不止，脾气虚弱，肝旺而生内风，可成慢惊风；脾虚失运，生化乏源，气血不足以荣养脏腑肌肤，久则形成疳证。

【诊断与鉴别诊断】

1. 诊断要点

（1）病史　有乳食不节、饮食不洁史，或感受外邪病史。

（2）临床表现　大便次数较平时明显增多，重者达10次以上。大便呈淡黄色或清水样；或夹奶块、不消化物，如同蛋花汤样；或黄绿稀溏，或色褐而臭，夹少量黏液。可伴有恶心、呕吐、腹痛、发热、口渴等症。

（3）辅助检查　①大便镜检可见脂肪球或少量白细胞、红细胞；②大便病原学检查，可有轮状病毒等病毒检测阳性，或致病性大肠菌等细菌培养阳性。

2. 鉴别诊断

（1）生理性腹泻　多见于6个月以内的婴儿，外观虚胖，常有湿疹，生后不久即出现腹泻，除大便次数增多外，无其他症状，食欲好，不影响生长发育。近年来发现此类腹泻可为乳糖不耐受的一种特殊类型，添加辅食后，大便即渐转为正常。

> ✍ **执考提示**
>
> 泄泻和痢疾的区别

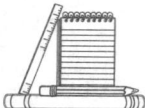

（2）痢疾（细菌性痢疾）　常有接触史，急性起病，便次频多，大便稀，有黏冻脓血，腹痛明显，里急后重。大便常规检查见脓细胞、红细胞，可找到吞噬细胞；大便培养有痢疾杆菌生长。

【辨证论治】

1. 辨证要点

（1）辨常证　常证重在辨寒、热、虚、实，辨证时注意审查病因，大便性状是辨证的重要依据。常证按起病缓急、病程长短分为暴泻、久泻，其中暴泻多属实证，久泻则多虚证或虚中夹实。暴泻辨证：湿热泻发病率最高，便次多，便稀薄，便下急迫，色黄褐，气秽臭，或见少许黏液，舌苔黄腻；风寒泻大便清稀多泡沫，臭气轻，腹痛重，常伴外感风寒症状；伤食泻有伤食史，纳呆腹胀，大便稀溏夹不消化食物残渣或白色乳凝块，气味酸臭如败卵，泻后腹痛减。久泻辨证：脾虚泻病程迁延，大便稀溏或烂糊，色淡不臭，食后作泻，时轻时重，腹痛喜按，脾气虚弱征象明显；脾肾阳虚泻病程更长，大便澄澈清冷，完谷不化，阳虚内寒征象显著。

（2）辨变证　变证重在辨阴阳。变证起于泻下不止，精神萎靡，皮肤干燥，前囟、眼眶凹陷，为气阴两伤证，属重证；精神萎靡，尿少或无，四肢厥冷，面色苍白或青灰，脉微欲绝，为阴竭阳脱证，属危证。

2. 治疗要点　泄泻治疗以运脾化湿为基本法则。实证以祛邪为主，湿热泻治以清肠化湿，风寒泻治以祛风散寒，伤食泻治以消食导滞。虚证以扶正为主，脾虚泻治以健脾益气，脾肾阳虚泻治以温补脾肾。泄泻变证,总属正气大伤,分别治以益气养阴、酸甘敛阴,护阴回阳、救逆固脱。本病除内服药外,还常使用推拿、针灸、外治等治疗方法。

3. 分证论治

(1)常证

①湿热泻

证候 大便水样,或如蛋花汤样,泻下急迫,量多次频,气味秽臭,或见少许黏液,腹痛时作,食欲不振,或伴呕恶,神疲乏力,或发热烦闹,口渴,小便短黄。舌质红,苔黄腻,脉滑数,指纹紫。

证候分析 湿热之邪,蕴结脾胃,困阻中焦,下注大肠,传化失常,发为泄泻。以起病急,泻下急迫,量多次频,舌质红,苔黄腻为证候要点。偏热重者,气味秽臭,或见少许黏液,发热,舌红苔黄;偏湿重者,便如稀水,口渴尿短,苔腻。兼见伤食者,大便夹杂未消化食物,纳呆,苔垢腻。若泻下过度,本证易转为伤阴甚至发展为阴竭阳脱之变证。失治误治,迁延日久,则易转为脾虚泻。

治法 清肠解热,化湿止泻。

方药 葛根黄芩黄连汤(《伤寒论》)。

常用中药 葛根、黄芩、黄连。

加减 热重泻频者,加白头翁、车前草清肠化湿解毒;湿重水泻者,加苍术、厚朴、藿香芳香化湿;腹痛甚者,加白芍、木香行气止痛;高热烦渴者,加石膏、芦根清热生津;呕吐频发者,加竹茹、姜半夏降逆止呕;纳差者,加焦山楂、焦神曲、炒谷芽消食和胃。

②风寒泻

证候 大便清稀,夹有泡沫,臭气不甚,肠鸣腹痛,或伴有恶寒发热,鼻流清涕,咳嗽。舌质淡,苔薄白,脉浮紧,指纹淡红。

证候分析 风寒邪气客于脾胃,寒凝气滞,中阳被困,运化失职,发为泄泻。以大便清稀夹有泡沫,臭气不甚,肠鸣腹痛为证候要点。偏风象重者,便多泡沫,鼻流清涕;偏寒象重者,腹部切痛,恶寒。兼伤食者,便夹不消化食物,纳呆。风寒化热则见便次增多,气味臭秽,发热加重。寒邪易伤阳气,若见大便不化,肢冷神萎,谨防伤阳变证。

治法 疏风散寒,化湿和中。

方药 藿香正气散(《太平惠民和剂局方》)。

常用中药 藿香、紫苏、白芷、大腹皮、茯苓、白术、陈皮、厚朴、半夏、桔梗、甘草、生姜、大枣。

加减 大便质稀色淡,泡沫多者,加荆芥、防风疏风散寒;腹痛甚,里寒重者,加干姜、砂仁、木香以温中散寒理气;夹有食滞者,去甘草、大枣,加焦山楂、鸡内金消食导滞;小便短少者,加猪苓、泽泻渗湿利尿。

③伤食泻

证候 大便稀溏,夹有乳凝块或食物残渣,气味酸臭,或如败卵,脘腹胀满,便前腹痛,泻后痛减,腹部胀痛拒按,嗳气酸馊,或有呕吐,不思乳食,夜卧不安。舌苔厚腻,或微黄,脉滑实,指纹滞。

证候分析 乳食不节,损伤脾胃,健运失职,发为本证。以便稀夹不消化物,气味酸臭,脘腹胀满,泻后痛减为证候要点。本证可单独发生,更常为他证兼证。调治不当,病程迁延,积不化而脾气伤,易转为脾虚证,或脾虚夹积,甚至形成疳证。

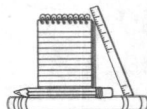

治法　运脾和胃，消食化滞。

方药　保和丸（《丹溪心法》）。

常用中药　山楂、神曲、半夏、茯苓、陈皮、连翘、莱菔子。

加减　哺乳婴儿泄泻夹乳片者，加炒麦芽、炒谷芽消乳化积，或用消乳丸加减；腹痛加木香、槟榔理气止痛；腹胀加厚朴、大腹皮消积除胀；呕吐加藿香、生姜和胃降逆止呕。

④脾虚泻

证候　大便稀溏，色淡不臭，多于食后作泻，时轻时重，面色萎黄，形体消瘦，神疲倦怠。舌淡苔白，脉缓弱，指纹淡。

证候分析　常由暴泻失治迁延而成，脾胃虚弱，运化无权，发为本证。以病程较长，大便稀溏，多于食后作泻，以及全身脾虚征象为证候要点。偏脾气虚者，面色萎黄，形体消瘦，神疲倦怠；偏脾阳虚者，大便清稀无臭，神萎面白，肢体欠温。本证进一步发展，则由脾及肾，易转成脾肾阳虚泻，或久泻而成疳证。

治法　健脾益气，助运止泻。

方药　参苓白术散（《太平惠民和剂局方》）。

常用中药　人参、茯苓、白术（炒）、山药、白扁豆（炒）、莲子、薏苡仁（炒）、砂仁、桔梗、甘草。

加减　胃纳呆滞，舌苔腻者，加藿香、苍术、陈皮、焦山楂以芳香化湿，消食助运；腹胀不适者，加木香、乌药理气消胀；腹冷舌淡、大便夹不消化物者，加炮姜温中散寒，暖脾助运；久泻不止，内无积滞者，加煨益智仁、肉豆蔻、石榴皮以固涩止泻；脾胃久虚，津液内耗者，可用七味白术散加减。若肝郁脾虚，则用痛泻要方合四逆散加减。

⑤脾肾阳虚泻

证候　久泻不止，大便清稀，澄澈清冷，完谷不化，或见脱肛，形寒肢冷，面色㿠白，精神萎靡，睡时露睛。舌淡苔白，脉细弱，指纹色淡。

证候分析　见于久泻，脾肾阳虚，水谷不化，发为本证。以大便澄澈清冷，完谷不化，形寒肢冷为证候要点。偏脾阳虚者，大便清稀，或见脱肛，面色㿠白；偏肾阳虚者，大便清冷，滑脱不禁，腹凉肢冷，精神萎靡。本证继续发展，则成重症疳泻，终则阳脱而亡。

治法　温补脾肾，固涩止泻。

方药　附子理中汤（《三因极一病证方论》）。

常用中药　白术、附子、干姜、茯苓、厚朴。

加减　脱肛，加炙黄芪、升麻升举中阳；久泻滑脱不禁，加诃子、石榴皮、赤石脂收敛固涩止泻。

（2）变证

①气阴两伤

证候　泻下过度，质稀如水，精神萎靡或心烦不安，目眶及囟门凹陷，皮肤干燥或枯瘪，啼哭无泪，口渴引饮，小便短少，甚至无尿，唇红而干，舌红少津，苔少或无苔，脉细数。

证候分析　本证多由湿热暴泻，耗伤气阴引发。以精神萎靡，皮肤干燥，小便短少为证候要点。偏耗气者大便稀薄，神萎乏力，不思进食；偏伤阴者泻下如水，量多，目眶及前囟凹陷，啼哭无泪，小便短少甚至无尿。本证若未能及时救治，则可能很快发展为阴竭阳脱证。

治法　健脾益气，酸甘敛阴。

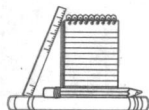

方药 人参乌梅汤（《温病条辨》）。

常用中药 人参、乌梅、莲子、甘草、木瓜、山药。

加减 泻下不止，加山楂炭、诃子、赤石脂涩肠止泻；口渴引饮，加石斛、玉竹、天花粉、芦根养阴生津止渴；大便热臭，加黄连、辣蓼清解内蕴之湿热。

②阴竭阳脱

证候 泻下不止，次频量多，精神萎靡，表情冷漠，面色青灰或苍白，哭声微弱，啼哭无泪，尿少或无，四肢厥冷。舌淡无津，脉沉细欲绝。

证候分析 常因气阴两伤证失治误治，或久泻不止，阴阳俱耗，发为本证。以面色青灰或苍白，精神萎靡，哭声微弱，尿少或无，四肢厥冷，脉沉细欲绝为证候要点。阴竭证皮肤枯瘪，啼哭无泪，无尿；阳脱证神萎而悄无声息，四肢厥冷，脉细欲绝。本证为变证、危证，不及时救治则迅即夭亡。

治法 挽阴回阳，救逆固脱。

方药 生脉散（《内外伤辨惑论》）。

常用中药 人参、麦冬、五味子。

【其他疗法】

1. 中成药

（1）葛根芩连微丸 每次1～2g，每日3～4次，口服。用于湿热泻。

（2）藿香正气水 每次5～10mL，每日3次，口服。用于风寒泻。

（3）纯阳正气丸 每次2～3g，每日3～4次，口服。用于中寒泄泻，腹冷呕吐。

（4）健脾八珍糕 每次2块，开水调成糊状，口服，每日2～3次。用于脾虚泻。

（5）附子理中丸 每次2～3g，每日3～4次，口服。用于脾肾阳虚泻。

2. 推拿疗法

（1）清补脾土，清大肠，清小肠，退六腑，揉小天心。用于湿热泻。

（2）揉外劳宫，推三关，摩腹，揉脐，揉龟尾。用于风寒泻。

（3）推板门，清大肠，补脾土，摩腹，逆运内八卦，点揉天突。用于伤食泻。

（4）推三关，补脾土，补大肠，摩腹，推上七节骨，捏脊，重按肺俞、脾俞、胃俞、大肠俞。用于脾虚泻。

3. 针灸疗法

（1）针法 取足三里、中脘、天枢、脾俞。发热加曲池，呕吐加内关、上脘，腹胀加下脘，伤食加刺四缝，水样便多加水分。实证用泻法，虚证用补法，每日1～2次。

（2）灸法 取足三里、中脘、神阙。隔姜灸或艾条温和灸。每日1～2次。用于脾虚泻、脾肾阳虚泻。

4. 西医疗法

（1）饮食控制 一般可正常饮食，禁忌生冷油腻食物。腹泻若在添加辅食期间，应暂停添加新的辅食。

（2）药物治疗 ①黏液、脓血便者多为侵袭性细菌感染，根据病原选用抗菌药物，可选用氨苄西林、头孢菌素、呋喃唑酮等抗菌药物，再根据大便细菌培养和药敏进行调整。水样便腹泻患儿（约70%）多为病毒或非侵袭性细菌所致，一般不用抗生素，应合理使用液体疗法，可选用微生物制剂和肠道黏膜保护剂。②微生态疗法有利于恢复肠道正常菌群，抑制病原菌的侵袭和定植，从而控制腹泻。常用含有双歧杆菌、嗜酸乳杆菌等类药物。③肠黏膜保护剂能够与

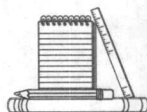

肠道黏液糖蛋白相互作用，增强其屏障功能，阻止病原微生物的侵袭，并且能够吸附病原菌和毒素。常用蒙脱石散（思密达）。

（3）口服补液　适用于轻、中度脱水，能有效促进水和电解质的吸收，纠正及治疗腹泻。常用口服补液盐（ORS），配方为氯化钠 3.5g，碳酸氢钠 2.5g，枸橼酸钾 1.5g，葡萄糖 20g，加温开水 1000mL。轻度脱水 50～80mL/kg，中度脱水 80～100mL/kg，少量频服。8～12 小时将累积损失补足。

（4）静脉补液　适用于重度脱水。根据不同性质和程度的脱水决定输入溶液成分、总量及滴注的时间。按照先快后慢、先浓后淡、先盐后糖、见尿补钾、纠酸补钙的原则进行。

【预防与调护】

1. 预防

（1）注意饮食卫生，饮食应新鲜、清洁，不吃变质食物，不要暴饮暴食。饭前、便后要洗手，餐具要卫生。

（2）提倡母乳喂养，不宜在夏季及小儿有病时断奶，遵守添加辅食的原则，注意科学喂养。

（3）加强户外活动，注意气候变化，防止感受外邪，避免腹部受凉。

2. 护理

（1）适当控制饮食，减轻脾胃负担。对吐泻严重及伤食泄泻患儿暂时禁食，以后随着病情好转，逐渐增加饮食量。忌食油腻、生冷及不消化的食物。

（2）保持皮肤清洁干燥，勤换尿布。每次大便后，要用温水清洗臀部，并扑上爽身粉，防止发生红臀。

（3）密切观察病情变化，及早发现泄泻变证。

【案例训练】

张某，女，8 个半月。于 2016 年 3 月 5 日就诊。

患儿腹泻 1 周。1 周前添加辅食后出现大便稀溏，每日 3～5 次，家长给服"妈咪爱"后，大便稀溏症状无明显好转，并加重至每日 6～8 次，伴呕吐胃内容物 3 次。今日为求中西结合治疗来门诊就诊。现症：呕吐胃内容物、大便稀溏，1 日 7 次左右，黄绿色稀水样便，无黏液及脓血，无发热、咳嗽、便血，纳呆眠差，小便少。查体：精神尚可，前囟 1.2cm×1.0cm，稍凹陷，轻度脱水貌。舌红，苔厚腻，指纹淡滞。

1. 中医辨证论治

（1）四诊摘要　①望诊：纳呆眠差，小便少，轻度脱水貌。舌红，苔厚腻。②问诊：呕吐胃内容物，大便稀溏，1 日 7 次左右，黄绿色稀水样便。③切诊：前囟 1.2cm×1.0cm，稍凹陷，指纹淡滞。

（2）中医辨证分析　在教师指导下分组讨论完成。

（3）中医诊断　泄泻（伤食泻）。

（4）治则　运脾和胃，消食化滞。

（5）方药　保和丸。

（6）课后作业　学生练习开方定量。

2. 西医诊治

（1）诊断依据　①病史：腹泻 1 周，患儿 1 周前添加辅食后出现大便稀溏，每日 3～5

练一练，强诊治

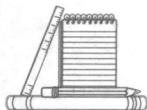

次，家长给服"妈咪爱"后大便稀溏症状无明显好转，现每日 6 ～ 8 次，伴呕吐胃内容物 3 次。②症状：呕吐胃内容物，大便稀溏，1 日 7 次左右，黄绿色稀水样便，纳呆眠差，小便少。③体征：前囟 1.2cm×1.0cm，稍凹陷，轻度脱水貌。

（2）西医诊断 腹泻。

（3）处置方案

长期医嘱	临时医嘱
儿科护理常规	血、大便常规
二级护理	大便病原学检查
禁食	口服补液盐（ORS）400mL　口服　即刻
卧床休息	
金双歧1片　口服　每日2次	
蒙脱石散3g　口服　每日1次	

【名医验案】

患者为一名 2 岁 3 个月大的女孩，自 2019 年 6 月起出现间断性腹泻，病情时好时坏。1 个月前，症状加重，大便每日 7 ～ 8 次，便质稀薄，呈蛋花汤样甚至水样，颜色偏黄，无黏液脓血，伴有食欲不振、倦怠和神疲乏力。检查发现患者精神欠佳，面色少华，腹部柔软，舌淡苔白，脉弱。

方药：太子参、茯苓、炒白术、陈皮、扁豆、山药、莲子、砂仁、桔梗各8g，薏苡仁 10g，甘草 6g。患者服用 3 剂后，症状明显好转，大便次数减少至每日 2 ～ 3 次。后续治疗中，在前方基础上加入炒三仙各8g，继续服用 5 剂，最终腹泻痊愈，饮食和精力恢复正常。

按语：本案首断脾虚泄泻，脾胃是后天之本，气血生化之源，小儿脾常不足，容易因调护不当而损伤脾胃，导致泄泻。脾虚湿困是泄泻的基本病机，治疗时应以健脾益气、渗湿止泻为主。本案中，参苓白术散的应用正是基于这一原则，通过健脾益气达到祛湿邪、健脾气的效果。（引自《贾六金中医儿科经验集》）

【预习测试】

1. 中医认为，小儿泄泻的主要病因是（　　　　）

　　A. 食积　　　　　B. 湿热　　　　　C. 脾胃虚弱　　　　D. 风寒　　　　E. 以上都是

2. 以下哪种证型不属于小儿泄泻的常见证型（　　　　）

　　A. 湿热泻　　　　B. 寒湿泻　　　　C. 脾虚泻　　　　D. 热毒泻　　　　E. 食积泻

3. 小儿湿热泻的主要症状是（　　　　）

　　A. 大便清稀，腹痛喜按　　　　　　　　B. 大便臭秽，肛门灼热

　　C. 大便溏泄，食欲不振　　　　　　　　D. 大便夹有黏液，里急后重

　　E. 大便稀薄，畏寒肢冷

4. 治疗小儿风寒泻的代表方剂是（　　　　）

　　A. 藿香正气散　　B. 葛根芩连汤　　C. 参苓白术散　　D. 理中丸　　E. 七宝美髯丹

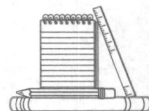

5. 小儿脾虚泻的治疗原则是（　　　　）

　　A. 温中散寒　　　B. 清热利湿　　　C. 健脾益气　　　D. 消食导滞　　　E. 疏风解表

6. 以下哪种食物不适合小儿泄泻患者食用（　　　　）

　　A. 苹果　　　　　B. 香蕉　　　　　C. 西瓜　　　　　D. 红薯　　　　　E. 粳米

7. 以下哪种推拿手法适用于小儿泄泻（　　　　）

　　A. 揉板门　　　　B. 推七节骨　　　C. 摩腹　　　　　D. 按揉足三里　　E. 以上都是

8. 小儿泄泻伴有发热，首选的药物是（　　　　）

　　A. 银翘散　　　　B. 葛根芩连汤　　C. 藿香正气散　　D. 保和丸　　　　E. 参苓白术散

9. 小儿泄泻辨证为食积泻，治疗应选用（　　　　）

　　A. 保和丸　　　　B. 参苓白术散　　C. 葛根芩连汤　　D. 理中丸　　　　E. 藿香正气散

10. 小儿泄泻辨证为湿热泻，治疗应选用（　　　　）

　　A. 葛根芩连汤　　B. 藿香正气散　　C. 参苓白术散　　D. 理中丸　　　　E. 保和丸

A2 型题

11. 患儿，男，3岁，近日出现大便次数增多，大便稀薄如水，伴有腹痛，食欲不振。舌质淡，苔白腻，脉濡。辨证为（　　　　）

　　A. 湿热泻　　　　B. 寒湿泻　　　　C. 脾虚泻　　　　D. 食积泻　　　　E. 热毒泻

12. 患儿，女，2岁，大便稀溏，夹有不消化食物，气味酸臭，脘腹胀满，疼痛拒按。舌红，苔黄厚，脉滑数。治疗应选用（　　　　）

　　A. 葛根芩连汤　　B. 藿香正气散　　C. 参苓白术散　　D. 保和丸　　　　E. 理中丸

13. 患儿，男，4岁，大便清稀，每日数次，伴有恶寒发热，头痛身痛。舌淡，苔薄白，脉浮紧。治疗应选用（　　　　）

　　A. 银翘散　　　　B. 葛根芩连汤　　C. 藿香正气散　　D. 保和丸　　　　E. 参苓白术散

14. 患儿，女，1岁，大便稀溏，色淡不臭，面色萎黄，神疲倦怠。舌淡，苔薄白，脉缓弱。治疗应选用（　　　　）

　　A. 葛根芩连汤　　B. 藿香正气散　　C. 参苓白术散　　D. 保和丸　　　　E. 理中丸

15. 患儿，男，5岁，大便黏滞不爽，腹痛即泻，泻后痛减，泻下急迫，气味臭秽。舌红，苔黄腻，脉滑数。治疗应选用（　　　　）

　　A. 葛根芩连汤　　B. 藿香正气散　　C. 参苓白术散　　D. 保和丸　　　　E. 理中丸

16. 患儿，女，3岁，大便稀溏，完谷不化，面色苍白，四肢不温。舌淡，苔白滑，脉沉细。治疗应选用（　　　　）

　　A. 葛根芩连汤　　B. 藿香正气散　　C. 参苓白术散　　D. 保和丸　　　　E. 理中丸

B1 型题

　　A. 保和丸　　　　　　　　　　　　　　　　　　B. 藿香正气丸

　　C. 葛根黄芩黄连汤合六一散　　　　　　　　　　D. 参苓白术散

　　E. 附子理中汤合四神丸

17. 小儿脾肾阳虚泻的首选方剂是（　　　　）

18. 小儿脾虚泻的首选方剂是（　　　　）

19. 小儿伤食泻的首选方剂是（　　　　）

20. 小儿风寒泻的首选方剂是（　　　　）

扫一扫，知答案

师说心语

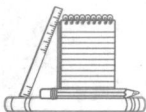

项目三 便 秘

【学习目标】

1. 了解便秘的发病特点及临床表现。

2. 熟悉便秘的病因病机及诊断要点。

3. 掌握便秘的辨证论治。

4. 具有运用中医四诊及西医检查手段对便秘进行诊断和鉴别诊断的能力。

做一做，明重点

扫一扫，看课件

【概述】

便秘是指大便秘结不通，排便次数减少或间隔时间延长，或便意频而大便艰涩、排出困难的病证。可单独存在，也可继发于其他疾病的过程中。

便秘为小儿常见的临床证候，可见于任何年龄，一年四季均可发病。本病经过合理治疗，一般预后良好，但容易造成肛裂，日久迁延不愈者，可引起脱肛、痔疮等疾病。

本病相当于西医的小儿功能性便秘。

【病因病机】

便秘的病因包括饮食因素、情志因素、正虚因素及热病伤津。主要病位在大肠，与脾、肝、肾三脏相关，病机关键是大肠传导功能失常。若脾胃升降功能失常，或肝气失疏，则胃失和降；或肾气失煦，脾胃升降无力，导致大肠传导失职而形成便秘。

1. 乳食积滞 小儿脾常不足，乳食不知自节，若饮食喂养不当，损伤脾胃，运化失常，停滞中焦，积久化热，耗伤津液，肠道失润，则形成便秘。

2. 邪热伤津 小儿易感温热时邪，邪热稽留，或过食肥甘炙煿，灼津伤阴，肠道津少失濡，大便干结，发为便秘。

3. 气机郁滞 小儿因生活环境、习惯改变，所欲不遂，情志不疏；或小儿久坐少动，又因排便困难，使之对排便形成恐惧心理，有便意而不愿排便，致气机郁滞，大便秘结。

4. 气血亏虚 小儿若禀赋不足、后天失调，或疾病影响、药物克伐等，均可导致气血不足，气虚则传导无力，血虚则肠道失润。若病及于肾，耗阴损阳，则不能蒸化津液温润肠道，致肠道干涸，便秘由生。

【诊断与鉴别诊断】

1. 诊断要点

（1）病史 患儿可有喂养不当、挑食、偏食、外感时邪、情志不畅、脏腑虚损等史。

（2）临床表现 ①不同程度的大便干燥，轻者仅大便前部干硬，重者大便坚硬，状如羊屎。②排便次数减少，间隔时间延长，常2～3日排便1次，甚者可达6～7日1次。或虽排便间隔时间如常，但排便艰涩或时间延长，或便意频频，难以排出或排净。③伴有腹胀、腹痛、食欲不振、排便哭闹等症。可因便秘而发生肛裂、便血、痔疮。部分患儿左下腹部可触及粪块。

（3）辅助检查 大便常规、潜血试验、直肠指检为常规检查。钡剂灌肠、直肠镜检查可排除肠道器质性病变。

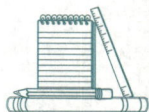

2. 鉴别诊断

（1）先天性巨结肠　主要表现为顽固性便秘，新生儿胎便排出延迟，小儿便秘症状进行性加重，伴有严重腹胀、消瘦、生长发育迟缓等。钡剂灌肠检查显示近直肠 – 乙状结肠处狭窄，上段结肠异常扩大。

（2）机械性肠梗阻　主要表现为急性便秘，伴阵发性剧烈腹痛腹胀、恶心呕吐、肠鸣音亢进。腹部 X 线检查显示，多个扩张肠袢及较宽液平面，结肠远端及直肠无气。

【辨证论治】

1. 辨证要点

（1）辨虚实　实证多由乳食积滞、燥热内结和气机郁滞所致，一般病程短，大便质多干燥坚硬，腹胀拒按。食积者，不思进食，或恶心呕吐；气机郁滞者，常胸胁痞满，腹胀嗳气。虚证多因气血不足，肠失濡润，传导乏力，一般病程较长，病情顽固，大便虽不甚干硬，但多欲便不出或便出艰难，腹胀喜按。因气虚所致者，神疲气短，面白多汗；由血虚引起者，面色无华，唇甲色淡。

（2）辨寒热　热证多身热面赤，口渴尿黄，喜凉恶热；寒证多面白肢冷，小便清长，喜热恶凉。

2. 治疗要点　本病治疗以润肠通便为基本法则。临证应根据病因不同，分别采用消食导滞、清热润肠、理气通便、益气养血通便等治法。治疗用药应注意通下不可太过，以免损伤正气。

3. 分证论治

（1）食积便秘

证候　大便秘结，脘腹胀满，不思饮食，或恶心呕吐，或有口臭，手足心热，小便黄少。舌质红，苔黄厚，脉沉有力，指纹紫滞。

证候分析　小儿脾胃娇嫩，食积停滞，传导失职，则脘腹胀满，不思饮食，大便秘结；积久化热，则口臭，手足心热，小便黄少；舌质红，苔黄厚，脉沉有力，指纹紫滞均为乳食积滞之象。以有伤食或伤乳史，便秘同时兼见脘腹胀痛，纳呆口臭，手足心热为证候要点。

治法　消积导滞通便。

方药　枳实导滞丸（《内外伤辨惑论》）。

常用中药　大黄、神曲（炒）、枳实（麦炒）、黄芩（酒炒）、黄连（酒炒）、白术（土炒）、茯苓、泽泻。

加减　食积重者，加炒麦芽、炒谷芽、炒莱菔子、鸡内金；积滞化热者，加连翘、胡黄连；大便干结甚者，加郁李仁、瓜蒌仁。

（2）燥热便秘

证候　大便干结，排便困难，甚则秘结不通，面赤身热，腹胀或痛，小便短赤，或口干口臭，或口舌生疮。舌质红，苔黄燥，脉滑实，指纹紫滞。

证候分析　因热病伤阴，或素喜辛辣炙煿之品，肠道失润，燥热内结，故大便干结，甚至秘结不通，排便困难；腑气不通，秽浊熏蒸于上，则口臭，口舌生疮；热移膀胱，故小便短赤；舌质红，苔黄燥，脉滑实，指纹紫滞为燥热内结之征象。以大便干结，面赤口臭，身热溲赤，苔黄燥为证候要点。

治法　清热润肠通便。

方药　麻子仁丸（《伤寒论》）。

常用中药　麻子仁（火麻仁）、芍药、枳实（炙）、大黄（去皮）、厚朴（炙、去皮）、杏仁

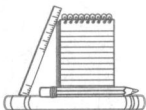

（去皮尖）。

加减　纳差口臭者，加炒莱菔子、焦山楂；津伤口干者，加沙参、玄参、天花粉；腹胀痛者，加广木香；身热面赤者，加葛根、黄芩；口舌生疮者，加黄连、栀子。

（3）气滞便秘

证候　大便秘结，欲便不得，甚或胸胁痞满，腹胀疼痛，嗳气频作。舌质红，苔薄白，脉弦，指纹滞。

证候分析　因情志不舒，或因久坐少动，气机郁滞，则胸胁痞满，腹胀疼痛，嗳气频作；肝脾气滞，传导失职，则大便秘结，欲便不得；舌质红，苔薄白，脉弦，指纹滞为气机郁滞之象。以欲便不得，胸胁痞满，腹胀嗳气为证候要点。

治法　理气导滞通便。

方药　六磨汤（《世医得效方》）。

常用中药　槟榔、沉香、木香、乌药、大黄、枳壳。

加减　胸胁痞满甚者，加香附、瓜蒌；嗳气频繁者，加紫苏梗、旋覆花、青皮；口苦咽干，腹胀痛者，加青皮、厚朴。

（4）气虚便秘

证候　时有便意，大便不干燥，仍努挣难下，排便时汗出气短，便后神疲乏力，面色少华。舌淡苔薄，脉虚弱，指纹淡红。

证候分析　因气虚大肠传导无力，则时有便意，大便不干，努挣难下，排便时汗出气短；而神疲乏力，面色少华为气虚化生乏源；舌淡苔薄，脉虚弱，指纹淡红为气虚之象。以时有便意，大便不干，努挣难下，神疲乏力为证候要点。

治法　益气润肠通便。

方药　黄芪汤（《金匮翼》）。

常用中药　黄芪、白术、防风、熟地黄、煅牡蛎、茯苓、麦冬、大枣、甘草。

加减　汗多气短者，加北沙参、麦冬、五味子；气虚下陷脱肛者，重用黄芪，加升麻、柴胡；肾阳不足，大便不干，排出困难，腹中冷痛，四肢欠温者，加党参、干姜、肉苁蓉。

（5）血虚便秘

证候　大便干结，艰涩难下，面白无华，唇甲色淡，心悸目眩。舌质淡嫩，苔薄白，脉细弱，指纹淡。

证候分析　血虚失养，肠道失润，则大便干结，艰涩难下；心主血脉，血虚无以荣养则面白无华，唇甲色淡，心悸目眩；舌质淡嫩，苔薄白，脉细弱，指纹淡为血虚之征象。以大便干结，艰涩难下，面白无华，唇甲色淡为证候要点。

治法　养血润肠通便。

方药　润肠丸（《沈氏尊生方》）。

常用中药　麻子仁、桃仁（去皮尖）、羌活、当归、煨大黄。

加减　大便干燥者，加玄参、麦冬、肉苁蓉；心悸者，加酸枣仁、柏子仁；唇甲色淡者，加阿胶滋阴补血；口干心烦者，加玄参、牡丹皮、栀子；兼气虚者，加黄芪、党参。

【其他疗法】

1. 中成药

（1）枳实导滞丸　每次3～6g，每日1～2次，口服。用于食积便秘。

（2）麻仁丸　每次3～6g，每日1～2次，口服。用于燥热便秘。

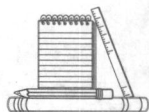

（3）木香槟榔丸　每次3g，每日2～3次，口服。用于气滞便秘。

（4）补中益气丸　每次3g，每日2～3次，口服。用于气虚便秘。

（5）桑椹膏　每次5g，每日2次，口服。用于血虚便秘。

2. 推拿疗法

（1）实证　清大肠，退六腑，推下七节骨。食积证加清胃经，揉板门；燥热证加清天河水，揉膊阳池。气滞证加推肝经，揉膊阳池，推四横纹，推肺经。

（2）虚证　推下七节骨，补脾经，补肾经，推上三关，点揉足三里。气虚证加揉中脘、脾俞、肾俞，摩腹。血虚证加推四横纹。

3. 敷贴疗法　大黄研细末，取药末10g，加酒调糊，敷脐纱布覆盖，胶布固定。用于燥热便秘。

4. 针灸疗法

（1）体针　常用主穴：大肠俞、天枢、支沟等。配穴：合谷、曲池，用于燥热便秘；中脘、行间，用于气滞便秘；脾俞、胃俞，用于气虚便秘。1日1次，针刺，气虚便秘针后加灸。

（2）耳穴压豆　选取大肠、便秘点，将生王不留行籽置于胶布中，贴压耳穴，并轻轻按压，每天3～5次，每周换贴2～3次。

【预防与调护】

1. 预防

（1）适量多饮水，多进食蔬菜、水果，尤其是粗纤维类蔬菜。

（2）经常参加体育活动，避免久坐少动。

2. 护理

（1）对患儿进行排便训练。养成定时排便习惯。

（2）大便干结临时对症处理，可用开塞露塞肛，或肥皂条纳入肛门通便。

【案例训练】

患儿，男，2岁。2015年10月16日初诊。

主诉：解便困难3个月。近3个月来，患儿大便3～4天一行，解便困难，每次均需用开塞露。现症：解便困难，虚坐努责，先硬后软，伴有食欲差，口干不欲饮，舌质淡红，苔薄白，脉细数。

1. 中医辨证论治

（1）四诊摘要　①望诊：舌质淡红，苔薄白。②问诊：近3个月来，患儿大便3～4天一行，解便困难，每次均需用开塞露。现解便困难，虚坐努责，先硬后软，伴有食欲差，口干不欲饮。③切诊：脉细数。

（2）中医辨证分析　在教师指导下分组讨论完成。

（3）中医诊断　便秘（气虚便秘）。

（4）治则　益气润肠通便。

（5）方药　黄芪汤加减。

（6）课后作业　学生练习开方定量。

2. 西医诊治

（1）诊断依据　①病史：因"解便困难3个月"就诊，近3个月来，患儿大便3～4天一行，解便困难，每次均需用开塞露。②症状：解便困难，虚坐努责，先硬后软，伴有食欲差，口干不欲饮。

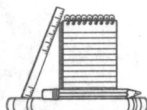

（2）西医诊断　功能性便秘。

（3）处置方案

门诊医嘱
儿科护理常规
膳食纤维饮食
多饮水
大便常规
肛门直肠检查
腹部X线片
开塞露　适量　塞肛　即刻
排便训练

【名医验案】

刘某，男，1岁。

1992年5月4日初诊：大便干结1年，5天1次，呈块状，夜间哭闹，舌质淡红，苔薄白。用增液通便汤加杏仁，早、午、晚服药。3剂，水煎服。

5月9日二诊：服药后2天大便1次，软硬适中，要求巩固。继用原方2剂善后。

增液通便汤（刘云山自拟方）。组成：玄参2g，生地黄1g，麦冬1g，当归2g，枳壳1g，酒大黄0.5g，火麻仁1g，生山楂1g，神曲1g，生麦芽1g。此为1～3岁小儿用量。每日1剂，水煎服。用药5剂告愈。

按语：小儿便秘是儿科临床常见的一个症状。其发病原因首先与体质有关。阴虚体质多因血燥，阳虚体质多因气弱。小儿为稚阴稚阳之体，多"阴常不足"，易致阴虚便秘。其次与饮食起居失调有关。过食燥热，易致肠间津枯而大便不利。本案治疗以增水行舟为主，寓泻于外。以玄参、生地黄、麦冬、当归、火麻仁滋阴补血以治本；枳壳、酒大黄、生山楂、神曲、生麦芽行气消导通便以治标；更加杏仁开宣肺气，使上下气机通畅，大便顺利排出。（引自《刘云山儿科秘录·刘云山治小儿便秘案》）。

【预习测试】

A1型题

1. 小儿便秘的主要病位在（　　　）

　　A. 肺　　　　　　B. 脾　　　　　　C. 胃　　　　　　D. 大肠　　　　　E. 肾

2. 下列哪项不是小儿功能性便秘的常见病因（　　　）

　　A. 饮食不当　　　　　　　　　　　　　　B. 水分摄入不足

　　C. 缺乏运动　　　　　　　　　　　　　　D. 肠道感染

　　E. 情绪因素

3. 小儿便秘实证的主要证型是（　　　）

　　A. 热秘　　　　　B. 气秘　　　　　C. 寒秘　　　　　D. 湿秘　　　　　E. 燥秘

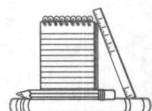

4. 治疗小儿便秘热秘证, 首选方剂是 (　　)

    A. 麻子仁丸　　　B. 润肠丸　　　C. 五仁丸　　　D. 增液承气汤　　E. 黄连解毒汤

5. 小儿便秘虚证的主要证型是 (　　)

    A. 气虚秘　　　　B. 血虚秘　　　C. 阴虚秘　　　D. 阳虚秘　　　E. 以上都是

6. 治疗小儿便秘气虚秘, 首选方剂是 (　　)

    A. 补中益气汤　　B. 四君子汤　　C. 健脾丸　　　D. 黄芪建中汤　　E. 当归补血汤

7. 小儿便秘阴虚秘的主要症状不包括 (　　)

    A. 大便干结　　　B. 口干咽燥　　C. 舌红少津　　D. 脉象滑数　　　E. 面色潮红

8. 小儿便秘阳虚秘的主要症状不包括 (　　)

    A. 大便艰涩　　　B. 面色苍白　　C. 腹中冷痛　　D. 舌淡苔白　　　E. 脉象洪数

A2 型题

9. 患儿, 男, 5 岁。大便干结, 3 天一行, 面色红润, 口臭, 小便短赤, 舌红苔黄, 脉滑数。治疗应首选的方剂是 (　　)

    A. 麻子仁丸　　　B. 润肠丸　　　C. 五仁丸　　　D. 增液承气汤　　E. 黄连解毒汤

10. 患儿, 男, 6 岁。大便不畅, 努责难下, 面色无华, 神疲乏力, 舌淡苔薄白, 脉细弱。治疗应首选的方剂是 (　　)

    A. 黄芪汤　　　　B. 四君子汤　　C. 健脾丸　　　D. 当归补血汤　　E. 黄芪建中汤

11. 患儿, 女, 4 岁。大便干结, 排便困难, 腹部胀痛, 嗳气频作, 舌淡红, 苔薄白, 脉弦。治疗应首选的方剂是 (　　)

    A. 六磨汤　　　　B. 四逆散　　　C. 逍遥散　　　D. 越鞠丸　　　E. 枳实导滞丸

B1 型题

    A. 黄芪汤　　　　B. 六磨汤　　　C. 枳实导滞丸　　D. 润肠丸　　　E. 麻子仁丸

12. 气虚便秘首选 (　　)

13. 热虚便秘首选 (　　)

14. 血虚便秘首选 (　　)

15 气滞便秘首选 (　　)

扫一扫, 知答案

做一做, 明重点

扫一扫, 看课件

项目四　厌　食

【学习目标】

  1. 了解厌食的发病特点及临床表现。

  2. 熟悉厌食的病因病机及诊断要点。

  3. 掌握厌食的辨证论治。

  4. 具有运用中医四诊及西医检查手段对厌食进行诊断和鉴别诊断的能力。

【概述】

厌食是小儿时期常见的脾胃系统病证, 临床以较长时期厌恶进食, 食量减少为特征。

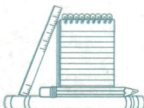

本病可发生在任何季节，但夏季暑湿当令之时可使症状加重。各年龄儿童均可发病，以1～6岁为多见。近年来发病率增高，尤以城市儿童多见。本病一般预后良好，但长期不愈者，可使气血生化乏源，抗病能力下降，而易罹患他症，甚或影响生长发育转化为疳证。

相当于西医的神经性厌食症。

【病因病机】

本病多由喂养不当、他病伤脾、先天不足、情志失调引起，其病变脏腑主要在脾胃。盖胃司受纳，脾主运化，脾胃调和，则知饥纳谷食而知味，正如《灵枢·脉度》所说"脾气通于口，脾和则口能知五谷矣"。若先天禀赋不足，或后天调护失宜，致脾胃失健，纳化不和，则造成厌食。

1. 喂养不当　此为小儿厌食最多见的病因。小儿脾常不足，乳食不知自节。家长缺乏育婴保健知识，婴儿期未按期添加辅食；或溺爱，纵其所好，恣意零食、偏食、冷食；或片面强调高营养饮食，如过食肥甘、煎炸炙煿之品，超越了小儿脾胃的正常纳化能力；或饥饿无度；或滥服滋补之品，均可损伤脾胃，产生厌食。如《素问·痹论》所说"饮食自倍，肠胃乃伤"。

2. 他病伤脾　脾为阴土，喜燥恶湿，得阳则运；胃为阳土，喜润恶燥，得阴则和。罹患他病，若误用攻伐，或攻伐太过，或过用苦寒损脾伤阳；或过用温燥耗伤胃阴；或病后未能及时调理；或夏伤暑湿，脾为湿困，均可使受纳运化失常，而致厌恶进食。

3. 先天不足　胎禀怯弱，元气不足，脾胃薄弱之儿，往往出生后即表现不欲吮乳。若后天失于调养，则脾胃怯弱，乳食长期难以增进。

综上所述，本病病位在脾胃，一般不涉及他脏，脾胃运化功能失健为其主要病机，以饮食不节、喂养不当引起者多见。

【诊断与鉴别诊断】

1. 诊断要点

（1）有喂养不当、病后失调、先天不足或情志失调史。

（2）长期食欲不振，厌恶进食，食量明显少于同龄正常儿童。

（3）面色少华，体形偏瘦，但精神尚好，活动如常。

（4）除外其他外感、内伤慢性疾病。

2. 鉴别诊断

（1）积滞　有伤乳伤食史，除不思乳食外，应有脘腹胀满、嗳吐酸腐、大便酸臭等症，其不思乳食由乳食停聚中焦不行而产生；而厌食患儿，不思进食，所进甚少，腹部坦然无苦，一般无积食征象，可与之鉴别。

> **执考提示**
> 厌食、积滞和疳证之区别

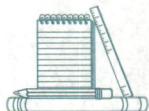

（2）疳证　疳证患儿在饮食方面的表现除有食欲不振外，亦有食欲亢进、嗜食异物，形体明显消瘦，烦躁不安或萎靡不振，可涉及五脏，出现舌疳、眼疳、疳肿胀等。厌食患儿虽食欲不振，但形体正常或略瘦，但未至羸瘦程度，一般不涉及他脏。

（3）疰夏　本病为季节性疾病，有"春夏剧，秋冬瘥"的发病特点。临床表现除食欲不振外，可见精神倦怠，大便不调，或有发热等症。

【辨证论治】

1. 辨证要点　辨证时首先要与其他疾病出现的食欲不振相区别。本病应以脏腑辨证为纲，主要从脾胃辨证区别，分析是以运化功能失健为主，还是以脾胃气阴亏虚为主。凡病程短，仅表现纳呆食少，食而乏味，饮食稍多即感腹胀，形体尚可，舌苔薄腻者为脾失健运；病程长，食而不化，大便稀薄，并伴面色少华，乏力多汗，形体偏瘦，舌质淡，苔薄白者为脾胃气虚；若食少饮多，口舌干燥，大便秘结，舌红少津，苔少或花剥者为脾胃阴虚。

2. 治疗要点 本病治疗宗"脾健不在补，贵在运"的原则，以运脾开胃为基本法则。宜以芳香之剂解脾胃之困，拨清灵脏气以复转运之机，俟脾健调和，运化复健，则胃纳自开。脾运失健者，当以运脾和胃为主；脾胃气虚者，治以健脾益气为先；脾胃阴虚者，施以养胃育阴之法。运脾之法，有燥湿助运、消食助运、理气助运、温运脾阳，在本病中须灵活应用。需要注意的是，消导不宜过酸，燥湿不宜过热，补益不宜呆滞，养阴不宜滋腻，以防损脾碍胃，影响纳化。在药物治疗的同时，应注意饮食调养，纠正不良的饮食习惯，方能取效。

3. 分证论治

（1）脾失健运

证候 食欲不振，厌恶进食，食而乏味，食量减少，或伴胸脘痞闷、嗳气泛恶，大便不调，偶尔多食后脘腹饱胀，形体尚可，精神正常。舌淡红，苔薄白或薄腻，脉尚有力。

证候分析 本证为厌食初期表现，脾胃不和，纳运不配，故见本证。以厌恶进食，他症不著，精神、形体如常为证候要点。若失于调治，病情迁延，损伤脾气，则易转为脾胃气虚证。

治法 调和脾胃，运脾开胃。

方药 不换金正气散（《太平惠民和剂局方》）。

常用中药 陈皮、苍术、厚朴、甘草、草果、半夏、藿香。

加减 脘腹胀满者，加木香、厚朴、莱菔子理气宽中；暑湿困阻，舌苔白腻者，加荷叶、厚朴、扁豆花消暑化湿；大便偏干者，加枳实、莱菔子导滞通便；大便偏稀者，加山药、薏苡仁健脾祛湿。

（2）脾胃气虚

证候 不思进食，食而不化，大便偏稀夹不消化食物，面色少华，形体偏瘦，肢倦乏力。舌质淡，苔薄白，脉缓无力。

证候分析 本证多见于脾胃素虚，或脾运失健，迁延失治者。以不思进食，面色少华，肢倦乏力，形体偏瘦为证候要点。若迁延不愈，气血损耗，形体消瘦，则应按疳证辨治。

治法 健脾益气，佐以助运。

方药 异功散（《小儿药证直诀》）或参苓白术散（《太平惠民和剂局方》）。

常用中药 人参、茯苓、白术、山药、陈皮、砂仁、白扁豆、桔梗、薏苡仁、炙甘草。

加减 苔腻便稀者，去白术，加苍术、薏苡仁燥湿运脾；便溏、面白肢冷者，加炮姜、肉豆蔻温运脾阳；饮食不化者，加焦山楂、炒谷芽、炒麦芽消食助运；腹胀者，加木香、槟榔理气除胀；汗多易感者，加黄芪、防风益气固表。

（3）脾胃阴虚

证候 不思进食，食少饮多，皮肤失润，大便偏干，小便短黄，甚或烦躁少寐，手足心热。舌红少津，苔少或花剥，脉细数。

证候分析 本证多见于温热病后或素体阴虚，或嗜食辛辣伤阴者，脾胃阴虚，运化失常，故见本证。以食少饮多，大便偏干，舌红少苔为证候要点。

治法 滋脾养胃，佐以助运。

方药 养胃增液汤（经验方）和益胃汤（《温病条辨》）。

常用中药 石斛、乌梅、北沙参、玉竹、白芍、麦冬、细生地、甘草。

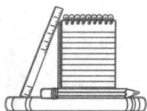

加减　口渴烦躁者，加天花粉、芦根、胡黄连清热生津除烦；大便干结者，加火麻仁、郁李仁、瓜蒌仁润肠通便；夜寐不宁、手足心热者，加牡丹皮、莲子心、酸枣仁清心安神；食少不化者，加炒谷芽、焦神曲生发胃气；兼脾气虚弱者，加山药、太子参补益气阴。

【其他疗法】

1. 中成药

（1）小儿香橘丸　每次1丸，每日2～3次，口服。周岁以内酌减，用于脾失健运证。

（2）小儿健脾丸　每次1丸，每日2次，口服。用于脾胃气虚证。

（3）启脾丸　每次1丸，每日2次，口服。用于脾胃气虚证。

2. 推拿疗法

（1）补脾土，运内八卦，清胃经，掐揉掌横纹，摩腹，揉足三里。用于脾失健运证。

（2）补脾土，运内八卦，揉足三里，摩腹，捏脊。用于脾胃气虚证。

（3）揉板门，补胃经，运八卦，分手阴阳，揉二马，揉中脘。用于脾胃阴虚证。

3. 针灸疗法

（1）体针　①取脾俞、足三里、阴陵泉、三阴交，用平补平泻法，用于脾失健运证。②取脾俞、胃俞、足三里、三阴交，用补法，用于脾胃气虚证。③取足三里、三阴交、阴陵泉、中脘、内关，用补法，用于脾胃阴虚证。以上各证型均用中等刺激，不留针，每日1次，10次为1个疗程。

（2）耳穴　取脾、胃、肾、神门、皮质下。用胶布贴王不留行籽于穴位上，隔日1次，双耳轮换，10次为1个疗程。每日按压3～5次，每次3～5分钟，以稍感疼痛为度。用于各证型。

【预防与调护】

1. 预防

（1）掌握正确的喂养方法，饮食起居按时、有度，饭前勿食糖果饮料，夏季勿贪凉饮冷。根据不同年龄给予富含营养、易于消化、品种多样的食品。母乳喂养的婴儿4个月后应逐步添加辅食。

（2）出现食欲不振症状时，要及时查明原因，采取针对性治疗措施。对病后胃气刚刚恢复者，要逐步增加饮食，切勿暴饮暴食而致脾胃复伤。

（3）注意精神调护，培养良好的性格。教育孩子要循循善诱，切勿训斥打骂，变换生活环境要逐步适应，防止惊恐恼怒损伤。

2. 护理

（1）纠正不良饮食习惯，做到"乳贵有时，食贵有节"，不偏食、挑食，不强迫进食，饮食定时适量，荤素搭配，少食肥甘厚味、生冷坚硬等不易消化食物，鼓励多食蔬菜及粗粮。

（2）遵照"胃以喜为补"的原则。先喂小儿喜欢的食物，诱导进食、开胃，暂时不要考虑营养价值，待食欲恢复后，再按营养的需要添加食物。

（3）注意生活起居，加强精神调护，保持良好情绪，饭菜多样化，讲究色香味，以增进食欲。

【案例训练】

夏某，女，3岁。2013年7月就诊。

患儿食欲不振2个月。近2个月来患儿因过食肥甘、煎炸之品出现食欲不振，厌恶进食，食量明显减少，稍有多食则感觉腹胀，嗳气泛恶，精神正常，形体尚可。舌淡红，苔薄白腻，脉滑有力。

1. 中医辨证论治

（1）四诊摘要　①望诊：舌淡红，苔薄白腻。②问诊：食欲不振，厌恶进食，食量明显减

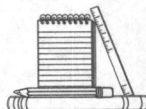

练一练，强诊治

少，稍有多食则感觉腹胀，嗳气泛恶。③切诊：脉滑有力。

（2）中医辨证分析　在教师指导下分组讨论完成。

（3）中医诊断　厌食（脾虚夹积证）。

（4）治则　健脾益气，佐以助运。

（5）方药　异功散合大山楂丸。

（6）课后作业　学生练习开方定量。

2. 西医诊治

（1）诊断依据　①病史：因"食欲不振2个月"就诊。②症状：食欲不振，厌恶进食，食量明显减少，稍有多食则感觉腹胀，嗳气泛恶。

（2）西医诊断　厌食症。

（3）处置方案

门诊医嘱
儿科护理常规
易消化饮食
微量元素检测
妈咪爱1g（袋）　每次1袋　口服　每日1次

【名医验案】

初诊7月15日，有清涕，多哭吵，不喜粥饭，乃嗜柠檬等杂食。入晚呼腹痛，大便却好。平时食水果，必酳以热汤，否则腹痛。舌有砌苔黄白。

香薷1.5g，楂炭9g，木香2.1g，鲜荷梗（去刺）尺许，小朴3g，炒麦芽9g，前胡4.5g，枳实6g，干姜2.4g，桔梗3g。

按语：酳，yin，漱口。本案患儿有外感，不喜粥饭，喜热饮，且有异嗜的问题，当属厌食病之脾虚湿盛证。香薷、前胡、桔梗，解表化痰；荷梗、木香，二药芳香，清轻灵动，可刺激患儿的食欲；楂炭、麦芽、枳实、厚朴，消食运脾，化湿祛痰；干姜解表温脾。诸药合奏解表化痰、消食健脾之功效。（引自《陆渊雷医案》）

【预习测试】

A1 型题

1. 小儿厌食证的主要病理是（　　　）

　A. 脾胃不和　　　B. 脾虚夹积　　　C. 乳食积滞　　　D. 中阳不足　　　E. 先天不足

2. 治疗小儿脾运失健型厌食证首选方剂是（　　　）

　A. 健脾丸　　　B. 香砂六君子汤　C. 曲麦枳术丸　D. 木香大安丸　E. 异功散

3. 小儿胃阴不足型厌食证的治法是（　　　）

　A. 调脾助运　　B. 养胃育阴　　　C. 健脾益气　　D. 和脾助运　　E. 益气和胃

4. 治疗脾胃气虚型小儿厌食证的首选方是（　　　）

　A. 补中益气汤　B. 七味白术散　C. 四君子汤　　D. 健脾丸　　　E. 参苓白术散

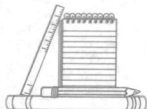

5. 下列哪项不是脾运失健型厌食主症（　　　）

　　A. 形体偏瘦　　B. 食欲不振　　C. 拒进饮食　　D. 精神萎靡　　E. 面色少华

6. 下列哪项不属于厌食脾胃气虚证的临床表现（　　　）

　　A. 口渴多饮　　B. 精神较差　　C. 面色萎黄　　D. 形体消瘦　　E. 大便夹有残渣

A2 型题

7. 患儿男，3 岁，长期见食不贪，食欲不振，形体消瘦，但精神尚好，好动贪玩。应诊断为（　　　）

　　A. 积滞　　　　B. 厌食　　　　C. 伤食　　　　D. 疳证　　　　E. 脾虚

8. 患儿男，3 岁，精神较差，面色萎黄，厌食，拒食，进食稍多则大便夹有残渣，容易出汗。舌苔薄白，脉无力。此患儿的治法是（　　　）

　　A. 健脾益气　　B. 养胃育阴　　C. 调脾助运　　D. 和脾消积　　E. 和胃降逆

9. 患儿男，7 岁，自幼厌食，口干喜饮，大便偏干，舌质淡，舌苔光剥，皮肤干燥，缺乏润泽。此患儿的主要辨证是（　　　）

　　A. 脾运失健　　B. 脾胃气虚　　C. 胃阴不足　　D. 脾胃湿热　　E. 饮食积滞

10. 患儿，3 岁，精神较差，面色萎黄，形体瘦弱，除厌食、拒食外，若进食稍多或进难以消化食物，则大便夹有残渣，容易出汗。舌质淡，苔薄白。此患儿之厌食治疗的首选方剂是（　　　）

　　A. 曲麦枳术丸　　B. 养胃增液汤　　C. 参苓白术散　　D. 保和丸　　E. 归脾丸

11. 患儿女，5 岁，面色少华，不思饮食，自述食而无味，拒进饮食，迫食后有恶心、呕吐，脘腹作胀，形体消瘦，精神状态一般，大小便正常，舌苔白。此患儿之厌食属何证型（　　　）

　　A. 脾运失健　　B. 胃阴不足　　C. 脾胃气虚　　D. 肝脾不和　　E. 脾胃不和

12. 患儿男，4 岁，口干多饮，不喜进食，皮肤干燥，缺乏润泽，舌红少津，大便干。此患儿厌食治疗的首选方剂是（　　　）

　　A. 曲麦枳术丸　　B. 参苓白术散　　C. 养胃增液汤　　D. 保和丸　　E. 山楂丸

B1 型题

　　A. 保和丸　　　B. 异功散　　　C. 养胃增液汤　　D. 补中益气汤　　E. 不换金正气散

13. 治疗厌食脾失健运证的首选方剂是（　　　）

14. 治疗厌食脾胃气虚证的首选方剂是（　　　）

15. 治疗厌食脾胃阴虚证的首选方剂是（　　　）

项目五　积　滞

【学习目标】

　　1. 了解积滞的发病特点及临床表现。

　　2. 熟悉积滞的病因病机及诊断要点。

　　3. 掌握积滞的辨证论治。

　　4. 具有运用中医四诊及西医检查手段对积滞进行诊断和鉴别诊断的能力。

扫一扫，知答案

师说心语

做一做，明重点

扫一扫，看课件

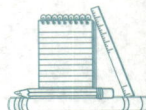

【概述】

积滞是小儿由于内伤乳食，停聚中焦，积而不化，气滞不行所形成的一种脾胃疾患。以不思乳食，腹部胀满，食而不化，嗳腐呕吐，大便酸臭或便秘为特征。又名"食积""食滞""乳滞"等。

本病一年四季均可发生，夏秋季节，暑湿当令，易于困遏脾气，发病率略高。小儿在各年龄段均可发病，但以婴幼儿为多见。本病一般预后良好，个别患儿可因积滞日久，迁延失治，脾胃功能受阻，致营养及生长发育障碍，可转化为疳证。

本病相当于西医的消化功能紊乱。

【病因病机】

积滞主要由乳食不化导致，也可由脾虚夹积，食物积滞所致。平素体健，乳食不节，食滞脾胃者，多属实证；平素脾胃虚寒，消乳之力素弱，而致乳食停滞中焦，日久形成积滞者，多为虚中夹实。

1. 乳食内积　小儿脾常不足，乳食不知自节，饥饱不均，或喂养不当，损伤脾胃。纳化不及，宿食停聚，积而不消，乃成积滞。其中伤于乳者，多因哺乳不节，过急过量，冷热不调，为乳积；伤于食者，多由饮食喂养不当，偏食嗜食或暴饮暴食，或贪食生冷坚硬难化之物，或添加辅食过多过快，为食积。

2. 脾虚夹积　小儿素体脾阳不足，或病后失调，脾气亏损，或过用寒凉攻伐之品，损伤脾胃，运化力弱，则乳食易于停蓄不消，形成积滞。正如《保婴撮要·食积寒热》云："小儿积食者，困脾胃虚寒，乳食不化，久而成积。"

总之，积滞的病变部位主要在脾胃。基本病机为乳食停聚中脘，积而不化，气滞不行。

【诊断与鉴别诊断】

1. 诊断要点

（1）病史　有伤乳食史。

（2）临床表现　以不思乳食，食而不化，腹部胀满，大便溏泄或臭如败卵或便秘为特征。可伴有烦躁不安、夜间哭闹或呕吐等症状。

✎ 执考提示

厌食、积滞和疳证区别

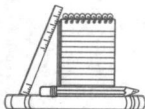

（3）辅助检查　大便常规检查可见不消化食物及脂肪滴。

2. 鉴别诊断

（1）厌食　以长期食欲不振、厌恶进食为主症，但无腹部胀满、大便酸臭、嗳吐酸腐等症状。

（2）疳证　由积滞日久，迁延失治转化而来。临床以形体消瘦，面色无华，毛发干枯，精神萎靡或烦躁，饮食异常为特征。

【辨证论治】

1. 辨证要点

（1）辨虚实　《证治准绳·幼科·腹痛》云："按之痛者为积滞，不痛者为里虚。"如腹胀拒按，按之疼痛，食入即吐，吐物酸腐，大便秘结或臭秽，便后胀减，舌红苔黄厚腻，脉数有力，或指纹滞者，为积滞实证。若腹胀而不痛，喜按，面色㿠白或萎黄，神疲乏力，不思乳食，朝食暮吐，或暮食朝吐，呕吐物酸腥，大便溏薄或夹有不消化食物，小便清长，舌淡胖，苔薄白，脉细弱，或指纹淡，多为脾虚重而积轻，为虚中夹实。

（2）辨寒热　《幼幼集成·伤食证论》云："凡小儿饮食伤脾之证，非可一例而论，有寒伤，有热伤，有暂病，有久病，有虚证，有实证。但热者、暂者、实者，人皆易知，而寒者、久者、虚者，人多不识。"凡素体阴虚，或喜食肥甘辛辣之品，致不思乳食，腹部胀满拒按，得热胀甚，得凉稍缓，大便秘结臭秽，舌红苔黄腻者多为热积。凡素体脾阳不足，嗜食生冷或病后寒凉药物攻伐，致不思乳食，腹部胀满喜温喜按，遇冷胀甚，大便清稀酸腥或完谷不化，面白肢凉，舌淡苔白者多为寒积。亦有寒热错杂之证。

（3）辨轻重　小儿积滞有轻重的区别，轻症仅表现为不思乳食，口中有乳酸味，大便中有乳块或酸臭食物残渣，呕吐酸馊食物。若脘腹胀满，胸胁苦闷，面黄恶食，手足心及腹部有灼热感，大便臭秽，时干时稀，为积滞日久湿热中阻的重症。若失治误治，迁延日久，常易转化为疳病。

2.治疗要点　积滞的治疗以消食化积，理气行滞为基本法则。积滞轻者，只需节制饮食，或辅以食治，病可自愈；积滞重者，宜用通导积滞法，中病即止，不可过用。积重而脾虚轻者，宜用消中兼补法；积轻而脾虚甚者，则用补中兼消法，消积为辅，扶正为主，"养正而积自除"。本病除内服药外，还常使用外敷及针灸推拿等法，简便易行，常可收到较好效果。

3.分证论治

（1）乳食内积

证候　伤乳者则呕吐乳片，口中有乳酸味，不欲吮乳，腹满胀痛，大便酸臭；伤食者则呕吐酸馊食物残渣，腹部胀痛拒按，烦躁多啼，或伴低热，小便短黄或如米泔。舌红苔腻，指纹紫滞或脉弦滑。

证候分析　喂养不当，乳食停滞，故见本病。以病程短，有伤乳伤食的近期病史为特征。表现较为单纯，以不思乳食，腹满胀痛、嗳腐酸臭等乳食不化的症状为证候要点。本证若调治不当，病情迁延，积不化而脾气伤，可转为脾虚夹积证。

治法　消乳化食，和中导滞。

方药　消乳丸（《婴童百问》）或保和丸（《丹溪心法》）。

常用中药　香附、陈皮、砂仁、神曲、炒麦芽、焦山楂、茯苓、制半夏、六神曲、莱菔子、连翘、炙甘草。

加减　腹痛、腹胀甚者，加木香、厚朴、枳实行气导滞除胀；便结者，加大黄、槟榔、枳实下积导滞；积久化热者，加胡黄连、黄芩清胃肠积热；大便稀溏者，加白术、扁豆、薏苡仁健脾渗湿，消中兼补。

（2）脾虚夹积

证候　面色萎黄，形体瘦弱，困倦无力，夜寐不安，不思乳食，腹满喜伏卧，大便稀糊，夹有乳片或不消化食物残渣。唇舌淡红，苔白腻，指纹淡红或脉细而滑。

证候分析　素体脾阳不足，或过食寒凉攻伐之品，引发本病。面黄、腹满喜按、大便稀溏等脾虚与积滞并见为证候要点。

治法　健脾助运，消食化滞。

方药　健脾丸（《医方集解》）。

常用中药　人参、白术、陈皮、炒麦芽、焦山楂、枳实、茯苓、砂仁。

加减　兼呕吐者，加半夏、生姜、丁香温中和胃，降逆止呕；寒凝腹痛者，加干姜、白芍、木香温中散寒，缓急止痛。

【其他疗法】

1.中成药

（1）枳实导滞丸　每次2～3g，每日2～3次，口服。用于积滞较重而化热者。

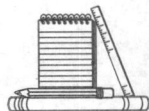

（2）化积口服液　每次 5～10mL，每日 2～3 次，口服。用于乳食内积证。

（3）小儿香橘丸　每次 2～3g，每日 2～3 次，口服。用于脾虚夹积证。

2. 外治法

（1）桃仁、杏仁、栀子各等分，研末，加冰片、樟脑少许混匀，每次用 15～20g，鸡蛋清调成糊状，干湿适宜，敷双侧内关，用纱布包扎，24 小时解去。用于积滞较轻者。

（2）玄明粉 3g，胡椒粉 0.5g，研细末。放于脐中，外盖油布。胶布固定，每日换药 1 次，病愈大半停用。用于积滞较重者。

（3）神曲、麦芽、山楂各 30g，槟榔、生大黄各 10g，芒硝 20g。以麻油调上药敷于中脘、神阙，先热敷 5 分钟，后继续保持 24 小时，隔日 1 次，3 次为 1 个疗程。用于食积腹胀痛者。

3. 针灸推拿疗法

（1）体针　取足三里、中脘、大肠俞、气海、脾俞，每日 1 次。用于脾虚积滞。

（2）针刺四缝穴　取小号三棱针或 26 号 1.5cm 毫针，在四缝穴快速点刺，挤压出黄黏液或血数滴，每日 1 次。

（3）推拿　乳食内积者，推板门、清大肠、揉板门、揉按中脘、揉脐、按揉足三里各 50 次，下推七节 50 次；配合捏脊。脾虚夹积者，补脾土、运水入土、下推七节骨、揉板门、揉中脘、揉外劳宫、揉足三里各 50 次。配合捏脊。

【预防与调护】

1. 预防

（1）提倡母乳喂养，"乳贵有时，食贵有节"。乳食宜定时定量，不宜过饥过饱，食物的选择以易于消化和富有营养为原则。

（2）随着年龄及生长发育的需要，逐渐添加各种辅助食品。但要注意按由少到多、由稀到稠、由一种到多种，循序渐进的原则进行，务必使婴儿逐步适应。

2. 调护

（1）饮食、起居有时，不吃零食，纠正偏食，少进甘肥及黏腻食物，更勿乱服滋补之品。

（2）发现积滞者，应及时查明原因，暂时控制饮食，积极给予药物调理，并配合推拿、药物外治等疗法。积滞好转后，饮食逐步恢复正常。

【案例训练】

李某，男，5 岁，2012 年 12 月 6 日初诊。

患儿纳差 1 个月余。近 1 个月患儿时有脘腹胀满，嗳气酸腐，形体消瘦，面色少华，手足心热，夜寐欠安，大便偏干，两日一行，舌质红，苔黄腻，脉滑。

1. 中医辨证论治

（1）四诊摘要　①望诊：形体消瘦，面色少华。舌质红，苔黄腻。②问诊：脘腹胀满，手足心热，嗳气酸腐，夜寐欠安，大便偏干，两日一行。③切诊：脉滑。

（2）中医辨证分析　在教师指导下分组讨论完成。

（3）中医诊断　积滞（乳食内积证）。

（4）治则　消乳化食，和中导滞。

（5）方药　消乳丸或保和丸。

（6）课后作业　学生练习开方定量。

2. 西医诊治

（1）诊断依据　①病史：纳差 1 个月余。②症状：脘腹胀满，嗳气酸腐，形体消瘦，面色

练一练，强诊治

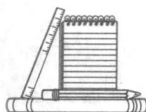

少华，手足心热，夜寐欠安，大便偏干，两日一行。

（2）西医诊断 消化功能紊乱。

（3）处置方案

门诊医嘱
儿科护理常规
易消化饮食
查大便常规
妈咪爱1g（袋） 每次1袋 口服 每日2次

【名医验案】

李某，男，1岁7个月。

1980年5月26日初诊：患儿近半个月以来，食欲明显下降。平素纳食即较同龄小儿少，爱吃甜食，不吃蔬菜，常腹胀，喜俯卧。2天前患感冒，现仍流涕，咳嗽。面色不黄，口角流涎，大便偏干，舌红，苔白，咽微红，扁桃体不大。此由饮食不节引起的积滞之症，应以消食导滞为法。因有外感未除，不便用补，故先解其表，佐以和里。方投藿香正气散加减。

处方：藿香9g，紫苏梗9g，白茯苓9g，大腹皮6g，泽泻6g，桔梗6g，焦山楂6g，焦神曲6g，焦麦芽6g，莱菔子6g，连翘9g，陈皮6g，枇杷叶9g，生甘草3g。

二诊：服上药4剂，症有减轻，纳食见增，大便已不干，腹胀亦轻。唯近日汗多，略显烦躁，舌苔剥脱。此脾胃虚弱，食积为患。服前药，表证虽解，里气未和，内热尚存，但以虚多于实。故治以扶脾和胃，佐以轻清之品，仍属表里兼顾。方用七味白术散加味。

处方：太子参9g，白术6g，白茯苓9g，生麦芽9g，鸡内金6g，泽泻6g，藿香9g，粉葛根6g，炒白扁豆9g，木香6g，陈皮6g，生甘草3g。

服上药4剂，面色较润，汗、涎皆减，烦躁亦除。原方增损，继服4剂，以调理善后。

按语：此属饮食不节，食满为患，脾胃受损，表里不和。王伯岳治宗先表后里，表里兼顾之原则，先投藿香正气散，次用七味白术散，故使食滞得消，表邪得除，里气得和，脾胃自健而愈。（引自《中国百年百名中医临床家丛书·王伯岳》）

【预习测试】

A1型题

1. 下列哪项不是积滞的临床特征（   ）

 A. 不思饮食 B. 食入不化 C. 腹部胀满 D. 脾气急躁 E. 大便不调

2. 伤食、积滞、疳证三者因果关系是（   ）

 A. 积滞→伤食→疳证   B. 伤食→积滞→疳证

 C. 伤食→疳证→积滞   D. 积滞→疳证→伤食

 E. 疳证→伤食→积滞

3. 积滞早期的治疗方法是（   ）

 A. 消食健脾 B. 消食和胃 C. 消食导滞 D. 和脾助运 E. 消导益气

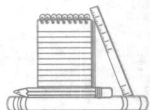

4. 治疗小儿乳食内积型积滞的首选方剂是（　　　）

    A. 消乳丸或保和丸　　　　　　　　　　　B. 木香大安丸

    C. 枳实导滞丸　　　　　　　　　　　　　D. 枳术丸

    E. 肥儿丸

5. 脾虚夹积型积滞证面色萎黄，其病因是（　　　）

    A. 气血运行不畅　　　　　　　　　　　　B. 脾胃虚弱，湿邪内生

    C. 脾胃虚弱，化生无源，气血不足　　　　D. 乳食积滞，化热化湿

    E. 脾色外露

6. 下列哪项不是脾虚夹积型积滞的临床表现（　　　）

    A. 不思饮食　　　B. 食则饱胀　　　C. 腹满喜按　　　D. 呕吐酸馊乳食　　　E. 口干多饮

7. 保和丸可用于（　　　）

    A. 积滞　　　B. 乳积　　　C. 脾虚夹积　　　D. 厌食　　　E. 疳证

8. 积滞实证治以（　　　）

    A. 消食健脾　　　B. 消补并施　　　C. 消食化积　　　D. 和脾健运　　　E. 运脾消食

A2 型题

9. 患儿女，2 岁，面色少华，不思饮食，自述食而无味，拒进饮食，迫食后有恶心，呕吐，脘腹作胀，形体偏瘦，精神状态一般，无特殊异常，大便基本正常，舌苔白。此患儿的治法是（　　　）

    A. 健脾益气　　　B. 健脾助运　　　C. 和胃消食　　　D. 调脾助运　　　E. 和胃降逆

10. 患儿女，9 个月，面色萎黄困倦无力，夜睡不安，不思饮食，食则饱胀，腹满喜按，呕吐酸馊乳食，大便溏薄酸臭，唇舌色淡，舌苔白腻，脉沉细而滑，指纹青淡。治疗首选方剂是（　　　）

    A. 健脾丸　　　B. 理中丸　　　C. 枳术丸　　　D. 香砂六君子　　　E. 五积散

11. 患儿男，2 岁，面黄肌瘦，烦躁多啼，夜卧不安，食欲不振，腹部胀满，小便短黄，大便酸臭而溏薄，舌红苔黄，脉滑数。小儿积滞的证型是（　　　）

    A. 乳食内积　　　B. 脾虚夹积　　　C. 脾运失健　　　D. 脾胃气虚　　　E. 胃气上逆

12. 患儿，3 岁，面色萎黄，困倦无力，夜睡不安，食则饱胀，胀满喜按，呕吐酸馊乳食，大便溏泄酸臭，唇舌色淡，舌苔白腻，脉沉细而滑，指纹青紫。此患儿积滞的证型是（　　　）

    A. 乳食内积　　　B. 脾虚夹积　　　C. 脾失健运　　　D. 脾胃虚寒　　　E. 肝胃不和

13. 患儿男，7 个月，面黄肌瘦，烦躁多啼，夜卧不安，食欲不振，有时呕吐酸馊乳食，腹部胀实，小便短黄，大便酸臭而溏薄，舌红苔腻，脉象滑数，指纹紫滞。此患儿的治法是（　　　）

    A. 健脾和胃　　　　　　　　　　　　　　B. 消乳消食，导滞和中

    C. 健脾助运，消补兼施　　　　　　　　　D. 调脾助运

    E. 调肝和胃

B1 型题

    A. 香砂六君子汤　　　　　　　　　　　　B. 理中丸

    C. 健脾丸　　　　　　　　　　　　　　　D. 枳实导滞丸

    E. 木香大安丸

14. 小儿积滞脾虚夹滞型治疗的首选方剂是（　　　）

15. 小儿积滞乳食内积型治疗的首选方剂是（　　　）

扫一扫，知答案

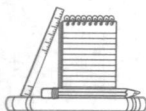

项目六　疳　证

【学习目标】

1. 了解疳证的发病特点及临床表现。

2. 熟悉疳证的病因病机及诊断要点。

3. 掌握疳证的辨证论治。

4. 具有运用中医四诊及西医检查手段对疳证进行诊断和鉴别诊断的能力。

【概述】

疳证是喂养不当，或多种疾病影响，导致脾胃受损、气液耗伤而形成的一种慢性病证。临床以形体消瘦，饮食异常，面色无华，毛发干枯，精神萎靡或烦躁不安为特征。

"疳"有两种含义：一是"疳者，甘也"，指小儿因恣食肥甘厚味，损伤脾胃，形成疳证；二是"疳者，干也"，指脾胃受损，气血津液干涸，而导致形体干瘪羸瘦。疳证的命名首见于隋代巢元方的《诸病源候论》。到了宋代，钱乙指出"疳皆脾胃病，亡津液之所作也"，进一步认识到疳证的病位和病机变化。分类方面，历代医家认识不一，有以五脏分，如肝疳、心疳、脾疳、肺疳、肾疳；有以病因分，如食疳、蛔疳、哺乳疳等；有以病位分，如眼疳、鼻疳、口疳等；有以病证分，如疳泻、疳嗽、疳肿胀等。目前临床一般是结合病程和病情，将疳证分为疳气、疳积、干疳三类证候及眼疳、口疳、疳肿胀等兼证。

本病无明显季节性，好发于5岁以下婴幼儿。本病经及时治疗、合理调护，多数预后良好。若病程迁延，易出现兼证，影响小儿生长发育，严重者可致阴竭阳脱等危证，预后较差。故本病在古代被称为恶候，列于儿科四大要证之一。随着现代医疗卫生条件改善及生活水平的提高，其发病率已明显下降。

本病相当于西医的小儿中、重度营养不良及维生素缺乏症。

【病因病机】

本病是因饮食失调、喂养不当、疾病影响或先天禀赋不足，导致脾胃受损，气液耗伤，气血生化无源，脏腑肌肉、四肢百骸失于濡养而发生的。

1. 喂养不当　饮食失调、喂养不当是本病的最常见病因。包括乳食太过和乳食不及两方面。小儿时期"脾常不足"，乳食不能自节，若乳食无度，过食肥甘厚味、生冷坚硬难化之物，或妄投滋补食品，以致食物内停，损伤脾胃，积久不愈，影响气血生化而成疳证。若因母乳不足，或断奶过早，或未及时添加辅食，或偏食、挑食，则致气血生化乏源，不能濡养全身，日渐消瘦成疳。

2. 疾病影响　小儿长期吐泻，或反复呼吸道感染，病后失调，或失治、误治，药物损伤，或肠道虫证，导致脾胃受损，津液耗伤，气血亏损，肌肉失养，形体消瘦，日久成疳。

3. 禀赋不足　若因早产，或低出生体重、双胎、多胎，或孕母多病，或药物损伤胎元，胎禀失养，均可致先天禀赋不足，脾胃功能薄弱。若出生后喂养调护失宜，乳食摄入不足，水谷

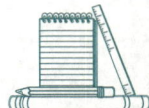

精微不能吸收转化，气血生化乏源，脏腑失养而形成疳证。

疳证日久，气血虚衰，必累及其他脏腑而出现诸多兼证。如脾病及肝，肝血不足，肝之精气不能上荣于目，可兼眼疳；脾病及心，心火内炽，循经上炎，可兼口疳；脾病及肺，土不生金，肺气受损，可兼肺疳；脾病及肾，肾精不足，骨失所养，可兼骨疳；脾病日久，中阳不振，水湿泛溢，可兼疳肿胀；脾虚气不摄血，血溢脉外，皮肤可见紫斑瘀点，甚则脾气衰败，元气耗竭，虚极致脱，可致阴阳离决之危候。

总之，疳证的病因虽有不同，但部位都在脾胃，病机为脾胃虚损，气液耗伤。临床表现因病程不同而有轻重之分。初起病情尚轻，形体消瘦不著，表现为脾胃失和之证，称为疳气；中期脾胃受损严重，积滞内停，生化乏源，表现为脾虚夹积之证，称为疳积；后期脾胃衰败，化源枯竭，气血津液干涸，称为干疳。

【诊断与鉴别诊断】

1. 诊断要点

（1）病史　有先天禀赋不足、长期喂养不当，或病后失调等病史。

（2）症状　形体消瘦，面色不华，毛发稀疏枯黄，饮食异常，大便不调，或脘腹膨胀，烦躁易怒，或精神不振，或喜揉眉擦眼，或吮指磨牙。

（3）体重　体重低于正常同龄儿体重15%以上。

（4）实验室检查　血红蛋白及红细胞减少；疳肿胀者，血清总蛋白大多在45g/L以下，血清白蛋白常在20g/L以下。

（5）病情分级　轻度（Ⅰ度营养不良），体重低于正常值的15%～25%；中度（Ⅱ度营养不良），体重低于正常值的25%～40%；重度（Ⅲ度营养不良），体重低于正常值的40%以上。

> **执考提示**
>
> 厌食、积滞和疳证区别

2. 鉴别诊断

（1）厌食　本病由喂养不当、脾胃运化功能失调所致，以长期食欲不振、厌恶进食为主症，无明显消瘦，精神尚好，病在脾胃，不涉及他脏，一般预后良好。

（2）积滞　本病以不思乳食，食而不化，脘腹胀满，大便酸臭为特征。无形体消瘦。

【辨证论治】

1. 辨证要点　本病有主证、兼证之不同，主证重在辨轻重，应以八纲辨证为主；兼证应分清所累及脏腑，宜以脏腑辨证为纲。同时还应注意辨别病因。

（1）辨轻重　主要根据病程长短及临床表现辨别。初期病见面黄发疏，食欲不佳，形体略瘦，大便不调，易发脾气，此时病尚轻浅，未涉他脏，称为疳气；病情进展，形体明显消瘦，肚腹膨隆，烦躁多啼，夜卧不宁，此为脾胃虚弱、积滞内停、虚实夹杂之疳积；病情进一步发展，形体极度消瘦，貌似老人，杳不思食，腹凹如舟，精神萎靡，为脾胃衰败、津液消亡之干疳，此期极易发生脱证，危及生命。

（2）辨兼证　以脏腑辨证为主。若伴口舌生疮、五心烦躁，或吐舌、弄舌等症者，称为心疳；若伴目生云翳、干涩夜盲、畏光流泪、目赤多眵等症者，称为肝疳；伴潮热咳嗽、气喘痰鸣、久咳不愈等症者，称为肺疳；伴发育迟缓、鸡胸龟背、解颅肢软等症者，称为肾疳。

2. 治疗要点　本病以健运脾胃为基本法则，根据疳证的不同阶段，采取不同的治疗。疳气以和为主；疳积以消为主，或消补兼施；干疳以补为主。出现兼证者，则应结合主证，随证治之。此外，合理补充营养，纠正不良饮食习惯，积极治疗各种原发疾病，对本病康复也至关

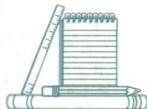

重要。

3. 分证论治

（1）主证

①疳气

证候 形体消瘦，面色少华，毛发稀疏，食欲不振，精神欠佳，急躁易怒，大便或溏或秘。舌质淡，苔薄微腻，脉细，指纹淡紫。

证候分析 本证为疳证初起表现。由喂养不当，损伤脾胃，纳化失健所致。脾虚则食欲不振；水谷精微化生不足，形体失于濡养，则形体消瘦，面色少华，毛发稀疏，精神欠佳；脾胃升降失常，则大便或溏或秘；土虚木亢，则急躁易怒。以形体略瘦，食欲不振为证候要点。

治法 调脾健运。

方药 资生健脾丸（《先醒斋医学广笔记》）。

常用中药 党参、白术、茯苓、山药、白扁豆、芡实、藿香、炒麦芽、砂仁、桔梗、炒薏苡仁、神曲、陈皮、山楂、炙甘草。

加减 腹胀明显加枳实、木香；性情急躁，夜卧不宁加莲子心、胡黄连；大便稀溏加炮姜、肉豆蔻；大便秘结加火麻仁、决明子。

②疳积

证候 形体明显消瘦，面色萎黄无华，四肢枯细，肚腹膨隆，甚则青筋暴露，毛发稀疏如穗，精神不振或易烦躁激动，夜卧不宁，或伴吮指磨牙，揉眉挖鼻，食欲不振或多食多便，大便酸臭。舌质淡红，苔腻，脉沉细，指纹紫滞。

证候分析 本证为疳证中期表现。多由疳气发展而成，因脾虚夹积而致。脾胃虚损，化源不足，肌肤失养，故形体明显消瘦，面色萎黄无华，发稀结穗，四肢枯细；脾虚不运，乳食停积，壅塞气机，阻滞脉络，故腹部膨隆，青筋暴露；积久化热，胃有伏火，心肝火旺，则消食易饥，夜卧不宁，烦躁易怒，或动作异常。以形体明显消瘦，四肢枯细，肚腹膨隆，饮食异常为证候要点。

治法 消积理脾。

方药 肥儿丸（《医宗金鉴》）。

常用中药 党参、茯苓、白术、神曲、麦芽、山楂、使君子、黄连、甘草。

加减 腹胀明显加枳实、木香；大便秘结加火麻仁、郁李仁；烦躁不安加莲子心、灯心草；多食易饥加连翘、黄芩；口渴喜饮加石斛、天花粉；嗜食异物，揉眉挖鼻，或吮指磨牙，或大便下虫，加苦楝皮、榧子；腹部青筋暴露，胁下痞块加丹参、穿山甲。

③干疳

证候 形体极度消瘦，面呈老人貌，皮肤干瘪起皱，面色无华，毛发干枯，精神萎靡，啼哭无力，腹凹如舟，杳不思食，大便稀溏或便秘。舌质淡嫩，苔少，脉细弱，指纹淡红。

证候分析 本证为疳证后期表现，皆由脾胃衰败，津液消亡，气血俱虚所致。脾胃衰败，气血精微化源欲绝，脏腑肌肉无以滋养，故形体极度消瘦，面呈老人貌，毛发干枯，腹凹如舟；脾虚气衰，故面色无华，精神萎靡，啼哭无力；胃气败竭，则杳不思食；脾虚气衰，则大便溏薄；津液耗竭，肠失濡养则便秘。以形体极度消瘦，精神萎靡，杳不思食为证候要点。

治法 补益气血。

方药 八珍汤（《正体类要》）。

常用中药 人参、茯苓、白术、甘草、熟地黄、当归、白芍、川芎、陈皮、砂仁。

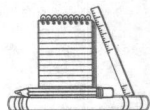

　　加减　面色㿠白，四肢欠温，大便稀溏者，去熟地黄、当归，加肉桂、炮姜；夜寐不安加五味子、首乌藤；舌干红，无苔加乌梅、石斛；杳不思食加陈皮、砂仁；面色苍白，呼吸微弱，四肢厥冷，脉微欲绝者，应急服参附龙牡救逆汤，并采取中西医结合抢救。

　　（2）兼证

　　①眼疳

　　证候　两目干涩，畏光羞明，眼角赤烂，目睛失泽，甚者黑睛混浊，白睛生翳，夜间视物不清。

　　证候分析　脾病及肝，肝阴不足，精血耗损，不能上荣于目，故两目干涩，畏光羞明，目睛失泽，夜间视物不清，甚或白睛生翳；肝阴不足，肝火上炎，故眼角赤烂。以形体消瘦，两目干涩，畏光羞明为证候要点。

　　治法　养血柔肝，滋阴明目。

　　方药　石斛夜光丸（《原机启微》）。

　　常用中药　石斛、人参、山药、茯苓、肉苁蓉、枸杞子、菟丝子、熟地黄、五味子、天冬、麦冬、防风、川芎、牛膝、菊花、蒺藜、青葙子、决明子、水牛角浓缩粉、羚羊角。

　　加减　夜盲者加服羊肝丸。

　　②口疳

　　证候　口舌生疮，甚者口腔糜烂，秽臭难闻，面赤唇红，烦躁哭闹，惊惕不安，夜卧不宁，小便短黄。或吐舌、弄舌。

　　证候分析　脾病及心，心失所养，心火上炎，熏蒸口舌，故口舌生疮，口腔糜烂，秽臭难闻；心火扰神，则烦躁哭闹，惊惕不安，夜卧不宁；心火下移小肠，则小便短黄；心经有热，可见吐舌、弄舌。以形体消瘦，虚烦不安，口舌生疮为证候要点。

　　治法　清心泻火，滋阴生津。

　　方药　泻心导赤散（《医宗金鉴》）。

　　常用中药　黄连、黄芩、栀子、生地黄、黄连、甘草梢。

　　加减　小便黄，量少，加滑石；唇红干，加玉竹、石斛养阴生津。

　　③疳肿胀

　　证候　足踝浮肿，甚则全身浮肿，按之凹陷难起，四肢欠温，小便不利。

　　证候分析　疳证日久，脾阳不振，脾病及肾，中阳不振，气不化水，水湿溢于肌表，故足踝或全身浮肿，按之凹陷；阳气虚衰，气化不利，故四肢欠温，小便不利。以形体消瘦，面色无华，肢体浮肿为证候要点。

　　治法　健脾温阳，利水消肿。

　　方药　防己黄芪汤（《金匮要略》）合五苓散（《伤寒论》）。

　　常用中药　防己、黄芪、甘草、白术、猪苓、茯苓、白术、泽泻、桂枝。

　　加减　水肿明显可选用真武汤。

　　【其他疗法】

　　1. 中成药

　　（1）肥儿丸　每次 1 粒，每日 2 次，口服。用于疳气证及疳积轻症。

　　（2）小儿香橘丸　每次 1 丸，每日 3 次，口服。1 周岁以下酌减。用于疳积证。

　　（3）十全大补丸　每次 2～4g，每日 3 次，口服。用于干疳证。

　　（4）冰硼散　每次少量，每日数次，吹敷患处。用于口疳证。

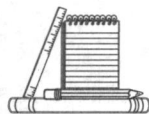

（5）明目地黄丸 每次 3～6g，每日 2 次，口服。用于眼疳证。

2. 西医治疗

（1）祛除病因。

（2）调整饮食及补充营养物质。

（3）补充维生素、微量元素等。

（4）处理危及生命的并发症。

3. 外治疗法

（1）芒硝、大黄、栀子、苦杏仁、桃仁各 6g，共为细末，加面粉适量，用鸡蛋清、葱白汁、醋、白酒各少许，调成糊状，敷于脐部。每日 1 次，连用 3～5 日。用于疳积证。

（2）莱菔子适量研末。用水调和，外敷于神阙，每日 1 次，7 日为 1 个疗程。用于疳积证。

4. 推拿疗法

（1）补脾经，补肾经：运八卦，揉板门、足三里、胃俞，摩腹。用于疳气证。

（2）补脾经，清胃经、心经、肝经：捣小天心，揉中脘，分推手阴阳。用于疳积证。

（3）补脾经、胃经：揉板门，推四横纹，揉中脘，摩腹，揉二马，按揉足三里。用于干疳证。

上述方法，每日 1 次，每次 20～30 分钟，7～10 日为 1 个疗程。

5. 捏脊疗法 患儿俯卧，裸露背部。捏脊部位为脊柱及其两侧。医者用两拇指桡侧面置尾骶部皮肤，示指、中指与拇指相对用力捏起皮肤，双手分别捻动向前推移至大椎。重复 3 遍后，再每捏 3 把，将皮肤提起 1 次，直至大椎，如此反复 3 次。每日 1 次。可用于疳气、疳积证。

6. 针灸疗法 主穴取中脘、足三里、四缝；配穴取脾俞、胃俞。脘腹胀满，加刺四缝；烦躁不安，夜眠不宁，加神门、内关。中等刺激，不留针。每日 1 次，7 日为 1 个疗程。用于疳气证、疳积轻症。

7. 刺四缝疗法 四缝穴位于食、中、无名及小指四指中节。局部消毒后，用三棱针或粗毫针针刺四缝穴约 1 分深，刺后用手挤出黄白色黏液。如果挤出的黄水较多，半个月后或 2 个月后再刺第 2 次，直到针刺后不能挤出黄白色黏液。用于疳气、疳积证。

【预防与调护】

1. 预防

（1）提倡母乳喂养，合理添加辅食。

（2）纠正不良饮食习惯，注意营养平衡及饮食卫生，避免贪凉饮冷，过食肥甘厚味。

（3）合理安排小儿生活起居，保证充足睡眠，坚持户外活动，多晒太阳，增强体质。

（4）积极治疗各种肠道传染病、寄生虫和其他慢性疾病。病后注意调护脾胃，用药不宜过于苦寒。

（5）如发现体重增长缓慢、不增或减轻，应尽快查明病因，及时予以治疗。

2. 调护

（1）加强饮食调护，以富有营养、易于消化为原则，给予高蛋白、高热量、高维生素、低脂饮食。少食多餐，由少到多。

（2）定期测量体重、身高，每周测一次体重，每月测一次身高，以了解病情变化。

（3）加强口、眼等护理，防止口疳、眼疳。病情较重的患儿要加强全身护理，防止褥疮。重症疳证患儿要注意观察面色、精神、饮食、二便、哭声等情况，防止发生危症。

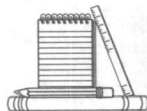

（4）恢复期及症状较轻的患儿应适当户外活动，多晒太阳。

【案例训练】

王某，男，2岁。2012年2月13日就诊。

患儿食少、消瘦1年余。1年以来不思进食，体形偏瘦，喂食困难，强喂哭闹，无腹胀，食后即便，大便时稀时干，性急易怒。患儿系孕35周早产出生，出生体重2.3kg，出生后母乳喂养，但母乳不足，于2个半月即开始添加米糊喂养。查体：体温36.5℃，心率105次/分，呼吸28次/分，体重8.6kg。神志清，精神稍欠佳，头发稀疏发黄，面色萎黄，心肺听诊未见异常，全腹软，不胀，未扪及包块，肝脾肋下未及肿大，四肢偏瘦，肌力正常。舌质淡，苔薄白，指纹淡红显于风关。

1. 中医辨证论治

（1）四诊摘要　①望诊：形体偏瘦，精神稍欠佳，头发稀疏发黄，面色萎黄，四肢偏瘦。舌质淡，苔薄白。②问诊：不思进食，喂食困难，强喂哭闹，食后即便，大便时稀时干，性急易怒。患儿系孕35周早产出生，出生体重2.3kg，出生后母乳喂养，但母乳不足，于2个半月即开始添加米糊喂养。③切诊：指纹淡红显于风关。

（2）中医辨证分析　在教师指导下分组讨论完成。

（3）中医诊断　疳证（疳气）。

（4）治则　调脾健运。

（5）方药　资生健脾丸。

（6）课后作业　学生练习开方定量。

2. 西医诊治

（1）诊断依据　①病史：患儿食少，消瘦1年余。患儿系孕35周早产出生，出生体重2.3kg，出生后母乳喂养，但母乳不足，于2个半月即开始添加米糊喂养。②症状：不思进食，体形偏瘦，喂食困难，强喂哭闹，食后即便，大便时稀时干，性急易怒。③体征：体重8.6kg。精神稍欠佳，头发稀疏发黄，面色萎黄，四肢偏瘦。

（2）西医诊断　中度营养不良。

（3）处置方案

长期医嘱	临时医嘱
儿科护理常规	血、大便常规
二级护理	微量元素检测
营养、易消化食	
肠外营养液860mL　静脉注射　即刻	

【名医验案】

患儿，女，6岁，厌食、便秘、体瘦3年余。患儿平素精神欠佳，形体瘦小，腹大肢细，性急易怒，口臭溺黄，厌恶进食，时有腹胀腹痛，尤于受冷后腹痛加重。常手足心热，喜俯卧睡，喜饮奶食肉，大便干结如羊屎，3～4日一行。舌尖红，苔中后部白腻，脉沉细数。既往史：无。辅助检查提示肠系膜淋巴结肿大。诊断：疳证，疳积。处方：予中药自拟处方小儿温脾消积散（汤）。组方如下：白胡椒6g，胡黄连6g，红

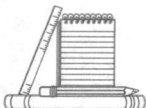

藤 8g，败酱草 8g，甘草 6g，鸡屎藤 15g。6 剂，水煎服，早、中、晚温服 80mL。医嘱：严格忌口一切奶制品、鸡蛋、肉类、冷饮、零食 14 天，14 天后可缓缓增食肉、蛋、奶。

二诊：患儿服药 2 天后即大便通畅，主动索食，纳谷香。急躁易怒表现明显好转，未发腹痛，手温腹软。疳积转轻，嘱继续保持忌口至 14 天，同服健脾丸善后。

按语：本例为疳证，疳积。治疗选用国医大师段富津教授自拟方小儿温脾消积散。患儿厌食、便秘，性急易怒，口臭溺黄，为胃肠积火典型表现；食滞伤脾，运化失司，气血生化无权，导致患儿精神欠佳，形体发育瘦小，同时邪结肠络，见慢性肠系膜淋巴结肿大；脾伤日久，虽然胃肠中有积火，然而正邪交争，阳气久耗，脾脏、肠腑阳气易亏，反而见畏寒喜温、遇冷腹痛的脾阳虚表现。食积有火、脾阳有亏、寒热错综是本病的基本病机。治疗应通肠泻火，温脾消积。选用小儿温脾消积散。方中胡黄连清虚热，除疳热，善治小儿疳积；鸡屎藤尤善消食化积，降胃肠浊气，实为治小儿积滞良药，两药共为君药；红藤、败酱草相须为用，清热解毒，消痈排脓，两药辛凉行滞，消积泻火，辅为臣药；白胡椒辛温，温中止痛，下气消痰，温助脾阳而不助火，虽为佐药，却是本方的点睛用药；甘草调和诸药，略补脾气，又甘饴调味，为使药。六药同用，主次分明，章法严谨，共同发挥除疳泻火、温脾消积之功。（引自《国医大师段富津教授辨治小儿疳证验案赏析》）

【预习测试】

A1 型题

1. 下列哪项不是疳证的主要临床表现（　　　）

　　A. 腹部隐痛　　　B. 饮食异常　　　C. 腹部胀大　　　D. 头发稀疏　　　E. 形体羸瘦

2. 疳证好发的年龄哪种说法是正确的（　　　）

　　A. 3 岁以内　　　B. 4 岁以内　　　C. 5 岁以内　　　D. 6 岁以内　　　E. 任何年龄

3. "疳者干也"的含义是指（　　　）

　　A. 病证　　　　　B. 病机　　　　　C. 病情　　　　　D. 病因　　　　　E. 病机及症状

4. "疳者甘也"的含义是指（　　　）

　　A. 病证　　　　　B. 病位　　　　　C. 病情　　　　　D. 病因　　　　　E. 症状

5. 疳证的基本病理改变为（　　　）

　　A. 脾胃虚弱，运化失健　　　　　　　　　B. 脾胃虚弱，乳食停滞

　　C. 脾失运化，水湿内停　　　　　　　　　D. 脾胃不和，生化乏源

　　E. 脾胃受损，津液消亡

6. 小儿疳证最先受累的脏器是（　　　）

　　A. 心　　　　　　B. 肝　　　　　　C. 脾　　　　　　D. 肺　　　　　　E. 肾

7. "疳气"患儿易发脾气是由于（　　　）

　　A. 土虚木旺　　　B. 肝气郁结　　　C. 肝火太旺　　　D. 心神不宁　　　E. 以上都不是

8. 以下哪项不是疳积的临床表现（　　　）

　　A. 形体略显瘦弱　　　　　　　　　　　　B. 面色萎黄无华

　　C. 毛发稀黄发结如穗　　　　　　　　　　D. 烦躁激动，睡卧不宁

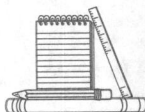

E. 嗜食无度

9. 下列哪项不是小儿疳证的兼证（　　　）

A. 眼疳　　　　　B. 心疳　　　　　C. 疳气　　　　　D. 肝疳　　　　　E. 肺疳

A2 型题

10. 患儿男，4 岁，症见形体消瘦，面色萎黄少华，毛发稍稀，食欲不振，精神欠佳，易发脾气，大便溏，舌苔薄微黄。辨病、辨证为（　　　）

A. 疳证、疳气　　　　　　　　　　　B. 疳证、疳积

C. 疳证、干疳　　　　　　　　　　　D. 积滞、脾虚夹积

E. 积滞、乳食内积

11. 患儿男，4 岁，症见形体消瘦，面色萎黄少华，毛发稍稀，食欲不振，精神欠佳，易发脾气，大便溏，舌苔薄微黄。治疗首选方是（　　　）

A. 资生肾气丸　　　　　　　　　　　B. 参苓白术散

C. 肥儿丸　　　　　　　　　　　　　D. 香砂六君子汤

E. 乌梅丸

12. 患儿，3 岁。体重 13kg。自入幼儿园 2 个月来，食欲不振。面色少华，偶尔多食后则脘腹饱满，恶心，精神尚可，二便调，舌苔薄腻。其治法是（　　　）

A. 消食导滞，理气行滞　　　　　　　B. 健脾益气，开胃助运

C. 滋脾养胃，佐以助运　　　　　　　D. 疏肝开郁，理气助运

E. 调和脾胃，运脾开胃

13. 患儿，3 岁。体重 13kg，自入幼儿园 2 个月来，食欲不振。面色少华，偶尔多食后则脘腹饱满，恶心，易怒，二便调，舌苔薄腻。治疗首选方是（　　　）

A. 资生健脾丸　　　　　　　　　　　B. 参苓白术散

C. 肥儿丸　　　　　　　　　　　　　D. 香砂六君子汤

E. 乌梅丸

14. 患儿女，3 岁，极度消瘦，皮肤干瘪起皱，大肉已脱，精神萎靡，啼哭无力，毛发干枯，腹凹如舟，不思饮食，大便稀溏，时有低热，口唇干燥，苔光，舌质淡。治疗首选方剂是（　　　）

A. 八珍汤　　　　B. 人参养荣汤　　　　C. 人参健脾丸　　　　D. 参苓白术散　　　　E. 大补元煎

15. 患儿，4 岁，自幼人工喂养，形体明显消瘦，肚腹膨胀，青筋暴露，毛发稀疏，色黄结穗，精神不振，咬指磨牙。近 1 个月来，全身浮肿，面色无华，小便短少，舌质淡嫩，苔薄白。此患儿疳积已并发兼证是（　　　）

A. 眼疳　　　　　B. 心疳　　　　　C. 疳肿胀　　　　　D. 肝疳　　　　　E. 肺疳

B1 型题

A. 资生肾气丸　　　　　　　　　　　B. 消积散

C. 八珍汤　　　　　　　　　　　　　D. 羊肝丸

E. 泻心导赤汤合清热甘露饮

16. 疳气的首选方剂是（　　　）

17. 疳积的首选方剂是（　　　）

18. 干疳的首选方剂是（　　　）

19. 眼疳的首选方剂是（　　　）

20. 心疳的首选方剂是（　　　）

扫一扫，知答案

师说心语

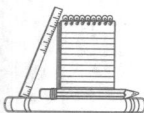

项目七　营养性缺铁性贫血

做一做，明重点

扫一扫，看课件

【学习目标】

1. 了解营养性缺铁性贫血的发病特点及临床表现。

2. 熟悉营养性缺铁性贫血的病因病机及诊断要点。

3. 掌握营养性缺铁性贫血的辨证论治。

4. 具有运用中医四诊及西医检查手段对营养性缺铁性贫血进行诊断和鉴别诊断的能力。

【概述】

营养性缺铁性贫血是由于体内铁元素缺乏，致使血红蛋白合成减少而引起的一种小细胞低色素性贫血。属于中医"血虚""虚劳"范畴。

本病多见于婴幼儿，尤以6个月至2岁最常见。临床表现因贫血程度不同而异，轻者可无自觉症状，中度以上者出现头晕乏力、纳呆、烦躁等症，并有不同程度的面色苍白、指甲、口唇和睑结膜苍白。轻、中度一般预后良好，但重度长期贫血，脏腑失养，影响小儿生长发育，而且抗病力弱，易生他疾。

【病因病机】

本病病因主要与先天禀赋不足，后天喂养不当及他病影响有关。基本病机为脾肾虚弱，精血生化不足。

1. 禀赋不足　孕母体弱，气血不足，或孕期调护不当，摄入不足，或早产、多胎，胎元受损等，均可致孕母气血化生不足，影响胎儿生长发育，导致先天性肾精不足、气血匮乏而发生本病。

2. 喂养不当　小儿生长发育迅速，所需营养物质较为迫切，若母乳不足，或未及时添加辅食，或偏食少食，则致精微乏源，无以化生气血，而成贫血。

3. 他病所伤　大病久病之后，气血耗损；或病后失调，脾胃虚弱；或饮食不洁，感染诸虫，劫夺精微，耗伤气血；或外伤失血过多，或长期小量失血，皆致精血津液无以化生，而成本病。

总之，本病为血虚之证，部位主要在脾、肾，可涉心、肝，脾虚不能化生气血，肾虚不能填精生血。血虚不荣为其主要病理基础。

【诊断与鉴别诊断】

1. 诊断要点

（1）有铁供给不足、吸收障碍或慢性失血等病史。

（2）发病缓慢，皮肤黏膜逐渐苍白或苍黄，以口唇、口腔黏膜及甲床最为明显，神疲乏力，食欲减退。年长儿有头晕等症状。部分患儿可有肝脾肿大。

（3）实验室检查　①外周血常规：血红蛋白＜110g/L，红细胞平均血红蛋白浓度（MCHC）＜

> **执考提示**
>
> 营养性缺铁性贫血、营养性巨幼细胞贫血和再生障碍性贫血区别

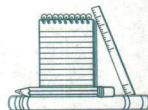

0.31%，红细胞平均体积（MCV）< 80fL，红细胞平均血红蛋白含量（MCH）< 27pg。网织红细胞数正常或轻度减少。②骨髓象：红细胞系增生活跃，以中、晚幼红细胞为主，各期红细胞体积均较小，胞质少，染色偏蓝；粒细胞系及巨核细胞系一般正常。③铁代谢：血清铁蛋白<12μg/L，红细胞游离原卟啉 > 0.9μmol/L，血清铁< 10.7μmol/L，总铁结合力> 62.7μmol/L，转铁蛋白饱和度< 15%。

2. 鉴别诊断

（1）婴儿生理性贫血　胎儿出生后至 2～ 3 个月红细胞数和血红蛋白量逐渐降低，出现轻度贫血，多为正细胞、正色素性贫血。一般无临床症状，为自限性经过，3 个月后红细胞数和血红蛋白含量缓慢增加，逐渐正常。

（2）营养性巨幼红细胞性贫血　维生素 B12 或（和）叶酸缺乏所致的一种大细胞性贫血。主要临床特点是贫血、神经精神症状、红细胞的胞体变大、骨髓中出现巨幼红细胞，用维生素 B12 或（和）叶酸治疗有效。

（3）再生障碍性贫血　本病是由多种原因引起的骨髓造血功能低下或衰竭导致的一种全血细胞减少综合征，临床以贫血、出血、感染等为特征。外周血常规检查呈全血细胞减少，网织红细胞数减少。骨髓象三系造血细胞明显减少，非造血细胞增多。

（4）海洋性贫血　有家族史，有溶血表现，脾、肝大，黄疸。血片可见多量靶形血细胞，珠蛋白肽链合成数量异常：抗碱血红蛋白（HbF）增高、血红蛋白 A2 增高，血清铁蛋白、骨髓可染铁、血清铁和铁饱和度常增高。

【辨证论治】

1. 辨证要点　本病的辨证主要以气血阴阳辨证及脏腑辨证为主，应首分轻重，继辨脏腑。

（1）辨轻重　主要根据临床表现及实验室检查判断病情轻重。

（2）辨脏腑　食少纳呆，体倦乏力，大便不调，病位在脾；腰腿酸软，畏寒肢冷，发育迟缓，病位在肾；心悸，夜寐欠安，语声不振，病及于心；头晕目涩，潮热盗汗、爪甲枯脆，病及于肝。

2. 治疗要点　由于本病以虚证为主，因此，补其不足，培其脾肾，化生气血是治疗本病的基本法则。脾胃为气血生化之源，故脾胃虚弱证当以健脾生血为主；其他各证处方遣药时也要注意顾护脾胃，补而不滞，不可一味滋补。同时，要纠正不良饮食习惯，合理安排饮食，积极消除病因，才能收到明显的治疗效果。

3. 分证论治

（1）脾胃虚弱

证候　面色苍黄，唇淡甲白，神疲乏力，食欲不振，肌肉松弛，大便不调。舌质淡，苔白，脉细无力，指纹淡红。

证候分析　本证多见于轻、中度贫血，由脾胃虚弱，气血生化不足，肌肤失养所致。气血不足，肌肤失养，则面色苍黄，唇淡甲白，神疲乏力，肌肉松弛；脾胃虚弱，受纳运化失常，则食欲不振，大便不调。舌质淡，苔薄白，脉细无力均为脾胃虚弱，气血不足之证。以面色苍黄，唇淡甲白，乏力纳差等脾虚表现为证候要点。

治法　健运脾胃，益气养血。

方药　六君子汤（《世医得效方》）。

常用中药　党参、白术、茯苓、陈皮、黄芪、当归、大枣、砂仁、甘草。

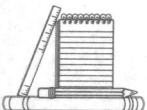

加减　纳呆加山楂、谷芽、鸡内金；便秘加当归、柏子仁、火麻仁；便溏、食物不化，加干姜、吴茱萸、山药；腹胀加槟榔、木香。反复外感合玉屏风散。

（2）心脾两虚

证候　面色萎黄或苍白，唇淡甲白，发黄稀疏，时有头晕，心悸，夜寐不安，气短懒言，体倦乏力，食欲不振，注意力涣散。舌质淡红，脉细弱，指纹淡红。

证候分析　本证多见于中度贫血，由脾胃虚弱，气血亏虚，血不养心，心脾两虚所致。临床除见气血不足，脾胃虚弱证候外，兼见头晕心悸，夜寐不安，气短懒言，注意力涣散等心神失养证候。以面色萎黄或苍白，唇淡甲白，心气虚、脾虚表现为证候要点。

治法　补脾养心，益气生血。

方药　归脾汤（《正体类要》）。

常用中药　黄芪、人参、白术、当归、茯苓、龙眼肉、远志、酸枣仁、木香、甘草。

加减　血虚明显加鸡血藤、白芍；纳呆便溏去当归，加苍术、陈皮、焦山楂；心悸、夜寐不安加柏子仁、酸枣仁；活动后多汗加浮小麦、煅牡蛎。

（3）肝脾阴虚

证候　面色苍白，爪甲色白易脆，毛发枯黄，发育迟缓，头晕目涩，盗汗，烦躁失眠，四肢震颤。舌质淡，苔少或光剥，脉细数，指纹淡紫。

证候分析　本证多见于中、重度贫血，由血虚日久，累及肝肾，精血亏乏，肌肤失养所致。肝阴不足，筋失所养，则爪甲色白易脆，四肢震颤；目失所养则干涩；肾精不足，则发育迟缓；水不济火则烦躁失眠。以面色苍白，毛发枯黄等血虚及肝肾阴虚表现为证候要点。

治法　滋养肝肾，益精生血。

方药　左归丸（《景岳全书》）。

常用中药　地黄、山药、枸杞子、山茱萸、牛膝、菟丝子、鹿角胶、龟甲胶。

加减　潮热盗汗，加地骨皮、鳖甲、白薇；发育迟缓，加紫河车、益智仁；眼目干涩，加石斛、夜明砂；四肢震颤，加白芍、钩藤、地龙。

（4）脾肾阳虚

证候　面色㿠白，爪甲苍白，发黄稀少，精神萎靡，畏寒肢冷，少气懒动，纳呆便溏，或完谷不化，形体消瘦或浮肿，发育迟缓。舌质淡，苔白，舌体胖嫩，脉沉细无力，指纹淡。

证候分析　本证多见于重度贫血，由久病耗伤，精血亏虚，阴损及阳，脾肾阳虚所致。偏于脾阳虚者，畏寒懒动，纳呆便溏；偏于肾阳虚者，形寒肢冷，发育迟缓；以面色㿠白，爪甲苍白，发黄稀少等血虚及脾肾阳虚表现为证候要点。若病情进一步发展，则可出现肾阳虚衰、阳气欲脱之危象。

治法　温补脾肾，益精养血。

方药　右归丸（《景岳全书》）。

常用中药　地黄、山茱萸、山药、枸杞子、鹿角胶、菟丝子、杜仲、当归、肉桂、附子。

加减　大便溏泄，去熟地黄，加白术、炮姜、肉豆蔻；下肢浮肿加薏苡仁、茯苓、猪苓。若冷汗肢厥脉微、阳气欲脱，则急予参附龙牡救逆汤。

【其他疗法】

1. 中成药

（1）小儿生血糖浆　每次 5～10mL，每日 3 次，口服。适用于贫血各证。

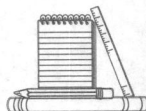

（2）健脾生血颗粒　＜1岁每次2.5g，1～3岁每次5g，3～5岁每次7.5g，5～12岁每次10g，每日3次，口服。用于脾胃虚弱证、心脾两虚证。

（3）升血灵颗粒　每次5～15g，每日3次，口服。用于脾胃虚弱证、心脾两虚证。

（4）复方阿胶浆　每次5～10mL，每日2次，口服。用于心脾两虚证。

（5）归脾丸　每次3g，每日3次，口服。用于心脾两虚证。

2. 西医治疗　铁剂治疗。铁剂是治疗缺铁性贫血的有效制剂，若无特殊原因，应采用口服法给药。二价铁容易吸收，为首选。血红蛋白恢复正常后，继续服用6～8周以增加铁储量。常用药：硫酸亚铁，每日10～30mg/kg，分2～3次服。同时服用维生素C促进铁吸收。右旋糖酐铁，每日5mg/kg，分2～3次，饭后服。

3. 推拿疗法　推补脾经，推三关，补心经，分手阴阳，运内八卦，揉足三里，摩腹，揉血海，捏脊。每日1次，10日为1个疗程，每个疗程后休息3～5日继续治疗。

4. 针灸疗法　取膈俞、足三里、隐白、三阴交为主穴，配气海、命门。采用补法，每日针刺1次，针后加灸。10日为1个疗程。亦可单用灸法。

【预防与调护】

1. 预防

（1）提倡孕期、哺乳期母亲的营养供给和疾病防治，合理膳食，保证婴儿健康。

（2）提倡母乳喂养，及时添加营养丰富、富含铁剂的辅食；早产儿、低出生体重儿宜1～2月即给予铁剂预防。

（3）养成良好的饮食习惯，注意膳食合理搭配。纠正偏食、挑食等不食习惯。

（4）积极治疗各种原发病，如消化道疾病、出血性疾病、寄生虫病等。

（5）谨慎用药。

2. 调护

（1）加强患儿生活调理，讲究卫生，注意休息，随气候变化及时增减衣服，避免各种感染。

（2）饮食选富有营养、易于消化、多食含铁丰富的食品。

（3）重度贫血患儿要加强护理，卧床休息，减少活动，密切观察病情变化，早期发现虚脱、出血等危症，及时抢救。

【案例训练】

患儿，男，10月。2013年6月8日就诊。

患儿面色苍黄3个月余。患儿系足月低体重出生儿，从未补充铁剂，自添加辅食以来食欲不佳，3个月前发现其面色苍黄，口唇色淡，发黄稀疏，夜寐不安，活动后汗出，大便溏，酸臭。查体：体温36.8℃，心率115次/分，呼吸30次/分，面色及全身皮肤苍黄，口唇较苍白，头发色黄稀疏，可见枕秃，心肺听诊未见异常，全腹稍胀，未扪及包块，肝脾不大，肠鸣音正常。四肢肌肉稍松弛，肌张力正常，甲床苍白。舌质淡，苔薄白，指纹淡红显于风关。辅助检查：腹部B超检查示肝、胆、脾、胰未见异常。血常规：白细胞9.8×10^9/L，红细胞3.4×10^{12}/L，血红蛋白89g/L，血小板215×10^9/L。

1. 中医辨证论治

（1）四诊摘要　①望诊：面色苍黄，口唇色淡，发黄稀疏，面色及全身皮肤苍黄，口唇较苍白，头发色黄稀疏，可见枕秃，甲床苍白。舌质淡，苔薄白。②问诊：夜寐不安，活动后汗出，大便溏，酸臭。③切诊：全腹稍胀，指纹淡红显于风关。

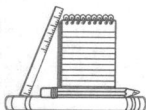

（2）中医辨证分析　在教师指导下分组讨论完成。

（3）中医诊断　营养性缺铁性贫血（心脾两虚证）。

（4）治则　补脾养心，益气生血。

（5）方药　归脾汤加减。

（6）课后作者　学生练习开方定量。

练一练，强诊治

2. 西医诊治

（1）诊断依据　①病史：面色苍黄3个月余。患儿系足月低出生体重儿，从未补充铁剂，自添加辅食以来食欲不佳。②症状：面色苍黄，口唇色淡，发黄稀疏，夜寐不安，活动后汗出，大便溏，酸臭。③体征：面色及全身皮肤苍黄，口唇较苍白，头发色黄稀疏，可见枕秃，全腹稍胀，四肢肌肉稍松弛，甲床苍白。④实验室检查：血常规示红细胞 3.4×10^{12}/L，血红蛋白 89g/L。

（2）西医诊断　营养性缺铁性贫血。

（3）处置方案

长期医嘱	临时医嘱
儿科护理常规	血常规
二级护理	微量元素检测
营养、富含铁化食	骨髓细胞学检查
复方硫酸亚铁叶酸片　半片　口服　每日2次 或　右旋糖酐铁25mg　口服　每日2次	铁代谢检查

【名医验案】

陈某，男，5岁。近2年脸色苍白，日见消瘦，纳差，肢倦乏力，精神萎靡不振，少气懒言，自汗，发稀，唇甲无华，口唇黏膜淡白，畏寒肢冷，便溏薄，完谷不化，发育迟缓，舌淡胖，苔薄白，脉沉细弱。实验室检查：血红细胞 3.1×10^{12}/L，血红蛋白 70g/L。血白细胞 4.4×10^9/L。镜下示红细胞形态大小不均，体积小者居多，中央淡染区扩大。中医辨证为脾肾阳虚，运化失权，气血生化无源。拟方：熟地黄 12g，山药 9g，菟丝子 9g，枸杞子 9g，炒白术 9g，淫羊藿 9g，补骨脂 3g，党参 9g，黄芪 9g，鸡内金 9g，陈皮 3g。每日1剂，水煎服。

服药6剂后胃纳开。精神转佳，大便好转，前方加当归 9g，鹿角胶 6g（烊化）。服12剂后，纳谷转常，夜寐安熟，面转红润，舌淡红苔薄，脉细有力，查血常规：红细胞 3.7×10^{12}/L，血红蛋白 92g/L，白细胞 6.2×10^9/L。继服上药4周，血红蛋白 128g/L，血红细胞 4.6×10^{12}/L，乃停药。

按语：本证乃脾肾阳虚，温煦滋养无权，精血不生而成。治当温补脾肾，益气养血。方用熟地黄甘温滋肾以填精，此本阴阳互根，于阴中求阳之意；淫羊藿、补骨脂、菟丝子温补肾阳，党参、黄芪甘温补脾益气，枸杞子、当归养肝补血，山药补脾阴，炒白术、鸡内金健脾健胃止泻，鹿角胶温阳益精，陈皮健脾理气以防腻滞。全方合用，具有温补脾肾、益气养血的作用。（引自《黎炳南治疗小儿缺铁性贫血经验》）

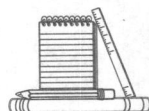

【预习测试】

A1 型题

1. 营养性缺铁性贫血属于下列哪种贫血（　　）

　A. 大细胞性　　　　　　　　　　　　　　B. 正细胞性

　C. 单纯小细胞性　　　　　　　　　　　　D. 小细胞低色素性

　E. 正细胞正色素性

2. 营养性缺铁性贫血的发病主要与何脏有关（　　）

　A. 心肝　　　　B. 肝脾　　　　C. 脾　　　　D. 心肝　　　　E. 脾肾

3. 关于营养性缺铁性贫血好发的年龄，哪种说法是正确的（　　）

　A. 3 个月～6 个月　　　　　　　　　　　　B. 6 个月～2 岁

　C. 2 岁～6 岁　　　　　　　　　　　　　　D. 6 岁～10 岁

　E. 任何年龄

4. 下列关于营养性缺铁性贫血的叙述不正确的是（　　）

　A. 本病与先天不足或后天喂养不当有关

　B. 本病的病机是脾肾虚弱，精血化生不足

　C. 本病多发于婴幼儿

　D. 本病由体内铁元素缺乏导致

　E. 铁剂治疗本病应使用三价铁

5. 下列哪些不是脾胃虚弱型贫血的临床表现（　　）

　A. 面色苍黄，唇淡甲白　　　　　　　　　B. 神疲乏力

　C. 食欲不振　　　　　　　　　　　　　　D. 烦躁盗汗

　E. 脉细弱无力

6. 脾胃虚弱型营养性缺铁性贫血的治疗除益气生血外，还应（　　）

　A. 健运脾胃　　B. 温补脾胃　　C. 温补脾肾　　D. 补脾养心　　E. 滋养肝肾

7. 心脾两虚型营养性缺铁性贫血的治疗除益气生血外，还应（　　）

　A. 健运脾胃　　B. 温补脾胃　　C. 温补脾肾　　D. 补脾养心　　E. 滋养肝肾

8. 铁剂治疗营养性缺铁性贫血，血红蛋白达正常后继续用药的时间是（　　）

　A. 1 周　　　　B. 2 周　　　　C. 4 周　　　　D. 6 月　　　　E. 8 月

9. 用铁剂治疗营养性缺铁性贫血时，为帮助铁剂吸收，宜同时口服（　　）

　A. 维生素 A　　B. 维生素 B　　C. 维生素 C　　D. 维生素 D　　E. 维生素 E

A2 型题

10. 患儿女，9 岁。近 3 个月来感乏力、头晕、心悸，面色苍白，舌淡苔白，脉细无力。查血红蛋白 65g/L，白细胞 6×10^9/L，血小板 140×10^9/L，骨髓象：粒比红为 1:1，红细胞增生活跃，中晚幼红细胞百分比 45%，体积小。应诊断为（　　）

　A. 巨幼细胞性贫血　　　　　　　　　　　B. 营养性缺铁性贫血

　C. 自身免疫性溶血性贫血　　　　　　　　D. 再生障碍性贫血

　E. 海洋性贫血

11. 患儿，面色皮肤黏膜苍白，指甲色白易脆，头晕目涩，潮热盗汗，手足时有震颤，实验室检查后诊断为营养性缺铁性贫血。治疗首选（　　）

　A. 四君子汤　　B. 六君子汤　　C. 归脾汤　　D. 右归丸　　E. 左归丸

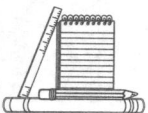

B1 型题

A. 左归丸　　　B. 六君子汤　　　C. 六味地黄丸　　　D. 右归丸　　　E. 归脾汤

12. 营养性缺铁性贫血之脾胃虚弱型首选方为（　　）

13. 营养性缺铁性贫血之心脾两虚型首选方为（　　）

14. 营养性缺铁性贫血之肝肾阴虚型首选方为（　　）

15. 营养性缺铁性贫血之虚火上浮型首选方为（　　）

扫一扫，知答案

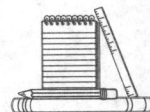

模块九　心肝病证

心肝病证包括惊风、病毒性心肌炎、注意力缺陷多动障碍、多发性抽动症。心主血脉、主藏神志。人体血液的运行以及精神意识思维活动，均有心所主。肝主疏泄，主藏血。人体气机的条达、情志的调节与肝密切相关。因此，精神意识方面的疾病均与心肝有关。针对心肝病证，本模块提出了详细的辨证论治方法，包括病因病机分析、证候分类、治疗原则及方药选择等。例如，注意力缺陷多动障碍多采用调和阴阳的治法，多发性抽动症则以平肝息风为基本治则。在治疗上除了药物治疗，还强调其他疗法在心肝病证治疗中的应用，如饮食调养、情志护理等综合疗法。这些疗法能够辅助药物治疗，提高治疗效果。

项目一　惊　风

【学习目标】

1. 了解惊风的概念、发病特点。
2. 熟悉急惊风和慢惊风的病因病机、鉴别诊断。
3. 掌握急惊风和慢惊风的诊断、辨证论治、西医治疗。
4. 具有运用中医四诊和西医检查手段对惊风进行诊断和鉴别诊断的能力。

【概述】

惊风是小儿常见的以抽搐、昏迷为主要临床表现的一种病证。惊风分为急惊风、慢惊风两大类。凡起病急暴，病性属阳属实者，称为急惊风；凡病久中虚，病势徐缓，病性属阴属虚者，称为慢惊风；慢惊风中若出现纯阴无阳的危重证候，称为慢脾风。

惊风可发生于多种疾病之中，一年四季均可发生，以1～5岁小儿多见，年龄越小，发病率越高，来势多凶猛，病情常急重，变化迅速，可威胁小儿生命，为古代儿科四大要证之一。

古代医家将惊风的证候概括为"四证八候"，四证即痰、热、惊、风；八候指搐、搦、掣、颤、反、引、窜、视。《东医宝鉴·小儿》言："小儿疾之最危者，无越惊风之证。"《幼科释谜·惊风》说："小儿之病，最重唯惊。"唐代以前惊风多与痫证混称，宋代《太平圣惠方》始将惊风与痫证区别开来。钱乙《小儿药证直诀·脉证治法》指出："凡急慢惊，阴阳异证，切宜辨而治之。"并提出了惊风的治疗原则："急惊合凉泻，慢惊合温补。"

惊风病因不同，病情轻重有别。凡发作次数少，持续时间短，搐停易醒者，预后较好；若反复惊搐，持续时间长，预后较差。

本病相当于西医的小儿惊厥，伴有体温升高者称为有热惊厥，体温正常者称为无热惊厥。

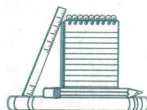

一、急惊风

急惊风来势急骤，多因感受外邪，内蕴湿热，或暴受惊恐导致。临床以高热、抽搐、昏迷为主要表现，常有热、痰、风、惊4大特点。

【病因病机】

1.外感邪气　包括六淫之邪和疫疠毒邪。小儿肌肤薄弱，腠理不密，卫外不固，外邪易从肌表或口鼻而入。风寒入里郁而化热，或风热入里化火，热极生风，火盛生痰。若暑邪侵袭，暑为阳邪，化火最速，传变急骤，内陷厥阴，引动肝风；逆传心包，内陷心营。又暑多夹湿，湿蕴热蒸，酿为痰浊，蒙蔽心窍。若感受疫疠毒邪，则起病急骤，化热化火更速，毒热炽盛，邪陷心肝，内闭心窍，引动肝风。

2.内蕴湿热　饮食不节，或误食污染有邪毒食物，蕴结胃肠，壅塞气机，郁而化火，湿热疫毒，蒙蔽心包，扰乱神明；内陷心肝，引动肝风又致腹胀腹痛，痢下秽浊，高热，神昏，抽搐。

3.暴受惊恐　小儿元气未充，神气怯弱，不耐意外刺激。若猝见异物，乍闻巨声，或不慎跌仆，暴受惊恐，惊则气乱，恐则气下，气机逆乱，神明受扰，使心失守舍，神无所依，轻者神志不宁，惊惕不安；重者心神失主，惊叫，惊跳。

总之，急惊风多因感邪之后，从寒化热，从热化火，火热生痰生风，风火相煽，热闭心包，痰蒙心窍，热盛动风，引动肝风，而成惊风。急惊风病位在心肝，病性为阳证、热证、实证。

【诊断与鉴别诊断】

1.诊断要点

（1）病史　有外感六淫，或接触疫疠毒邪、饮食不洁，或暴受惊恐等病史。有明显的原发疾病表现，如感冒、肺炎喘嗽、疰腮、暑温、疫毒痢、流行性乙型脑炎等。本病以3岁以下婴幼儿多见，5岁以上则逐渐减少。

（2）临床表现　本病以发热，四肢抽搐，颈项强直，角弓反张，神志昏迷为主要表现。中枢神经系统感染者，神经系统检查可见病理反射阳性。

（3）辅助检查　血常规、血糖、血钙、大便常规、大便细菌培养、血培养、脑脊液、脑电图、头颅CT等检查可协助诊断。

2.鉴别诊断

（1）癫痫　癫痫发作时突然跌倒，不省人事，四肢抽搐，口吐白沫或作畜鸣声，发作片刻自行缓解，醒后如常人。一般不发热，年长儿较为多见，反复发作，或有家族史，脑电图检查可协助诊断。

（2）厥证　厥证以突然昏倒、不省人事、四肢逆冷为主要表现，无四肢抽搐表现。

（3）新生儿破伤风　临床以苦笑面容、牙关紧闭、面唇青紫、四肢抽搐、角弓反张为主要表现。多发生于生后4～7天，多由断脐消毒不严，脐部感染所致。

【辨证论治】

1.辨证要点

（1）辨病邪　根据发病年龄、季节、病史及原发病的表现不同予以辨别。外感风热，常见于3岁以下，

执考提示

急惊风的发病特点

执考提示

急惊风的病因病机

执考提示

急惊风的诊断要点

执考提示

急惊风的辨证论治

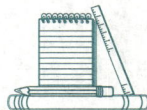

症见高热、抽搐、热退抽停，常伴有风热表证；暑热，多发于盛夏高温环境，症见高热、抽搐、昏迷；湿热疫毒，多见于夏秋季节，有饮食秽毒史，下痢脓血；温热疫毒，多发于冬春季，高热，有疫疠毒邪接触史。

（2）辨轻重　抽搐发作次数少，持续时间短，热退痉止，发作后神志清者为病轻；若高热持续不退，反复抽搐，或抽搐时间较长，发作后神志不清者为病重。

（3）辨表热、里热　表热有发热，恶寒或恶风，舌苔薄白或薄黄，脉浮紧或浮数等症，昏迷、抽搐为一过性，热退后抽搐自止；里热则见高热持续，面赤，唇红，大便秘结，小便黄赤，舌红苔黄，脉洪数，反复抽搐、昏迷。

2. 治疗要点　急惊风的主证是热、痰、惊、风，故治疗应以清热、豁痰、镇惊、息风为基本原则。清热时区分表热和里热的不同，分别予以解肌透表，苦寒泻火；豁痰时区分痰火和痰浊的不同，分别予以清心涤痰，芳香开窍；镇惊时区分恐惧、惊惕的虚证和惊跳、号叫的实证，分别予以滋阴养血安神，平肝镇惊；治风时区分外风和内风的不同，分别予以疏风祛风，平肝息风。临证时既要重视息风镇惊的应用，又当审证求因，选择相应的治法，辨证结合辨病施治，分清主次，治标与治本相结合。

3. 分证论治

（1）风热动风

证候　起病急骤，发热，高热之际突然出现烦躁、惊惕、神昏、抽搐，或伴有头痛、鼻塞、流涕、咽痛、咳嗽。舌红，苔薄白或薄黄，脉浮数。

证候分析　风热之邪，侵犯肺卫，邪郁热盛，热扰肝经，热极生风引起惊风。本证多发于5岁以下小儿，尤以3岁以下小儿常见。一般先见风热表证，很快出现抽搐，持续时间不长，体温常在38.5℃以上，并多见于体温上升阶段，一般一次发热只抽一次，抽两次者少见。本证以发热，咽红肿痛，抽搐，舌红，苔薄，脉浮数为辨证要点。

治法　疏风清热，息风定惊。

方药　银翘散（《温病条辨》）。

常用中药　金银花、薄荷、连翘、荆芥、牛蒡子、芦根、桔梗、淡豆豉、甘草。

加减　常加钩藤、僵蚕、蝉蜕息风定惊；高热不退者，加生石膏、知母、羚羊角粉清热息风；喉间痰鸣者，加天竺黄、瓜蒌皮清热化痰；咽喉肿痛、大便秘结者，加生大黄、芒硝、黄芩清热泻火；神昏抽搐较重者，加服小儿回春丹清热定惊开窍。

（2）气营两燔

证候　多见于盛夏之季，起病较急，头痛项强，神昏，抽搐；恶心呕吐，烦躁嗜睡，壮热多汗，口渴，便秘，或皮肤发斑。舌红苔黄，脉弦数。病情严重者高热不退，反复抽搐，神志昏迷，舌红苔黄腻，脉滑数。

证候分析　暑热之邪，来势急骤，传变迅速，热灼气营。热毒充斥气分，毒热又内陷心营，蒙蔽心窍，引动肝风。暑多夹湿，湿浊蒙蔽，热盛蒸迫胃气，致胃失和降。若暑温时邪深入营血，则迫血外溢。本证多见于夏至之后，以壮热不退，头痛项强，抽搐，神昏，恶心呕吐，舌红，苔黄，脉数为辨证要点。暑热重者，高热、多汗而热不退、烦躁口渴；暑湿重者，嗜睡神昏、恶心呕吐，苔黄腻。

治法　清气凉营，息风开窍。

方药　清瘟败毒饮（《疫疹一得》）。

常用中药　石膏、黄芩、黄连、栀子、生地黄、牡丹皮、赤芍、羚羊角粉。

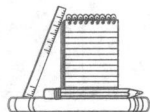

加减　频繁抽搐者，常加羚羊角粉、钩藤、僵蚕息风止痉；昏迷较深者，可选用牛黄清心丸或紫雪丹息风开窍；大便秘结者，加大黄、玄明粉通腑泄热；呕吐者，加半夏、玉枢丹降逆止呕。若皮肤发斑加紫草、丹参凉血止血；若高热，喉间痰鸣者，加石菖蒲、郁金、竹沥清热涤痰。

（3）邪陷心肝

证候　起病急骤，烦躁，谵语，神志昏迷，反复抽搐，两目上视，高热不退，口渴。舌质红，苔黄腻，脉数。

证候分析　感受温热毒邪，或疫疠邪气，起病急骤，传变迅速。热毒炽盛，内陷心肝，肝风内动则神昏，抽搐，两目上视。陷心为主者，谵语，神昏；陷肝为主者，反复抽搐。本证以惊、风二证为主，热、痰二证则可重可轻。以高热不退，抽搐，昏迷，舌红苔黄，脉数为辨证要点。

治法　清心开窍，平肝息风。

方药　羚角钩藤汤（《通俗伤寒论》）。

常用中药　羚羊角、钩藤、菊花、僵蚕、白芍、栀子、黄芩、菖蒲、贝母、竹茹、胆南星、茯神。

加减　神昏抽搐较甚者，加服安宫牛黄丸清心开窍；便秘者，加大黄、芦荟通腑泄热；头痛剧烈，加石决明、龙胆草平肝降火；高热不退者，加栀子、黄芩、黄连、生石膏清热解毒；痰盛者，加石菖蒲、天竺黄、胆南星化痰开窍。

（4）湿热疫毒

证候　持续高热，频繁抽搐，神志昏迷，谵语，腹痛呕吐，大便黏腻或夹脓血。舌质红，苔黄腻，脉滑数。

证候分析　本证多见于夏秋之季，由饮食不洁，感受湿热疫毒产生。湿热疫毒蕴结肠腑，迫入营血，直犯心肝，则神明无主，肝风内动。初起即见高热，继而迅速神昏，抽搐反复不止。早期可无大便或大便正常，需灌肠或肛门内采取大便方见脓血，有时发病1～2天才出现脓血便。本证以急起高热，反复抽搐，下痢赤白脓血，舌红，苔黄腻，脉滑数为辨证要点。

治法　清热化湿，解毒息风。

方药　黄连解毒汤（《肘后备急方》）合白头翁汤（《伤寒论》）。

常用中药　黄芩、黄连、黄柏、栀子、白头翁、马齿苋、秦皮。

加减　呕吐腹痛明显者，加用玉枢丹辟秽解毒止吐；大便脓血较重者，可暂用生大黄水煎灌肠，清肠泻毒；抽搐频繁者，加羚羊角粉、钩藤、全蝎息风止痉。

本证若出现内闭外脱，症见面色苍白，精神淡漠，呼吸浅促，四肢厥冷，脉微细欲绝者，改用参附龙牡救逆汤灌服，或参附注射液静脉滴注，回阳固脱急救。

（5）惊恐惊风

证候　暴受惊恐后惊惕不安，身体战栗，夜间惊啼，甚至惊厥、抽搐，神志不清，喜投母怀，大便色青。舌苔薄白，脉律不整，指纹紫滞。

证候分析　小儿元气未充，神怯胆虚，易受惊吓。若猝受惊恐，惊则气乱，恐则气下，气机逆乱，神无所归，引动肝风，则惊惕不安，神昏，抽搐。本证患儿常有受惊吓史，平素情绪紧张，胆小易惊，或在原有惊风病变基础上因受惊吓而发作、加重。本证以惊惕战栗，喜投母怀，夜间惊啼，舌苔薄白，脉律不整为辨证要点。

治法　镇惊安神，平肝息风。

方药　琥珀抱龙丸（《活幼心书》）。

常用中药　琥珀、远志、钩藤、菖蒲、天竺黄、胆南星、人参、茯苓、全蝎、僵蚕、石

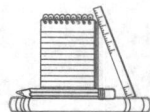

决明。

　　加减 呕吐者，加竹茹、姜半夏降逆止呕；瘛中肢体颤动、惊啼不安者，加用磁朱丸重镇安神；气虚血少者，加黄芪、当归、茯苓、白芍、酸枣仁益气养血安神；抽搐频作者，加羚羊角粉、全蝎、钩藤，或加止痉散息风止痉。

　　【其他疗法】

　　1. 专方验方

　　（1）清宫粉（《祁振华临床经验集》）

　　组成 广郁金 30g，生山栀子 30g，寒水石 30g，黄芩 30g，黄连 30g，玳瑁 30g，琥珀 1.5g，朱砂 1.5g，冰片 9g。

> ✎ **执考提示**
>
> 急惊风的其他疗法

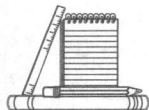

　　用法 共研极细面，过筛为散。1～5 岁每服 0.6～1g，每日服 2 次。

　　功效 清热凉血镇惊。

　　主治 小儿高热惊厥。

　　（2）天竺黄散（《奇效良方》）

　　组成 天竺黄、川郁金、山栀子、白僵蚕、蝉蜕、甘草各等分。

　　用法 共研细末，1 岁小儿每服 1.5g，以薄荷煎汤服之，不拘时服。

　　功效 清热祛痰，息风镇惊。

　　主治 小儿高热惊厥。

　　（3）钩藤散（《幼幼新书》）

　　组成 钩藤、龙胆草、犀角、茯苓、黄芩、炙甘草各等分。

　　用法 共研细末，每取 3g，水煎去渣温服。

　　功效 清热息风镇惊。

　　主治 小儿高热惊厥。

　　（4）钱氏抱龙丸（《幼科发挥》）

　　组成 雄黄 12g，天竺黄 12g，胆南星 24g，朱砂 12g，麝香 0.9g。

　　用法 共研细末，煮甘草膏为丸，如芡实大，每服 1 丸，薄荷煎汤送服。

　　功效 镇惊安神。

　　主治 小儿高热惊厥。

　　（5）牛黄丸（《太平圣惠方》）

　　组成 牛黄 0.3g，炒蝉蜕 0.3g，大黄 15g，黄芩 15g，龙齿 15g。

　　用法 共研细末，炼蜜为丸，如麻子大，每服 9g，薄荷煎汤送服。

　　功效 清热解毒，镇惊祛痰。

　　主治 小儿高热惊厥。

　　（6）凉惊丸（《医宗金鉴》）

　　组成 龙胆草 9g，防风 9g，青黛 9g，钩藤 6g，黄连 15g，牛黄 3g。

　　用法 共研细末，面糊为丸，如粟米粒大，量儿大小与之。

　　功效 清热泻火，镇惊息风。

　　主治 小儿高热惊厥。

　　2. 中药成药

　　（1）小儿回春丹　每丸重 0.09g，周岁以内，每次 1 丸；1～2 岁，每次 2 丸，每日 2～3 次，口服。用于风热动风证。

（2）安宫牛黄丸 3岁以内1次1/4丸，4～6岁1次1/2丸，7岁以上1次1/2～1丸，每日1次，口服。用于邪陷心肝证。

（3）牛黄镇惊丸 每次1/2～1丸，每日1～2次。用于惊恐惊风证。

（4）羚羊角粉 每次0.3～0.6g，每日1次，口服。用于急惊风各证。

3. 针灸疗法

（1）体针 急惊风中的外感惊风，选取水沟、合谷、太冲、十宣、涌泉、百会、大椎。施行捻转泻法，强刺激。水沟向上斜刺，刺向鼻中隔，用雀啄法，强刺激。湿热惊风，取水沟、中脘、丰隆、合谷、内关、神门、太冲、曲池。施以提插捻转泻法，留针20～30分钟，留针期间3～5分钟施术1次。

（2）三棱针 取手十二井（少商、商阳、中冲、关冲、少冲、少泽），或十宣点刺放血。

4. 推拿疗法

（1）急惊风欲作时，拿大敦或承山。

（2）惊风发作时，身向前屈者，掐委中；身向后仰者，掐膝眼。牙关不利，神昏窍闭，掐合谷。

5. 西医疗法

惊厥发作时的治疗原则：尽快控制发作，积极寻找原发病及其病因，针对病因治疗是控制惊厥的关键。高热者，止痉、退热和抗感染同时进行。

（1）退热 物理降温，酒精擦浴或温水擦浴，或用冷湿毛巾敷额头处，过高热时头、颈侧放置冰袋。药物降温，安乃近滴鼻；或用对乙酰氨基酚每次10mg/kg，口服。

（2）抗惊厥 地西泮（安定），每次0.3～0.5mg/kg，最大量不超过10mg，静脉缓慢注射，注射过程中注意防止呼吸抑制。或10%水合氯醛40～60mg/kg，保留灌肠；或用苯巴比妥钠，每次8～10mg/kg，肌内注射。

（3）预防脑损伤，减轻惊厥后脑水肿 惊厥持续30分钟以上者，给予吸氧，同时用高渗葡萄糖1g/kg，静脉注射；或用20%甘露醇1～2g/kg，于20～30分钟快速静脉滴注，必要时6～8小时重复1次。

【预防与调护】

1. 预防

（1）加强体育锻炼，增强体质，避免时邪感染。

（2）按时预防接种，预防传染病；注意饮食卫生，不吃腐败变质食物；避免跌仆惊骇。

> **执考提示**
> 急惊风的预防与调护

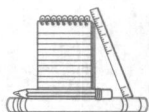

（3）有高热惊厥史的患儿，在发热初期，及时给予解热降温药物，必要时加服抗惊厥药物。

（4）对于暑温、疫毒痢的患儿，要积极治疗原发病，防止惊厥反复发作。

（5）饮食清淡，营养丰富，易于消化，避免麻辣，忌用刺激性饮料。

2. 调护

（1）就地抢救。抽搐发作时，切勿强制按压患儿肢体，以防脱臼、骨折。应将患儿平放，松解衣扣，头偏向一侧，并用纱布包裹压舌板，放于上、下磨牙之间，以防咬伤舌体。防坠床或碰伤。

（2）保持呼吸道通畅。痰涎壅盛者，随时吸痰，同时注意给氧。

（3）保持室内安静，避免声光刺激。惊厥发作时，勿大声喊叫，勿摇晃患儿。

（4）随时观察患儿面色、呼吸及脉搏变化，防止病情恶化。

二、慢惊风

慢惊风来势缓慢，抽搐无力，时作时止，反复难愈，常伴昏迷、瘫痪等症。

【病因病机】

1. 脾胃虚弱　暴吐暴泻，久吐久泻，或他病妄用汗、下之法，导致脾胃受损。脾胃虚弱，则土虚木亢，脾虚肝旺，肝亢化风，则成慢惊之证。

2. 脾肾阳虚　胎禀不足，脾肾素虚，复因吐泻日久，或误服寒凉，损伤脾阳，日久及肾，脾肾阳虚，阴寒内盛，不能温煦筋脉，而致时时搐动形成慢脾风。

3. 肝肾阴虚　急惊风迁延失治，或温热病后期，阴液亏耗，肝肾精血不足，水不涵木，筋脉失于濡养，以致虚风内动而成慢惊。

总之，慢惊风患儿体质多羸弱，先天禀赋不足，后天失于调养，或久病伤及脾胃，导致脾胃虚弱或脾肾阳虚，而致脾虚肝亢或虚极生风；或大病久病之后，气血阴阳损伤，或急惊风后祛邪未尽，而致肝肾阴虚，水不涵木，虚风内动。病位在肝、脾、肾，性质以虚为主，也可见虚中夹实证。

【诊断要点】

（1）病史　具有反复呕吐、长期泄泻、急惊风、解颅、佝偻病、初生不啼等病史。

（2）临床表现　多起病缓慢，病程较长。症见面色苍白，嗜睡无神，抽搐无力，时作时止，或两手颤动，筋惕肉瞤，脉细无力。

（3）辅助检查　血液生化、脑电图、脑脊液、头颅 CT 等检查，有助于诊断原发病。

【辨证论治】

1. 辨证要点　慢惊风多属虚证，病程较长，起病缓慢，神昏、抽搐症状相对较轻，时抽时止，有时仅见摇头，或面部肌肉抽动，或手指蠕动。临证主要辨清病位在脾、在肝、在肾的不同及病性的阴阳。

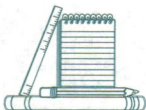

（1）辨阴阳　凡面色苍白或萎黄，精神萎靡，嗜睡露睛，四肢不温，舌淡苔白，脉沉微者为阳虚；虚烦疲惫，面色潮红，身热消瘦，手足心热，大便干结，舌红苔少，脉细数者为阴虚。

（2）辨脏腑　脾胃虚弱，脾虚肝亢者，症见精神萎靡，嗜睡露睛，不欲饮食，大便稀溏，抽搐无力，时作时止；脾肾阳衰者，症见神萎昏睡，面白无华，四肢厥冷，手足震颤，舌淡，脉沉微；肝肾阴虚者，症见低热虚烦，手足心热，肢体拘挛或强直，抽搐时轻时重，舌绛少津。

2. 治疗要点　慢惊风多属于虚证，治疗应以补虚治本为原则。常用温中健脾，温补脾肾，育阴潜阳等法。

3. 分证论治

（1）脾虚肝亢

证候　抽搐无力，时作时止，精神萎靡，嗜睡露睛，面色萎黄，纳呆便溏，便色青绿，时有肠鸣，四肢不温。舌淡苔白，脉沉弱。

证候分析　久泻伤阳，脾阳损伤，寒湿内生；脾虚肝旺，土弱木乘，木旺化风，则动风，抽搐；脾胃虚弱，生化乏源，气血不足，则面黄神疲，抽搐无力。本证以脾胃虚弱为主，常发生于婴幼儿，初期有精神萎靡，面色萎黄，嗜睡露睛等症状，继而脾不制肝而动风，出现抽搐反复发作，但程度较轻。一般不伴有高热，与急惊风有别。本证以抽搐无力，时作时止，神萎面黄，嗜睡露睛，纳呆便溏，舌淡，脉弱为辨证要点。

治法 温中健脾，缓肝理脾。

方药 缓肝理脾汤（《医宗金鉴》）。

常用中药 党参、白术、茯苓、炙甘草、白扁豆、肉桂、煨生姜、僵蚕、钩藤、白芍。

加减 抽搐频发者，加天麻、蜈蚣、钩藤、白芍、菊花息风止痉；腹泻日久，加山楂炭、葛根温中止泻；纳呆食少者，加焦神曲、焦山楂、砂仁开胃消食；四肢不温，大便稀溏者，改用附子理中汤温中散寒，健脾益气。

（2）脾肾阳衰

证候 手足蠕动震颤，精神委顿，昏睡露睛，面白无华或灰滞，口鼻气冷，额汗不温，四肢厥冷，溲清便溏。舌质淡，苔薄白，脉沉微。

证候分析 脾肾阳衰，阳气不运，阴寒内盛；脾肾阳衰，不能温煦筋脉，则手足蠕动震颤。此证即所谓"纯阴无阳"的慢脾风证。其实质是阳衰阴盛，属于慢惊风后期，气阳衰竭的危重阶段。本病多发生在暴泻久泻之后，体内阳气衰竭，病至于此，为虚极之候，阳虚极而生内风。临床除上述阳气虚衰症状外，还可见心悸气促、脉微细欲绝等危象。本证以四肢逆冷，嗜睡昏沉，手足蠕动震颤，舌质淡，苔薄白，脉沉微为证候要点。

治法 温补脾肾，回阳救逆。

方药 固真汤（《证治准绳》）合逐寒荡惊汤（《福幼编》）。

常用中药 人参、附子、肉桂、炮姜、黄芪、茯苓、白术、山药、炙甘草。

加减 汗多者，加龙骨、牡蛎、五味子收敛止汗；恶心呕吐者，加吴茱萸、半夏温中降逆止呕。

慢惊风脾肾阳衰证为亡阳欲脱之证，上述症状但见一二者，即应投以益气回阳固脱之品，不可待诸症悉具再用药，否则延误投药时机，可危及患儿生命。

（3）阴虚风动

证候 肢体拘挛或强直，抽搐时轻时重，精神疲惫，形容憔悴，面色萎黄或时有潮红，虚烦低热，手足心热，易出汗，大便干结，舌绛少津，苔少或无苔，脉细数。

证候分析 急惊风或其他热病经久不愈，热久伤阴，肝肾阴亏，水不涵木，筋脉失养，致肢体拘挛或强直。本证以抽搐反复发作，肢体拘挛，身热消瘦，手足心热，舌红少苔，脉细数为辨证要点。

治法 育阴潜阳，滋肾养肝。

方药 大定风珠（《温病条辨》）。

常用中药 地黄、白芍、火麻仁、五味子、当归、鳖甲、龟甲、生龙骨、生牡蛎。

加减 日晡潮热者，加地骨皮、银柴胡、青蒿清热除蒸；抽搐不止者，加天麻、乌梢蛇息风止痉；汗出较多者，加黄芪、浮小麦固表止汗；肢体麻木，活动障碍者，加赤芍、川芎、地龙活血通络；筋脉拘急，屈伸不利者，加黄芪、党参、鸡血藤、桑枝益气养血通络。

【其他疗法】

1.专方验方 地龙、僵蚕、乌梢蛇、当归、木瓜、鸡血藤各15g，水煎服。用于慢惊风肢体强直性瘫痪。

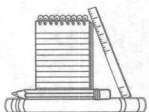

2. 外治疗法　全蝎 5 个，蜈蚣 1 条，僵蚕 5 条，蝉蜕 7 个。研为细末，敷脐，每日 1 次。用于慢惊风强直性瘫痪。

3. 推拿疗法　运五经，推脾土，揉脾土，揉五指节，运内八卦，分阴阳，推上三关，揉涌泉，揉足三里。

4. 针灸疗法

（1）体针　脾虚肝亢证取穴脾俞、胃俞、中脘、天枢、气海、足三里、太冲，其中太冲施捻转泻法，余穴皆用补法；脾肾阳虚证取穴脾俞、肾俞、章门、关元、印堂、三阴交，诸穴均用补法；阴虚风动证取穴关元、百会、肝俞、肾俞、曲泉、三阴交、太溪、太冲，诸穴均用补法。

（2）艾灸　取大椎、脾俞、命门、关元、气海、百会、足三里。用于脾虚肝亢证，脾肾阳虚证。

【预防与调护】

1. 预防

（1）加强体育锻炼，增强体质，提高抗病能力。

（2）注意饮食卫生，饮食宜清淡、营养丰富、易于消化，避免麻辣，忌用刺激性饮料。

（3）积极治疗原发病，尤其要防止急惊风反复发作。

> **✎ 执考提示**
>
> 慢惊风的预防与调护

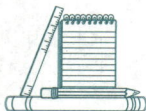

2. 调护

（1）抽搐发作时，切勿强行牵拉，以防伤及筋骨。

（2）保持呼吸道通畅。痰涎壅盛者，及时吸痰，同时给氧。

（3）抽搐时要禁食；搐止后以流质素食为主，不会吞咽者，给予鼻饲。

（4）对于长期卧床的患儿，要经常改变体位，勤擦澡，多按摩，防止发生压疮。

【案例训练】

侯某，男，5 岁。2002 年 8 月 5 日就诊。

患儿腹痛半天，突然高热抽搐 4 小时。患儿上午曾吃冰糕、黄瓜等物，继而出现腹痛，未引起家长重视。中午时分患儿壮热烦躁，呕吐 3 次，均为胃内容物，呈喷射状。腹痛，腹泻，大便稀，夹脓血黏液，其味腥臭，已泻 6 次，伴惊厥抽搐，两目上视，颈项强直。舌质红，苔黄厚腻，脉滑数。既往体健。体格检查：T39.5℃，P140 次 / 分，体重 18kg。急性病容，面色略灰，神志不清，呼吸急促，皮肤红，颈项强直，两目上视，对光反射存在，肘臂伸缩，十指开合，双肺呼吸音清，未闻及干湿啰音，心率 140 次 / 分，心律齐，未闻及明显杂音，腹部平软，有压痛，肝脾未扪及，听诊肠鸣音亢进，肌力 4 级，未引出病理性神经反射。

实验室检查：①血常规：WBC18.8×10^9/L，中性粒细胞百分比 81%，淋巴细胞百分比 18%。②大便常规：红细胞满视野，脓细胞满视野。③大便细菌培养：阳性。

1. 中医辨证论治

（1）四诊摘要　①望诊：急性病容，面色略灰，神志不清，呼吸急促，皮肤红，颈项强直，两目上视，脓血便，舌质红，苔黄厚腻。②闻诊：呈喷射状呕吐 3 次。③问诊：突然高热抽搐 4 小时伴腹痛半天。曾吃冰糕、黄瓜生冷不洁之物，继而出现腹痛。④切诊：脉滑数。

（2）中医辨证分析　在教师指导下分组讨论完成。

（3）中医诊断　急惊风（湿热疫毒）。

（4）治则　清热化湿，解毒息风。

（5）方药　黄连解毒汤加减

（6）课后作业　学生练习开方定量。

2. 西医诊治

（1）西医诊断　中毒性细菌性痢疾，高热惊厥。

（2）诊断依据

①病史：病发于夏秋季，突然发病；有饮食生冷、不洁史。

②症状：高热，抽搐，腹痛，腹泻，呕吐，脓血便，神志不清。

③体征：急性病容，面色略灰，神志不清，呼吸急促，皮肤红，颈项强直，两目上视，对光反射存在，肘臂伸缩，十指开合，心率 140 次 / 分，腹部平软，有压痛，肝脾未扪及，听诊肠鸣音亢进，肌力 4 级，未引出病理性神经反射。

④实验室检查：血常规：WBC18.8×10^9/L，中性粒细胞百分比 81%，淋巴细胞百分比 18%。大便常规：红细胞满视野，脓细胞满视野。大便细菌培养：阳性。

（3）处置方案

①治疗原则：退热，抗惊厥，抗感染，预防脑损伤，对症治疗。

②医嘱

长期医嘱	临时医嘱
传染病护理常规	传染病报告
床边隔离	血常规
一级护理	大便常规
惊厥护理	尿常规
病危通知	大便细菌培养+药物敏感试验
禁食	血钠、钾、氯、钙、磷、镁测定
观察体温、脉搏、呼吸、血压、神志、瞳孔（每0.5～2小时1次）	血CO$_2$结合力测定
记24小时出入液量	动脉血气分析
吸氧	心电图测定
10%葡萄糖注射液10mL 氨苄青霉素1000mg　静脉滴注　每日1次	青霉素皮试
20%甘露醇100mL 快速静滴，每6～8小时1次	35%～50%酒精擦浴（必要时）柴胡注射液1mL　（肌内注射）
10%葡萄糖注射液5mL 地塞米松5mg　静脉注射　每8小时	平卧，头侧向一侧，纱布包裹压舌板，放于上下磨牙之间
	针刺水沟、合谷、内关、中脘
	地西泮6mg，肌内注射或缓慢静脉注射
	吸痰（必要时）

【名医验案】

廖某，男，38 天，1982 年 7 月 23 日诊。患儿 15 天前因受惊而出现手足抽动，某医院以低钙抽风收入院，经西药治疗数天后疗效不显，故来寻求中医治疗。患儿现在只要听闻声响就会手足抽搐，不发热，二便正常，舌红，苔白，纹紫，余皆如常。

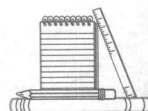

诊断：急惊风。

辨证：神志怯弱，复受惊恐。

治法：清心涤痰，镇惊安神。

处方：清镇汤合导赤散加减。黄连3g，栀子3g，连翘10g，天竺黄6g，麦冬10g，牡蛎30g，龙骨30g，川木通10g。

上方连进2剂，抽搐程度减轻，次数减少，但目眵增多，故以原方加菊花、龙胆草，再进2剂，抽搐悉止。

按语：此案有惊恐在前，而抽搐在后，故应属于急惊风之惊恐型，治疗从心肝入手，治以清心镇惊，数日而愈。需要指出的是，此案西医诊为低钙抽搐，而中医则认为是急惊风有余之证，故治疗时不能根据西医病名判为虚证而妄投补剂，虚实之分应当依据中医之辨证。（引自《静安慈幼心书》）

【预习测试】

A₁型题

1. 下列各项中，属于急惊风主要病因的是（　　　）

　　A. 脾胃虚弱　　　B. 脾肾阳虚　　　C. 外感时邪　　　D. 痰浊壅盛　　　E. 脾虚肝亢

2. 急惊风的"四证"是指（　　　）

　　A. 风、火、积、热　　　　　　　　　　B. 风、痰、热、惊

　　C. 痰、积、惊、热　　　　　　　　　　D. 惊、热、痰、火

　　E. 痰、火、积、热

3. 下列各项，不属于急惊风四大基本治法的是（　　　）

　　A. 清热　　　　B. 养阴　　　　C. 豁痰　　　　D. 镇惊　　　　E. 息风

4. 治疗急惊风气营两燔证应首选的方剂是（　　　）

　　A. 新加香薷饮　　B. 清瘟败毒饮　　C. 清营汤　　　D. 白虎汤　　　E. 藿香正气散

5. 治疗急惊风邪陷心肝证应首选的方剂是（　　　）

　　A. 羚角钩藤汤　　　　　　　　　　　　B. 清瘟败毒饮

　　C. 白虎汤合紫雪丹　　　　　　　　　　D. 清营汤合白虎汤

　　E. 黄连解毒汤合安宫牛黄丸

6. 治疗急惊风湿热疫毒证应首选的方剂是（　　　）

　　A. 羚角钩藤汤　　　　　　　　　　　　B. 黄连解毒汤合白头翁汤

　　C. 清瘟败毒饮　　　　　　　　　　　　D. 普济消毒饮

　　E. 白虎汤合紫雪丹

7. 慢惊风的主要病变部位是（　　　）

　　A. 心肝肺　　　　B. 肝脾肺　　　　C. 心脾肾　　　D. 肝脾肾　　　E. 心肝肾

8. 以下各项，不属于慢惊风常用治法的是（　　　）

　　A. 清心开窍　　　B. 温中健脾　　　C. 育阴潜阳　　　D. 柔肝息风　　　E. 温阳逐寒

9. 下列各项，不属于慢惊风病机的是（　　　）

　　A. 肝血亏损，虚风内动　　　　　　　　B. 脾虚肝旺，肝亢化风

　　C. 素有痰饮，上蒙清窍　　　　　　　　D. 脾肾阳虚，虚极生风

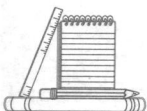

    E.肝肾阴亏，虚风内动

10.治疗慢惊风脾肾阳衰证应首选的方剂是（   ）

    A.理中汤   B.四逆汤

    C.附桂八味丸   D.木香肉桂逐寒方

    E.固真汤合逐寒荡惊汤

A2 型题

11.患儿，3 岁。突然出现神昏惊厥，伴发热头痛，咳嗽流涕，咽红。舌苔薄黄，脉象浮数。治疗应首选的方剂是（   ）

    A.柴葛解肌汤   B.银翘散

    C.银翘散合羚角钩藤汤   D.桑菊饮

    E.紫雪丹

12.患儿，5 岁。突然壮热，神志昏迷，烦躁谵妄，反复抽搐，惊厥不已，呕吐腹痛，大便夹脓血。舌质红，苔黄腻，脉象滑数。治疗应首选的方剂是（   ）

    A.羚角钩藤汤   B.普济消毒饮

    C.黄连解毒汤合白头翁汤   D.白虎汤合玉枢丹

    E.清瘟败毒饮

13.患儿，5 岁。突然高热，不省人事，抽搐不已，大便化验见脓球成堆，大便腥臭异常，肛门灼热，舌红，苔黄腻，脉滑数。其证候是（   ）

    A.湿热疫毒   B.邪陷心肝   C.风热动风   D.气营两燔   E.湿热蕴伏

14.患儿，2 岁。流涕，喷嚏，咳嗽 1 天，次日高热，于体温骤升时突然发生惊厥，咽喉红赤，苔薄黄，指纹浮紫于气关。其证候是（   ）

    A.风热感冒   B.邪陷心肝   C.风热动风   D.气营两燔   E.湿热疫毒

15.患儿，3 岁。高热持续 3 天，神昏谵语，突然颈项强直，两目上视，口吐白沫，手足抽动，四肢厥冷。其证候是（   ）

    A.湿热疫毒   B.邪陷心肝   C.风热动风   D.气营两燔   E.脾肾阳虚

16.患儿，1 岁。面色时青时赤，频作惊惕，甚则惊厥，喜投母怀，大便色青，脉律不整，指纹紫滞。治疗应首选的方剂是（   ）

    A.菖蒲丸   B.定魄丸   C.磁朱丸   D.远志丸   E.琥珀抱龙丸

17.患儿，4 岁。精神萎靡，嗜睡露睛，面色姜黄，不欲饮食，大便稀溏，色带青绿，时有肠鸣，四肢不温，抽搐无力，时作时止，舌淡苔白，脉沉弱。治疗应首选的方剂是（   ）

    A.附子理中汤   B.固真汤   C.镇肝熄风汤   D.缓肝理脾汤   E.羚角钩藤汤

扫一扫，知答案

18.患儿，3 岁半。面色潮红，身热消瘦，手足心热，肢体拘挛或强直，时或抽搐，大便干结。舌光无苔，质绛少津，脉象细数。治疗应首选的方剂是（   ）

    A.大定风珠   B.地黄饮子   C.大补阴丸   D.理中汤   E.四逆汤

师说心语

B₁ 型题

    A.发病急骤，高热，抽搐，昏迷，头痛，项强，舌红苔黄

    B.发病较急，突然抽搐，神昏惊叫，四肢厥冷，脉乱不整

    C.高热不退，神昏抽搐，腹痛拒按，便下脓血，舌红苔腻

    D.面色萎黄，嗜睡露睛，频繁抽搐，舌淡苔白，脉象沉弱

    E.身热形瘦，手足心热，肢挛强直，舌绛少苔，脉细弦数

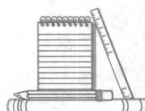

19. 急惊风气营两燔证的主症是（　　　　）
20. 急惊风湿热疫毒证的主症是（　　　　）

　　A. 大定风珠　　　B. 固真汤　　　　C. 远志丸　　　　D. 抱龙丸　　　　E. 缓肝理脾汤

21. 治疗慢惊风脾虚肝亢证，治疗应首选的方剂是（　　　　）
22. 治疗慢惊风阴虚风动证，治疗应首选的方剂是（　　　　）

项目二　病毒性心肌炎

做一做，明重点

扫一扫，看课件

> 【学习目标】
>
> 　1. 了解病毒性心肌炎的概念、发病特点。
>
> 　2. 熟悉病毒性心肌炎的病因病机、鉴别诊断。
>
> 　3. 掌握病毒性心肌炎的诊断、辨证论治、西医治疗。
>
> 　4. 具有运用中医四诊和西医检查手段对病毒性心肌炎进行诊断和鉴别诊断的能力。

【概述】

　　病毒性心肌炎是由病毒感染引起的局限性或弥漫性心肌炎性病变，以心悸，气短，神疲乏力，面色苍白，肢冷，多汗为临床特征的疾病。

　　本病一年四季均可发病，常继发于感冒、泄泻、麻疹、痄腮等病毒感染性疾病之后，多见于 3～10 岁的儿童。病情轻重不等，临床表现不一，轻者可无明显自觉症状，仅有心电图改变；重者出现心律失常，心脏扩大。若能及早诊治，多数预后良好，少数重症患儿可发生心源性休克，心力衰竭，甚至猝死。部分患儿因失治误治，迁延不愈，可致顽固性心律失常或发展演变为扩张性心肌病。

　　病毒性心肌炎为西医病名，在古医籍中未见专门记载，根据其临床表现，可归属于中医"风温""心悸""怔忡""胸痹""猝死"等范畴。

> 📝 **执考提示**
>
> 病毒性心肌炎发病特点

> 📝 **执考提示**
>
> 病毒性心肌炎病因病机

【病因病机】

　　1. 风热犯心　小儿肺常不足，卫外不固，风热邪毒从鼻咽而入，犯于肺卫。若治不及时，或祛邪未尽，余邪残留，则邪毒内舍于心，导致心脉痹阻，气血运行不畅，心失所养，则心悸、怔忡。

　　2. 湿热侵心　饮食不洁，湿热邪毒从口而入，蕴郁肠胃，滞留不去，上犯于心则心脉痹阻，气血运行不畅，心失所养则心悸。

　　3. 气阴亏虚　外感风热或湿热邪毒由外入里，留而不去，毒热耗气伤阴，导致心之气阴不足。心气不足，运血无力，气虚血瘀而见心悸，胸痹；心阴耗伤，心脉失养，阴不制阳，则见心悸不宁。

　　4. 心阳虚弱　素体阳虚，或气损及阳，或病邪深陷，正气不支，心气衰弱，心阳受阻，心脉失于温养，则怔忡不安，甚则心阳虚脱，见四肢厥冷，脉微欲绝。或正气不足，感邪较重，

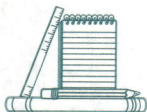

正不胜邪，则出现心阳虚衰，甚则心阳暴脱而发生猝死。

5. 痰瘀阻络 病情迁延，久病伤及肺脾，或素体肺脾气虚，气虚运血无力则血瘀；肺虚则水津不布，脾虚则运化失司，水湿内停，聚湿生痰。或邪毒入里化火，炼液为痰。痰瘀互结，阻滞心脉，则见胸闷，胸痛。

总之，病毒性心肌炎发病的内在因素是正气亏虚，外感风热或湿热邪毒是引发本病的主要外因。病变脏腑主要在心，与肺脾两脏有关。小儿肺常不足，脾常虚，易受风热或湿热邪毒侵袭。邪毒入里使气阴耗伤，心脉瘀阻为主要病理变化。瘀血，痰浊为主要病理产物。病变初期以邪实为主，恢复期以正虚为主，病情迁延者常虚实夹杂。

【诊断与鉴别诊断】

1. 诊断要点

（1）病史 发病同时或 1～3 周前曾有感冒，或泄泻，或疱腮等病毒感染史。

> ✎ **执考提示**
> 病毒性心肌炎诊断要点

（2）临床表现 可有心悸，气短，神疲乏力，胸闷，心前区不适或疼痛，面色苍白，头晕，多汗，手足凉，脉结代等。第一心音明显低钝，心动过速，或奔马律，心律不齐。

（3）辅助检查

①心电图检查：以 R 波为主的 2 个或 2 个以上的导联（Ⅰ、Ⅱ、avF、V_5）的 ST－T 改变，持续 4 天以上，伴动态变化，ST 段偏移，T 波低平、双向或倒置。可有 QRS 波群低电压及异常 Q 波。窦房、房室或室内传导阻滞。各种过早搏动，尤以室性早搏较常见。

②实验室检查：心肌肌钙蛋白（cTnI 或 cTnT）阳性。病程早期血清酶活性增高，血清谷草转氨酶（SGOT）、乳酸脱氢酶（LDH）、α－羟丁酸脱氢酶（α－HBDH）、血清肌酸激酶（CK）及其同工酶（CK－MB）升高。急性期可见红细胞沉降率增快。

③X 线或超声心动图检查：可见心脏扩大。

2. 鉴别诊断

（1）风湿性心肌炎 年长儿童多见，病前多有链球菌感染史，可见发热，心悸，头晕，心律失常等表现。风湿性心肌炎为风湿热的主要表现之一，多伴有其他风湿活动期表现，如发热，游走性关节疼痛，皮下结节，环形红斑，心脏杂音等。实验室检查抗"O"增高，红细胞沉降率增快。心电图等检查有助于确诊。

（2）中毒性心肌炎 多有重症肺炎、白喉、败血症等原发疾病的感染症状，白细胞总数及中性粒细胞明显增高，多随原发病好转而逐渐恢复。

（3）心内膜弹力纤维增生症 多数于 1 岁以内发病。主要表现为充血性心力衰竭，心电图多呈左心室肥大，可同时出现 ST 段、T 波改变，以及房室传导阻滞。X 线检查见左心室扩大明显，肺纹理增多，左心尖搏动减弱。

【辨证论治】

1. 辨证要点

> ✎ **执考提示**
> 病毒性心肌炎辨证论治

（1）辨虚实 凡病程短暂，见胸闷胸痛，气短多痰，发热咽痛，咳嗽，或恶心呕吐，或腹痛腹泻，舌红，苔黄，脉数者属实证；病程长达数月，见心悸气短，神疲乏力，面白多汗，舌淡或偏红，舌光少苔，属虚证。

（2）辨轻重 神志清楚，神态自如，面色红润，脉实有力者，病情轻；若面色苍白，四肢

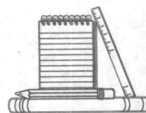

厥冷，口唇青紫，烦躁不安，脉微欲绝或频繁结代者，病情危重。

2. 治疗要点　以扶正祛邪，宁心复脉为治疗原则。根据不同阶段，结合病因病机分别予以清热解毒，清热化湿，益气养阴，温振心阳，活血化瘀，养心固本之法。病情危重者采用中西医结合治疗。

3. 分证论治

（1）风热犯心

证候　心悸气短，胸闷胸痛，低热绵延，或不发热，鼻塞流涕，咽红肿痛，咳嗽，肌肉酸楚疼痛。舌红，苔薄，脉浮数，或促或结代。

证候分析　本证由外感风热邪毒，客于肺卫，袭肺损心所致。病程多在1个月以内，一般不超过3个月，常见于急性期。本证以心悸气短，胸闷胸痛并伴发热，咽红肿痛，脉浮数为辨证要点。

治法　清热解毒，养心复脉。

方药　银翘散（《温病条辨》）。

常用中药　金银花、连翘、竹叶、荆芥、薄荷、牛蒡子、芦根、桔梗、淡豆豉、甘草。

加减　邪毒炽盛，加黄芩、生石膏、山栀子清热泻火；胸闷，加木香、枳壳理气宽胸；胸痛，加丹参、红花、郁金活血散瘀；心悸、脉促，加五味子、柏子仁养心安神；腹痛腹泻，加木香、扁豆、车前子行气化湿止泻。

（2）湿热侵心

证候　胸部憋闷，心悸气短，寒热起伏，全身肌肉酸痛，恶心呕吐，腹痛腹泻，倦怠乏力。舌红，苔黄腻，脉濡数或结代。

证候分析　本证由湿热邪毒蕴于胃肠，留滞不去，上犯于心所致。可同时见肠胃湿热蕴结及心神不宁的表现。本证以心悸胸闷，寒热起伏，呕吐腹泻，舌红，苔黄腻，脉濡数或结代为辨证要点。

治法　清热化湿，宁心复脉。

方药　葛根黄芩黄连汤（《伤寒论》）。

常用中药　葛根、黄芩、黄连。

加减　胸闷气憋，加瓜蒌、薤白、甘松理气宽胸；肢体酸痛，加独活、羌活祛湿通络；心慌、脉结代，加丹参、柏子仁、龙骨宁心安神；恶心呕吐，加生姜、半夏化湿和胃止呕；腹痛腹泻，加木香、扁豆、车前子行气化湿止泻。

（3）气阴亏虚

证候　心悸不宁，活动后尤甚，少气懒言，神疲倦怠，头晕目眩，烦热口渴，夜寐不安。舌光红少苔，脉细数，或促或结代。

证候分析　热毒犯心，久则耗气伤阴，致心神失养，则心悸不宁，夜寐不安，脉结代。

此证为中后期最常见的证型。病程多已逾3个月，但一般不超过6个月。若主证相符，恢复期或迁延期虽病程较长仍可考虑此证。本证偏气虚者少气懒言，神疲倦怠；偏阴虚者头晕目眩，烦热口渴，舌光红少苔。临床以心悸气短，五心烦热，口渴，舌红少苔，脉细数或结代为辨证要点。

治法　益气养阴，宁心安神。

方药　炙甘草汤（《伤寒论》）合生脉散（《医学启源》）。

常用中药　人参、麦冬、五味子、生地黄、火麻仁、炙甘草、阿胶、生姜、大枣、桂枝。

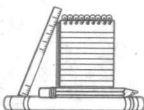

加减　气虚明显者，加黄芪、太子参益气；阴虚明显者，加熟地黄、玉竹养阴；胸闷明显者，加郁金、枳壳宽中行气；便秘常可诱发或加重心律不齐，故大便偏干时，应重用火麻仁，加瓜蒌仁、柏子仁、桑椹等养血润肠。心悸，夜寐不安，加柏子仁、酸枣仁、夜交藤以宁心安神。

（4）心阳虚弱

证候　心悸怔忡，胸闷不舒，神疲乏力，面色苍白，头晕多汗，畏寒肢冷，甚则肢体浮肿，呼吸急促。舌质淡胖或淡紫，脉沉缓无力或结代。

证候分析　心阳虚弱，鼓动无力，气血运行不畅，清窍心肌失养，则头晕，心悸怔忡；胸阳不振，气血不畅，则胸闷不舒。本证由病久外邪损伤心阳，或素体虚弱，复感外邪，心阳不振所致。以心悸怔忡、脉缓无力或结代，伴阳气虚弱的表现为辨证特点。病情严重，心阳暴脱，宗气大泄，可见大汗淋漓、四肢厥冷、唇紫息微、呼吸急促、脉微细欲绝。

治法　温振心阳，宁心复脉。

方药　桂枝甘草龙骨牡蛎汤（《伤寒论》）。

常用中药　桂枝、龙骨、牡蛎、甘草。

加减　气虚，加党参（或人参）、黄芪以补元气；形寒肢冷者，加熟附子、干姜温阳散寒；肢体浮肿者，加茯苓、猪苓、防己利水消肿，或用真武汤加减；头晕失眠者，加酸枣仁、五味子养心安神；若阳气暴脱，出现四肢厥冷、大汗淋漓、脉微欲绝者，加人参、熟附子、干姜、麦冬、五味子回阳救逆，益气敛阴。或急投参附龙牡救逆汤以回阳救逆。

（5）痰瘀阻络

证候　心悸不宁，胸闷憋气，心前区痛如针刺，面色晦暗，唇甲青紫，舌质紫暗，或舌边尖见有瘀点，脉结代；或见脘闷呕恶，舌体胖，苔腻，脉滑。

证候分析　痰湿阻滞，则脘闷呕恶；瘀血阻滞，则心脉不畅，气机不利，则心悸不宁，胸闷憋气，心前区痛如针刺。本证由于病程迁延，伤及肺脾，痰饮内停，瘀血内阻，痰瘀阻滞心络所致。本证病程大多在6个月以上，常为心肌炎的迁延期或恢复期。以痰瘀阻滞之实证征象为主，如胸闷憋气、心前区痛如针刺。本证以心悸不宁，胸闷憋气，心前区痛如针刺，舌质紫暗为辨证要点。

治法　豁痰活血，化瘀通络。

方药　瓜蒌薤白半夏汤（《金匮要略》）合失笑散（《太平惠民和剂局方》）。

常用中药　全瓜蒌、薤白、半夏、白酒、五灵脂、蒲黄。

加减　心前区痛甚者，加丹参、降香、红花、川芎理气散瘀止痛；咳嗽痰多者，加白前、款冬花化痰止咳；夜寐不宁者，加远志、酸枣仁、柏子仁宁心安神；瘀血重者，可用血府逐瘀汤加减，行气活血。

【其他疗法】

1. 中成药

（1）生脉饮口服液　1次5～10mL，每日2～3次，口服。用于气阴两虚证。

（2）参附注射液　1次30～60mL，加入10%葡萄糖注射液250～500mL中，静脉滴注，每日1次。用于心阳虚衰，阳气欲脱者。

（3）参麦注射液　1次10～20mL，加入10%葡萄糖注射液100～250mL中，缓慢静脉滴注，每日1次，2周为1个疗程。用于气阴两虚证。

2. 针灸疗法

（1）体针　主穴取心俞、间使、神门、血海，配穴取大陵、膏肓、内关。用补法，得气后

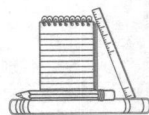

留针 30 分钟，隔日 1 次。用于心律失常。

（2）耳针　取心、交感、神门、皮质下，隔日 1 次。或用王不留行籽压穴，用橡皮膏固定，每日按压 2～3 次。用于心律失常。

3. 危重症西医治疗

（1）休息　急性期需卧床休息，以减轻心脏负荷，减少心肌耗氧量。

> **执考提示**
> 病毒性心肌炎西医治疗

（2）营养心肌　①维生素 C，每日 100mg/kg，加入 10% 葡萄糖注射液 100～150mL 中静脉滴注，每日 1 次。②辅酶 Q10，每日 1mg/kg，分 2 次，口服。③ 1,6 - 二磷酸果糖，1 次 100～250mg/kg，每日 1 次，静脉滴注，或 1,6 - 二磷酸果糖口服液，1 次 5～10mL，每日 2 次，口服。

（3）免疫调节　免疫调节剂可减轻心肌细胞损害，常用丙种球蛋白，2g/kg，2～3 日分次静脉滴注。

（4）肾上腺皮质激素　对危重患儿（心源性休克、致死性心律失常），可用地塞米松或氢化可的松静脉滴注。

（5）纠正心力衰竭　出现心力衰竭，可用强心剂，如地高辛，或西地兰，剂量为常规量的 1/3～2/3，以免洋地黄中毒。

（6）纠正心律失常　严重心律失常，选用心律平、慢心律等抗心律失常药。

【预防与调护】

1. 预防

（1）加强锻炼，增强体质，积极预防呼吸道及肠道病毒感染。

> **执考提示**
> 病毒性心肌炎预防与调护

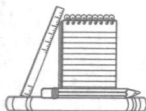

（2）劳逸结合，避免过度疲劳。

2. 调护

（1）急性期应卧床休息，一般需 3～6 周，重者宜卧床 6 个月至 1 年。待体温稳定 3～4 周后，心衰控制，心律失常好转，心电图改变好转时，可逐渐增加活动量。恢复期继续限制活动量，一般总休息时间不少于 6 个月。

（2）尽量保持患儿安静，以减轻心脏负荷，减少心肌耗氧量。哭闹，烦躁不安时，可给予镇静剂。

（3）饮食宜清淡，低盐，富有营养，忌食过于甘肥厚腻及辛辣之品，避免暴饮暴食，不饮浓茶。

（4）多食新鲜蔬菜、水果，促进心肌代谢与修复。保持大便通畅，防止发生便秘。

（5）密切观察患儿病情变化，一旦发现患儿心率明显增快或减慢、严重心律失常、呼吸急促、面色青紫，应立即抢救治疗。

【案例训练】

江某，男，10 岁，1995 年 1 月 26 日初诊。

患儿气短、心慌半年。半年前患儿感冒发热，高热持续 5 天，后转为低热，时有气短心慌。在外地医院确诊为病毒性心肌炎，曾用激素、辅酶 A 等治疗，未见显效，遂前来医院诊治。现患儿气短、心慌，尤其活动后胸闷、心慌加重，盗汗多，易疲乏，纳食减少，大便干，夜眠不安，急躁，体瘦，面色苍黄，咽红，舌淡红，舌苔白，结代脉。听诊心率 100 次 / 分，心尖部每分钟可闻及 5～6 次早搏，无杂音，肺无异常，腹软，肝脾未触及；心电图示心律失常，室性早搏呈二联律，S-T段偏移，T波低平；红细胞沉降率正常。

1. 中医辨证论治

（1）四诊摘要 ①望诊：体瘦，面色苍黄，咽红，舌淡红，舌苔白。②闻诊：未闻及咳嗽声。③问诊：半年前患儿因感冒发热，持续高热5天，后转为低热，时有气短心慌。在外地医院确诊为病毒性心肌炎，曾用激素、辅酶A等治疗，未见显效。现症：患儿气短、心慌，尤其活动后胸闷、心慌加重，盗汗多，易疲乏，纳食减少，大便干，夜眠不安，急躁。④切诊：腹软，肝脾未触及，结代脉。

（2）中医辨证分析 在教师指导下分组讨论完成。

（3）中医诊断 怔忡（气阴两虚）。

（4）治则 益气养阴兼清热解毒。

（5）方药 生脉散化裁。

（6）课后作业 学生练习开方定量。

2. 西医诊治

（1）西医诊断 病毒性心肌炎。

（2）诊断依据 ①病史：半年前患儿因感冒发热，持续高热5天，后转为低热，时有气短心慌。在外地医院确诊为病毒性心肌炎，曾用激素、辅酶A等治疗，未见显效。②症状：患儿气短、心慌，尤其活动后胸闷、心慌加重，盗汗多，易疲乏，纳食减少，大便干，夜眠不安，急躁。③体征：体瘦，面色苍黄，咽红，舌淡红，舌苔白，结代脉。听诊心率100次/分，心尖部每分钟可闻及5～6次早搏，无杂音，肺无异常，腹软，肝脾未触及。④辅助检查：心电图示心律失常，室性期前收缩呈二联律，S-T段偏移，T波低平；红细胞沉降率正常。

（3）处置方案

长期医嘱	临时医嘱
儿科护理常规	血常规
一级护理	尿常规
普通饮食	大便常规
病重或病危通知	血心肌酶谱、心肌肌钙蛋白、抗心肌抗体
卧床休息	红细胞沉降率、抗链球菌溶血素O
心电图监护	血柯萨奇病毒抗体测定
5%葡萄糖注射液100mL 利巴韦林0.2g 静脉滴注 每日2次	心电图
维生素E 100mg 口服 每日3次	24小时动态心电图（必要时）
0.9%氯化钠注射液100mL 1,6-二磷酸果糖6g 静脉滴注 每日1次	X线胸部摄片（正位片）
10%葡萄糖注射液250mL 三磷酸腺苷20mg 辅酶A 100U 维生素C 3g 静脉滴注 每日1次	超声心动图
10%葡萄糖注射液100mL 丹参注射液6mL 静脉滴注 每日1次	

练一练，强诊治

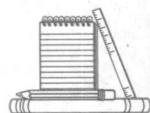

【名医验案】

戴某，女，14岁。2011年4月25日就诊。

主诉：阵发性心慌乏力伴咳嗽咯痰2周。

现病史：2周前受凉感冒后出现发作性心慌不适，活动后加重，伴咳嗽、咯痰，痰色白，曾在外院检查提示诊断为病毒性心肌炎，给予辅酶Q10、营养心肌等治疗后，效果欠佳。目前乏力，心慌，活动后加重伴气短，咳嗽咯痰。

既往史：否认肝炎、结核等传染病史，预防接种史不详。否认高血压、糖尿病史。否认外伤、手术及输血史。过敏史：否认药物、食物及花粉等过敏史。

体格检查：血压100/60mmHg，神志清，精神差，面色淡红，营养中等，发育正常，形体中等，全身皮肤及巩膜无黄染，浅表淋巴结未及肿大。双瞳孔等大等圆，对光反射灵敏。咽红，无充血，双扁桃体无肿大。颈软无抵抗，气管居中，甲状腺不大。胸廓对称，双肺呼吸音清，未闻及干湿啰音。心率88次/分，律齐，心音低钝，各瓣膜听诊区未闻及病理性杂音。腹软，无压痛及反跳痛，肝脾肋下未及，双肾区无叩击痛，双下肢无水肿。舌淡红，苔薄白，脉弦滑。

辅助检查：心电图示窦性心律，部分导联T波低平。

中医诊断：心悸。

证候诊断：气阴亏虚兼血瘀。

西医诊断：病毒性心肌炎。

治法：益气养阴活血，兼理气化痰。

处方：芦根12g，北沙参12g，苦杏仁12g，川贝母12g，橘红12g，玄参12g，半枝莲12g，白花蛇舌草12g，麦冬12g，枳壳12g，甘草6g，知母10g，丹参12g。

7剂，上方水煎取汁300mL，分早晚温服，日1剂。

治疗1周后患者咳嗽咯痰消失，仅气短，后治疗以益气养阴为主，治疗2个月，后患者口服"心肌舒康"，患者心慌、乏力、气短等不适消失。活动后无特殊不适。

按语：病毒性心肌炎属于中医"心悸""怔忡""胸痹"等病的范畴。中医认为，该病多起于外感时邪，内犯于心，热伤心肌，耗气伤阴，心失所养，使心脏搏动失其常度，心络瘀阻，痰浊湿热互结。心肌舒康胶囊组方（黄芪、生地黄、重楼、白菊花、知母、赤芍、炙甘草、泽兰、酸枣仁、龙齿）设计独特，结构合理，融辨证思路与个人经验于一体，针对病毒性心肌炎的主要病理变化——气阴虚损，毒瘀蕴结，本虚标实的特点而组成。方中以黄芪、生地黄益心气，养心阴，强心扶其本；重楼、白菊花清解心营蕴瘀之邪毒，祛邪以治其标；以泽兰化瘀通脉；酸枣仁、龙齿养心安神调复脉律。故全方具有益心气、养心阴、解毒化瘀、通脉复律之功能，标本同治之效用。（引自《郝伟验案》）

【预习测试】

A1 型题

1.病毒性心肌炎的发病内因是（　　　）

　A.痰瘀内阻　　　B.正气亏虚　　　C.外感风温邪毒　　　D.湿热邪毒侵袭　　　E.饮食内滞

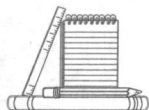

2.病毒性心肌炎的发病年龄多见于（　　　）

　　A.初生～1个月　　　　　　　　　　　　B.1个月～1岁

　　C.1～3岁　　　　　　　　　　　　　　　D.3～10岁

　　E.10岁以上

3.下列各项，不属于病毒性心肌炎特征的是（　　　）

　　A.神疲乏力　　　B.面色苍白　　　C.心悸气短　　　D.肢冷多汗　　　E.恶寒发热

4.与病毒性心肌炎发病关系密切的脏腑是（　　　）

　　A.心脾　　　　　B.心肝　　　　　C.心肺　　　　　D.心肾　　　　　E.肺脾

5.治疗病毒性心肌炎气阴亏虚证应首选方剂（　　　）

　　A.八珍汤　　　　　　　　　　　　　　　B.归脾汤

　　C.黄芪桂枝五物汤　　　　　　　　　　　D.荆防败毒散

　　E.炙甘草汤合生脉散

6.下列各项，不属于病毒性心肌炎心阳虚弱证证候要点的是（　　　）

　　A.畏寒肢冷　　　　　　　　　　　　　　B.心悸怔忡

　　C.舌质淡胖　　　　　　　　　　　　　　D.脉细数或脉微欲绝

　　E.神疲乏力

7.病毒性心肌炎急性期应卧床休息的时间为（　　　）

　　A.1周　　　　　B.1～3周　　　　C.3～6周　　　　D.6～12周　　　　E.6～12个月

8.病毒性心肌炎心脏扩大及并发心力衰竭者，应卧床休息的时间是（　　　）

　　A.1个月　　　B.1～3个月　　　C.3～6个月　　　D.6～12个月　　　E.1年以上

9.病毒性心肌炎痰瘀阻络证的治法是（　　　）

　　A.清热解毒，宁心复脉　　　　　　　　　B.温振心阳，宁心复脉

　　C.豁痰化瘀，宁心通络　　　　　　　　　D.益气养阴，宁心复脉

　　E.清热化湿，宁心复脉

A2 型题

10.患儿，4岁。胸闷憋气，神疲乏力，时觉心前区疼痛，活动后诸症加重。2周前曾患流行性腮腺炎。查心电图：二度Ⅱ型房室传导阻滞。为明确诊断，下列最有意义的检查是（　　　）

　　A.血常规　　　B.血培养　　　C.血病毒分离　　　D.红细胞沉降率　　　E.血心肌酶

11.患儿，7岁。感冒2周未愈，乏力，时觉胸痛，间见憋气，纳差便调，咽红，咳嗽，苔黄，脉数。查心电图示Ⅱ、aVF、V5导联T波倒置，血CK-MB升高。治疗应首选方剂是（　　　）

　　A.银翘散　　　　　　　　　　　　　　　B.失笑散

　　C.生脉散　　　　　　　　　　　　　　　D.葛根黄芩黄连汤

　　E.桂枝甘草龙骨牡蛎汤

12.患儿，9岁。罹患心肌炎2周，寒热起伏，胸闷憋气，心悸气短，肌肉酸痛，腹痛腹泻，倦怠乏力，恶心欲吐，舌质红，苔黄腻，脉濡数。其病机是（　　　）

　　A.风热犯心　　　B.湿热侵心　　　C.气阴亏虚　　　D.心阳虚弱　　　E.痰瘀阻络

13.患儿，8岁。罹患心肌炎2年，症见神疲乏力，畏寒肢冷，面色苍白，头晕多汗，舌质淡胖，脉缓无力。治疗应首选方剂是（　　　）

　　A.银翘散　　　　　　　　　　　　　　　B.失笑散

　　C.生脉散　　　　　　　　　　　　　　　D.葛根芩连汤

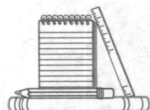

　　E. 桂枝甘草龙骨牡蛎汤

B1 型题

　　A. 桂枝甘草龙骨牡蛎汤　　　　　　　　B. 银翘散

　　C. 葛根芩连汤　　　　　　　　　　　　D. 炙甘草汤合生脉散

　　E. 瓜蒌薤白半夏汤合失笑散

14. 病毒性心肌炎气阴两虚证治疗首选方是（　　　）

15. 病毒性心肌炎心阳虚弱证治疗首选方是（　　　）

　　A. 心悸不宁，胸闷憋气，心前区痛如针刺，舌质紫暗，脉结代

　　B. 心悸不宁，憋气乏力，少气懒言，烦热口渴，舌红少苔，脉细数

　　C. 心悸怔忡，神疲乏力，畏寒肢冷，舌质淡胖，脉缓无力

　　D. 寒热起伏，心悸胸闷，肌肉酸痛，腹痛泄泻，舌质红，苔黄腻，脉濡数

　　E. 心悸气短，胸闷胸痛，发热咳嗽，咽红肿痛，舌红脉数

16. 病毒性心肌炎湿热侵心证的证候是（　　　）

17. 病毒性心肌炎痰瘀阻络证的证候是（　　　）

项目三　注意力缺陷多动障碍

【学习目标】

　　1. 了解注意力缺陷多动障碍的概念和护理。

　　2. 熟悉注意力缺陷多动障碍的病因病机和鉴别诊断。

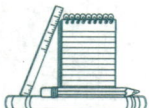

　　3. 掌握注意力缺陷多动障碍的诊断和辨证论治。

　　4. 具有运用中医四诊和西医检查手段对注意力缺陷多动障碍进行诊断和鉴别诊断的能力。

【概述】

　　注意力缺陷多动障碍是儿童时期较为常见的一种行为障碍性疾病。临床以注意力不集中，自我控制差，活泼好动，情绪不稳，冲动任性，伴有学习困难，但智力正常或基本正常为主要特征。

　　本病多见于 6 ～ 14 岁的学龄期儿童，男孩多于女孩。发病与遗传、环境、产伤等有一定关系。本病影响儿童身心健康成长，但预后较好，绝大多数患儿到青春期逐渐好转而痊愈。

　　古代医籍中未见关于本病的专门记载，根据其神志涣散，多语多动，冲动不安，可归入"脏躁""躁动"证中。患儿智力正常或基本正常，但活动过多，思想不易集中而导致学习困难，成绩下降，故又可归属于"健忘""失聪"等范畴。

> **执考提示**
> 注意力缺陷多动障碍的发病特点

> **执考提示**
> 注意力缺陷多动障碍的病因病机

【病因病机】

1. 禀赋不足 父母体质较差，肾气不足，或妊娠期间孕妇精神调养失宜等，致使胎儿先天不足。小儿先天禀赋不足，肾精不足，髓海不充，则注意力不集中，自我控制差；肾阴不足，水不涵木，肝阳上亢，则冲动任性，动作过多；肝肾亏虚，精血不充，脑髓失养，元神失藏，则情绪不稳。

2. 产伤外伤 产伤及其他外伤，导致患儿气血瘀滞，经脉流行不畅，心肝失养而神魂不宁。

3. 护养不当 过食辛热炙煿食物，导致心肝火炽；过食肥甘厚味或生冷，损伤脾胃，生湿酿痰，郁而化热，痰热上扰神明，则注意力不集中，自我控制力差。或病后失养，脏腑损伤，气血亏虚，致心神失养；阴阳失调，而出现心神不宁，注意力涣散和多动。

4. 教养不当 小儿为稚阴稚阳之体，肾精未充，肾气未盛。生长发育迅速，阴精相对不足，导致阴不制阳，阳胜而多动。加之小儿年幼，心常有余，脾常不足，情绪未稳，若教养不当，溺爱过度，放任不羁，则活泼好动；脾意不藏，则静谧不足，躁动不安，兴趣多变，冲动任性，失忆善忘。

总之，本病由先天禀赋不足，产伤外伤瘀滞，后天护养不当，教养不当等因素，导致脏腑功能失调，阴阳失衡引起。阴静不足而阳动有余，阴失内守，阴不制阳，阳躁于外，则兴奋多动。病位主要在心、肝、肾、脾。多以脾肾不足为本，心肝火盛为标，多是本虚标实的证候。

【诊断与鉴别诊断】

1. 诊断要点

（1）病史 出生时有产伤，或早产多胎、低体重儿，或有脑外伤史。多见于学龄前期或学龄期儿童，男孩多于女孩。病程持续6个月以上。

（2）临床表现 注意力涣散，上课思想不集中，坐立不安，喜欢做小动作，多动不安，活动过度，情绪不稳，冲动任性，学习成绩差，但智力正常。

（3）辅助检查 翻手试验、指鼻试验、指指试验阳性。

> **执考提示**
>
> 注意力缺陷多动障碍的诊断与鉴别诊断

2. 鉴别诊断

（1）正常顽皮儿童虽有时出现注意力不集中，但大部分时间仍能正常学习，遵守纪律，功课作业按时完成。上课一旦出现小动作，经指出即能自我制约而停止。有一定的自控能力，对自己感兴趣的事情能全神贯注。

（2）应与教学方法不当，致使孩子不注意听课及与年龄相称的好动相区别，以及与智力低下，或因视、听功能障碍所致的注意力涣散与学习困难相区别。

【辨证论治】

1. 辨证要点

（1）辨脏腑 在心者，注意力不集中，心烦不安，情绪不稳定，多梦烦躁；在肝者，冲动任性，好动难静，烦躁易怒，常不能自控；在脾者，兴趣多变，做事有头无尾，记忆力差；在肾者，脑失精明，学习成绩低下，记忆力欠佳，或有遗尿、腰酸乏力等。

> **执考提示**
>
> 注意力缺陷多动障碍的辨证论治

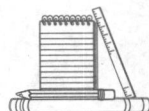

（2）辨阴阳 阴主静，阴不足者，症见注意力不集中，自我控制差，情绪不稳，神思涣散；阳亢躁动者，症见动作过多，冲动任性，急躁易怒。

2. 治疗要点 治疗原则为调和阴阳。肝肾阴虚者，治以滋肾平肝；心脾气虚者，治以补益心脾；痰火内扰者，治以泻火豁痰。

3. 分证论治

（1）肝肾阴虚

证候 多动难静，冲动任性，急躁易怒，难以自控，神思涣散，注意力不集中，遇事善忘，或有记忆力欠佳，学习成绩低下；睡眠不安，或有遗尿，腰酸乏力，或有形体消瘦，毛发不荣，或有五心烦热，颧红盗汗，口干唇红，大便秘结。舌质红，舌苔薄，脉细弦数。

证候分析 肾阴亏虚，水不涵木，肝阳亢盛，则急躁易怒，多动难静，冲动任性，难以自控；肾水不能上济于心，水火失济，则心神不宁，睡眠不安，神思涣散，注意力不集中，遇事善忘，记忆力欠佳，学习成绩低下。本证以多动难静，急躁易怒，冲动任性，注意力不集中，记忆力欠佳，五心烦热，舌红，苔薄，脉细弦数为辨证要点。肾阴虚者，形体消瘦，五心烦热，盗汗，腰酸乏力，记忆力差；肝阳亢者，多动难静，急躁易怒，冲动任性；肾精亏者，髓海不充，脑失聪明，记忆力欠佳，学习困难。

治法 滋养肝肾，平肝潜阳。

方药 杞菊地黄丸（《医级》）。

常用中药 枸杞子、菊花、地黄、山茱萸、山药、牡丹皮、泽泻、茯苓。

加减 夜寐不安者，加酸枣仁、柏子仁、五味子养心安神；盗汗者，加浮小麦、龙骨、牡蛎敛汗固涩；易怒急躁者，加石决明、钩藤平肝潜阳；大便秘结者，加火麻仁、桑椹润肠通便；记忆力差者，加石菖蒲、远志宁神益智。

（2）心脾两虚

证候 神思涣散，注意力不能集中，多动而不暴躁，言语冒失，做事有头无尾，记忆力差；自汗盗汗，神疲乏力，形体消瘦或虚胖，偏食纳呆，面色无华，睡眠不熟。舌质淡，苔薄白，脉虚弱。

证候分析 心主神明，心藏神，脾主思，心脾两虚，气血不足，心脑失养，故神思涣散，多动不安，言语冒失，睡眠不熟，注意力不能集中，记忆力差，做事有头无尾。本证以神思涣散，多动而不暴躁，记忆力差，神疲乏力，面色无华，舌淡，苔薄白，脉虚弱为辨证要点。

治法 养心安神，健脾益气。

方药 归脾汤（《正体类要》）合甘麦大枣汤（《金匮要略》）。

常用中药 人参、白术、黄芪、当归、茯苓、龙眼肉、远志、酸枣仁、木香、甘草、浮小麦、大枣。

加减 注意力不集中者，加益智仁、龙骨、五味子养心宁神；睡眠不熟者，加五味子、夜交藤、合欢花养心安神；记忆力差，动作笨拙，苔厚腻者，加半夏、陈皮、石菖蒲化痰开窍。

（3）痰火内扰

证候 多动多语，烦躁不宁，冲动任性，难以制约，兴趣多变，注意力不集中，胸中烦热，懊恼不眠，痰多口苦，便秘尿赤。舌质红，苔黄腻，脉滑数。

证候分析 痰火内扰，心神不宁，故多动多语，烦躁不宁，冲动任性，难以制约，兴趣多变，注意力不集中，胸中烦热，懊恼不眠。本证以多动多语，烦躁不宁，难于制约，胸中烦热，懊恼不眠，舌质红，苔黄腻，脉滑数为辨证要点。

治法 清热泻火，化痰宁心。

方药 黄连温胆汤（《六因条辨》）。

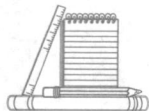

常用中药 黄连、竹茹、枳实、半夏、陈皮、茯苓、甘草。

加减 烦躁易怒者，加钩藤、龙胆草平肝泻火；大便秘结者，加大黄通腑泻火。口苦，尿赤者，加山栀子清心除烦。

【其他疗法】

1.中成药

（1）静灵口服液 6～14岁，1次10mL，每日2次，口服。用于肝肾阴虚证。

（2）杞菊地黄丸 1次3～5g，或杞菊地黄口服液，1次5～10mL，每日2～3次。用于肝肾阴虚证。

（3）知柏地黄丸 1次3～5g，每日2～3次。用于肝肾阴虚证兼虚火上炎。

（4）人参归脾丸 1次3～5g，每日2～3次。用于心脾两虚证。

（5）柏子养心丸 1次3～5g，每日2～3次。用于心脾两虚证。

2.推拿疗法 补脾经，揉内关、神门，按揉百会，摩腹，按揉足三里，揉心俞、肾俞、命门，捏脊，擦督脉、膀胱经第一侧线。

3.针灸疗法 主穴取内关、太冲、大椎、曲池，配穴取百会、四神聪、神庭、心俞。用泻法，不留针。每日1次。

【预防与调护】

1.预防

（1）注重孕期保健。孕妇应保持心情愉快，营养均衡，禁烟酒，慎用药物，避免早产、难产、产伤及新生儿窒息。

> ✎ **执考提示**
> 注意力缺陷多动障碍的预防与调护

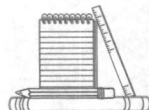

（2）加强小儿时期保健。注意防止小儿脑外伤、中毒及中枢神经系统感染。

（3）注意小儿心理卫生。创造温馨的家庭氛围，注重教养方式方法，耐心教育引导，逐步矫正不良行为，指导小儿规律性的生活、学习，培养良好的生活习惯和学习习惯。

（4）科学喂养与饮食，保障营养供给。多食新鲜蔬菜和水果，避免进食不合格的小儿食品和饮料。

2.调护

（1）联合治疗。医务人员、家长、教师、同学密切配合，创造温馨的氛围，联手治疗。

（2）关心体谅患儿，对其行为及学习进行耐心的帮助与训练，要循序渐进，不责骂不体罚，多鼓励表扬，以提高其自尊心和自信心。

（3）引导患儿有规律地生活，保证充足睡眠。

（4）鼓励患儿积极参加文娱、体育活动，使其过多的精力得以释放，并可培养其注意力集中。

（5）加强营养，保证蛋白质、水果及新鲜蔬菜摄入，避免摄入兴奋性和刺激性的饮料和食物。

（6）耐心引导，循循善诱。为患儿制定简单可行的规矩，培养一心不二用。如吃饭不看电视，做作业不玩耍等。对其进步要及时予以表扬鼓励，增强治疗的信心，持之以恒。

（7）适当限制。对于一些攻击和破坏性行为，不可袒护迁就，要严加制止，但应注意方法，讲清道理。

【案例训练】

李某，男，10岁，1999年1月8日初诊。患儿注意力不集中、多动6年余。患儿从3岁起多动，与一般儿童不同，从早到晚坐不住。常在墙上、书本上画道。爱到室外活动，任性，喜爬高，不避危险，挑逗小朋友，性情急躁。但晚上胆小不敢独睡，上学后多动妄为，曾服西药和中药效果不明显，遂来院诊治。现患儿形体消瘦，精神涣散，注意力不集中，好动，多语，学习成绩下降，烦躁易激动，挑食，睡安，大便调，舌红，苔少，脉细数。

1. 中医辨证论治

（1）四诊摘要　①望诊：患儿形体消瘦，精神涣散，注意力不集中，好动，多语，烦躁易激动，舌红，苔少。②闻诊：多语。③问诊：注意力不集中，多动6年余。病史：患儿从3岁起多动，与一般儿童不同，从早到晚坐不住。常在墙上、书本上画道。爱到室外活动，任性，喜爬高，不避危险，挑逗小朋友，性情急躁。但晚上胆小不敢独睡，上学后多动妄为，曾服西药和中药效果不明显。现症：精神涣散，注意力不集中，好动，多语，学习成绩下降，烦躁易激动，挑食，睡安，大便调。④切诊：脉细数。

（2）中医辨证分析　在教师指导下分组讨论完成。

（3）中医诊断　妄动（肾阴不足，肝阳偏旺）。

（4）治则　滋补肝肾，益阴潜阳，宁神益智。

（5）方药　知柏地黄丸合孔圣枕中丹加减。

（6）课后作业　学生练习开方定量。

练一练，强诊治

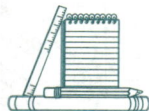

2. 西医诊治

（1）西医诊断　注意力缺陷多动障碍。

（2）诊断依据　①病史：患儿从3岁起多动，与一般儿童不同，从早到晚坐不住。常在墙上、书本上画道。爱到室外活动，任性，喜爬高，不避危险，挑逗小朋友，性情急躁。但晚上胆小不敢独睡，上学后多动妄为，曾服西药和中药效果不明显。②症状：精神涣散，注意力不集中，好动，多语，烦躁易激动，挑食，睡安，大便调，③体征：形体消瘦，精神涣散，注意力不集中，好动，多语，烦躁易激动。④实验室检查：未做。

（3）处置方案

长期医嘱	临时医嘱
儿科护理常规	血常规
二级护理	尿常规
普通饮食	大便常规
行为矫正治疗	肝功能、肾功能
心理治疗	血钠、钾、氯、钙、铁、镁、磷测定
哌醋甲酯4mg　口服　每日2次	乙肝五项、丙肝抗体检测、甲肝抗体检测
	胸片、心电图
	头颅CT
	动态脑电图
	心理测验　Rutter儿童行为问卷

【名医验案】

患儿，女，9岁。2019年10月11日初诊。

主诉：注意力不集中、多动6个月，伴嗷嘴、搐鼻3个月。

病史：患儿6个月前因家庭变故出现注意力不集中、多动症状，家长未予重视，3

个月前出现噘嘴、搐鼻，遂就医，诊断为"注意缺陷多动障碍共患抽动障碍"，予盐酸硫必利片口服，每次 50mg，每日 2 次，治疗 1 个月余，病情未见明显好转。

现症：注意力不集中，多动难静，噘嘴、搐鼻频作（2～3 次/分），抽动有力，情绪不稳、易激惹、烦躁不安，学习困难，记忆力差，智力正常，纳可，多梦，小便淡黄，大便干结，二日一行，舌淡红、苔薄黄，脉弦数。

西医诊断：注意缺陷多动障碍共患抽动障碍。

中医诊断：妄为证（心肝火旺）。

治法：平肝清心，安神定志。

处方：自拟方妄为散加减。生铁落 10g（先煎），白芍 15g，当归 12g，远志 9g，郁金 9g，茯神 12g，珍珠母 12g（先煎），紫贝齿 12g（先煎），龟甲 9g（先煎），鳖甲 9g（先煎），益智仁 6g。7 剂，每日 1 剂，水煎分早、中、晚 3 次口服。

嘱家长给予患儿关怀、鼓励，清淡饮食，放松心情，减少电子设备的使用时长及频率，睡前避免观看惊悚、冒险类视频或饮用兴奋性饮料。

二诊（2019 年 10 月 18 日）：易激惹、烦躁不安的情绪较前改善，多梦改善，胃部偶有不适感，余症同前，舌淡红、苔薄黄，脉弦数。初诊方去生铁落，加蝉蜕 6g，全蝎 2g。14 剂，服法及调护同前。

三诊（2019 年 11 月 1 日）：注意力不集中、多动明显改善，噘嘴、搐鼻次数较前减少，抽动频率降低至 5 分钟 1～2 次，大便偏干，2 日一行，余无不适，舌淡红、苔薄黄，脉数。治以养心平肝、安脑益肾，处方以自拟方安脑饮加减：银杏叶 6g，珍珠母 12g（先煎），合欢皮 12g，淫羊藿 12g，石菖蒲 9g，白芍 15g，茯神 12g，灵芝 12g，僵蚕 9g，酸枣仁 9g，胡荽 15g（鲜品，后下）。7 剂，服法及调护同前。

四诊（2019 年 11 月 8 日）：注意力尚能集中，多动症状减少明显，噘嘴、搐鼻次数明显减少，抽动程度及频率均明显改善，每小时约五六次，舌淡红、苔薄黄，脉数。三诊方去银杏叶，加天麻 3g，钩藤 9g（后下）。7 剂，服法及调护同前。

五诊（2019 年 11 月 15 日）：多动症状继续改善，时有噘嘴、搐鼻（每小时 1～2 次），大便偏干，1 日 1 行，舌淡红、苔薄白，脉数。处方：龙骨 15g（先煎），牡蛎 15g（先煎），天麻 3g，钩藤 9g（后下），木瓜 6g，伸筋草 6g，灵芝 12g，石菖蒲 12g，淫羊藿 9g，益智仁 9g，山楂 12g，决明子 6g。7 剂，服法及调护同前。

六诊（2019 年 11 月 22 日）：注意力集中，多动、噘嘴、搐鼻基本消失，情绪稳定，纳可，夜寐安稳，二便正常，舌淡红、苔薄白，脉数。治以滋肾充髓，固本防复。处方以自拟方滋肾散加减：银杏叶 6g，枸杞子 15g，女贞子 15g，龙骨 12g（先煎），牡蛎 12g（先煎），白芍 15g，茯神 12g，龙眼肉 15g，灵芝 12g，龟甲 15g（先煎），鳖甲 10g（先煎），胡荽 15g（鲜品，后下）。14 剂，服法同前，嘱家长正确引导患儿，注意调畅情志，预防复发。

2022 年 4 月电话随访，病情未曾复发。

【按语】患儿平素情绪不稳、易激惹，又遭遇家庭变故，随即发病，情志失调是患儿的致病因素。诊治过程大致分为三个阶段，第一阶段为发作期（初诊至二诊），证属心肝火旺证，初诊以自拟妄为散加当归、郁金、益智仁，以平肝清心、安神定志，重在治标，以减轻发作期症状。方中加郁金清心解郁，配伍生铁落，以增强平肝清心之效，乃方中之主药；加当归养血敛阴，配伍白芍以缓解筋肌挛急；又加益智仁增强宁

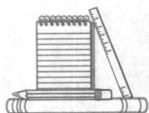

心、补肾、健脑聪智之功。二诊患儿情绪、睡眠改善，病情向好，但出现胃部不适感，考虑可能为生铁落过凉伤胃所致，故去生铁落，以蝉蜕、全蝎代之，取其凉肝息风止痉之效。第二阶段为缓解期（三诊至五诊），患儿病情较前明显改善，提示疾病进入缓解期，标证虽有缓解但未平息，故三诊标本兼治，方用自拟安脑饮加灵芝养心平肝、安脑益肾，重在治心肝而兼顾补肾。至四诊，患儿注意力尚能集中，抽动、多动等症状明显改善，故在三诊方基础上去养心安神之银杏叶；然症状尚未完全消除，故改用天麻、钩藤加强平肝息风之功，以守其效。至五诊，患儿症状持续改善，病情向愈，酌减清肝宁心之品，渐增补肾益智之药。方中加入山楂、决明子消食健胃，润肠通便；木瓜、伸筋草舒筋活络，以缓抽动。第三阶段为稳定期（六诊），患儿症状基本消失，病情稳定，理当治本，方用自拟滋肾散加白芍、茯神、灵芝，重在滋肾充髓，兼顾心肝，旨在固本防复。（引自《王烈医案赏析》）

【预习测试】

A1 型题

1. 儿童多动症的发病年龄多见于（　　　）

    A. 新生儿期　　　　B. 婴儿期　　　　C. 幼儿期　　　　D. 学龄前期　　　E. 学龄期

2. 下列症状中，与儿童多动症密切相关的是（　　　）

    A. 喜欢玩耍　　　　　　　　　　　　　　　B. 注意力不集中

    C. 智力较差　　　　　　　　　　　　　　　D. 喜欢看电视

    E. 常有不自主的肢体抽动

3. 儿童多动症的治疗原则是（　　　）

    A. 滋肾平肝　　　　B. 补益心肾　　　　C. 调和阴阳　　　　D. 补益心脾　　　E. 清热化痰

4. 治疗儿童多动症心脾两虚证的首选方剂是（　　　）

    A. 八珍汤　　　　　　　　　　　　　　　　B. 归脾汤

    C. 杞菊地黄丸　　　　　　　　　　　　　　D. 孔圣枕中丹

    E. 归脾汤合甘麦大枣汤

5. 下列各项，有关多动症的预防与调护，错误的是（　　　）

    A. 孕妇应营养均衡，禁烟酒，慎用药物，避免早产、难产及新生儿窒息

    B. 关心体谅患儿，对其行为及学习进行耐心地帮助与训练

    C. 训练患儿有规律地生活，起床、吃饭、学习等都要形成规律，不要过于迁就

    D. 避免食用有兴奋性和刺激性的饮料和食物，对于高蛋白、高热量食物要减少摄入

    E. 加强管理，及时疏导，防止攻击性、破坏性及危险性行为的发生

A2 型题

6. 男孩，8 岁。症见多动多语，冲动任性，难以制约，注意力不集中，胸中烦热，懊憹不眠，便秘尿赤，舌质红，苔黄腻，脉滑数。治疗应首选方剂是（　　　）

    A. 龙胆泻肝汤　　　B. 泻心导赤散　　　C. 泻心汤　　　　D. 清心涤痰汤　　　E. 黄连温胆汤

7. 男孩，9 岁。平时注意力不集中，学习成绩低下，多动难静，急躁易怒，冲动任性，难以自控，夜间盗汗，大便秘结，舌质红，舌苔薄，脉细弦。其治法是（　　　）

    A. 养心安神，健脾益气　　　　　　　　　　B. 滋养肝肾，平肝潜阳

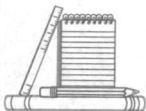

C.清热泻火，化痰宁心　　　　　　　　D.安神定志，滋养肝肾

E.调和肝脾，佐以益气

8.男孩，10岁。身体消瘦，上课注意力不能集中，多动而不暴躁，言语冒失，做事有头无尾，睡眠不实，记忆力差，伴自汗盗汗，偏食纳少，面色无华。舌质淡，苔薄白，脉虚弱。治疗应首选的方剂是（　　　）

A.八珍汤　　　　　　　　　　　　　　　B.二陈汤合黄连温胆汤

C.杞菊地黄丸　　　　　　　　　　　　　D.孔圣枕中丹

E.归脾汤合甘麦大枣汤

B1 型题

A.易于冲动，好动难静，容易发怒，常不能自控

B.兴趣多变，做事有头无尾，记忆力差

C.脑失精明，学习成绩低下，记忆力欠佳，或有遗尿、腰酸乏力

D.注意力不集中，情绪不稳定，多梦烦躁

E.神思涣散，活动过多，动作笨拙

9.儿童多动症，其病在肝者，临床证候是（　　　）

10.儿童多动症，其病在肾者，临床证候是（　　　）

扫一扫，知答案

师说心语

项目四　多发性抽动症

做一做，明重点

【学习目标】

1.了解多发性抽动症的概念和护理。

2.熟悉多发性抽动症的病因病机和鉴别诊断。

3.掌握多发性抽动症的诊断和辨证论治。

4.具有运用中医四诊和西医检查手段对多发性抽动症进行诊断和鉴别诊断的能力。

扫一扫，看课件

【概述】

多发性抽动症曾称为抽动－秽语综合征、Tourette综合征，又称发声与运动联合抽动障碍、抽动障碍，是以多发性抽动、发声抽动、秽语症为主要表现的神经精神疾病。临床以不自主、反复、突发、快速、无节律性的一个或多个部位肌肉运动抽动和（或）伴有不自主发声、语音障碍为特征。

> **执考提示**
>
> 多发性抽动症的发病特点

本病发病无明显季节性，常起病于 2～12 岁，学龄前和学龄期儿童为高发人群，男孩多于女孩。病程持续时间较长，可自行缓解或加重。

古医籍中未见本病的专门记载，根据其症状，可归属于中医的"肝风""惊风""瘛疭""痉病""抽搐"等范畴。

> **执考提示**
>
> 多发性抽动症的病因病机

【病因病机】

1.气郁化火　肝主疏泄，性喜条达，若情志失调，五脏失和，则气机不畅，郁久化火，引

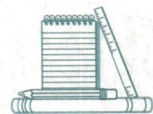

动肝风，上扰清窍，则见皱眉眨眼，张口歪嘴，摇头耸肩，口出异声秽语。气郁化火，耗伤阴液，阴血不足，筋脉失养，虚风内动，可致肌肉抽动。

2. 脾虚痰聚 素体脾虚，或病后失调，或饮食伤脾，脾虚不运，水湿潴留，聚湿成痰，痰气互结，壅塞胸中，则胸闷易怒；蒙蔽心神，则脾气乖戾，喉发怪声，口出秽语；痰阻经络，引动肝风，则肌肉抽动。

3. 脾虚肝亢 素体脾虚，或病后失调，或饮食伤脾，致脾胃虚弱。脾主肌肉四肢，脾虚则肝旺，土虚木亢，肝亢风动，肝风内动，故头项四肢肌肉抽动，噘嘴，口唇蠕动。

4. 阴虚风动 素体真阴不足，或热病、久病伤阴，或肝病及肾，肝肾阴虚，则水不涵木，筋脉失养，虚风内动，故头摇肢抽。阴虚则火旺，木火刑金，肺阴受损，金鸣异常，故喉发怪声。

5. 外风引动 小儿肺脏娇嫩，肌肤薄弱，腠理不密，易感外邪。外邪从阳化热，热引肝风，发为抽动；风为阳邪，易袭阳位，上扰头面，则见点头摇头，挤眉眨眼，张口歪嘴。

6. 痰火扰神 小儿情志不悦，或性情急躁易怒，肝气不畅，肝郁化火，火灼津液为痰；或肝旺克脾，脾失健运，水湿潴留，聚液成痰；或平素喜食肥甘厚味，伤脾生湿酿痰。痰郁日久，生热化火，痰火上扰心神，则异声秽语，眩晕，多梦；痰火引动肝风，发为抽动。

本病病因与先天禀赋不足，感受外邪，饮食不节，情志失调等因素有关，多由五志过极，风痰扰动而引发。其病位主要在肝，与心、脾、肾有关，病理因素主要为肝风与痰火。病性有虚有实，病初多实，日久易虚。病机为脏腑功能失调，肝亢风动，风痰扰动。

【诊断与鉴别诊断】

1. 诊断要点

（1）病史 发病年龄一般在 2 ～ 12 岁，可有疾病、精神紧张、疲劳及情志失调等诱因，或有家族史。

（2）临床表现 不自主的眼、面、颈、肩、腹部及上下肢肌群快速抽动，以固定方式重复出现，无节律性，入睡后消失。表现为挤眉、眨眼、咧嘴、耸鼻、面肌抽动、仰头、摇头、耸肩、扭肩、甩手、鼓腹、踢腿、跺脚等。在抽动时，可出现异常的发音，如咯咯、咳声、哼哼、吭吭、呻吟声或粗言秽语。

执考提示

多发性抽动症的诊断要点

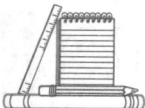

抽动反复发作，迅速，突发。可每天发作或间歇发作，间歇时间不超过 3 个月，抽动病程在 1 年以上。抽动能受意志遏制，可暂时不发作。病程呈慢性过程，但症状呈明显波动性。

（3）辅助检查 实验室检查多无特殊异常，脑电图正常或非特异性异常。智力测试基本正常。

2. 鉴别诊断

（1）肌阵挛 肌阵挛是癫痫中的一个类型，往往是一组肌群突然抽动，患儿可表现突然的前倾和后倒，肢体或屈或伸。本病具有发作性，每次持续时间短暂，常伴意识障碍。脑电图异常，抗癫痫药治疗有效。

（2）注意力缺陷多动障碍 以注意力不集中，自我控制差，动作过多，情绪不稳，冲动任性，伴有学习困难，但智力正常或基本正常为主要临床特征。

（3）风湿性舞蹈病 6 岁以后多见，女孩居多，是风湿热主要表现之一。表现为四肢较大幅度的无目的而不规则的舞蹈样动作，生活经常不能自理，常伴肌力及肌张力减低，并可有风湿热的其他症状。无发声抽动或秽语表现。抗风湿治疗有效。

【辨证论治】

1.辨证要点 本病之标在风火痰湿,其本在肝、脾、肾三脏,尤与肝最为密切。往往三脏合病,虚实并见,风火痰湿并存,变异多端。气郁化火者,其病

执考提示

多发性抽动症的辨证论治

在肝,病初多为肝火上炎,属实证,可见面红目赤,急躁易怒,抽动频繁有力,舌红苔黄,脉弦数;脾虚痰聚者,其病在肝脾,为本虚标实,虚实夹杂,可见面黄体瘦,胸闷作咳,抽动无常,舌淡苔白腻,脉滑;脾虚肝亢者,病在肝脾,可见形瘦面黄,抽动无力,精神倦怠,舌淡苔白,脉细弦;阴虚风动者,病在肝肾,为肝肾不足,属虚证,可见形体消瘦,两颧潮红,抽动无力,舌红苔少,脉细数;外风引动者,病在肝肺,属实证,时有外感,引发抽动,喉出异声,常伴外感表证,舌淡苔白,脉浮数;痰火扰神者,病在肝脾心,属实证,多见于肥胖患儿,或喜食肥甘厚味,性情急躁易怒者,舌红苔黄,脉滑数。

2.治疗要点 治疗以平肝息风为基本原则。气郁化火者,宜清肝泻火,息风镇惊;脾虚痰聚者,宜健脾化痰,平肝息风;脾虚肝亢者,宜缓肝理脾,息风止痉;阴虚风动者,宜滋阴潜阳,柔肝息风;外风引动者,宜疏风解表,息风止动;痰火扰神者,宜清热化痰,息风止动。除药物治疗外,还应配合心理治疗。

3.分证论治

(1)气郁化火

证候 皱眉眨眼,张口歪嘴,摇头耸肩,发作频繁,抽动有力,口出异声秽语,面红目赤,烦躁易怒,大便秘结,小便短赤。舌红苔黄,脉弦数。

证候分析 情志不调,肝失疏泄,则气机不畅,郁而化火,火盛生风,风盛则动,故肌肉抽动,则见皱眉眨眼,张口歪嘴,摇头耸肩;气郁之火为实火,故抽动有力;肝其声为呼,欲畅其通达之性,则口出异声。本证以起病较急,病程较短,抽动有力,面红目赤,烦躁易怒,舌红苔黄,脉弦数为辨证要点。兼痰火者,粗言骂人,喜怒不定,睡眠不安,舌红苔黄腻,脉滑数。

治法 清肝泻火,息风镇惊。

方药 清肝达郁汤(《重订通俗伤寒论》)。

常用中药 栀子、菊花、牡丹皮、柴胡、薄荷、橘叶、蝉蜕、白芍、钩藤、琥珀、茯苓、甘草。

加减 抽动明显者,加天麻、钩藤、蝉蜕平肝息风;肝火旺者,加龙胆草清泻肝火;大便秘结者,加槟榔、瓜蒌仁顺气导滞;喜怒不定,喉中有痰,口出异声者,加浙贝母、竹茹清化痰热;急躁易怒者,加夏枯草、郁金清肝解郁。

(2)脾虚痰聚

证候 皱眉眨眼,嘴角抽动,肢体动摇,发作无常,脾气乖戾,胸闷作咳,喉中声响;面黄少华,形瘦体倦,精神不振,夜寐不安,纳少厌食。舌质淡,苔白腻,脉沉滑或沉缓。

证候分析 素体脾虚,或病后失调,或饮食伤脾,脾胃虚弱,运化失职,痰湿内生。痰湿壅塞胸中,故胸闷作咳,喉中声响,夜寐不安;脾虚则肝亢,肝风夹痰上扰走窜,则肌肉抽动,皱眉眨眼,嘴角抽动,肢体动摇;痰蒙心神,则脾气乖戾。本证以皱眉眨眼,胸闷,喉中声响,面黄体瘦,精神不振,纳少,舌淡苔白腻,脉滑为辨证要点。

治法 健脾化痰,平肝息风。

方药 十味温胆汤(《世医得效方》)。

常用中药 党参、茯苓、半夏、陈皮、枳实、远志、酸枣仁、石决明、钩藤、白芍、甘草。

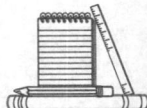

加减　抽搐频繁者，加钩藤、白芍、石决明平肝息风；痰热甚者，去半夏，加黄连、瓜蒌皮清化痰热；纳少厌食者，加神曲、麦芽消食开胃。

（3）脾虚肝亢

证候　眨眼皱眉，肢体动摇，抽动无力，时发时止，精神倦怠，面色萎黄，纳呆形瘦，大便不调。舌淡苔白，脉细弦。

证候分析　禀赋不足，或病后失调，或饮食伤脾，致脾胃虚弱，土虚木亢，脾虚则肝旺，肝亢风动，肝风内动，则眨眼皱眉，肢体动摇，抽动无力，时发时止。本证以肢体动摇，抽动无力，面色萎黄，精神倦怠，纳呆形瘦，舌淡苔白，脉细弦为辨证要点。

治法　缓肝理脾，息风止痉。

方药　异功散（《小儿药证直诀》）合天麻钩藤饮（《中医内科学杂病证治新义》）。

常用中药　太子参、白术、茯苓、半夏、陈皮、天麻、钩藤、龙骨、珍珠母、甘草。

加减　抽动频繁者，加葛根、白芍缓肝止痉；搐鼻者，加辛夷、苍耳子通窍；频繁眨眼者，加菊花、谷精草清肝平肝；纳呆者，加焦三仙、鸡内金消食健脾。

（4）阴虚风动

证候　挤眉眨眼，耸肩摇头，肢体震颤，口出秽语，性情急躁，睡眠不宁，形体消瘦，两颧潮红，五心烦热，大便干结。舌质红绛，舌苔光剥，脉细数。

证候分析　素体肝肾阴亏，或热病久病伤阴，阴血亏虚，水不涵木，筋脉失养，则阴虚风动，故挤眉眨眼，耸肩摇头，肢体震颤；阴虚生内热，热扰心神，则两颧潮红，五心烦热，睡眠不安，性情急躁，口出秽语。本证以肢体抽动，眨眼，耸肩，摇头，形体消瘦，两颧潮红，五心烦热，舌红绛，苔光剥，脉细数为辨证要点。

治法　滋阴潜阳，柔肝息风。

方药　大定风珠（《温病条辨》）。

常用中药　地黄、阿胶、鳖甲、龟甲、牡蛎、鸡子黄、火麻仁、白芍、甘草。

加减　抽搐明显者，加全蝎、蜈蚣息风止痉；心神不定，惊悸不安者，加茯神、钩藤、炒枣仁养心安神；注意力不集中者，加益智仁、酸枣仁益智安神；血虚失养者，加何首乌、玉竹、沙苑子、天麻养血柔肝。

（5）外风引动

证候　喉中异声或秽语，挤眉眨眼，每于感冒后症状加重，常伴鼻塞流涕，咽红肿痛，发热。舌淡红，苔薄白，脉浮数。

证候分析　小儿易感外邪，外邪从阳化热，热引肝风，发为抽动；风为阳邪，易袭阳位，上扰头面，引起点头摇头，挤眉眨眼，张口歪嘴。鼻塞流涕，咽红肿痛，发热，舌淡红，苔薄白，脉浮数均为伴随的外感症状。本证以多见于头面部抽动，秽语，常伴外感表症为辨证要点。

治法　疏风解表，息风止动。

方药　银翘散（《温病条辨》）。

常用中药　金银花、连翘、淡豆豉、荆芥、竹叶、芦根、牛蒡子、薄荷、桔梗、甘草。

加减　清嗓声明显者，加胖大海、玄参；眨眼明显者，加菊花、决明子；吸鼻明显者，加辛夷、苍耳子、白芷。

（6）痰火扰神

证候　肌肉抽动有力，喉中痰鸣，异声秽语，眩晕，睡眠多梦，喜食肥甘，烦躁易怒，口

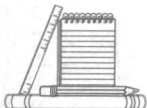

苦口干，大便秘结，小便短赤。舌红苔黄腻，脉滑数。

证候分析 喜食肥甘厚味，伤脾生湿成痰，则喉中痰鸣；烦躁易怒，则肝气不畅，肝郁化火，痰火上扰心神，则异声秽语，眩晕，多梦；痰火引动肝风，发为抽动；痰火为实邪，则抽动有力。本证多见于形体较胖的患儿，或喜食肥甘厚味，或性情急躁易怒者。本证以喉中痰鸣，秽语，抽动有力，烦躁易怒，便秘尿赤，舌红苔黄腻，脉滑数为辨证要点。

治法 清热化痰，息风止动。

方药 黄连温胆汤（《六因条辨》）。

常用中药 黄连、枳实、竹茹、陈皮、半夏、茯苓、甘草。

加减 秽语频出，喉中痰鸣者，加青礞石、木蝴蝶；眨眼频繁者，加谷精草、青葙子、密蒙花；烦躁胸闷者，加淡竹叶、连翘、瓜蒌皮；腹胀纳呆者，加厚朴、谷芽、莱菔子。

【其他疗法】

1. 中药成药

（1）当归龙荟丸 1次2～3g，每日2～3次，口服。用于气郁化火证。

（2）杞菊地黄丸 1次3～6g，每日2～3次，口服。用于阴虚风动证。

（3）泻青丸 每服3～5g，每日2～3次。用于气郁化火证。

（4）琥珀抱龙丸 每服1丸，每日2次。用于脾虚痰聚及痰热者。

2. 推拿疗法 推脾土，揉脾土，揉五指节，运内八卦，分阴阳，推上三关，揉涌泉、足三里。

3. 针灸疗法 体针取穴：太冲、风池、百会、印堂、迎香、四白、地仓、内关、丰隆、神门等穴。

4. 饮食疗法 桑椹、枸杞子、大枣各10～15g，鸡蛋2个。放砂锅内加水适量同煮，蛋熟去壳，再共煮片刻，吃蛋喝汤，每日1次，连服。用于肝肾阴虚证。

5. 心理治疗 取得老师、同学、家长的理解，不批评、责怪、埋怨患儿，也不讽刺、嘲笑。生活上给予关心，学习上给予鼓励帮助，不给予压力。早诊断，积极合理治疗，树立治疗的信心。

【预防与调护】

1. 预防

（1）孕期保健 注重孕期保健，避免过激情绪、物理、药物、感染、营养不良等不利因素的影响。孕期禁忌过食大热、辛辣肥甘、煎炸炙煿食物，以免酿生胎热。孕期应饮食富有营养，情绪稳定，心态平和。

（2）饮食宜忌 小儿不过食辛辣炙煿食物或兴奋性、刺激性的饮料。不过食冷饮、肥甘油腻之品，以免伤脾败胃，生湿化热，酿生痰浊。多食蔬菜水果，饮食清淡又富有营养易于消化。

（3）环境与教养 给小儿提供宽松温馨的环境，不打骂训斥，学习上不给予过大压力。科学教养，关注小儿的心理状态及其发育，引导小儿规律性的生活，培养良好的生活习惯和学习习惯。

（4）锻炼强身 注意锻炼身体，增强体质，提高抗病能力。

（5）休闲娱乐 鼓励小儿参加集体性的娱乐游戏、文体活动，限制观看惊险、刺激性的影视节目。劳逸结合，保持心情舒畅愉悦。

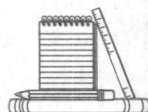

2. 调护

（1）营造温馨的氛围。取得家长、老师、同学的理解，不讽刺嘲笑，在生活上多给予关爱，学习上多给予鼓励。不责怪体罚，少批评多引导，使其乐观向上，积极治疗。

（2）加强饮食营养，不进食辛辣刺激性食品和兴奋性饮料。

（3）生活规律，注意休息，充足睡眠，对患儿的学习安排勿过度紧张，避免精神压力，不长时间看电视，不长时间玩游戏。避免接触外界惊险、刺激性因素。保持室内清洁，空气清新。

（4）疾病发作时，可转移患儿的注意力，给其一定的保护。

【案例训练】

王某，男，15岁，1995年6月8日初诊。

患儿眨眼、缩鼻5年余。5年前患儿开始出现眨眼、缩鼻，家长以为眼结合膜炎、慢性鼻炎，未予重视。近2年症状加重，摇头、扭颈、耸肩、甩手、跺足、步态异常，此起彼落，时轻时重，因此已停学1年多。在外院曾同时服多种西药，如氟哌啶醇、安坦、泰必利、丙戊酸钠、安定等。另又加中医治疗1年，均未见效，故来院诊治。现患儿全身抽动，伴有喉中不自主发出异常声音，吼吼叫，有时如动物叫声，重者1分钟10余次，坐不住，纳呆，睡不安，大便干，形体消瘦，两颧发红，咽红。舌红绛，苔光剥，脉细数。脑电图、脑地形图结果异常。

1. 中医辨证论治

（1）四诊摘要　①望诊：患儿全身抽动，坐不住，形体消瘦，两颧发红，咽红，舌红绛，苔光剥。②闻诊：喉中不自主发出异常声音，吼吼叫，有时如动物叫声，重者1分钟10余次。③问诊：主诉：眨眼、缩鼻5年余。病史：5年前患儿开始出现眨眼、缩鼻，家长以为眼结合膜炎、慢性鼻炎，未予重视。近2年症状加重，摇头、扭颈、耸肩、甩手、跺足、步态异常，此起彼落，时轻时重，因此已停学1年多。在外院曾同时服多种西药，如氟哌啶醇、安坦、泰必利、丙戊酸钠、安定等。另又加用中药1年，均未见效。现症：患儿全身抽动，伴有喉中不自主发出异常声音，吼吼叫，有时如动物叫声，重者1分钟10余次，坐不住，纳呆，睡不安，大便干。④切诊：脉细数。

（2）中医辨证分析　在教师指导下分组讨论完成。

（3）中医诊断　肝风（肾阴亏损，肝风内动）。

（4）治则　滋阴养血，平肝息风。

（5）方药　以大定风珠加减。

（6）课后作业　学生练习开方定量。

2. 西医诊治

（1）西医诊断　多发性抽动症。

（2）诊断依据　①病史：眨眼、缩鼻5年余。5年前患儿开始出现眨眼、缩鼻，家长以为眼结合膜炎、慢性鼻炎，未予重视。近2年症状加重，摇头、扭颈、耸肩、甩手、跺足、步态异常，此起彼落，时轻时重，因此已停学1年多。在外院曾同时服多种西药，如氟哌啶醇、安坦、泰必利、丙戊酸钠、安定等。另又加用中药1年，均未见效。②症状：患儿全身抽动，伴有喉中不自主发出异常声音，吼吼叫，有时如动物叫声，重者1分钟10余次，坐不住，纳呆，睡不安，大便干。③体征：患儿全身抽动，伴有喉中不自主发出异常声音，吼吼叫，有时如动物

练一练，强诊治

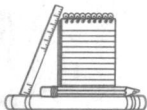

叫声，重者1分钟10余次，坐不住，形体消瘦，两颧发红，咽红，舌红绛，苔光剥，脉细数。④辅助检查：脑电图、脑地形图结果异常。

（3）处置方案

长期医嘱	临时医嘱
儿科护理常规	血常规
二级护理	尿常规
普通饮食	大便常规
心理治疗	血钠、钾、氯、钙、铁、镁、磷测定
氟哌啶醇1mg 口服 每晚1次	脑电图
	头颅CT

【名医验案】

李某，男，6岁，2008年2月初诊。

不自主抽动3年。患儿于2005年4月感冒后出现耸肩、手指抖动等症，未予重视。2006年7月症状加重，至多家医院就诊，先后口服中药4个月余，疗效欠佳。现慕名来诊，症见眨眼频繁，咽部不自主发声，偶有鼓肚，纳差，面色萎黄不华，舌淡红，苔白腻，脉弦滑。王素梅认为本病属脾虚，风痰内扰，治以健脾化痰、息风通络。处方：青皮、陈皮各10g，半夏9g，茯苓10g，炒白术10g，山药10g，防风10g，白附子6g，白芍10g，地龙10g，木瓜15g，伸筋草15g，谷精草10g，葛根20g，川芎6g，决明子10g，胆南星10g。7剂，水煎服，日1剂。

二陈汤加山药、胆南星健脾化痰；防风、白附子、川芎、地龙祛风止痉；白芍、木瓜、伸筋草柔筋止动；决明子、谷精草疏风明目；葛根生津止痉，引药上行。诸药合用，共奏健脾化痰、息风止痉之功。1周后复诊，眨眼、发声明显减轻，效不更方，上方随证加减治疗3个月，诸症消失，随访至今未发。

按语：王素梅认为脾为生痰之源，小儿又"脾常不足"，若喂养不当，或疾病所伤，损伤脾胃，脾虚不运，痰湿内生，蒙闭心窍，流窜经络，则生本病。其症见不自主面部、四肢抽动，脾气怪诞，喉发怪声，纳差，面色不华。故其本在脾虚，标为风痰扰动，治以健脾化痰、祛风止痉，取方二陈汤加减。（引自《国家名医王素梅医案》）

【预习测试】

A1 型题

1. 多发性抽动症的病位主要在（   ）

A. 心　　　　B. 肝　　　　C. 脾　　　　D. 肺　　　　E. 肾

2. 多发性抽动症治疗的基本法则是（   ）

A. 调和阴阳　　B. 补益心肾　　C. 滋肾平肝　　D. 补益心脾　　E. 平肝息风

A2 型题

3. 患儿，男，6岁。皱眉眨眼，摇头耸肩，嘴角抽动，时伴异常发声，病情时轻时重。抽动时能受意志控制，可暂时不发作。查脑电图未见异常。其诊断是（   ）

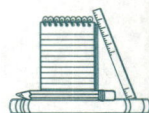

A.习惯性抽搐   B.多发性抽动症

C.癫痫   D.注意力缺陷多动症

E.风湿性舞蹈病

4.患儿，女，14岁。患儿面红耳赤，烦躁易怒，皱眉眨眼，张口歪嘴，摇头耸肩，发作频繁，抽动有力，口出异声秽语，大便秘结，小便短赤，舌红苔黄，脉弦数。其病机是（　　）

A.气郁化火，肝风上扰   B.脾虚痰聚，肝旺风动

C.阴虚风动，筋脉失养   D.心脾两虚，筋失所养

E.气血不足，筋失濡养

5.患儿，男，5岁。近5个月无明显诱因而出现不自主地皱眉眨眼，面肌眴动，口角抽搐，点头耸肩。查体：面红，眨眼，皱眉，张口歪嘴，口出异声秽语，摇头耸肩。舌红苔黄，脉弦数。治疗首选方是（　　）

A.逍遥散   B.泻青丸   C.清肝达郁汤   D.龙胆泻肝汤   E.天麻钩藤饮

6.患儿，男，4岁。近期频频皱眉眨眼，嘴角抽动，肢体动摇，脾气乖戾，喉中声响。查体：精神不振，面黄体瘦，夜睡不安，纳少厌食，舌质淡，苔白或腻，脉沉滑。其证候应是（　　）

A.气郁化火   B.脾虚痰聚   C.痰瘀阻络   D.阴虚风动   E.脾肾阳虚

7.患儿，男，8岁。自5月份不明原因出现不自主摇头、伸颈、张口、抖膀等怪异动作，注意力分散，学习成绩下降。查体：精神倦怠，神疲乏力，食欲减，二便无异常，舌质淡，苔白腻。治疗首选方是（　　）

A.二陈汤   B.涤痰汤   C.参苓白术散   D.七味白术散   E.十味温胆汤

8.患儿，女，7岁。近期无明显诱因出现挤眉眨眼，耸肩摇头，肢体震颤，口出秽语，性情急躁。查体见形体消瘦，两颧潮红，睡眠不宁，大便干结，舌质红绛，舌苔光剥，脉细数。其治法是（　　）

A.清热泻火，平肝息风   B.补益脾肾，养心安神

C.滋阴潜阳，柔肝息风   D.健脾化痰，平肝息风

E.滋补肝肾，养心安神

B1型题

患儿，男，13岁。患儿挤眉眨眼，耸肩摇头，肢体震颤，口出秽语，夜间潮热，手足心热，性情急躁，睡眠不宁，大便干结。舌红苔少，脉弦细而数。

9.其证型是（　　）

A.痰瘀阻络   B.阴虚风动   C.气郁化火   D.脾虚痰聚   E.脾肾阳虚

10.治疗应首选（　　）

A.泻青丸   B.温胆汤   C.大定风珠   D.清肝达郁汤   E.十味温胆汤

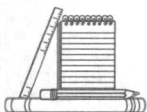

模块十 肾系病证

肾系病证主要是由先天不足、体质虚弱，或感受外邪导致水液代谢失常，气化功能失司引起的病证。人体水液的正常代谢，水谷精微输布、封藏，依赖肺的通调，脾的转输，肾的开阖及三焦、膀胱的气化完成。因此，肾系疾病以肾失开阖、膀胱气化失司为主，同时和肺失通调、脾失健运有关。故无论治肺治脾，其本均在肾，恢复肾脏正常气化功能为基本治疗原则。

肾系疾病为儿科常见疾病，常见水肿、遗尿、尿频、淋证等多种病证，临床多以浮肿、尿少、尿血、尿频、尿痛等为主要临床表现，病证相对复杂，单纯虚证、实证可见，但更多呈现虚实夹杂证。治疗上以温补肾元、固本为主，兼顾宣肺利水、健脾助运、清热利湿、通利膀胱等。特别要重视肺、脾、肾三脏在水液代谢中的作用，注重气、血、水的关系，关注本虚与风邪、湿邪、水湿、瘀血等标实的关系。肾系病证多为长期慢性疾病，临证时需要多一些爱心、耐心、细心，给患者和家长更多战胜疾病的信心，也有利于治疗方案的长期坚持。

项目一 急性肾小球肾炎

【学习目标】

1. 了解急性肾小球肾炎的发病特点。
2. 熟悉急性肾小球肾炎的病因病机及临床表现。
3. 掌握急性肾小球肾炎的诊断与鉴别诊断及辨证论治。
4. 具有运用中医四诊方法对急性肾小球肾炎进行诊断和鉴别诊断的能力。

做一做，明重点

扫一扫，看课件

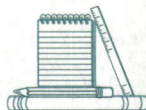

【概述】

急性肾小球肾炎简称急性肾炎，临床以急性起病，浮肿、少尿、血尿、高血压为主要特征。本病多由溶血性链球菌感染引起，少数可由其他细菌、病毒等引发，本节主要讨论链球菌感染后肾小球肾炎。

本病是小儿时期常见的一种肾脏疾病。多发生于3～12岁儿童，学龄期儿童多见，男性多于女性。发病前多有前驱感染史。发病后病情轻重悬殊，轻者除实验室检查异常外，临床无明显症状，重者可出现并发症（高血压脑病、急性循环充血及急性肾衰竭）。多数患儿于发病2～4周消肿，肉眼血尿消失，血压恢复正常，残余镜下血尿多于3～6个月消失。中西医结合治疗措施的开展，使本病严重并发症明显减少，预后良好。

本病为西医病名，中医古代文献中无肾炎病名记载，但据其主要临床表现，多属"水肿""尿血"范畴。

【病因病机】

急性肾炎的主要病因为外感风邪、湿热、疮毒，导致肺、脾、肾三脏功能失调，其中以肺脾功能失调为主。风、热、毒与水湿互结，通调、运化、开阖失司，水液代谢障碍而为肿；热伤下焦血络而致尿血。重症水邪泛滥可致邪陷心肝、水凌心肺、水毒内闭之证。若湿热久恋，伤阴耗气，可致阴虚邪恋或气虚邪恋，使病程迁延；病久入络，致脉络阻滞，尚可出现尿血不止、面色晦滞、舌质紫等瘀血之证。

1.感受风邪　风热或风寒客于肺卫，阻于肌表，导致肺气失宣，肃降无权，水液不能下行，以致风遏水阻，风水相搏，流溢肌肤而发为水肿，称之为"风水"。

2.疮毒内侵　皮肤疮疖，邪毒内侵，湿热郁遏肌表，内犯肺脾，致使肺失通调，脾失健运，肾失开阖，水无所主，流溢肌肤，发为水肿。又湿热下注，灼伤膀胱血络而产生尿血。

在疾病发展过程中，若水湿、热毒炽盛，正气受损，以致正不胜邪，可出现一系列危重变证：①邪陷心肝：湿热邪毒，郁阻脾胃，内陷厥阴，致使肝阳上亢，肝风内动，心窍闭阻，而出现头痛、眩晕，甚则神昏、抽搐。②水凌心肺：水邪泛滥，上凌心肺，损及心阳，闭阻肺气，心失所养，肺失肃降，而出现喘促、心悸，甚则紫绀。③水毒内闭：湿浊内盛，脾肾衰竭，三焦壅塞，气机升降失司，水湿失运，浊毒不得通泄，致使水毒内闭，而发生少尿或无尿。此证亦称"癃闭""关格"。

急性期湿热水毒伤及肺、脾、肾，致恢复期肺、脾、肾三脏气阴不足，湿热留恋，而见血尿日久不消，并伴阴虚、气虚之证。

【诊断与鉴别诊断】

1.诊断要点

（1）病史　本病发病前1～4周多有呼吸道或皮肤感染等链球菌感染，或其他急性感染史。多急性起病，急性期一般为2～4周。

（2）临床表现　①浮肿及尿量减少：70%的病例有浮肿，浮肿为紧张性，浮肿轻重与尿量有关。②血尿：起病即有血尿，50%～70%为肉眼血尿，持续1～2周转为显微镜下血尿。③高血压：30%～80%患儿病初有高血压，常为（120～150）/（80～110）mmHg。

（3）并发症　重症早期可出现以下并发症。①高血压脑病：血压急剧增高，常见剧烈头痛及呕吐，继之出现视力障碍、嗜睡、烦躁，或阵发性惊厥，渐入昏迷，少数可见暂时偏瘫失语，严重时发生脑疝。具有高血压伴视力障碍、惊厥、昏迷三项之一即可诊断。②严重循环充血：可见咳嗽气急，胸闷，不能平卧，肺底部湿啰音，肺水肿，肝大、压痛，心率快，奔马律等。③急性肾衰竭：严重少尿或无尿患儿可出现血尿素氮及肌酐升高、电解质紊乱和代谢性酸中毒。一般持续3～5日，在尿量逐渐增多后，病情好转。若持续数周仍不恢复，则预后严重，可能为急进性肾炎。

（4）辅助检查　尿常规：均有红细胞增多。尿蛋白一般为（+）～（++），也可见透明、颗粒管型。血清检查：总补体及C3可一过性明显下降，6～8周恢复正常。抗链球菌溶血素"O"抗体（ASO）可增高，抗脱氧核糖核酸酶B或抗透明质酸酶升高，纤维蛋白降解产物（FDP）增多。

（5）非典型病例　可无水肿、高血压及肉眼血尿，仅发现镜下血尿。非链球菌感染后肾小球肾炎（如病毒或其他细菌性肾炎）补体C3可不低。

2.鉴别诊断

（1）肾病综合征　急性肾小球肾炎与肾病综合征

✎ **执考提示**

急性肾炎和肾病综合征的水肿鉴别诊断

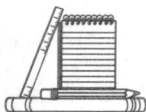

均以浮肿及尿改变为主要特征，但肾病综合征以大量蛋白尿为主，伴低蛋白血症及高胆固醇血症，其浮肿多为指凹性。急性肾小球肾炎则以血尿为主，不伴低蛋白血症及高胆固醇血症，其浮肿多为非凹陷性。

（2）IgA肾病 多于急性上呼吸道感染后1～2天即发生血尿，有时伴蛋白尿，除20%患者可呈急性肾炎综合征外，多不伴水肿及高血压，但其病情常反复发作，与急性肾小球肾炎不同。部分病例鉴别困难时，需要进行肾活检。

（3）原发性急进性肾炎 起病与典型的急性肾小球肾炎很相似，但表现为进行性少尿、无尿及迅速发展的肾功能衰竭，终至尿毒症。急性肾炎综合征表现持续一个月以上不缓解时，应及时进行肾活检与本病相鉴别。

（4）过敏性紫癜性肾炎 过敏性紫癜性肾炎也可以急性肾炎综合征起病，但其多伴对称性皮肤紫癜、关节肿痛、腹痛、便血等全身及其他系统的典型症状或前驱病史。

（5）急性泌尿系感染 约10%患者可有肉眼血尿，但多无浮肿及血压增高，有明显发热及全身感染症状，尿检有大量的白细胞及尿液培养阳性为确诊的条件。

【辨证论治】

1. 辨证要点

（1）辨急性期、恢复期 急性肾炎的急性期为正盛邪实阶段，起病急，变化快，浮肿及血尿多较明显。恢复期的共有特点为浮肿已退，尿量增加，肉眼血尿消失，但镜下血尿或蛋白尿未恢复，且多有湿热留恋，并有阴虚及气虚之不同。

（2）辨轻症、重症 本病的证候轻重悬殊较大。轻症一般以风水相搏证、湿热内侵证等证候表现为主，其水肿、尿量减少及血压增高多为一过性；重症则为全身严重浮肿，持续尿少、尿闭，并可在短期内出现邪陷心肝、水凌心肺、水毒内闭的危急证候。在辨证中应密切注意尿量变化。因尿量越少，持续时间越长，浮肿越明显，出现变证的可能性越大。

（3）辨阳水、阴水的转化 本病急性期因病程较短，多属正盛邪实，为阳水范畴。但若因邪气过盛，出现变证，或因病情迁延不愈，则可由实转虚，由阳水转为阴水，表现为正虚邪恋、虚实夹杂的证候。

2. 治疗要点 本病的治疗应紧扣急性期以邪实为患，恢复期以正虚邪恋为主的病机。急性期以祛邪为旨，宜宣肺利水，清热凉血，解毒利湿；恢复期则以扶正兼祛邪为要，并应根据正虚与余邪孰多孰少，确定补虚及祛邪的比重。如在恢复期之早期，以湿热未尽为主，治宜祛除湿热余邪，佐以养阴或益气；后期则湿热已渐尽，应以扶正为主，佐以清热、化湿；若纯属正气未复，则宜以补益为法。但应注意，本病不宜过早温补，以免留邪而迁延不愈。应掌握补益不助邪、祛邪不伤正的治疗原则。对于变证，应根据证候分别采用平肝息风、清心利水，泻肺逐水、温补心阳、通腑泄浊为主法。积极配合西医疗法，综合抢救治疗。

3. 分证论治

（1）急性期

1）常证

①风水相搏

证候 水肿自眼睑开始迅速波及全身，以头面部肿势为著，皮色光亮，按之凹陷随手而起，尿少色赤，微恶风寒或伴发热，咽红咽痛，骨节酸痛，鼻塞咳嗽。舌质淡，苔薄白或薄黄，脉浮紧或浮数。

证候分析 本证多见于病程早期，多由外感风邪而诱发。以起病急，水肿发展迅速，全身

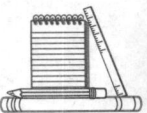

浮肿，但以头面部为甚，伴风热或风寒表证为证候要点，临床以风热多见。

　　治法　疏风宣肺，利水消肿。

　　方药　麻黄连翘赤小豆汤（《伤寒论》）合五苓散（《伤寒论》）。

　　常用中药　麻黄、桂枝、连翘、苦杏仁、赤小豆、茯苓、白术、猪苓、泽泻、车前草、甘草。

　　加减　咳嗽气喘，加葶苈子、苏子、射干、桑白皮等泻肺平喘；偏风寒，症见骨节酸楚疼痛，加羌活、防己疏风散寒；偏风热，症见发热，汗出，口干或渴，苔薄黄者，加金银花、黄芩疏风清热；血压升高明显，去麻黄，加浮萍、钩藤、牛膝、夏枯草利水平肝泻火；血尿严重，加大蓟、小蓟、茜草、仙鹤草以凉血止血。本证风热蕴结于咽喉者，可用银翘散合五苓散加减以疏风清热、利咽解毒、利水消肿。

　　②湿热内侵

　　证候　头面肢体浮肿或轻或重，小便黄赤而少，尿血，烦热口渴，头身困重，常有近期疮毒史。舌质红，苔黄腻，脉滑数。

　　证候分析　本证常见于皮肤疮毒内侵患儿，或于病程中后期，水肿减轻或消退之后也可见。以血尿，烦热口渴，头身困重，舌红，苔黄腻为辨证要点。

　　治法　清热利湿，凉血止血。

　　方药　五味消毒饮（《医宗金鉴》）合小蓟饮子（《济生方》）。

　　常用中药　金银花、野菊花、蒲公英、紫花地丁、地黄、小蓟、滑石、淡竹叶、蒲黄、通草、甘草。

　　加减　小便赤涩者，加白花蛇舌草、石韦、金钱草清热利湿；口苦口黏者，加茵陈、郁金清热化湿；皮肤湿疹者，加苦参、白鲜皮、地肤子燥湿解毒，除风止痒；大便秘结者，加大黄泻火降浊；口苦心烦者，加淡竹叶、黄芩泻火除烦。

　　2）变证

　　①邪陷心肝

　　证候　肢体面部浮肿，头痛眩晕，烦躁不安，视物模糊，口苦，恶心呕吐，甚至抽搐，昏迷，小便短赤。舌质红，苔黄糙，脉弦数。

　　证候分析　本证多见于病程早期，血压明显增高者尤易出现。以头痛眩晕，烦躁，呕吐，甚至抽搐、昏迷为辨证要点，故在本病早期一旦出现上述症状即应特别注意，时刻关注血压情况，并及时采取相应的治疗措施。

　　治法　平肝息风，清心利水。

　　方药　龙胆泻肝汤（《太平惠民和剂局方》）合羚角钩藤汤（《重订通俗伤寒论》）。

　　常用中药　龙胆草、栀子、黄芩、通草、泽泻、车前子、柴胡、当归、地黄、羚羊角、钩藤、菊花、白芍、甘草。

　　加减　大便秘结者，加大黄、芒硝通便泻火；头痛眩晕较重者，加夏枯草、石决明清肝火、潜肝阳；恶心呕吐者，加竹茹、胆南星化浊降逆止呕；昏迷抽搐者，可加服牛黄清心丸或安宫牛黄丸解毒息风开窍。

　　②水凌心肺

　　证候　全身明显浮肿，频咳气急，胸闷心悸，不能平卧，烦躁不宁，面色苍白，甚则唇指青紫。舌质暗红，舌苔白腻，脉沉细无力。

　　证候分析　本证多见于病程早期，水肿严重患儿。以全身严重浮肿，频咳气急，胸闷心悸，

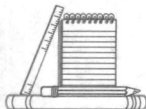

不能平卧为辨证要点。本证因正虚或邪盛致心阳不振，水液运行无力，郁于心脉，故临证当时刻关注小便通利为要。

治法 泻肺逐水，温阳扶正。

方药 己椒苈黄丸（《金匮要略》）合参附汤（《圣济总录》）。

常用中药 防己、花椒、葶苈子、大黄、人参、附子。

加减 若见面色灰白，四肢厥冷，汗出脉微，是心阳虚衰之危象，应急用独参汤或参附龙牡救逆汤回阳救逆固脱。本证之轻症，也可用三子养亲汤加减，以理肺降气，利水消肿。常用苏子、葶苈子、白芥子、香橼皮、大腹皮、葫芦、炙麻黄、杏仁、甘草。

③水毒内闭

证候 全身浮肿，尿少或尿闭，色如浓茶，头晕头痛，恶心呕吐，腹痛频频，嗜睡，甚则昏迷。舌质淡胖，苔垢腻，脉象滑数或沉细数。

证候分析 本证多见于病程早期，常因持续少尿或无尿引起，故尿少、尿闭为其证候要点，同时伴头晕头痛、恶心呕吐、嗜睡或昏迷等危重征象。本证在本病发展过程中最易出现，临床轻重不一，变化很快，而利尿也为第一要务。

治法 通腑泄浊，解毒利尿。

方药 温胆汤（《三因极一病证方论》）合附子泻心汤（《伤寒论》）。

常用中药 陈皮、半夏、茯苓、竹茹、枳实、大枣、大黄、黄连、黄芩、附子、干姜、甘草。

加减 呕吐频繁者，先服玉枢丹辟秽止呕。不能进药者，可以上方浓煎成 100～200mL，待温，保留灌肠，每日 1～2 次；也可用解毒保肾液以降浊除湿解毒，药用大黄 30g，六月雪 30g，蒲公英 30g，益母草 20g，川芎 10g，浓煎 200mL，每日分 2 次保留灌肠。昏迷惊厥者，加用安宫牛黄丸或紫雪丹，水溶化后鼻饲。

（2）恢复期 若浮肿消退、尿量增加、血压下降、血尿及蛋白尿减轻，即标志病程进入了恢复期。此期为正虚邪恋阶段，早期常以湿热留恋为主，后期以正虚为主，临床多以阴虚或气阴两虚证多见。

①阴虚邪恋

证候 乏力头晕，手足心热，腰酸盗汗，或有反复咽红。舌质红，舌苔少，脉细数。

证候分析 本证为恢复期最常见的证型，可见于素体阴虚，或急性期曾热毒炽盛者。临床以手足心热，腰酸，盗汗，舌红苔少等肾阴不足表现为辨证要点。

治法 滋阴补肾，兼清余热。

方药 知柏地黄丸（《景岳全书》）合二至丸（《摄生众妙方》）。

常用中药 知母、黄柏、地黄、山茱萸、山药、牡丹皮、泽泻、茯苓、女贞子、墨旱莲。

加减 血尿日久不愈者，加仙鹤草、茜草凉血止血；舌质暗红者，加参三七、琥珀化瘀止血；反复咽红者，加玄参、土牛膝、板蓝根清热利咽。

②气虚邪恋

证候 身倦乏力，面色萎黄，纳少便溏，自汗出，易于感冒。舌淡红，苔白，脉缓弱。

证候分析 本证多见于素体肺脾气虚患儿。临床以乏力纳少，便溏或大便不实，自汗，易于感冒为辨证要点。

治法 健脾益气，兼化湿浊。

方药 参苓白术散（《太平惠民和剂局方》）。

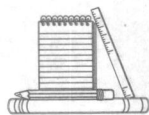

　　常用中药　党参、黄芪、茯苓、白术、山药、砂仁、陈皮、白扁豆、薏苡仁、甘草。

　　加减　血尿持续不消，可加参三七、当归养血化瘀止血；舌质淡暗或有瘀点，加丹参、红花、泽兰活血化瘀。

【其他疗法】

1. 中成药

（1）银黄口服液　＜3岁，1次5mL，每日3次;3～6岁，1次10mL，每日2次；＞6岁，1次10mL，每日3次，口服。用于急性期风水相搏证、湿热内侵证。

（2）肾炎清热片　1次3g，每日2～3次，温开水送服。用于急性期风水相搏证、湿热内侵证。

（3）肾炎消肿片　1次2片，每日2～3次，温开水送服。用于急性期寒湿证，也可用于恢复期气虚邪恋证。

（4）知柏地黄丸　1次3g，每日2～3次，温开水送服。用于恢复期阴虚邪恋证。

（5）清开灵注射液　1次10～20mL，加入5%葡萄糖注射液100～250mL中，每日1次，静脉滴注。用于急性期热毒证或邪陷心肝证。

2. 西医疗法

（1）常规治疗　①抗感染：使用对溶血性链球菌敏感的抗生素，以清除病灶。有感染灶时，用青霉素类抗生素10～14日。②对症处理：水肿显著者可用呋塞米，每次1～2mg/kg，每日2～3次口服；尿量显著减少伴氮质血症者，可肌内注射或静脉注射，每6～8小时1次。高血压者可选用硝苯地平，每次0.2～0.3mg/kg，每日3～4次，口服。

（2）并发症治疗　①高血压脑病：应快速降压，可选用硝普钠5～20mg加入5%葡萄糖注射液100mL中，以每分钟1μg/kg速度静脉滴注，用药时严密监测血压，随时调节滴速，但最大不超过每分钟8μg/kg。也可用利血平，肌内注射降压，每次0.07mg/kg，最大量不超过1.5mg/次。还可选用卡托普利，初始剂量0.3～0.5mg/（kg·d），最大量5～6mg/（kg·d），分3次口服。快速利尿，可用呋塞米，每次1～2mg/kg，加入5%葡萄糖注射液20mL中稀释后缓慢静脉推注。同时保持呼吸道通畅，及时给氧。②急性循环充血：严格限制水钠摄入、快速利尿、降压，以减轻心脏前后负荷。仍不能控制心力衰竭症状时，需采用血液透析，以迅速缓解循环过度负荷。③急性肾衰竭：应记录24小时出入量，严格控制入量，坚持"量出为入"原则。每日补液量＝尿量＋不显性失水＋显性失水（呕吐、大便、引流量等）－内生水。无发热患儿每日不显性失水为300mL/（m²·d），体温每升高1℃，不显性失水增加75mL/m²，内生水为250～350mL/（m²·d）。宜选用低蛋白、低盐、低钾和低磷饮食。少尿和尿闭者应快速利尿。同时应纠正水电解质紊乱及酸中毒，必要时应做血液透析。

【预防与调护】

1. 预防

（1）平时加强锻炼，增强体质，以增强抵抗力。

（2）积极预防各种感染。已患感染性疾病者及时治疗。

2. 调护

（1）彻底治疗呼吸道、皮肤、口腔、中耳等各部位感染。

（2）病初应注意休息，尤其水肿、尿少、高血压明显者应卧床休息。待血压恢复，水肿消退，尿量正常后逐渐增加活动。

> 📝 **执考提示**
>
> 水肿的预防与调护

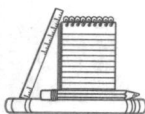

（3）水肿期应每日准确记录尿量、入水量和体重，以掌握水肿的变化情况，限制盐和水的摄入。急性期血压增高者，应每日测2次血压（必要时可随时测），以了解病情，预防高血压脑病的发生。高度水肿和明显高血压时，应忌盐，严格限制水入量。尿少尿闭时，应限制高钾食物。

（4）急性期，尤其有水肿、尿量减少、氮质血症者，应限制蛋白质摄入，以减轻肾脏排泄负担。

（5）水肿期应保持皮肤，尤其是皱褶处的清洁。

【案例训练】

患儿，男，6岁。因水肿、尿少5天伴肉眼血尿于2014年9月12日入院。

患儿5天前晨起眼睑水肿明显，后渐渐波及整个颜面部，下午渐波及双下肢，午后颜面部水肿减轻。尿量比平时减少，每日为300～400mL，尿色呈棕色，较浑浊，入院前一天下午排洗肉水样尿一次，量约100mL。发病以来，患儿诉全身无力，偶有头晕、食欲下降、恶心，无咳嗽、头痛、呕吐、腹痛、意识障碍、抽搐等症状，舌质红，苔薄黄，脉浮数。发病前2周曾有发热、咽痛于门诊就诊，诊断为"急性化脓性扁桃体炎"，予口服阿奇霉素、对乙酰氨基酚（扑热息痛）等，约3天热退。既往史、家族史及个人史无特殊。入院体检：体重20kg，体温36.5℃，心率90次/分，血压150/106mmHg，颜面明显水肿，双下肢水肿，压之无凹陷。未见皮疹。颈部可触及黄豆大小的淋巴结3个，质地软，无压痛，易活动。口腔黏膜光滑，未见龋齿，咽部无充血，双侧扁桃体Ⅱ度肿大，未见充血、渗出。颈部无抵抗。心音有力，律齐。双肺未见异常。腹部平软，肝脾未触及肿大。肾区叩击痛阳性。脊柱四肢未见异常。神经系统检查未见异常。辅助检查：血常规示 WBC $10.8×10^9$/L，中性粒细胞百分比55%，淋巴细胞百分比45%，Hb 110g/L，PLT $300×10^9$/L；尿常规示尿比重1.013，pH 5.6，尿蛋白（++），红细胞满视野，白细胞12/HP，可见红细胞管型、颗粒管型、透明管型；红细胞沉降率33mm/h，抗链球菌溶血素"O" 400IU，补体C3 0.66g/L；生化全套示总蛋白60g/L，白蛋白35g/L，胆固醇4.3mmol/L，甘油三酯1.34mmol/L，尿素氮11.5mmol/L，肌酐88μmol/L。

1. 中医辨证论治

（1）四诊摘要　①望诊：眼睑、颜面部及双下肢水肿，咽不红，乳蛾肿大。舌质红，苔薄黄。②闻诊：无咳嗽。③问诊：全身无力，偶有头晕、纳差，偶有恶心，尿少、尿浊、尿血，发病前2周曾有发热、咽痛。④切诊：下肢水肿，压之无凹陷，脉浮数。

（2）中医辨证分析　在教师指导下分组讨论完成。

（3）中医诊断　水肿（风水相搏证）。

（4）治法　疏风宣肺，利水消肿。

（5）方药　麻黄连翘赤小豆汤合五苓散加减。

（6）课后作业　学生练习开方定量。

练一练，强诊治

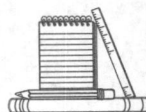

2. 西医诊治

（1）诊断依据　①病史：因"水肿、尿少5天伴肉眼血尿"入院，发病前2周曾有发热、咽痛，曾服用阿奇霉素、对乙酰氨基酚。②症状：眼睑、颜面部及双下肢水肿，尿量减少、尿色呈棕色，较浑浊，出现洗肉水样尿一次，全身无力，偶有头晕、纳差，偶有恶心。③体征：体温36.5℃，心率90次/分，血压150/106mmHg，颜面明显水肿，双下肢水肿，压之无凹陷。未见皮疹。颈部可触及黄豆大小的淋巴结3个，质地软，无压痛，易活动。咽部无充血，双侧扁桃体Ⅱ度肿大，肾区叩击痛阳性。④实验室检查：血常规示 WBC $10.8×10^9$/L，中性粒细胞百

分比 55%，淋巴细胞百分比 45%，Hb 110g/L，PLT 300×10⁹/L；尿常规示尿比重 1.013，pH5.6，尿蛋白（++），红细胞满视野，白细胞 12/HP，可见红细胞管型、颗粒管型、透明管型；红细胞沉降率 33mm/h，抗链球菌溶血素 "O" 400IU，补体 C3 0.66g/L；生化全套示总蛋白 60g/L，白蛋白 35g/L，胆固醇 4.3mmol/L，甘油三酯 1.34mmol/L。尿素氮 11.5mmol/L，肌酐 88 μmol/L。

（2）西医诊断　急性肾小球肾炎。

（3）处置方案

长期医嘱	临时医嘱
儿科护理常规	血、尿、大便常规
二级护理	24小时尿蛋白定量
低盐饮食	抗链球菌溶血素 "O"（ASO）
卧床休息	ESR
记录24小时出入量	体液免疫功能检测
测血压　每日2次	全套血生化检查
青霉素钠40万U　肌内注射　每日2次	C反应蛋白
硝苯地平1.67mg　舌下含服　每日3次 或 卡托普利5mg　口服　每日3次	常规心电图
	胸部X线正位片
	泌尿系B超检查
	青霉素皮试

【名医验案】

李某，男，4岁。

主诉：颜面浮肿3天，加重伴下肢浮肿、小便短少1天。

患儿于1周前受凉后出现发热，伴咳嗽、流涕、咽痛，当地予头孢类抗生素治疗3天后热退，仍流涕、偶咳，并出现水肿，颜面为著，1天前浮肿加重，下肢水肿，小便短少，当地医院查尿常规示红细胞（++）/HP，蛋白（++），遂来就诊。

初诊：2011年10月12日。症见颜面及双下肢浮肿，非凹陷性，小便短少，伴流涕，偶咳，无发热，无肉眼血尿，无尿急、尿频，无头晕、呕吐，纳可眠安，大便正常，舌质淡，苔薄黄，脉浮。查体：血压80/55mmHg，咽部充血，扁桃体Ⅰ度肿大，心肺听诊无异常，腹软，肝脾肋缘下未触及明显肿大，肠鸣音可，双下肢浮肿，按之不凹陷，阴囊不肿。相关检查：血常规示白细胞12×10⁹/L，中性粒细胞占比0.53，血小板150×10⁹/L。尿常规示蛋白（++），红细胞（++）/HP。肝、肾功能正常。免疫球蛋白：IgG 11g/L，IgA 2.1g/L，IgM 3.5g/L，C3 0.35g/L，C4正常。血脂正常。红细胞沉降率55mm/h。抗 "O" 210U。肝、胆、脾、胰及肾脏B超未见明显异常。西医诊断：急性肾小球肾炎。中医诊断：水肿，证属风水相搏。疾病初期，病性为实，治以祛邪为先，慎用滋补。故治以宣肺解表利水。方选麻黄连翘赤小豆汤加减：麻黄5g，连翘10g，赤小豆6g，车前子10g，桑白皮6g，杏仁5g，茯苓10g，蝉蜕6g，甘草3g。5剂，水煎服，日1剂，早晚分服。

二诊：2011年10月17日。患儿浮肿减轻，单声咳嗽，咽红，乏力，微烦，小便黄，无尿频，舌质红，苔薄黄，脉数。血压正常。复查尿常规示白细胞6/HP，红细胞

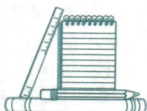

（++）/HP，蛋白（+）。此为兼有湿热气虚之象，治疗以清热解毒，利尿除湿。上方加用白花蛇舌草15g。7剂，日1剂，水煎服，早晚分服。

三诊：2011年10月24日。患儿浮肿消退，咳嗽缓解，盗汗，手足心热，小便淡黄，舌质红，苔薄白，脉细数。复查尿常规示红细胞（++）/HP，白细胞（0～1）/HP，蛋白（-）。为阴虚兼瘀血。小儿素体虚弱，感受外邪后肺、脾、肾三脏功能失调，水湿泛滥发为水肿，经积极治疗后，水肿消退，尿量增加，邪势渐退，但同时正气亦受损，故患儿出现乏力、手足心热、盗汗，尿检见镜检红细胞，为阴虚邪恋征象，宜滋阴补肾清热，兼凉血止血，调方如下：生地黄15g，牡丹皮9g，山茱萸9g，土茯苓9g，旱莲草10g，女贞子9g，仙鹤草15g，当归6g，茜草9g，小蓟12g，五味子6g，牡蛎15g，三七粉3g（冲服），甘草6g。7剂，日1剂，水煎服，早晚分服。

四诊：2011年10月31日。患儿阴虚内热症状缓解，口不渴，觉咽部不适，纳食好，二便正常。咽暗红，舌淡，少苔，脉细数。复查尿常规示红细胞（+）/HP，余（-）。效不更方，上方加牛蒡子12g以清余邪，7剂。患儿1周后来诊，诸症好转，复查尿常规示潜血阳性，镜检红细胞阴性，建议停药。2个月后随访无复发，尿检转阴。

按语：肺主一身之气，开窍于鼻，外合皮毛，为水之上源，可通调水道，下输膀胱。今风邪外袭于肺卫，肺失宣降，治节失常，三焦气化不利，水道失于通调，风遏水阻，风水相搏，发为水肿。水湿内蕴化热，湿热下注，灼伤膀胱，则尿血；清浊不分，则发蛋白尿。正如《证治汇补·水肿》曰："肺主皮毛，风邪入肺，不得宣通，肺胀叶举，不能通调水道，下输膀胱，亦能作肿。"病性以邪盛为主，故先以疏风宣肺，利湿凉血为则，上下分消，祛邪为主，浮肿及血尿消失。本病初期以邪实为主，治疗以祛邪为要。方中麻黄、杏仁、茯苓、车前子宣肺降气，收提壶揭盖之意；连翘清热解毒利湿，桑白皮泻肺利水。本病临床多数以"实热"为主，不论是风水相搏，还是湿热内侵，突出的都是一个实证，故清热利湿是本病急性期的主要治疗方法，切不可盲目进补，闭门留寇，使疾病难治。二诊，患儿水肿减轻，单声咳嗽，咽红，乏力，微烦，尿检有白细胞，为邪实正虚之象，但以邪实为主，予白花蛇舌草联合连翘增清热解毒、利尿除湿之功。三诊，邪去而正气渐虚，属阴虚邪恋，阴虚症状明显，调为生地黄、牡丹皮、山茱萸以补肾阴，清虚热，女贞子、旱莲草以滋阴清热，兼以止血；同时，本病病程较长，"久病必伤络"，湿热易阻滞气机，而致血瘀，选茜草、小蓟、仙鹤草，凉血活瘀止血。辅以三七，寓止血于活血之中，切忌止血留瘀。四诊，患儿病情明显好转，唯咽部不适，仍有血尿残留。有研究表明，扁桃体慢性炎症是导致肾炎血尿反复不愈的主要原因，故祛邪务尽，加牛蒡子以解毒利咽，又7剂而收全效。

（引自《全国名中医丁樱五十年临证经验荟萃》）

【预习测试】

A1型题

1. 以下哪项不是急性肾小球肾炎的主症（　　　）

　　A. 高血压　　　　B. 血尿　　　　C. 少尿　　　　　D. 浮肿　　　　　E. 大量蛋白尿

2. 下列有关急性肾小球肾炎的叙述，不正确的是（　　　）

　　A. 病原体多为溶血性链球菌　　　　B. 常见于3～12岁，学龄期儿童多见

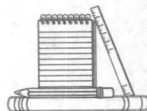

C.女性多于男性　　　　　　　　　　　　D.有前驱感染史

E.轻重悬殊

3.急性肾小球肾炎的特点，错误的是（　　　）

A.病程短，起病急

B.病前1～4周常有乳蛾、脓疱疮、丹痧等病史

C.浮肿多从眼睑开始，继而四肢，甚则波及全身

D.水肿按之凹陷不起

E.尿液镜检有大量红细胞出现

4.小儿急性肾小球肾炎风水相搏证的治法是（　　　）

A.清热利湿，凉血止血　　　　　　　　　B.健脾化湿，利水消肿

C.解表化湿，疏风通络　　　　　　　　　D.泻肺泄浊，逐水消肿

E.疏风宣肺，利水消肿

5.小儿急性肾小球肾炎风水相搏证常选用的方剂是（　　　）

A.麻黄连翘赤小豆汤合五苓散　　　　　　B.五味消毒饮合小蓟饮子

C.六味地黄丸　　　　　　　　　　　　　D.真武汤加减

E.参苓白术散合玉屏风散

6.小儿急性肾小球肾炎邪陷心肝证治疗应选方（　　　）

A.镇肝熄风汤合五苓散　　　　　　　　　B.羚角钩藤汤合至宝丹

C.天麻钩藤饮合泻心汤　　　　　　　　　D.附子泻心汤合温胆汤

E.龙胆泻肝汤合羚角钩藤汤

7.小儿急性肾小球肾炎水毒内闭证的主症是（　　　）

A.全身浮肿，尿少或尿闭，头晕，恶心，呕吐

B.浮肿，气急，烦躁，心悸，发绀

C.眩晕，烦躁，甚或抽搐昏迷

D.严重浮肿，胸闷，腹胀，不得平卧

E.浮肿按之凹陷不起，尿频，夜间尤甚，胸脘胀闷，大便稀溏

8.小儿急性肾小球肾炎恢复期阴虚邪恋证常选用的方剂是（　　　）

A.麻黄连翘赤小豆汤合五苓散　　　　　　B.五味消毒饮合小蓟饮子

C.六味地黄丸　　　　　　　　　　　　　D.知柏地黄丸合二至丸

E.参苓白术散

9.患儿，10岁。1周来患感冒未愈。昨日起眼睑浮肿，尿少色赤，喉核红肿疼痛，咳嗽，舌苔薄黄，脉浮数。此患儿的中医证候诊断是（　　　）

A.风水相搏　　B.肺脾气虚　　C.湿热内侵　　D.脾肾阳虚　　E.寒湿阻滞

A2 型题

10.张某，女，11岁。面肢浮肿3天。2周前，患儿因蚊虫叮咬致皮肤局部化脓，经治痊愈。3天前，患儿出现面肢轻度浮肿，小便黄赤短少，烦热口渴，大便干结，舌红，苔黄腻，脉滑数。检查尿常规：镜检有大量红细胞，可见颗粒管型和红细胞管型，尿蛋白增多。

此患儿中医证候诊断是（　　　）

A.风水相搏　　B.肺脾气虚　　C.湿热内侵　　D.脾肾阳虚　　E.寒湿阻滞

11.上题中，常选用的治法是（　　　）

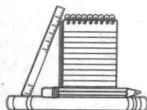

A. 清热利湿，凉血止血　　　　　　　B. 疏风宣肺，利水消肿

C. 补益肺脾，利水消肿　　　　　　　D. 温补脾肾，固涩止血

E. 祛寒除湿，利水消肿

12. 上题中，治疗常选用的方剂是（　　）

A. 茵陈五苓散　　　　　　　　　　　B. 五味消毒饮合小蓟饮子

C. 六味地黄丸　　　　　　　　　　　D. 真武汤加减

E. 参苓白术散合玉屏风散

B1 型题

A. 邪陷心肝　　B. 水凌心肺　　C. 脾肾阳虚　　D. 水毒内闭　　E. 寒湿阻滞

13. 急性肾小球肾炎患者肢体、面部浮肿，头痛眩晕，烦躁不安，视物模糊，口苦，恶心呕吐，甚至抽搐，昏迷，小便短赤。舌质红，苔黄糙，脉弦数。证属（　　）

14. 急性肾小球肾炎患者全身明显浮肿，频咳气急，胸闷心悸，不能平卧，烦躁不宁，面色苍白，甚则唇指青紫。舌质暗红，舌苔白腻，脉沉细无力。证属（　　）

15. 急性肾小球肾炎患者全身浮肿，尿少或尿闭，色如浓茶，头晕头痛，恶心呕吐，腹痛频频，嗜睡，甚则昏迷。舌质淡胖，苔垢腻，脉象滑数或沉细数。证属（　　）

扫一扫，知答案

项目二　肾病综合征

做一做，明重点

【学习目标】

1. 了解肾病综合征的发病特点。

2. 熟悉肾病综合征的病因病机及临床表现。

3. 掌握肾病综合征的诊断与鉴别诊断及辨证论治。

4. 具有运用中医四诊方法对肾病综合征进行诊断和鉴别诊断的能力。

扫一扫，看课件

【概述】

肾病综合征（简称肾病）是一组由多种病因引起的肾小球基底膜通透性增加，导致血浆内大量白蛋白从尿中丢失的临床综合征。临床以大量蛋白尿、低白蛋白血症、高脂血症及明显水肿为主要特征。本病按病因可分为原发性、继发性和先天性三种类型。本节主要讲述原发性肾病综合征。

肾病综合征是儿童时期肾系疾病的常见病，发病多为学龄前儿童，其中以 2～5 岁为发病高峰。男女比例为（1.5～3.7）：1。

本病以肺、脾、肾三脏虚弱为本，尤以脾、肾亏虚为主，属中医"水肿"范畴，且多为"阴水"。随着肾组织病理、免疫病因病理研究的不断深入，中医辨证分型及中西药结合治疗技术日益成熟，小儿肾病的预后转归有了明显改善。

【病因病机】

小儿先天禀赋不足、久病体虚，导致肺、脾、肾三脏亏虚是本病发生的内在因素；感受外邪，入里内侵肺、脾、肾三脏是小儿肾病发作或复发的最常见诱因。其中以外感风邪（风寒或

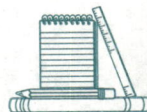

风热）、湿、热毒最多见。肺、脾、肾三脏虚弱，气化、运化功能失常，封藏失职，精微外泄，水液停聚是本病的主要发病机理。肾病的病因病机涉及内伤、外感，关系脏腑、气血、阴阳，均以正气虚弱为本，邪实蕴郁为标，多属本虚标实、虚实夹杂的病证。

1. 肺、脾、肾三脏亏虚，水精输布失常　人体水液的正常代谢，水谷精微输布、封藏，均依赖肺的通调，脾的转输，肾的开阖及三焦、膀胱的气化来完成，若肺、脾、肾三脏虚弱，功能失常，必然导致"水精四布"失调。水液输布失常，泛溢肌肤则发为水肿；精微不能输布、封藏而下泄则出现蛋白尿。正如《景岳全书·肿胀》说："凡水肿等证，乃脾、肺、肾三脏相干之病。盖水为至阴，故其本在肾；水化于气，故其标在肺；水唯畏土，故其制在脾。今肺虚则气不化精而化水，脾虚则土不制水而反克，肾虚则水无所主而妄行。"可见本病其标在肺，其制在脾，其本在肾。

2. 外感水湿热瘀，标证病变多样　外感、水湿、湿热、瘀血及湿浊是肾病发生发展过程中的病理环节，与肺、脾、肾三脏虚弱之间互为因果。若肺、脾、肾三脏气虚，卫外不固则易感受外邪，外邪进一步伤及肺、脾、肾，从而导致水液代谢障碍加重，病情反复。水湿是贯穿病程始终的病理产物，可以阻碍气机运行，也可伤阳、化热，形成瘀血。水湿内停，郁久化热可成湿热；或长期过量用扶阳辛热之品而助火生热，并易招致外邪热毒入侵，致邪热与水湿互结，酿成湿热。湿热久结，难解难分，从而使病情反复迁延难愈。肾病精不化气而化水，水停则气滞，气滞则血瘀，血瘀又加重气滞，气化不利而加重水肿。水肿日久不愈，气机壅塞，水道不利，而致湿浊不化，水毒潴留。

3. 阴阳平衡失调，本虚标实错杂　肾病的病情演变，多以肺肾气虚、脾肾阳虚为主，病久不愈或反复发作或长期使用激素者，致阳损及阴、肝失滋养，引起肝肾阴虚或气阴两虚之证。

【诊断与鉴别诊断】

1. 诊断要点　本病分为单纯型肾病和肾炎型肾病。

（1）单纯型肾病　具备4大特征：①大量蛋白尿；尿蛋白定性常在（+++）以上，24小时尿蛋白定量≥50mg/kg；②低蛋白血症：血浆白蛋白儿童＜30g/L，婴儿25g/L；③高脂血症：血浆胆固醇儿童＞5.7mmol/L，婴儿＞5.2mmol/L；④明显水肿。其中以大量蛋白尿和低蛋白血症为必备条件。

执考提示

急性肾炎和肾病综合征的水肿区别

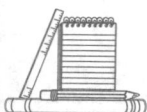

（2）肾炎型肾病　除单纯型肾病4大特征外，还具有以下4项中一项或多项。①明显血尿：尿中红细胞＞10/HP，见于2周内3次以上离心尿标本；②反复或持续高血压，学龄儿童血压＞130/90mmHg（17.3/12kPa），学龄前儿童血压＞120/80mmHg（16.0/10.7kPa），并排除激素所致者；③持续性氮质血症（血尿素氮＞10.7mmol/L），并排除血容量不足所致者；④血总补体（CH50）或血C3反复降低。

2. 鉴别诊断

（1）急性肾小球肾炎　急性肾小球肾炎与肾病均以浮肿及尿改变为主要特征。但肾病以大量蛋白尿为主，伴低蛋白血症及高胆固醇血症，其浮肿多为指凹性。急性肾炎则以血尿为主，不伴低蛋白血症及高胆固醇血症，其浮肿多为紧张性。

（2）营养性水肿　严重的营养不良与肾病均可见指凹性浮肿、小便短少、低蛋白血症，但肾病有大量蛋白尿，而营养性水肿无尿检异常，且有形体逐渐消瘦等营养不良病史。

（3）心源性水肿　严重的心脏病也可出现浮肿，以下垂部位明显，但呈上行性加重，有心脏病史及心衰症状和体征，而无大量蛋白尿。

（4）肝性腹水 肾病水肿严重时可出现腹水，此时应与肝性腹水相鉴别。肝性腹水以腹部胀满有水，腹壁青筋暴露为特征，其他部位无或仅有轻度浮肿，有肝病史而无大量蛋白尿，病变部位主要在肝。

【辨证论治】

1.辨证要点 首先辨标本虚实，区别本证与标证。肾病的本证以正虚为主，有肺脾气虚、脾肾阳虚、肝肾阴虚及气阴两虚。肾病的初期、水肿期及恢复期多以阳虚、气虚为主；难治病例，病久不愈或反复发作或长期使用激素者，可由阳虚转化为阴虚或气阴两虚。而阳虚乃病理演变之本始。肾病的标证以邪实为患，有外感、水湿、湿热、血瘀及湿浊。临床以外感、湿热、瘀血多见，水湿主要见于明显水肿期，湿浊则多见于病情较重或病程晚期。在肾病的发病与发展过程中，本虚与标实之间是相互影响、相互作用的，正虚易感受外邪、生湿、化热致瘀而使邪实，所谓"因虚致实"；邪实反过来又进一步损伤脏腑功能，使正气更虚，从而表现出虚实寒热错杂、病情反复、迁延不愈的临床特点，尤其难治性病例更为突出。在肾病的不同阶段，标本虚实主次不一，或重在正虚，或重在标实，或虚实并重。一般在水肿期，多本虚标实兼夹，在水肿消退后，则以本虚为主。

2.治疗要点 肾病的治疗以扶正培本为主，重在益气健脾补肾、调理阴阳，同时注意配合宣肺、利水、清热、化瘀、化湿、降浊等祛邪之法以治其标。在具体治疗时应掌握各个不同阶段，解决主要矛盾。如水肿严重或外邪湿热等邪实突出时，应先祛邪以急则治其标；在水肿、外邪等减缓或消失后，则以扶正祛邪、标本兼治，或继以补虚扶正为重。总之，应根据虚实及标本缓急，确定扶正与祛邪孰多孰少。单纯中药治疗效果欠佳者，应配合必要的西药利尿剂、糖皮质激素、免疫抑制剂等综合治疗。对肾病之重症，出现水凌心肺、邪侵心肝或湿浊毒邪内闭之证，应配合西药抗凝、溶栓、透析等抢救治疗。

3.分证论治

（1）本证

①肺脾气虚

证候 全身浮肿，面目为著，尿量减少，面白身重，气短乏力，纳呆便溏，自汗出，易感冒，或有上气喘息，咳嗽。舌质淡胖，苔薄白，脉虚弱。

证候分析 本证多见于病程的早期或激素维持治疗阶段。以头面肿甚，自汗出，易感冒，纳呆便溏，气短乏力为证候要点。轻症可无浮肿，但有自汗、易感冒的特点。

治法 益气健脾，利水消肿。

方药 参苓白术散（《太平惠民和剂局方》）合玉屏风散（《医方类聚》）。

常用中药 党参、黄芪、茯苓、山药、白扁豆、莲子、薏苡仁、砂仁、桔梗、白术、大枣、甘草。

加减 浮肿明显者，加生姜皮、陈皮、大腹皮以利水行气；伴上气喘息、咳嗽者，加麻黄、杏仁、桔梗宣肺止咳；常自汗出而易感冒者，重用黄芪，加防风、煅牡蛎，取玉屏风散之意，益气固表；若同时伴有腰脊酸痛者，多为肾气虚之证，加用五味子、菟丝子、肉苁蓉滋养肾气。

②脾肾阳虚

证候 全身明显浮肿，按之深陷难起，下肢尤甚，面白无华，畏寒肢冷，神疲倦卧，小便短少不利，可伴有胸水、腹水，纳少便溏，恶心呕吐。舌质淡胖或有齿印，苔白滑，脉沉细无力。

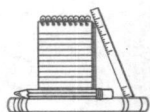

证候分析　本证多见于大量蛋白尿持续不消，病情加剧者。临床以高度浮肿，面白无华，畏寒肢冷，小便短少不利为证候要点。若肾阳虚偏重者，则形寒肢冷，面白无华，神疲蜷卧；若脾阳虚偏重者，则腹胀满，纳差，大便溏泄。

治法　温肾健脾，利水消肿。

方药　真武汤（《伤寒论》）。

常用中药　附子、茯苓、白术、生姜、芍药。

加减　腹部胀满，纳差者，加草果、厚朴、木香、大腹皮行气导滞；肢冷畏寒者，加淫羊藿、仙茅、巴戟天、杜仲温补肾阳；兼有咳嗽胸满气促，不能平卧者，加用防己、椒目、葶苈子泻肺利水。兼有腹水者，加牵牛子、带皮槟榔行气逐水。

③肝肾阴虚

证候　浮肿或重或轻，头痛头晕，心烦躁扰，口干咽燥，手足心热，或有面色潮红，目睛干涩或视物不清，痤疮，失眠多汗。舌红苔少，脉弦细数。

证候分析　本证多见于素体阴虚，过用温燥或利尿过度，尤多见于大量使用激素者，水肿或轻或无。临床以头痛头晕、心烦易怒、手足心热、口干咽燥、舌红少苔为证候要点。偏于肝阴虚者，则头痛头晕，心烦躁扰，目睛干涩明显；偏于肾阴虚者，口干咽燥、手足心热、面色潮红明显；阴虚火旺则见痤疮、失眠、多汗等。

治法　滋阴补肾，平肝潜阳。

方药　知柏地黄丸（《医宗金鉴》）。

常用中药　地黄、山药、山茱萸、牡丹皮、茯苓、泽泻、知母、黄柏。

加减　肝阴虚明显者，加用沙参、沙苑子、菊花、夏枯草养肝平肝；肾阴虚突出者，加枸杞子、五味子、天冬滋阴补肾；阴虚火旺者，重用地黄、知母、黄柏滋阴降火；有水肿者，加车前子等以利水。

④气阴两虚

证候　面色无华，神疲乏力，汗出，易感冒或有浮肿，头晕耳鸣，口干咽燥或长期咽痛，手足心热。舌质稍红，舌苔少，脉细弱。

证候分析　本证多见于病程较久，或反复发作，或长期、反复使用激素后，其水肿时有反复者。本证的气虚指脾气虚，阴虚指肾阴虚。其中以汗出、反复感冒、神疲乏力、头晕耳鸣、口干咽燥、长期咽痛、咽部暗红、手足心热为证候要点。此外，在激素减撤过程中，患儿由阴虚转向阳虚，而见神疲乏力，面色苍白，少气懒言，口干咽燥，头晕耳鸣，舌质由红转淡，此乃阴阳两虚之证，临床应注意辨别。

治法　益气养阴，化湿清热。

方药　六味地黄丸（《小儿药证直诀》）加黄芪。

常用中药　黄芪、地黄、山药、山茱萸、牡丹皮、茯苓、泽泻。

加减　气虚证突出者，重用黄芪，加党参、白术增强益气健脾之功；阴虚偏重者，加玄参、怀牛膝、麦冬、枸杞子以养阴；阴阳两虚者，应加益气温肾之品，如淫羊藿、肉苁蓉、菟丝子、巴戟天等以阴阳并补。

（2）标证

①外感风邪

证候　发热，恶风，无汗或有汗，头身疼痛，流涕，咳嗽，或喘咳气急，或咽痛、乳蛾肿痛。舌苔薄，脉浮。

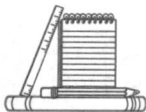

证候分析 本证可见于肾病的各个阶段，尤多见于肾病的急性发作之始，或缓解期复发之初。此乃气虚卫表不固，加之长期使用激素或细胞毒性药物，使免疫功能低下，卫外功能更差，易于感受风邪而致。临床应区别风寒或风热之不同。外感风寒以发热恶风寒、无汗、头身痛、流清涕、咳痰稀白、舌淡苔薄白、脉浮紧为证候要点；外感风热则以发热、有汗、口渴、咽红、流浊或黄涕、舌红、脉浮数为证候要点。如见喘咳气急，肺部细湿啰音者，则属风邪郁肺之证。

治法 外感风寒治以辛温宣肺祛风，外感风热治以辛凉宣肺祛风。

方药 麻黄汤（《伤寒论》）或银翘散（《温病条辨》）。

常用中药 外感风寒：麻黄、桂枝、杏仁、甘草。外感风热：金银花、连翘、牛蒡子、薄荷、荆芥、蝉蜕、僵蚕、柴胡、桔梗。

加减 无论风寒、风热，如同时伴有水肿者，均可加茯苓、猪苓、泽泻、车前子宣肺利水；若有乳蛾肿痛者，可加板蓝根、蒲公英清热利咽。若出现风邪郁肺者，属风寒郁肺，用小青龙汤加减以散寒宣肺；属风热郁肺，用麻杏石甘汤加减以清热宣肺。

②水湿

证候 全身广泛浮肿，肿甚者可见皮肤光亮，可伴有腹胀水臌，水聚肠间，辘辘有声，或见胸闷气短，心下痞满，甚有喘咳，小便短少。舌淡，脉沉。

证候分析 本证以中度以上水肿，伴水臌（腹水）、悬饮（胸水）为证候要点。此外，尚可结合触诊、叩诊，胸腹部B超、X线等检查，不难确诊。水臌责之于脾、肾、肝；悬饮责之于肺、脾。

治法 补气健脾，逐水消肿。

方药 防己黄芪汤（《金匮要略》）合己椒苈黄丸（《金匮要略》）。

常用中药 黄芪、白术、茯苓、泽泻、防己、花椒、葶苈子、大黄。

加减 脘腹胀满者，加大腹皮、厚朴、莱菔子、槟榔以行气除胀；胸闷气短，喘咳者，加麻黄、杏仁、苏子、生姜皮、桑白皮宣肺降气利水；若水臌、悬饮，胸闷腹胀，大小便不利，体气尚实者，可短期应用甘遂、牵牛子攻逐水饮。当单纯用中药不能奏效时，可配合输注血浆或白蛋白，以及利尿剂短期应用。

③湿热

证候 皮肤脓疱疮、疖肿、疮疡、丹毒等；或口黏口苦，口干不欲饮，脘闷纳差；或小便频数不爽、量少、有灼热或刺痛感、色黄赤混浊，小腹坠胀不适，或有腰痛、恶寒发热、口苦便秘。舌质红，苔黄腻，脉滑数。

证候分析 湿热为肾病患儿最常见的兼夹证，可出现于病程各阶段，尤多见于足量长期使用激素或大量用温阳药之后。临证应区分上、中、下三焦湿热之不同。以皮肤疮毒、口黏口苦、脘闷纳差、苔黄腻、小便频数不爽、量少、尿痛、小腹坠胀为证候要点。此外，下焦湿热之轻症可无明显症状，但尿检有白细胞、脓细胞，尿细菌培养阳性。

治法 上焦湿热，清热解毒燥湿。中焦湿热，清热化浊利湿。下焦湿热，清热利水渗湿。

方药 上焦湿热，用五味消毒饮（《医宗金鉴》）。中焦湿热，用甘露消毒丹（《温热经纬》）。下焦湿热，用八正散（《太平惠民和剂局方》）。

常用中药 上焦湿热：金银花、野菊花、蒲公英、紫花地丁、天葵子、半枝莲、黄芩、黄连。中焦湿热：黄芩、茵陈、滑石、广藿香、厚朴、豆蔻、薏苡仁、猪苓、车前子。下焦湿热：通草、车前子、萹蓄、滑石、栀子、大黄、连翘、黄柏、金钱草、半枝莲。

加减 高热口渴，加生石膏、知母、芦根清热生津；皮肤疮毒，加土茯苓、白鲜皮清热

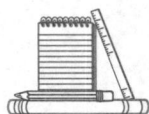

解毒。

④血瘀

证候　面色紫暗或晦暗，眼睑下青暗，皮肤不泽或肌肤甲错，有紫纹或血缕，常伴有腰痛或胁下有癥瘕积聚。唇舌紫暗，舌有瘀点或瘀斑，舌苔少，脉弦涩。

证候分析　血瘀也是肾病综合征常见的标证，可见于病程的各个阶段，尤多见于难治病例或长期足量用激素之后，临床以面色晦暗，唇暗舌紫，有瘀点瘀斑为证候要点。也有以上证候不明显，但长期伴有血尿或血液流变学检测提示有高凝情况，亦可辨为本证。

治法　活血化瘀。

方药　桃红四物汤（《医宗金鉴》）。

常用中药　桃仁、红花、当归、地黄、丹参、赤芍、川芎、党参、黄芪、益母草、泽兰。

加减　尿血者，选加仙鹤草、蒲黄炭、旱莲草、茜草、参三七以止血；瘀血重者，加水蛭、三棱、莪术活血破血；血胆固醇过高，多从痰瘀论治，常选用泽泻、瓜蒌、半夏、胆南星、生山楂以化痰活血；若兼有郁郁不乐，胸胁胀满，腹胀腹痛，嗳气呃逆等气滞血瘀症状，可选加郁金、陈皮、大腹皮、木香、厚朴以行气活血。本证之高黏滞血症，可用水蛭粉装胶囊冲服，每日1.5～3g为宜。本证也可用丹参注射液或脉络宁注射液静脉滴注。

⑤湿浊

证候　纳呆，恶心或呕吐，身重困倦或精神萎靡，水肿加重，舌苔厚腻。

证候分析　本证多见于水肿日久不愈，水湿浸渍，脾肾衰竭，水毒潴留，使湿浊水毒之邪上逆而致。临床以恶心呕吐、纳差、身重困倦或精神萎靡，结合检查血尿素氮、肌酐增高为证候要点。

治法　利湿降浊。

方药　温胆汤（《三因极一病证方论》）。

常用中药　半夏、陈皮、茯苓、生姜、竹茹、枳实、石菖蒲。

加减　若呕吐频繁者，加代赭石、旋覆花降逆止呕；若舌苔黄腻，口苦口臭之湿浊化热者，可选加黄连、黄芩、大黄解毒燥湿泄浊；若肢冷倦怠、舌质淡胖之湿浊偏寒者，可选加党参、淡附片、吴茱萸、姜汁黄连、砂仁等以寒温并用，温中清热；若湿邪偏重，舌苔白腻者，选加苍术、厚朴、生薏苡仁燥湿平胃。

【其他疗法】

1. 中成药

（1）雷公藤多苷片　1～1.5mg/（kg·d），分2～3次，口服，3个月为1个疗程。用于各证型。

（2）肾康宁片　每片0.33g。<3岁，1次2片；3～6岁，1次3片；>6岁，1次4片。每日2～3次，口服。用于脾肾阳虚证。

（3）济生肾气丸　水蜜丸每袋6g，小蜜丸每袋9g。水蜜丸：<3岁，1次2g，每日2次；3～6岁，1次4g；>6岁，1次6g，每日2～3次。小蜜丸：<3岁，1次3g；3～6岁，1次6g，每日2～3次；>6岁，1次9g。每日2次，口服。用于脾肾阳虚证。

（4）强肾片　每片0.63g。<3岁，1次2片；3～6岁，1次3片；>6岁，1次4片。每日3次，口服。用于肾病之阴阳两虚兼血瘀者。

（5）肾炎消肿片　每片0.34g。<3岁，1次1片；3～6岁，1次2片；>6岁，1次3片。每日2～3次，口服。用于脾虚湿困证。

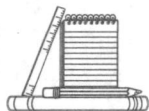

2. 西医疗法

（1）对症治疗

①利尿：水肿严重时可予以利尿剂，常选用氢氯噻嗪（双氢克尿噻）、螺内酯（安体舒通）、呋塞米等。一般利尿剂无效且血容量不高者，可应用低分子右旋糖酐扩容利尿；伴严重低蛋白血症且通常利尿措施无效者，可输注白蛋白。

②降压：合并高血压时应降压治疗，可选用血管紧张素转换酶抑制剂（ACEI）。除具有降压作用外，对改善肾小球局部血流动力学，减少尿蛋白，延缓肾小球硬化有良好作用。常用制剂有卡托普利、依那普利、盐酸贝那普利等。

③防治感染：注意预防患儿因免疫功能低下而反复发生感染，注意皮肤清洁，避免交叉感染，一旦发生感染应及时治疗。

（2）肾上腺皮质激素　初治病例诊断确定后，应尽早选用泼尼松治疗。临床多选用中、长程疗法。中程疗法疗程为 6 个月，长程则为 9 个月。先以泼尼松 2mg/（kg·d），最大量 60mg/d，分次服用。若 4 周内尿蛋白转阴，则自转阴后至少巩固 2 周方始减量。剂量减为隔日 2mg/kg，早餐后顿服，继用 4 周。以后每 2～4 周总量减 2.5～5mg，直至停药。疗程必须达 6 个月（中程疗法）。若治疗 4 周尿蛋白未转阴者，可继服至尿蛋白转阴后 2 周，一般不超过 8 周。以后再改为隔日 2mg/kg，早餐后顿服，继用 4 周。以后每 2～4 周减量 1 次，直至停药。疗程 9 个月（长程疗法）。

（3）抗凝及纤溶药物疗法　由于肾病往往存在高凝状态和纤溶障碍，易并发血栓形成，需加用抗凝和溶栓治疗。

①肝素钠：1mg/（kg·d），加入 10% 葡萄糖液 50～100mL 中静脉滴注，每日 1 次，2～4 周为 1 个疗程。亦可选用低分子肝素。病情好转后，改口服抗凝药维持治疗。

②尿激酶：有直接激活纤溶酶溶解血栓的作用。一般剂量 3 万～6 万 U/d，加入 10% 葡萄糖溶液 100～200mL 中静脉滴注，1～2 周为 1 个疗程。

③口服抗凝药：双嘧达莫 5～10mg/（kg·d），分 3 次，饭后服，6 个月为 1 个疗程。

【预防与调护】

1. 预防

（1）尽量寻找病因，若有皮肤疮疖痒疹、龋齿或扁桃体炎等病灶应及时处理。

（2）注意接触日光，呼吸新鲜空气，防止呼吸道感染。保持皮肤及外阴、尿道口清洁，防止皮肤及尿路感染。

> **执考提示**
>
> 水肿的预防与调护

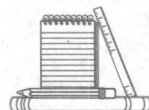

2. 调护

（1）水肿明显者应卧床休息，病情好转后可逐渐增加活动。

（2）显著水肿和严重高血压时应短期限制水钠摄入，摄入盐量 1～2g/d，并控制水入量。病情缓解后不必继续限盐。

（3）水肿期应给清淡、易消化食物。蛋白质摄入量 1.5～2g/（kg·d），以高生物价的动物蛋白（乳、鱼、蛋、禽、牛肉等）为宜，摄入量避免过高或过低。

（4）水肿期，每日应准确记录患儿的出入量、体重变化及电解质情况。

【案例训练】

患儿，男，3 岁。因颜面、双下肢水肿伴泡沫尿 1 周入院。

患儿 10 天前发热咳嗽，就诊时发现眼睑水肿，后渐渐波及整个颜面部，并波及双下肢，午后无明显减轻。尿量比平时稍减少，尿色呈淡黄色，伴有较多泡沫。发病以来，尤其是近 3 天患儿不爱活动，食欲下降，偶有恶心，无头痛、呕吐、腹痛、意识障碍、抽搐等症状。面白无华，神疲倦卧，舌质淡胖，有齿印，苔白滑，脉沉细无力。无乙肝、过敏性紫癜等病史，否认特殊药物、汞等化学物质接触史。入院体检：体温 36.5℃，心率 90 次 / 分，呼吸 20 次 / 分，血压 90/60mmHg，体重 16kg。皮肤未见花斑、紫斑。颜面明显水肿，双下肢水肿，压之凹陷，阴囊明显水肿，皮肤发亮。口腔黏膜光滑，未见龋齿，咽部充血，后壁可见滤泡。颈部无抵抗。心音有力，律齐。双肺未见异常。腹部平软，移动性浊音阴性，肝脾未触及肿大。肾区叩击痛阴性。脊柱未见异常，四肢温暖。神经系统检查未见异常。辅助检查：血常规示 WBC 10.8×10^9/L，中性粒细胞百分比 55%，淋巴细胞百分比 45%，Hb10g/L，PLT 300×10^9/L。尿常规示尿比重 1.013，pH 值 5.6，尿蛋白（Pro）（+++），红细胞（RBC）2/HP，WBC 3/HP，可见透明管型、颗粒管型；24 小时尿蛋白定量 1.8g，尿纤维蛋白降解产物（FDP）0.2mg/L，尿糖酶（NAG）< 2.37U/mmol，红细胞沉降率 33mm/h，ASO < 200 IU；凝血酶原时间 12 秒，活化部分凝血活酶时间 34 秒，纤维蛋白原 4.0g/L，D - 二聚体阴性；生化全套示总蛋白 60g/L，白蛋白 21g/L，胆固醇 8.7mmol/L，甘油三酯 3.4mmol/L，尿素氮 3.5mmol/L，肌酐 35μmol/L，高密度脂蛋白胆固醇（HDL-C）1.15mmol/L，低密度脂蛋白胆固醇（LDL-C）4.56mmol/L，极低密度脂蛋白胆固醇（VLDL-C）1.25mmol/L；免疫球蛋白示 IgA 0.56g/L，IgG 4.5g/L，IgM 1.55g/L，C3 1.06；循环免疫复合物（CIC）阳性；自身免疫全套示全阴性；乙肝两对半示全阴性；胸部 X 线示心肺未见明显异常；腹部 B 超示腹腔可见少量积液，肾脏大小正常范围，肝、脾、胰腺、输尿管、膀胱未见异常。

1. 中医辨证论治

（1）四诊摘要　①望诊：颜面明显水肿，面白无华，双下肢水肿，压之凹陷，阴囊明显水肿，皮肤发亮，午后无明显减轻。尿色呈淡黄色，伴有较多泡沫。皮肤未见花斑、紫斑。神疲倦卧，舌质淡胖，有齿印，苔白滑。②闻诊：无咳嗽。③问诊：尿量比平时稍减少，尿色呈淡黄色，伴有较多泡沫。近 3 天患儿不爱活动，食欲下降，偶有恶心，无头痛、呕吐、腹痛、意识障碍、抽搐等。无乙肝、过敏性紫癜等病史，否认特殊药物、汞等化学物质接触史。④切诊：四肢温暖，脉沉细无力。

（2）中医辨证分析　在教师指导下分组讨论完成。

（3）中医诊断　水肿（脾肾阳虚证）。

（4）治法　温肾健脾，利水消肿。

（5）方药　真武汤加减。

（6）课后作业　学生练习开方定量。

2. 西医诊治

（1）诊断依据　①病史：因"颜面、双下肢水肿伴泡沫尿 1 周"入院。发病前 10 天曾有发热、咳嗽。无乙肝、过敏性紫癜等病史，否认特殊药物、汞等化学物质接触史。②症状：眼睑、颜面部及双下肢水肿，尿量减少。尿色呈淡黄色，伴有较多泡沫。患儿面白无华，神疲倦卧，不爱活动，食欲下降，偶有恶心，无头痛、呕吐、腹痛、意识障碍、抽搐等症状。③体征：体温 36.5℃，心率 90 次 / 分，呼吸 20 次 / 分，血压 90/60mmHg，体重 16kg。皮肤未见花斑、紫斑。颜面明显水肿，双下肢水肿，压之凹陷，阴囊明显水肿，皮肤发亮。口腔黏膜光滑，未见龋齿，咽部充血，后壁可见滤泡。颈部无抵抗。心音有力，律齐。双肺未见异常。腹部平软，移动性浊音阴性，肝脾未触及肿大。肾区叩击痛阴性。脊柱未见异常，四肢温暖。神经系统检

练一练，强诊治

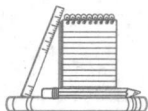

查未见异常。④实验室检查：血常规示 WBC 10.8×10^9/L，中性粒细胞百分比 55%，淋巴细胞百分比 45%，Hb 110g/L，PLT 300×10^9/L。尿常规示尿比重 1.013，pH 值 5.6，Pro（+++），RBC 2/HP，WBC 3/HP，可见透明管型、颗粒管型；24 小时尿蛋白定量 1.8g，尿纤维蛋白降解产物（FDP）0.2mg/L，尿糖酶（NAG）< 2.37U/mmol，红细胞沉降率 33mm/h，ASO < 200 IU；凝血酶原时间 12 秒，活化部分凝血活酶时间 34 秒，纤维蛋白原 4.0g/L，D – 二聚体阴性；生化全套示总蛋白 60g/L，白蛋白 21 g/L，胆固醇 8.7mmol/L，甘油三酯 3.4mmol/L，尿素氮 3.5mmol/L，肌酐 35μmol/L，HDL – C 1.15mmol/L，LDL–C 4.56mmol/L，VLDL – C 1.25mmol/L；免疫球蛋白示 IgA 0.56g/L，IgG 4.5g/L，IgM 1.55g/L，C3 1.06；循环免疫复合物（CIC）阳性；自身免疫全套示全阴性；乙肝两对半示全阴性；胸部 X 线示心肺未见明显异常；腹部 B 超示，腹腔可见少量积液，肾脏大小正常范围，肝、脾、胰腺、输尿管、膀胱未见异常。

（2）西医诊断 肾病综合征。

（3）处置方案

长期医嘱	临时医嘱
儿科护理常规	血常规+ C反应蛋白+大便常规
二级护理	24小时尿蛋白定量
低盐、低脂、优质蛋白饮食	ASO
卧床休息	ESR
记录24小时出入液量	细胞免疫、体液免疫
测血压、腹围 每日2次	全套血生化检查
尿常规 每日2次	补体C3、C4
甲泼尼龙琥珀酸钠 30mg 静脉滴注 每日2次	肝、胆、胰、脾、肾彩超
氢氯噻嗪 5mg 口服 每4小时	心电图
双嘧达莫 25mg 口服 每日3次	甲、乙、丙、丁、戊型肝炎
维生素D 1粒 口服 每日1次	狼疮五项
α骨化醇1粒 口服 每日1次	

【名医验案】

朱某，男，3岁。

主诉：浮肿伴尿检异常3个月，再发4天。

患儿于 2011 年 1 月初无明显诱因出现眼睑及双下肢浮肿，于当地医院查尿蛋白（+++），潜血（+），低蛋白血症、高脂血症（具体不详），诊断为"肾病综合征"，予足量强的松（40mg/d）每天分 3 次服用，10 天效不佳，浮肿加重，2 月 22 日加用他克莫司胶囊（1.5mg/d）口服，测血药浓度 3.8ng/mL，3 月 24 日加量至 3mg/d。患儿浮肿加重，小便量少，遂来就诊。

初诊：2011 年 3 月 20 日。神志清，精神差，面色㿠白，眼睑及双下肢浮肿，阴囊水肿，脘腹胀满，伴流涕，有痰，纳眠可，大便呈糊状，小便量少，多泡沫。查体：库欣综合征阳性，向心性肥胖，双眼睑浮肿，咽部红，双侧扁桃体无肿大，肺部听诊呼吸音粗，未闻及干湿啰音，心音正常，心率 100 次 / 分，律齐，各瓣膜听诊区未闻及病理性杂音。腹部膨隆，移动性浊音阳性，双下肢浮肿。舌质淡胖，苔白。实验室检查：血常规示白细胞 12.4×10^9/L。尿常规：尿蛋白（Pro）（+++），尿潜血（BLD）

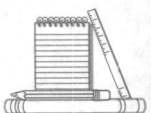

（+++），红细胞（RBC）（+++）/HP，24 小时尿蛋白定量 8.74g。乙肝五项、自身抗体、补体、抗"O"、甲状腺功能均正常。生化全项：白蛋白 15.2g/L，总蛋白 35.9g/L，总胆固醇 13.92mmol/L，甘油三酯 5.55mmol/L，钾 4.76mmol/L，钠 143mmol/L。凝血六项：纤维蛋白原含量 4.25g/L，活化部分凝血酶原时间 36.8 秒，凝血酶原时间 9.9 秒，D- 二聚体 0.18mg/L。西医诊断：肾病综合征（肾炎型）。中医诊断：尿浊，证属脾肾阳虚兼血瘀。治以温肾健脾，化气行水。选方肾病 I 号方加减，药物组成：黄芪 30g，炮附片 5g，白术 10g，党参 10g，白芍 10g，菟丝子 10g，淫羊藿 10g，大腹皮 10g，茯苓 10g，车前子 10g，泽泻 6g，猪苓 10g，薏苡仁 20g，干姜 5g，甘草 6g。7 剂，水煎服，日 1 剂，分 2 次服。强的松减量。

二诊：患儿服上方后大便正常，尿量增多，腹水较前减轻，眼睑浮肿较前减轻。查尿常规：Pro（++），BLD（+++），RBC（+++）/HP，24 小时尿蛋白定量 3.2g。效不更方，上方 7 剂，继服。

三诊：患儿服上方后，尿量增多，无脘腹胀满，饮食较前好转，纳眠可，大便正常，平素易感冒。尿常规：Pro（+），BLD（++），RBC（+）/HP，24 小时尿蛋白定量 0.35g。守原方去泽泻、猪苓、薏苡仁、车前子、干姜，加丹参 10g，太子参 10g，当归 10g。14 剂，水煎服，日 1 剂，分 2 次服。

按语：本病患儿属脾肾阳虚兼血瘀型，早期水肿明显阶段以益气温阳为主，兼以养阴。本型多见于大量蛋白尿持续不消，病情加剧者。该患儿激素疗效不佳，加用免疫抑制剂治疗。中药治以温肾健脾、化气行水，选方肾病 I 号方加减。方中附片、干姜、菟丝子、淫羊藿温阳化气；黄芪、白术、党参补脾益肾；茯苓、猪苓、薏苡仁、车前子、大腹皮、泽泻利湿；白芍味酸敛阴，当归活血化瘀。本方配伍严谨，补虚与祛邪并用，活血与利水兼施，药证相符，故效良。

肾病综合征病机属于本虚标实，本虚责之于肺、脾、肾三脏虚弱，尤以脾肾亏虚为主，正如《诸病源候论·水通身肿候》云："水病者，由脾肾俱虚故也。肾虚不能宣通水气，脾虚又不能制水，故水气盈溢，渗液皮肤，流遍四肢，所以通身肿也。"《内经》指出："膀胱者，州都之官，津液藏焉，气化则能出矣。"阳虚不能化气行水，故患儿尿少、水肿。如患儿病程较长，病情反复发作，发作时水肿以双下肢明显，重者按之深陷难起，小便短少，伴见面色㿠白，形寒肢冷，大便易溏，应急于温振元阳以化气行水，此类患儿在病情缓解期间，也以温阳补肾之法治之。

基于本病病因病机为阴阳消长的演变规律，故本病的中医治疗关键是调整阴阳，使阴平阳秘，疾病痊愈。具体言之，在本病早期水肿明显阶段，大量蛋白尿持续不消，长时间应用激素及免疫抑制剂，以益气温阳利水为主，兼以养阴，使阴平阳秘，脏腑功能得以相对平衡。中药配合激素治疗可明显增强后者的疗效，促进尿蛋白转阴。

此外，丁樱认为，血瘀存在于本病临床各阶段，化瘀当贯穿疾病始终。肾病综合征患儿的纤维蛋白溶酶原及溶酶活力下降，纤维蛋白原水平增高，凝血因子活力增强，以及血脂增高、水肿、激素的应用等多种因素均可导致肾病患者存在明显的高凝倾向。本例患儿脾肾阳虚，无以温煦，日久寒凝血滞可致血瘀，故在第三诊减利湿之药，加用丹参、当归以增强活血化瘀之力。（引自《全国名中医丁樱五十年临证经验荟萃》）

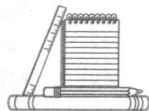

【预习测试】

A1 型题

1.关于肾病综合征，下列哪项是错误的（　　　）

A.学龄前儿童多见　　　　　　　　　　B.2～5岁为发病高峰

C.男性多于女性　　　　　　　　　　　D.分为原发性、继发性、先天性3种

E.多属肾小管重吸收障碍

2.肾病综合征气阴两虚型的中医治法是（　　　）

A.知柏地黄丸　　　　　　　　　　　　B.参苓白术散合玉屏风散

C.真武汤　　　　　　　　　　　　　　D.六味地黄丸加黄芪

E.五味消毒饮合五皮饮

3.肾病综合征的临床特征，哪项是错误的（　　　）

A.大量蛋白尿　　　　　　　　　　　　B.低白蛋白血症

C.高脂血症　　　　　　　　　　　　　D.明显水肿

E.高血压

4.患儿，6岁。1年前因反复感冒出现浮肿及尿常规异常，经治疗浮肿消退，尿常规仍未恢复正常。刻诊面白少华，倦怠乏力，易出汗及感冒，舌质淡，苔薄白，脉缓弱。已诊断为肾病综合征，其证候是（　　　）

A.寒湿阻滞　　　　B.肺脾气虚　　　　C.湿热熏蒸　　　　D.瘀血内阻　　　　E.脾肾阳虚

5.患儿，8岁。全身高度浮肿，下肢肿甚，按之深陷难起，面色白，神倦乏力，腰膝冷痛，脘腹闷胀，大便溏，小便少，舌淡胖，苔白，脉沉细。其治法是（　　　）

A.益气健脾，利水消肿　　　　　　　　B.温肾健脾，利水消肿

C.滋阴补肾，平肝潜阳　　　　　　　　D.益气养阴，化湿清热

E.补气健脾，逐水消肿

6.肾病综合征血瘀型的中医选方是（　　　）

A.知柏地黄丸　　　　　　　　　　　　B.参苓白术散合玉屏风散

C.桃红四物汤　　　　　　　　　　　　D.六味地黄丸加黄芪

E.五味消毒饮合五皮饮

A2 型题

7.患儿韩某，男，5岁。2007年11月30日初诊。水肿反复发作半年。患儿半年前曾患急性肾炎，经治好转，但此后每于过度运动或劳累后即出现水肿。浮肿不著，有时仅见面目浮肿。面色少华，倦怠乏力，纳少便溏，小便略少，易出汗，易感冒，舌质淡，苔薄白，脉缓弱。该患儿诊断是（　　　）

A.水肿　　　　　　　　　　　　　　　B.反复呼吸道感染

C.厌食　　　　　　　　　　　　　　　D.疳肿胀

E.泄泻

8.上题中，该患儿中医诊断证型是（　　　）

A.寒湿阻滞　　　　B.肺脾气虚　　　　C.湿热熏蒸　　　　D.瘀血内阻　　　　E.脾肾阳虚

9.上题中，其治疗法则应为（　　　）

A.益气健脾，利水消肿　　　　　　　　B.益气温阳，活血化瘀

C.温化寒湿，渗湿止泄　　　　　　　　D.清热解毒，淡渗利湿

E.益气养阴，清化虚热

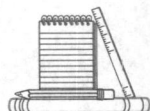

扫一扫，知答案

师说心语

10. 上题中，治疗应首选的方剂是（　　）

　　A. 茵陈五苓散　　　　　　　　　　　　　B. 五味消毒饮合五皮饮

　　C. 六味地黄丸　　　　　　　　　　　　　D. 真武汤加减

　　E. 参苓白术散合玉屏风散

B1 型题

　　A. 真武汤　　　　　　　　　　　　　　　B. 知柏地黄丸

　　C. 六味地黄丸加黄芪　　　　　　　　　　D. 参苓白术散合玉屏风散

　　E. 防己黄芪汤合己椒苈黄丸

11. 肾病综合征水湿泛滥型选方（　　）

12. 肾病综合征脾肾阳虚型选方（　　）

13. 肾病综合征肝肾阴虚型选方（　　）

　　A. 益气健脾，利水消肿　　　　　　　　　B. 温肾健脾，利水消肿

　　C. 滋阴补肾，平肝潜阳　　　　　　　　　D. 益气养阴，化湿清热

　　E. 补气健脾，逐水消肿

14. 肾病综合征脾肾阳虚型的治法为（　　）

15. 肾病综合征肝肾阴虚型的治法为（　　）

16. 肾病综合征肺脾气虚型的治法为（　　）

17. 肾病综合征水湿型的治法为（　　）

18. 肾病综合征气阴两虚型的治法为（　　）

项目三　尿　频

做一做，明重点

扫一扫，看课件

【学习目标】

　　1. 了解尿频的发病特点。

　　2. 熟悉尿频的病因病机与临床表现。

　　3. 掌握尿频的诊断与鉴别诊断及辨证论治。

　　4. 具有运用中医四诊方法对尿频进行诊断和鉴别诊断的能力。

【概述】

　　尿频是以小便频急而数为特征的一种小儿常见病。属于中医"淋证"的范畴，其中以热淋为多。尿频多发于学龄前儿童，尤以婴幼儿时期发病率高。女孩发病率高于男孩。经过恰当治疗，预后良好。若治疗不彻底，可反复发作，影响小儿身心健康。

　　本病相当于西医的泌尿系统感染和白天尿频综合征。

【病因病机】

　　尿频的病位在肾与膀胱。尿频的病因有内因和外因。外因责之于湿热，多因外感湿热，或坐地潮湿、粪便污染而感受湿热邪毒，或因有积滞内蕴化为湿热；内因责之于脾肾亏虚，多由先天禀赋不足，素体虚弱，或后天失调，导致脾肾气虚。

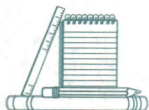

1. 湿热下注　外感湿热，或因坐地嬉戏、粪便污染感受湿热之邪，或因有积滞内蕴化为湿热，熏蒸于三焦。湿热之邪客于肾与膀胱，湿阻热郁，气化不得，开阖失司，膀胱失约而致尿频。

2. 脾肾气虚　尿频长期不愈，或因小儿先天不足，素体虚弱，病后失调，导致脾肾气虚。肾主封藏而司二便，肾气虚则下元不固，气化不利，开阖失司；脾主运化而制水，脾气虚则中气下陷，运化失常，水失制约。故无论肾虚、脾虚，均可使膀胱失约，排尿异常，而致尿频之证。

3. 阴虚内热　尿频日久不愈，湿热久恋不去，可损伤肾阴；或脾肾阳虚，日久阳损及阴，而致肾阴不足；或初为阳虚而过用辛温，损伤肾阴；或素为阴虚体质。肾阴不足，虚热内生，虚火客于膀胱，膀胱失约而致尿频。

小儿尿频日久则变生多端。湿热日久，损伤膀胱血络则为血淋；煎熬尿液，结为砂石，则为石淋；耗气伤阴，致肾阴肾阳不足，则成虚实夹杂之证。脾肾气虚日久，损伤阳气，阳不化气，气不化水，可致水肿，也可使卫外不固，易感外邪，而致尿频反复发作，加重病情。

【诊断与鉴别诊断】

1. 诊断要点　本病常见尿路感染和白天尿频综合征两种病证。

（1）尿路感染

①病史：有外阴不洁或坐地嬉戏等湿热外侵，或湿热内蕴传于下焦的病史。

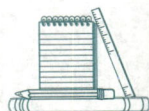

②临床表现：起病急，年长儿以小便频数，淋沥涩痛，或伴发热、腰痛等为特征。小婴儿尿频往往局部排尿刺激症状不明显，仅表现为发热、拒食、呕吐、泄泻等全身症状，可发现排尿时哭闹不安，尿布有臭味和顽固性尿布疹等症状。

③实验室检查：尿常规示清洁中段尿常规检查可见白细胞增多或见脓细胞，血尿也很常见。肾盂肾炎患儿有中等蛋白尿、白细胞管型尿，晨尿的比重和渗透压减低。中段尿培养：尿细菌培养阳性，中段尿培养菌落计数 $> 10^5$/mL 可确诊，$10^4 \sim 10^5$/mL 为可疑，$< 10^4$/mL 系污染。尿细菌培养及菌落计数是诊断尿路感染的主要依据，但要排除污染。

（2）白天尿频综合征（神经性尿频）

①病史：多发生在婴幼儿时期。

②临床表现：醒时尿频，次数较多，甚者数分钟 1 次，点滴淋沥，入眠则消失。反复发作，无其他痛苦，精神、饮食均正常。

③实验室检查：尿常规、尿培养无阳性发现。

2. 鉴别诊断　首先，尿频本身要将尿路感染和白天尿频综合征鉴别开来。除此之外，泌尿系结石和肿瘤也可导致尿频，反复泌尿道感染发作者要排除泌尿道畸形，并结合尿细菌学检查，B 超、CT 或泌尿系造影等影像学检查进行鉴别。

【辨证论治】

1. 辨证要点　本病的辨证主要在于辨虚实。起病急，病程短，小便频数短赤，尿道灼热疼痛，或见发热恶寒、烦躁口渴、恶心呕吐者，为湿热下注所致，属实证；起病缓，病程长，小便频数，淋沥不尽，但无尿热、尿痛之感，属虚证。若伴神疲乏力，面白形寒，手足不温，眼睑浮肿者，为脾肾气虚所致；若见低热、盗汗、颧红、五心烦热等症，则为阴虚内热之证。

2. 治疗要点　本病分虚实证治。实证宜清热利湿，虚证宜温补脾肾或滋阴清热，病程日久或反复发作者，多为本虚标实、虚实夹杂之候，治疗要标本兼顾，攻补兼施。

3. 分证论治

（1）湿热下注

证候   起病较急，小便频数短赤，尿道灼热疼痛，尿液淋沥混浊，小腹坠胀，腰部疼痛，婴儿则时有啼哭不安，常伴发热、烦躁口渴、恶心呕吐。舌质红，苔薄腻微黄或黄腻，脉数有力。

证候分析   本证为热淋，常见于急性尿路感染，由湿热内蕴，下注膀胱所致，为邪实之证。以起病急，尿频、尿急、尿痛、小便短赤，或见发热、烦渴、恶心呕吐、舌红苔黄腻为证候要点。

治法   清热利湿，通利膀胱。

方药   八正散（《太平惠民和剂局方》）。

常用中药   车前子、通草、萹蓄、瞿麦、滑石、大黄、栀子、金钱草、甘草。

加减   寒热往来者，加柴胡、黄芩解肌退热；腹满便溏者，去大黄，加大腹皮、焦山楂；恶心呕吐者，加竹茹、藿香降逆止呕；若小便频数短涩，小腹作胀，为肝失疏泄，可加柴胡、香附、川楝子以疏肝理气；小便带血，尿道刺痛，排尿突然中断者，常为砂石所致，可重用金钱草，加海金沙、鸡内金、大蓟、小蓟、白茅根，加强清热利湿功能，以排石止血；若小便赤涩，尿道灼热刺痛，口渴烦躁，舌红少苔，为心经热盛，移于小肠，可用导赤散，以清心火，利小便。

（2）脾肾气虚

证候   病程日久，小便频数，淋沥不尽，尿液不清，神倦乏力，面色萎黄，食欲不振，甚则畏寒怕冷，手足不温，大便稀薄，眼睑浮肿。舌质淡，脉细弱。

证候分析   本证多见于白天尿频综合征或慢性尿路感染，由脾肾气虚，膀胱失约所致。临床以病程长，小便频数，淋沥不尽，无尿痛、尿热为证候要点。偏脾气虚者，症见神倦乏力，面黄纳差，便溏；偏肾阳虚者，症见面白无华，畏寒肢冷，下肢浮肿，脉沉细无力。

治法   温补脾肾，升提固摄。

方药   缩泉丸（《妇人大全良方》）。

常用中药   益智仁、乌药、山药。

加减   以脾气虚为主者，加黄芪、党参、茯苓健脾益气，和胃渗湿；以肾阳虚为主者，加附子、干姜、胡芦巴、车前子温补肾阳，利水消肿；夜尿增多者，加桑螵蛸、生龙骨。若属肺脾气虚者，症见小便频数，点滴而出，不能自控，面色萎黄，易出汗，神倦体瘦，食欲不振，舌淡苔白，脉缓弱，可用补中益气汤合缩泉丸加减以益气补肺，固摄缩尿。

（3）阴虚内热

证候   病程日久，小便频数或短赤，低热，盗汗，颧红，五心烦热，咽干口渴，唇干。舌质红，舌苔少，脉细数。

证候分析   本证多见于尿路感染病程较长或反复发作者，因病久阴伤，虚热内生所致。临床以尿频，同时伴低热、盗汗、颧红、五心烦热、舌红、苔少、脉细数等阴虚内热证候为证候要点。

治法   滋阴补肾，清热降火。

方药   知柏地黄丸（《医宗金鉴》）。

常用中药   地黄、山药、山茱萸、茯苓、泽泻、牡丹皮、知母、黄柏。

加减   若仍有尿急、尿痛、尿赤者，加黄连、淡竹叶、萹蓄、瞿麦以清心火，利湿热；低

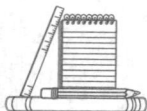

热者，加青蒿、地骨皮以退热除蒸；盗汗者，加鳖甲、煅龙骨、煅牡蛎以敛阴止汗。湿热留连不去的治疗一般较难掌握，滋阴之品易滞湿留邪，清利之品又易耗伤阴液，在临床应用时，应仔细辨别湿热与伤阴之轻重，斟酌应用。

本病若缠绵日久，损伤正气，往往形成虚实夹杂之复杂证候，此时要分清虚实之多少偏重，或以补为主，或以清为主，或攻补兼施。

【其他疗法】

1. 中成药

（1）三金片　大片相当于原药材3.5g，小片相当于原药材2.1g。大片：＜3岁，1次1片；3～6岁，1次2片；＞6岁，1次3片。每日3次，口服。小片：＜3岁，1次2片；3～6岁，1次3片，每日3次；＞6岁，1次4片。每日3～4次，口服。用于湿热下注证。

（2）济生肾气丸　水蜜丸每袋6g，小蜜丸每袋9g。水蜜丸：＜3岁，1次2g，每日2次；3～6岁，1次4g，每日2～3次；＞6岁，1次6g。每日2～3次。小蜜丸：＜3岁，1次3g；3～6岁，1次6g，每日2～3次；＞6岁，1次9g。每日2次。用于脾肾气虚者。

（3）知柏地黄丸　每30粒6g。3～6岁，1次1.5g，每日3次；＞6岁，1次3g，每日2次。用于阴虚内热证。

2. 药物外治　中药坐浴：金银花30g，蒲公英30g，地肤子30g，艾叶30g，赤芍15g，生姜15g，通草6g。水煎坐浴，每日1～2次，每次30分钟。用于湿热下注证。

3. 推拿疗法　揉丹田200次，摩腹20分钟，揉龟尾30次。较大儿童可用擦法，横擦肾俞、八髎，以热为度。用于脾肾气虚证。

4. 西医疗法

（1）尿路刺激症状明显者，可口服碳酸氢钠碱化尿液，以减轻症状。

（2）尿路感染者采用抗生素治疗，选用在肾组织、尿液、血液都有较高浓度的药物，如氨苄西林、呋喃坦啶等。

【预防与调护】

1. 预防

（1）注意个人卫生，勤换尿布和内裤，不穿开裆裤，不穿紧身内裤，不坐地玩耍，勤洗外阴以防止细菌入侵。

（2）及时发现和处理男孩包茎、女孩处女膜伞、蛲虫感染等。

（3）及时矫治尿路畸形，防止尿路梗阻和肾瘢痕形成。

2. 调护

（1）多饮水，不进食辛辣食物。

（2）注意外阴部卫生，每天晚间及大便后清洗阴部。

（3）增加饮食营养，加强锻炼，增强体质。

【案例训练】

严某，女，4岁。因尿频、尿急、尿痛3天就诊。

患儿3天前无明显诱因出现发热、恶寒，小便时哭闹，自诉尿时疼痛，小便次数明显增加，但数量少而黄。家长给患儿增加饮水，但效果不明显，遂于今日入院就诊。诊见患儿发热，测体温38.9℃，小便频数，量少，色黄，明显抗拒排尿，双肾区叩击痛。饮食基本正常，大便3天未解。时值暑日，常着开裆裤。舌红，苔薄黄腻，脉弦数。尿常规：白细胞＞5/HP，蛋白微量，可见管型及红细胞。清晨中段尿培养：每毫升尿液中菌落计数＞10万。肾功能检查未见异常。

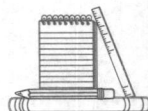

1. 中医辨证论治

（1）四诊摘要   ①望诊：着开裆裤，小便时哭闹，明显抗拒排尿，小便频数，量少，色黄。舌质红，苔薄黄腻。②闻诊：小便时哭闹。③问诊：发热，自诉尿时疼痛，小便次数明显增加，数量少而黄。饮食基本正常，大便3天未解。④切诊：脉弦数。

（2）中医辨证分析   在教师指导下分组讨论完成。

（3）中医诊断   尿频（湿热下注证）。

（4）治法   清热利湿，通利膀胱。

（5）方药   八正散加减。

（6）课后作业   学生练习开方定量。

2. 西医诊治

（1）诊断依据   ①病史：因尿频、尿急、尿痛3天就诊。3天前患儿无明显诱因出现发热、恶寒，小便时哭闹，自诉尿时疼痛，小便次数明显增加，数量少而黄。家长给患儿增加饮水，效果不明显。②症状：小便频数，量少，色黄，明显抗拒排尿，小便时哭闹，自诉尿时疼痛。饮食基本正常，大便3天未解。③体征：发热，体温38.9℃，双肾区叩击痛。④实验室检查：尿常规示白细胞＞5/HP，蛋白微量，可见管型及红细胞。清晨中段尿培养：每毫升尿液中菌落计数＞10万。

（2）西医诊断   尿路感染。

（3）处置方案

长期医嘱	临时医嘱
儿科护理常规	大便常规、尿常规
半流质饮食	血常规+CRP
二级护理	尿培养加药敏
美洛西林钠舒巴坦钠1.2g 静脉滴注 每日2次	ASO
	ESR
	泌尿系彩超
	全套血生化检查
	结核杆菌抗体
	青霉素皮试

【名医验案】

周某，女，7岁。2013年8月23日初诊。

主诉：尿频1个月余。

现病史：患儿尿频、尿痛1个月余就诊，患儿于1个月前无明显诱因出现尿频急，时有尿痛，尿频日10余次，无发热。来院就诊，查尿常规：尿蛋白（－），红细胞（0～1）/HP，白细胞（±）。查体：神清，精神可，咽红，双侧扁桃体未见肿大，两肺呼吸音粗，未闻及啰音，心率89次/分，心律齐，未闻及杂音，腹软，无压痛，肝脾肋下未及。全身无浮肿。尿道口红，无明显分泌物。舌质红，舌苔黄腻，脉滑数。西医诊断：心因性多尿症。中医诊断：尿频（下焦湿热证）。治则：清热利湿，通利膀胱。方药：萹蓄6g，瞿麦6g，滑石6g，车前子6g，金钱草6g，栀子6g，白茅根6g，小蓟6g，茯苓6g，炒白术9g，泽泻6g，炙甘草3g。10剂。每日1剂，水煎100mL，

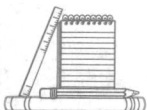

分早晚两次空腹温服。

二诊：2013年9月2日。患儿服药后，尿频急、疼痛缓解，小便日4～5次，纳可，寐安，大便调。复查尿常规：尿蛋白（－），红细胞（－），白细胞（－）。查体：神清，精神可，咽微红，两肺呼吸音粗，未闻及啰音，心率88次/分，心律齐，未闻及杂音，腹软，无压痛，肝脾肋下未及。全身无浮肿。尿道口淡红，无明显分泌物。舌质淡红，舌苔薄白，脉滑数。上方续服。1个月后随访患儿，病情无再发。

按语：患儿素体虚弱，感受湿热之邪，下注膀胱，膀胱气化不利，开阖失司，膀胱失约而致尿频。治疗以清热利湿、通利膀胱，方用八正散加减。方中萹蓄、瞿麦、滑石、车前子、金钱草清利湿热，栀子清热泻火，白茅根、小蓟凉血止血，茯苓、泽泻健脾化湿，炒白术益气健脾，甘草调和诸药。治疗时若单纯清利下焦，易损伤脾胃，还会出现湿热暂去，中焦失运而邪又复来之局面，致使病情反复。故治疗时可加用炒白术、茯苓等健脾之品，使土实则湿无所生，湿热去而不复返。（引自《王绍洁中医儿科临床经验集要》）

【预习测试】

A1 型题

1. 不属于尿频相关外因的有（ ）
   A. 外感湿热 　　　　　　　　B. 坐地潮湿
   C. 粪便污染 　　　　　　　　D. 蚊虫叮咬
   E. 积滞内蕴化为湿热

2. 以下哪项不是尿频日久转变的结果（ ）
   A. 血淋 　　　B. 石淋 　　　C. 膏淋 　　　D. 水肿 　　　E. 反复尿频

3. 关于尿频，下列哪项错误（ ）
   A. 多发于学龄前儿童，尤以婴幼儿时期发病率高
   B. 女孩发病率高于男孩
   C. 属于中医"淋证"的范畴，其中以热淋为多
   D. 经过恰当治疗，预后良好
   E. 本病常见只有尿路感染这种病症

4. 尿频的病位是（ ）
   A. 肺、肾 　　B. 肺、脾 　　C. 脾、肾 　　D. 肾、膀胱 　　E. 肺、脾、肾

5. 尿频最常见的外感因素为（ ）
   A. 湿热 　　　B. 风寒 　　　C. 疫疠 　　　D. 水湿 　　　E. 暑热

6. 白天尿频综合征的诊断要点不包括（ ）
   A. 婴幼儿时期多见 　　　　　B. 醒时尿频
   C. 入眠即止 　　　　　　　　D. 尿常规、尿培养无阳性发现
   E. 有坐地嬉戏等湿热入侵的病史

7. 尿路感染的诊断要点不包括（ ）
   A. 有外阴不洁或坐地嬉戏等湿热外侵
   B. 醒时尿频，入眠即止
   C. 清洁中段尿常规检查可见白细胞增多或见脓细胞，血尿也很常见

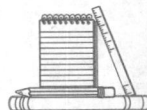

D. 小婴儿尿频往往局部排尿刺激症状不明显

E. 起病急，年长儿以小便频数，淋沥涩痛，或伴发热、腰痛等为特征

8. 患儿，3岁。症见突然出现小便频数短赤，尿道灼热疼痛，尿液淋沥混浊，伴有发热，烦躁口渴，舌质红，苔黄腻，脉数有力。治法应选用（　　　）

A. 健脾化湿　　　B. 清热利湿　　　C. 滋阴清热　　　D. 芳香化湿　　　E. 散寒祛湿

9. 患儿，7岁。症见患病日久，小便频数，低热，盗汗，五心烦热，舌红，舌苔少，脉细数。治法应选用（　　　）

A. 健脾化湿　　　B. 清热利湿　　　C. 滋阴清热　　　D. 健脾化湿　　　E. 滋肾填精

A2 型题

10. 陈某，男，11岁。尿频1年。患儿1年来反复尿频，病程日久，小便频数，淋沥不尽，尿液不清，白天尤甚，入眠后明显减轻。伴见神倦乏力，面色萎黄，食欲不振，偶有畏寒怕冷，手足不温，大便稀薄，眼睑浮肿。舌质淡，脉细弱。检查：尿常规检查与尿细菌培养无阳性发现。此尿频患儿的中医证候诊断是（　　　）

A. 湿热下注　　　B. 脾虚湿困　　　C. 瘀血内阻　　　D. 脾肾气虚　　　E. 寒湿阻滞

11. 上题中，其治疗法则应为（　　　）

A. 温补脾肾　　　B. 清热利湿　　　C. 温化寒湿　　　D. 活血化瘀　　　E. 益气养阴

12. 上题中，治疗常选用的药物是（　　　）

A. 益智仁、台乌药、山药　　　　　　　B. 桃仁、川芎、当归

C. 半夏、陈皮、茯苓　　　　　　　　　D. 苍术、厚朴、陈皮

E. 熟地黄、当归、白芍

B1 型题

A. 八正散　　　B. 知柏地黄丸　　　C. 缩泉丸　　　D. 桃红四物汤　　　E. 温胆汤

13. 肾病综合征湿热下注型选方（　　　）

14. 肾病综合征脾肾气虚型选方（　　　）

15. 肾病综合征阴虚内热型选方（　　　）

项目四　遗　尿

【学习目标】

1. 了解遗尿的发病特点。

2. 熟悉遗尿的病因病机与临床表现。

3. 掌握遗尿的诊断与鉴别诊断及辨证论治。

4. 具有运用中医四诊方法对遗尿进行诊断和鉴别诊断的能力。

【概述】

遗尿是指3岁以上的小儿频繁发生睡中小便自遗，醒后方觉的一种病证，又称"尿床"。婴幼儿时期，由于脏腑娇嫩，发育未全，"肾常虚"，排尿的自控能力尚未完善，常发生本病。学

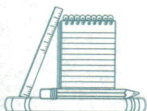

龄期儿童则常因白天游戏玩耍过度，夜晚熟睡不醒，偶然发生遗尿者，并非病态。年龄超过3岁，特别是5岁以上的儿童，睡中经常遗尿，轻者数日一次，重者可一夜数次，则为病态。本病男孩发病高于女孩，部分患儿有明显家族史。病程较长，反复发作，可致患儿产生自卑感，影响身心健康和生长发育。

遗尿最早见于《黄帝内经》："膀胱不约为遗溺。"明确指出遗尿由膀胱不能约束所致。《诸病源候论·小儿杂病诸候》亦云："遗尿者，此由膀胱虚冷，不能约于水故也。"此后历代医家多有阐述。西医通过X线诊断发现，某些顽固性遗尿的患儿与隐性脊柱裂有关，这类患儿的治疗相对较困难。

【病因病机】

《素问·经脉别论》云："饮入于胃，游溢精气，上输于脾，脾气散精，上归于肺，通调水道，下输膀胱。"这是正常水液代谢的过程。《素问·灵兰秘典论》云："膀胱者，州都之官，津液藏焉，气化则能出矣。"又云："三焦者，决渎之官，水道出焉。"且肾主水，与膀胱互为表里，膀胱的气化有赖于肾气充足温煦。由此可见，尿液的生成与排泄与肺、脾、肾、三焦、膀胱有密切关系。遗尿的病位主要在膀胱，还与肺、脾、肾功能失调及三焦气化失司亦有关系。其主要病机为肾气不固、脾肺气虚、肝经湿热，其中尤以肾气不固、下元虚冷所致遗尿最为常见。

1. 肾气不固 此为遗尿的主要病因。多由先天禀赋不足引起，如早产、双胎、胎怯等，元气失充，肾阳不足，下元虚冷，不能温养膀胱，膀胱气化功能失调，闭藏失职，不能制约尿液而遗尿。先天肾气不足，体质虚寒及有隐性脊柱裂的患儿多见此证。

2. 肺脾气虚 素体虚弱，屡患咳喘泻利；或大病之后，脾肺俱虚。脾虚运化失职，不能转输精微，肺虚治节不行，通调水道失职，三焦气化失司，则膀胱失约，津液不藏，而成遗尿。若脾虚失养，心气不足；或痰浊内蕴，困蒙心神，亦可使小儿夜间困寐不醒而遗尿。

3. 肝经湿热 平素性情急躁，所欲不遂，肝经郁热；或肥胖痰湿之体，湿热蕴结肝经致其疏泄失常，且肝之经络环阴器，故若肝失疏泄，影响三焦水道之正常通利，可使湿热迫注膀胱而遗尿。

此外，亦有自幼缺乏教育与训练，或一直应用纸尿裤，未养成主动排尿的习惯，任其自遗，久而久之，形成习惯性遗尿。近年来普遍认为，心理因素，如婴幼儿时期遭受强烈的精神刺激，生活中发生某些重大变化，紧张、焦虑也会导致遗尿的发生。

【诊断与鉴别诊断】

1. 诊断要点

（1）病史 发病年龄在3周岁以上，尤其是5岁以上的小儿。部分患儿有家族史。

> ✍ **执考提示**
>
> 遗尿的诊断和鉴别诊断

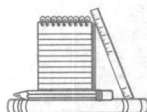

（2）临床表现 睡眠较深，不易唤醒，寐中小便自出，醒后方觉，每周至少5次，5岁以上小儿每周至少2次，持续6个月以上。

（3）辅助检查 尿常规及尿培养无异常发现；X线检查，部分患儿可发现隐性脊柱裂，或泌尿道造影可见畸形。

2. 鉴别诊断

（1）热淋（尿路感染） 尿频、尿急、尿痛，白天清醒时小便也急迫难耐。尿常规检查有白细胞，中段尿培养有细菌生长。

（2）尿失禁 尿液不自主从尿道流出，不分昼夜和寤寐，常伴有其他基础疾病。

【辨证论治】

1. 辨证要点 辨寒热虚实。本病虚寒者多，实热者少。遗尿日久，小便清长，量多次频，兼见形寒肢冷、面白神疲、乏力自汗者是为虚寒；遗尿初起，尿黄短涩，量少灼热，形体壮实，睡眠不宁者属于实热。虚寒者多责之于肾虚不固、气虚不摄、膀胱虚冷；实热者多责之于肝经湿热。

2. 治疗要点 本病治疗，虚证以温肾固涩、健脾补肺为主，实证以泻肝清热利湿为主，配合针灸、激光、外治、心理辅导等法治疗。

3. 分证论治

（1）肾气不固

证候 睡中经常遗尿，甚者一夜数次，尿清而长，醒后方觉，神疲乏力，面白肢冷，腰腿酸软，智力较差，舌质淡，苔薄白，脉沉细无力。

证候分析 本证患儿体质多弱，病程长，迁延难愈。肾气虚弱，膀胱虚冷，不能制约，故睡中经常遗尿，且尿量多而清长。肾虚真阳不足，命门火衰，故神疲乏力，面白肢冷。腰为肾之府，骨为肾所主，肾虚故腰腿酸软。肾主髓，脑为髓之海，肾虚脑髓不足，故智力较差。舌质淡，苔薄白，脉沉细无力，均为肾气不足、下元虚寒之象。

治法 温补肾阳，固涩小便。

方药 菟丝子散加减（《太平圣惠方》）。

常用中药 菟丝子、牡蛎、肉苁蓉、附子、五味子。

加减 可合缩泉丸协同发挥其效。神疲乏力，纳差便溏，加党参、白术、茯苓、山楂益气健脾，和中助运；智力较差者，加人参、菖蒲、远志益气豁痰开窍；睡眠深沉，不易唤醒者，加炙麻黄以醒神。

（2）肺脾气虚

证候 睡中遗尿，少气懒言，神倦乏力，面色少华，常自汗出，食欲不振，大便溏薄，舌淡，苔薄，脉细无力。

证候分析 脾肺气虚，三焦气化不利，膀胱失约，故睡中遗尿。脾肺气虚，输化无权，气血不足，不能上荣于面，故面色少华；不能荣养肢体，故神倦乏力。肺气虚则少气懒言，常自汗出；脾气虚则食欲不振，大便溏薄。舌淡苔薄，脉细无力，均为气虚之象。

治法 补肺健脾，培元固涩。

方药 补中益气汤（《脾胃论》）合缩泉丸（《妇人大全良方》）加减。

常用中药 党参、黄芪、柴胡、山药、白术、太子参、乌药、陈皮、益智仁、升麻、当归、覆盆子、菟丝子、甘草。

加减 常自汗出，加煅牡蛎、五味子潜阳敛阴止汗；食欲不振，便溏，加砂仁、焦神曲运脾开胃，消食止泻；痰盛身肥，加苍术、山楂、半夏燥湿化痰；困寐不醒，加石菖蒲、炙麻黄醒神开窍。

（3）肝经湿热

证候 睡中遗尿，尿黄量少，尿味臊臭，性情急躁易怒，或夜间梦语磨牙，舌红，苔黄或黄腻，脉弦数。

证候分析 肝经湿热，下注膀胱，故睡中遗尿，尿黄量少，尿味臊臭。肝经有热，肝火偏亢，故性情急躁易怒；肝火内扰心神，故梦语磨牙。舌红，苔黄腻，脉弦数，均是肝经湿热之象。

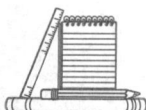

治法　泻肝清热利湿。

方药　龙胆泻肝汤加减（《太平惠民和剂局方》）。

常用中药　龙胆草、黄芩、栀子、柴胡、地黄、车前子、泽泻、通草、甘草。

加减　夜寐不宁，加黄连、竹叶、连翘清心除烦；尿味臊臭重，舌苔黄腻，加黄柏、滑石清利湿热。若久病不愈，身体消瘦，舌红苔少，脉细数，虽有郁热但肾阴已伤者，可用知柏地黄丸，以滋肾阴，清虚火。

【其他疗法】

1. 中成药

（1）五子衍宗丸　每服 3 ～ 5g，每日 3 次。用于肾虚不固证。

（2）缩泉丸　每服 3 ～ 5g，每日 3 次。用于遗尿之虚证。

（3）补中益气丸　每服 3 ～ 5g，每日 3 次。用于脾肺气虚证。

（4）龙胆泻肝丸　每服 3 ～ 5g，每日 3 次。用于肝经湿热证。

2. 单方验方　夜尿警觉汤：益智仁 12g，麻黄、石菖蒲各 10g，桑螵蛸 15g，猪膀胱 1 个。将猪膀胱洗净先煎半小时，然后纳诸药再煎半小时，去渣取汁，分 2 次服。每日 1 剂，连用 4 ～ 8 剂。用于肾虚痰蒙之遗尿。

3. 外治疗法

（1）五倍子、何首乌各 3g，研末。用醋调敷于脐部，外用油纸、纱布覆盖，胶布固定。每晚 1 次，连用 3 ～ 5 次。用于遗尿虚证。

（2）连须葱白 3 根，生硫黄末 3g。先将葱白捣烂，入硫黄末捣匀为膏，睡前置药膏于脐部，外用油纸、纱布覆盖，胶布固定。每晚 1 次，晨起除去，7 日为 1 个疗程。用于遗尿虚证。

4. 针灸疗法

（1）针刺夜尿点（在小指掌面第二指关节横纹中点处），每次留针 15 ～ 20 分钟。每日或隔日 1 次，7 次为 1 个疗程。

（2）耳针

主穴：遗尿点（在肾点与内分泌点之间，食道点下方）。

配穴：肾点、皮质下。每次留针 30 分钟，每日或隔日 1 次。

5. 激光疗法　取穴关元、气海、百会、足三里、三阴交。以 1.5 ～ 2.0mW 的氦—氖激光照射。每穴照 1 ～ 2 分钟，每日或隔日 1 次，6 ～ 10 次为 1 个疗程，连用 2 ～ 3 个疗程。用于肾气不固与脾肺气虚证遗尿。

【预防与调护】

1. 预防

（1）自幼儿时便开始培养按时和睡前排尿的良好习惯。

（2）积极预防和治疗能够引起遗尿的疾病。

> **执考提示**
> 遗尿的预防与调护

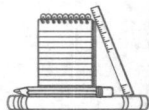

2. 调护

（1）对于遗尿患儿要耐心教育引导，切忌打骂、责罚，鼓励患儿消除怕羞和紧张情绪，建立战胜疾病的信心。

（2）每日晚饭后注意控制饮水量。

（3）在夜间经常发生遗尿的时间前，及时唤醒排尿，坚持训练 1 ～ 2 周。

【案例训练】

江某，男，7岁。因遗尿4年，加重半年于2010年3月12日来诊。

患儿平素易感冒，4年前开始出现白天小便次数增多，夜间遗尿，每晚1～2次，呼之难醒，近半年来加重。舌淡，苔薄白，脉弱。查体：一般可，咽（−），心肺（−），腹软，肝脾未触及，外阴无包茎、无畸形。实验室检查：尿常规检查未见异常。血常规提示轻度贫血。腰骶部X线片未见脊柱隐裂。

1. 中医辨证论治

（1）四诊摘要   ①望诊：一般可，咽（−），外阴无包茎、无畸形，舌淡，苔薄白。舌质红，苔薄黄。②闻诊：无咳嗽。③问诊：遗尿4年，加重半年。患儿平素易感冒，白天小便次数较多，夜间遗尿，每晚1～2次，呼之难醒。④切诊：腹软，肝脾未触及，脉弱。

（2）中医辨证分析   在教师指导下分组讨论完成。

（3）中医诊断   遗尿（肺脾气虚证）。

（4）治法   补肺健脾，培元固涩。

（5）方药   补中益气汤合缩泉丸加减。

（6）课后作业   学生练习开方定量。

练一练，强诊治

2. 西医诊治

（1）诊断依据   ①病史：遗尿4年，加重半年。②症状：患儿平素易感冒，白天小便次数较多，夜间遗尿，每晚1～2次，呼之难醒。③体征：一般可，咽（−），心肺（−），腹软，肝脾未触及，外阴无包茎、无畸形。④实验室检查：尿常规未见异常。血常规提示轻度贫血。腰骶部X线片未见脊柱隐裂。

（2）西医诊断   遗尿。

（3）处置方案

长期医嘱	临时医嘱
儿科护理常规	大便常规、尿常规
二级护理	血常规+CRP
半流质饮食	泌尿系彩超
去氨加压素0.1mg 口服 每晚1次	骶尾部正位片

注意事项：①饮食方面，低盐饮食，睡前勿大量饮水。②观察总结夜间遗尿时间的规律，叫醒患儿强制性排尿。③膀胱功能训练：排尿过程中，训练患儿中断排尿，稍憋一会儿，训练膀胱功能。

【名医验案】

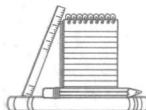

刘某，女，11岁。2008年8月16日初诊。

主诉：小便自遗8年。病儿自婴孩时即有尿床，但家长并未在意；3岁入幼儿园后，仍每夜尿床，经治疗亦未效。现将进入初中，拟寄宿，因尿床问题家长与病儿都十分着急，遂来找刘祖贻求治。现症：每夜均尿床，须用"尿不湿"，面色萎黄，乏力。舌质淡红、舌苔白，脉细弱。西医诊断：遗尿症。中医诊断：遗尿，肾阳不足证。治法：温肾固摄。选方：五子缩泉止遗汤（自拟方）加减。用药：熟地黄10g，山药10g，山茱萸10g，桑螵蛸10g，益智仁10g，菟丝子10g，金樱子15g。7剂，每日1剂，水煎，早晚分服。

二诊：8月23日。仍遗尿，恐为药力不够，加重温肾摄泉之力。处方：熟地黄10g，山药10g，山茱萸10g，菟丝子10g，覆盆子10g，补骨脂10g，益智仁12g，桑螵蛸10g，7剂。

三诊：8月30日。药后初显疗效，遗尿减少。守方不变，调治1个月遂愈。此后未再以相同疾病就诊。

按语：遗尿多为先天肾气不足，下元虚冷所致，肾与膀胱相表里，肾阳气足可温热膀胱、行气化水，膀胱固摄有权，开合有度；肾阳气虚则命门火衰，阴气极盛，故有下焦竭则溺失所禁；肾气虚则心肾不交，心烦易怒；肾虚不生髓，则骨不长、神机不灵，则见生长缓慢或胖而不壮，智力低而笨拙，当尽早治疗。本案当以温补肾阳、固摄下元为法，故选熟地黄滋肾填精以养肾阴，山药补益脾胃以益脾阴，山茱萸温养肝肾以养肝血，为肾、肝、脾三阴并补之剂而以补肾阴为主，桑螵蛸、益智仁、菟丝子、金樱子同奏补肾固精缩尿之功。二诊仍遗尿，加覆盆子、补骨脂加重温肾摄泉之力。后调治月余病愈。（引自《国医大师刘祖贻论临床妇儿疾病证治》）

【预习测试】

A1 型题

1. 遗尿是指（　　）不能自主控制排尿而出现的病证。

　　A. 新生儿　　　　　　　　　　　　B. 1 岁以上小儿

　　C. 2 岁以上小儿　　　　　　　　　D. 3 岁以上小儿

　　E. 5 岁以上小儿

2. 有关遗尿的文献记载，最早见于（　　）

　　A.《黄帝内经》　　　　　　　　　　B.《金匮要略》

　　C.《伤寒论》　　　　　　　　　　　D.《颅囟经》

　　E.《小儿药证直诀》

3. 有关遗尿，错误的是（　　）

　　A. 指 3 岁以上小儿　　　　　　　　B. 男孩发病高于女孩

　　C. 肝经湿热是遗尿的主要病因　　　D. 病程较长，反复发作

　　E. 病位主要在膀胱

4. 下列哪项不属于小儿遗尿肝经湿热证的常见临床症状（　　）

　　A. 睡中遗尿，小便量少　　　　　　B. 遗尿次数较多，小便清长

　　C. 性情急躁　　　　　　　　　　　D. 尿黄味臊

　　E. 舌红苔黄腻，脉滑数

5. 睡中遗尿，尿黄量少，尿味臊臭，性情急躁易怒，或夜间梦语磨牙，舌红，苔黄或黄腻，脉弦数。治疗首选方剂是（　　）

　　A. 缩泉丸　　　B. 菟丝子散　　　C. 补中益气汤　　　D. 五子衍宗丸　　　E. 龙胆泻肝汤

6. 患儿，6岁，症见睡中遗尿，日间尿频而量多，经常感冒，面色少华，食欲不振，大便溏薄，舌淡苔薄白，脉弱，其治疗法则应为（　　）

　　A. 清热利湿　　　B. 活血化瘀　　　C. 温补肾阳　　　D. 益气健脾　　　E. 滋阴清热

7. 患儿，6岁，症见睡中遗尿，日间尿频而量多，经常感冒，面色少华，食欲不振，大便溏

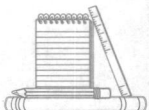

薄，舌淡苔薄白，脉弱，治疗首选方剂是（   ）

  A. 桑螵蛸散   B. 菟丝子散

  C. 补中益气汤合缩泉丸   D. 五子衍宗丸

  E. 龙胆泻肝汤

  8. 患儿，5岁，睡中遗尿，尿黄量少，尿味臊臭，性情急躁易怒，或夜间梦语磨牙，舌红，苔黄或黄腻，脉弦数。此患儿中医证候诊断是（   ）

  A. 肝经湿热   B. 脾虚湿困   C. 肾气不固   D. 肝肾阴虚   E. 寒湿阻滞

  9. 患儿，5岁，睡中遗尿，尿黄量少，尿味臊臭，性情急躁易怒，或夜间梦语磨牙，舌红，苔黄或黄腻，脉弦数。其治疗法则应为（   ）

  A. 清热利湿   B. 活血化瘀   C. 温补肾阳   D. 益气健脾   E. 滋阴清热

A2 型题

  10. 李某，女，4岁。睡中遗尿1年。患儿睡中经常遗尿，甚者一夜数次，尿清而长，醒后方觉，神疲乏力，面白肢冷，腰腿酸软，智力较差，舌质淡，苔薄白，脉沉细无力。检查：尿常规无阳性发现。X线片未显示隐性脊柱裂。此患儿中医诊断证型是（   ）

  A. 湿热熏蒸   B. 脾虚湿困   C. 肾气不固   D. 肝肾阴虚   E. 寒湿阻滞

  11. 上题中，其治疗法则应为（   ）

  A. 清热利湿   B. 活血化瘀   C. 温补肾阳   D. 益气健脾   E. 滋阴清热

  12. 治疗常选用的方剂是（   ）

  A. 菟丝子散   B. 龙胆泻肝汤   C. 缩泉丸   D. 六味地黄丸   E. 补中益气汤

B1 型题

  A. 睡中经常遗尿，甚者一夜数次，尿清而长   B. 睡中遗尿，少气懒言，神倦乏力

  C. 尿黄量少，尿味臊臭，性情急躁易怒   D. 小便量少，色清

  E. 小便短少，色黄，淋沥涩痛

  13. 遗尿肾气不固型主症特点为（   ）

  14. 遗尿肺脾气虚型主症特点为（   ）

  15. 遗尿肝经湿热型主症特点为（   ）

扫一扫，知答案

师说心语

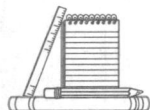

模块十一　时行疾病

中医称传染病为"时行疾病""瘟病"或"瘟疫"，是由感受时行疫疠邪毒引起的疾病，具有发病急骤、病情较重、症状相似、传染性强、易于流行等特点，多从口鼻皮毛侵入机体，常伴有不同程度的发热、皮疹，多按卫气营血规律传变，常有伤津耗气，生风动血的病变，主要病变脏腑在肺胃（卫），常累及心肝等脏。主要治法为疏风清热、解毒透疹。一般预后良好，部分疾病起病急，发展迅速，救治不及时可危及患儿生命。

传染病是由病毒、细菌等病原体引起的，能在人与人、动物与动物或人与动物之间传播的一类疾病。传染病的传播途径主要有空气传播、飞沫传播、粪口传播、血液传播等。预防传染病的三个环节：控制传染源、切断传播途径、保护易感人群。接种疫苗是预防传染病有效、经济的方法。

项目一　麻　疹

做一做，明重点

扫一扫，看课件

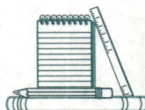

【学习目标】

1. 了解麻疹的发病特点、临床表现。

2. 熟悉麻疹的病因病机、诊断与鉴别诊断。

3. 掌握麻疹的辨证论治。

4. 具有运用中医四诊方法对麻疹进行诊断和鉴别诊断的能力。

【概述】

麻疹是由外感麻毒时邪（麻疹病毒）引起的一种急性出疹性时行疾病。以发热，咳嗽，流涕，眼泪汪汪，全身布发红色斑丘疹及早期口腔两颊黏膜出现麻疹黏膜斑为特征。麻疹被古代医家列为儿科四大要证之一，严重危害儿童健康。

本病一年四季都有发生，但好发于冬、春二季，且常通过空气飞沫传播而引起流行。发病年龄以 6 个月至 5 岁为多，目前呈现出向 7 岁以上学龄儿童甚至成人转变之趋势。本病在发病过程中若治疗调护适当，出疹顺利，大多预后良好；反之，调护失宜，邪毒较重，正不胜邪，可引起逆证、险证，危及生命。患病后一般可获终生免疫。20 世纪 60 年代以来，我国普遍使用麻疹减毒疫苗预防接种，使本病的发病率显著下降，有效地控制了大流行。近年来，临床上非典型麻疹病例增多，症状较轻，病程较短，麻疹逆证少见。

本病西医亦称为麻疹。

【病因病机】

麻疹的主要发病原因为感受麻毒时邪。

麻毒时邪从口鼻吸入，侵犯肺脾。肺主皮毛，属表，开窍于鼻，司呼吸。毒邪犯肺，早期邪郁肺卫，宣发失司，临床表现为发热、咳嗽、打喷嚏、流涕等，类似伤风感冒，此为初热期。脾主肌肉和四肢，麻毒入于气分，正气与毒邪抗争，逐邪外泄，皮疹透发于全身，并达于四肢末，疹点出齐，此为见形期。疹透之后，毒随疹泄，麻疹逐渐收没，热去津伤，进入收没期。这是麻疹顺证的病机演变规律。

麻疹以外透为顺，内传为逆。若正虚不能托邪外出，或因邪盛化火内陷，均可导致麻疹透发不顺，形成逆证。如麻毒内归，或他邪乘机袭肺，灼津炼液为痰，痰热壅盛，肺气闭郁，则形成邪毒闭肺证。麻毒循经上攻咽喉，疫毒壅阻，咽喉不利，而致邪毒攻喉证。若麻毒炽盛，内陷厥阴，蒙蔽心包，引动肝风，则可形成邪陷心肝证。少数患儿血分毒热炽盛，皮肤出现紫红色斑丘疹，融合成片；若患儿正气不足，麻毒内陷，正不胜邪，阳气外脱，可出现内闭外脱之险证。此外，麻毒移于大肠，可引起协热下利；毒结阳明，可出现口疮、牙疳；迫血妄行，可导致鼻衄、吐血、便血等症。

总之，麻疹的病变部位主要在肺脾，可累及心肝。基本病机为麻毒侵犯肺脾，肺脾热炽，外发肌肤。若正不胜邪，麻毒内陷，则可出现邪毒闭肺、邪毒攻喉、邪陷心肝、内闭外脱等证候，尤其麻毒闭肺最多见。

【诊断与鉴别诊断】

1. 诊断要点

（1）**病史** 未接种过麻疹疫苗者，在流行季节，近期有麻疹患者接触史。潜伏期大多6～18天。

（2）**临床表现** 初起发热，流涕，咳嗽，两目畏光多泪，口腔两颊黏膜近白齿处可见麻疹黏膜斑。典型皮疹自耳后发际及颈部开始，自上而下，蔓延全身，最后达于手足心。皮疹为玫瑰色斑丘疹，可散在分布，或不同程度融合。疹退后有糠麸样脱屑和棕褐色色素沉着。邪毒深重者，皮疹稠密，融合成片，疹色紫暗；邪毒内陷者，可见皮疹骤没，或疹稀色淡。麻毒深重，常可在病程中合并邪毒闭肺、邪毒攻喉、邪陷心肝等证。

（3）**辅助检查** 血常规检查：疹前期白细胞总数正常或减少，中性粒细胞及淋巴细胞几乎相等。非典型麻疹患者，嗜酸性粒细胞增多。血清学检查：①抗体检测，ELISA法检测血清特异性 IgM、IgG。②抗原检测，免疫荧光法检测鼻咽部脱落细胞内的麻疹病毒抗原。

2. 鉴别诊断

（1）**奶麻** 突然高热，但全身症状轻微，身热始退或热退稍后即出现玫瑰红色皮疹，以躯干、腰部、臀部为主，面部及肘、膝关节等处较少。皮疹出现1～2天后即消退，疹退后无脱屑及色素沉着斑。

（2）**风疹** 发热1天左右，皮肤出现淡红色斑丘疹，初见于头面部，迅速向下蔓延，1天内布满躯干和四肢。出疹2～3天后，发热渐退，皮疹逐渐隐没，皮疹消退后，可有皮肤脱屑，但无色素沉着。无泪水汪汪和麻疹黏膜斑。

（3）**丹痧** 起病急骤，发热数小时至1天皮肤猩红，伴细小红色丘疹，自颈、腋下、腹股沟处开始，2～3天遍布全身，疹退有脱屑而无色素沉着。在出疹时可伴见口周苍白圈、草莓舌。

> 📝 **执考提示**
>
> 麻疹的早期诊断

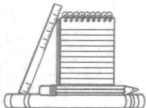

【辨证论治】

1. 辨证要点　麻疹在发病过程中，主要需判断证候的顺逆，以利掌握证情及预后。顺证：身热不甚，常有微汗，神气清爽，咳嗽而不气促。3～4天后开始出疹，先见于耳后发际，渐次延及头面、颈部，而后急速蔓延至胸背腹部、四肢，最后鼻准部及手心、足心均见疹点，疹点色泽红活，分布均匀，无其他合并证候。疹点均在3天内透发完毕，嗣后依次隐没回退，热退咳减，精神转佳，胃纳渐增，渐趋康复。逆证：见形期疹出不畅或疹出即没，或疹色紫暗；高热持续不降，或初热期至见形期体温当升不升，或身热骤降，肢厥身凉者。并见咳剧喘促，痰声辘辘；或声音嘶哑，咳如犬吠；或神昏谵语，惊厥抽风；或面色青灰，四肢厥冷，脉微欲绝等，均属逆证证候。

2. 治疗要点　因麻毒为阳毒，以透为顺，故以"麻不厌透""麻喜清凉"为治疗指导原则。本病病原是麻毒时邪，治疗目的在于祛邪透达于外，故在麻毒未曾尽泄之前总以透疹为要。透疹宜取清凉，辛凉透邪解热，不可过用苦寒之品，以免伤正而外邪内陷。还要按其不同阶段辨证论治，一般初热期以透表为主，见形期以凉解为主，收没期以养阴为主，同时注意透发防耗伤津液，清解勿过于寒凉，养阴忌滋腻留邪。若是已成逆证，治在祛邪安正。麻毒闭肺者，宜宣肺化痰解毒；热毒攻喉者，宜利咽下痰解毒；邪陷心肝者，宜平肝息风开窍；出现心阳虚衰之险证时，当急予温阳扶正固脱。

3. 分证论治

（1）顺证

①邪犯肺卫（初热期）

证候　发热，微恶风寒，鼻塞流涕，打喷嚏，咳嗽，两眼红赤，泪水汪汪，倦怠思睡，小便短赤，大便稀溏。发热第2～3天，口腔两颊黏膜红赤，贴近白齿处见微小灰白色麻疹黏膜斑，周围红晕，由少渐多。舌边尖红，苔薄黄，脉浮数，指纹淡紫。

证候分析　邪犯肺卫，肺失清宣，故见本证。以发热，咳嗽，鼻塞流涕，泪水汪汪，舌边尖红，苔薄黄，脉浮数为证候要点。

治法　辛凉透表，清宣肺卫。

方药　宣毒发表汤（《痘疹仁端录》）。

常用中药　升麻、葛根、浮萍、荆芥、防风、薄荷、金银花、连翘、前胡、牛蒡子、桔梗、甘草。

加减　咽痛蛾肿者，加板蓝根、僵蚕、蝉蜕清利咽喉；壮热阴伤，加生地黄、玄参、石斛养阴清热；烦闹、尿黄赤短少者，加竹叶、通草清热利尿；潮热有汗，精神疲倦，恶心呕吐，大便稀溏者，加藿香、佩兰燥湿和中。

②邪入肺胃（见形期）

证候　发热持续，起伏如潮，阵阵微汗，谓之"潮热"，每潮一次，疹随外出。疹点先见于耳后发际，继而头面、颈部、胸腹、四肢，最后手心、足底、鼻准部都见疹点即为出齐。疹点初起细小而稀少，渐次加密，疹色先红后暗红，稍觉凸起，触之碍手。伴口渴引饮，目赤眵多，咳嗽加剧，烦躁或嗜睡。舌质红，舌苔黄，脉数。

证候分析　邪入肺胃，热毒炽盛，故见本证。以发热，皮疹布发，咳嗽，口渴引饮，舌红苔黄，脉数为证候要点。

治法　清凉解毒，佐以透发。

方药　清解透表汤（经验方）。

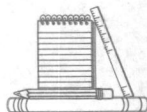

常用中药　桑叶、菊花、蝉蜕、牛蒡子、金银花、连翘、大青叶、紫草。

加减　若疹点红赤、紫暗，融合成片者，加牡丹皮、水牛角清热凉血；热炽口干者，加生地黄、玄参生津清热；咳嗽重者，加桔梗、桑白皮、杏仁清肺化痰；壮热、面赤、烦躁者，加山栀、黄连、石膏清热泻火；齿衄、鼻衄，加藕节炭、白茅根凉血止血。

③阴津耗伤（收没期）

证候　疹点出齐后，发热渐退，咳嗽渐减，声音稍哑，疹点依次渐回，皮肤呈糠麸状脱屑，并有色素沉着，胃纳增加，精神好转。舌质红少津，苔薄净，脉细软或细数。

证候分析　阴津耗伤，余热未净，故见本证。以发热渐退，疹点依次渐回，舌质红少津，苔薄净，脉细软或细数为证候要点。

治法　养阴益气，清解余邪。

方药　沙参麦冬汤（《温病条辨》）。

常用中药　沙参、麦冬、玉竹、天花粉、白扁豆、石斛、甘草、桑叶。

加减　低热不清，加地骨皮、银柴胡，以清肺退虚热；虚烦不安，难以入睡，加灯心草、莲子心、胡黄连清热除烦；纳谷不香，加谷芽、麦芽，以养胃健脾；大便干结，加全瓜蒌、火麻仁，以润肠通便。

（2）逆证

①邪毒闭肺

证候　高热烦躁，咳嗽气促，鼻翼翕动，喉间痰鸣，疹点紫暗或隐没，甚则面色青灰，口唇紫绀。舌质红，苔黄腻，脉数。

证候分析　邪毒内侵，郁闭于肺，故见本证。以高热烦躁，咳嗽气促，鼻翼扇动，舌质红，苔黄腻，脉数为证候要点。

治法　宣肺开闭，清热解毒。

方药　麻杏石甘汤（《伤寒论》）。

常用中药　麻黄、生石膏、苦杏仁、前胡、黄芩、桔梗、芦根、甘草。

加减　咳剧痰多，加浙贝母、竹沥、天竺黄清肺化痰；咳嗽气促，加桑白皮、苏子、葶苈子肃肺平喘；口唇紫绀，加丹参、红花活血化瘀；痰黄热盛，加黄芩、鱼腥草、虎杖清肺解毒；大便干结，苔黄舌红起刺，可加黄连、大黄、山栀，苦寒直降里热，泻火通腑，急下存阴。

②邪毒攻喉

证候　咽喉肿痛，声音嘶哑，咳声重浊，声如犬吠，喉间痰鸣，甚则吸气困难，胸高胁陷，面唇紫绀，烦躁不安。舌质红，苔黄腻，脉滑数。

证候分析　热毒上攻，痰阻咽喉，故见本证。以咽喉肿痛，声音嘶哑，舌红苔黄腻，脉滑数为证候要点。

治法　清热解毒，利咽消肿。

方药　清咽下痰汤（经验方）。

常用中药　玄参、射干、桔梗、牛蒡子、瓜蒌、浙贝母、荆芥、甘草。

加减　大便干结，可加大黄、玄明粉泻火通腑；咽喉肿痛，加六神丸清利咽喉。若出现吸气困难，面色发绀等喉梗阻征象时，应采取中西医结合治疗措施，必要时做气管切开。

③邪陷心肝

证候　高热不退，烦躁谵妄，皮肤疹点密集成片，色泽紫暗，甚则神昏、抽搐。舌质红绛起刺，苔黄糙，脉数。

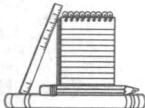

证候分析 邪毒炽盛，内陷心肝，故见本证。以高热，烦躁谵妄，皮肤疹点密集成片，舌质红绛起刺为证候要点。

治法 平肝息风，清营解毒。

方药 羚角钩藤汤（《重订通俗伤寒论》）。

常用中药 水牛角、钩藤、桑叶、菊花、川贝母、地黄、白芍、甘草。

加减 痰涎壅盛，加石菖蒲、胆南星、矾水郁金、鲜竹沥清热化痰开窍；大便干结，加大黄、芒硝清热通腑；高热、神昏、抽搐，可选用紫雪丹、安宫牛黄丸以清心开窍，镇惊息风。如心阳虚衰，皮疹骤没，面色青灰，汗出肢厥，脉细弱而数，则用参附龙牡救逆汤加味，急予固脱救逆。

【其他疗法】

1. 中成药

（1）双黄连口服液 口服。＜3岁，每次10mL，1日2次；3～6岁每次10mL，1日3次；＞6岁，每次20mL，1日2次。用于邪犯肺卫证、邪入肺胃证。

（2）安宫牛黄丸 口服。＜3岁，每次1/4丸；4～6岁，每次1/2丸。1日1次。用于邪陷心肝证。

（3）炎琥宁粉针剂 静脉滴注，5～10mg/kg。用于疹前期和出疹期。

（4）痰热清注射液 静脉滴注，0.3～5mL/kg，最大剂量不超过20mL，加入5%葡萄糖注射或0.9%氯化钠注射液100～200mL，控制滴数每分钟30～60滴，1日1次。用于邪入肺胃证、邪毒闭肺证、邪毒攻喉证。

（5）醒脑静注射液 静脉滴注，5mL/（kg·d），最大剂量不超过20mL，加入5%～10%葡萄糖注射或0.9%氯化钠注射液50～250mL稀释。用于邪毒攻喉证、邪陷心肝证。

2. 药物外治

（1）麻黄15g，芫荽15g，浮萍15g，黄酒60mL。加水适量，煮沸，让水蒸气满布室内，再用毛巾取温药液，包敷头部、胸背。用于麻疹初热期，皮疹透发不畅者。

（2）西河柳30g，荆芥穗15g，樱桃叶15g。煎汤熏洗。用于麻疹初热期或见形期，皮疹透发不畅者。

3. 西医疗法

（1）麻疹合并肺炎 麻疹合并病毒性肺炎者，可予利巴韦林注射液。疑为其他病毒引起者，可试用利巴韦林、α-干扰素。继发细菌感染之肺炎，选用敏感抗生素。极度烦躁者，需吸氧，并适当应用镇静剂。并发心力衰竭者，予以强心剂治疗。

（2）麻疹合并喉炎 剧烈频咳时，可适当应用镇咳祛痰剂。合并细菌性喉炎者，应选用抗生素。喉炎梗阻症状明显者，应用糖皮质激素静脉给药，一般连用2～3日。病情严重者，应给予吸氧、超声雾化吸入等措施，并给予镇静剂，如异丙嗪或地西泮。Ⅱ～Ⅲ度喉梗阻经上述积极处理仍不能缓解者，应考虑气管切开。

（3）麻疹合并脑炎 抽搐频繁者，选用抗惊厥药。应尽量予利巴韦林静脉滴注及α-干扰素肌内注射等抗病毒治疗。肾上腺皮质激素的应用，对减轻脑水肿和脱髓鞘病变可能是有益的，一般全身用药3～5天。同时给解热、止痉、降低颅内压等对症处理。

【预防与调护】

1. 预防

（1）按计划接种麻疹减毒活疫苗。麻疹流行期间，要避免去公共场所和流行区域，减少感染机会。

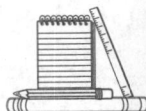

（2）若接触传染源后，可采取被动免疫方法，注射胎盘球蛋白、丙种球蛋白等以预防麻疹的发病。

（3）麻疹患儿应早发现，早隔离，早治疗。一般在出疹第6天即无传染性。并发肺炎者，隔离时间延长至疹后10天。一般对接触者宜隔离观察14天，已做过免疫接种者观察4周。

2. 调护

（1）卧室空气流通，温度、湿度适宜，避免直接吹风受寒和过强阳光刺激，床铺被褥舒适柔软，环境安静。

（2）注意补足水分，饮食应清淡，易消化，发热出疹期忌油腻辛辣之品，恢复期宜营养丰富食物。

（3）注意保持眼睛、鼻孔、口腔、皮肤的清洁卫生，每天按时清洗，防止破溃感染。

（4）对于重症患儿要密切观察病情变化，早期发现合并症。

【案例训练】

李某，男，8岁。1995年4月2日就诊。

发热、出疹3天，咳嗽、气喘2天，未接种过麻疹疫苗，经当地治疗不佳，转院诊治。刻诊：发热（T39.8℃），全身出现玫瑰色丘疹，摸之碍手，面红目赤，烦躁口渴，咳喘鼻扇，便秘尿黄，舌红苔黄，脉洪数。

1. 中医辨证论治

（1）四诊摘要　①望诊：全身出现玫瑰色丘疹，摸之碍手，面红目赤，烦躁口渴，鼻扇，便秘尿黄，舌红苔黄。②闻诊：咳嗽、气喘。③问诊：发热，咳嗽，气喘，烦躁口渴。④切诊：全身出现玫瑰色丘疹，摸之碍手，脉洪数。

（2）中医辨证分析　在教师指导下分组讨论完成。

（3）中医诊断　麻疹（邪毒闭肺）。

（4）治则　宣肺开闭，清热解毒。

（5）方药　麻杏石甘汤加减。

（6）课后作业　学生练习开方定量。

2. 西医诊治

（1）诊断依据　①病史：发热、出疹3天，咳嗽、气喘2天，未接种过麻疹疫苗，经当地治疗不佳，转来诊治。②症状：发热，全身出现玫瑰色丘疹，摸之碍手，面红目赤，烦躁口渴，咳喘鼻扇，便秘尿黄。③体征：T 39.8℃，面红目赤，咳喘鼻扇，舌红苔黄，脉洪数。

（2）西医诊断　麻疹肺炎。

（3）处置方案

长期医嘱		临时医嘱
儿科护理常规		血常规
一级护理		尿、大便常规
半流质饮食		胸部X线
低流量鼻导管吸氧（1L/min）		全套血生化
心电、呼吸、血氧饱和度监护		下呼吸道分泌物细菌培养+药敏试验
5%葡萄糖注射液100mL	静脉滴注　每日2次	下呼吸道分泌物病毒抗原抗体测定
利巴韦林0.2g		对乙酰氨基酚150mg　口服　prn（高热时用）

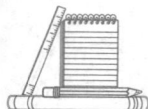

续表

长期医嘱	临时医嘱
氨溴索10mg　每日3次	阿莫西林皮试
氯苯那敏1.33mg　每日3次	
隔离患儿至出疹后10天	

注意事项：①对症治疗。呼吸道隔离，卧床休息，给予易消化营养饮食，降温，吸氧，化痰，止咳。②抗感染治疗。根据血常规结果选用抗病毒药或抗生素。③麻疹脑炎选用糖皮质激素治疗。

【名医验案】

患儿男，4岁。身热5天，咳嗽多涕，3天来周身见疹点，咳嗽加剧，神识困倦多眠，厌食思饮，时时作呕，大便略溏，小溲短。住院时体温39℃，疹点散在，稀疏不泽，呼吸急促，两肺少许湿啰音，心腹正常。胸片有肺炎改变，白细胞计数16.4×10^9/L。诊断：麻疹（发疹期），支气管肺炎（单纯型）。

辨证：面色暗黄，唇干齿燥，喉音嘶哑，疹粒稀疏，部分回屦，舌绛少津无苔，两脉细数，证乃疹出未透，冒风回屦过紧因之内陷，毒热内郁肺胃，伤津夺液之候。

立法：清热生津，解毒肃肺。

方药：鲜竹叶20片，生石膏30g，天冬6g，生甘草5g，生地黄10g，知母6g，川贝母5g，黄芩10g，芦根15g，天花粉10g，金银花10g，连翘10g。

紫雪丹1.5g，日服3次。

治疗经过：服药2剂，体温已趋正常，热退津生，诸症大减，二便通畅，舌质微赤润而无苔，脉象细数，再予原方化裁，以清余热。

方药：南沙参10g，天冬10g，生甘草5g，川贝母、浙贝母各5g，黄芩6g，冬桑叶10g，芦根10g，炒杏仁6g。再服3剂，住院6天，病愈出院。

按语：疹毒正出未透，热盛阴伤，自宜护阴救液为当务之急，并应佐以宣透清热方能收效。本案疹粒稀疏，部分回屦，舌绛津少无苔，均属疹毒未从肌表透达，消烁津液，毒热内郁之象。采用清热肃肺而兼解毒生津，加用紫雪开窍祛邪解热。两剂后热退津生，再以滋润肺阴，兼化余邪而获痊愈。（引自《赵心波儿科临床经验选编》）

【预习测试】

A1型题

1. 有关麻疹的预防调护，下列哪种说法不正确（　　　）

 A. 按计划接种麻疹减毒活疫苗很有必要

 B. 有麻疹接触史者，可及时注射丙种球蛋白

 C. 易感儿接触传染源后，应隔离观察7天

 D. 麻疹流行期间，少去公共场所

 E. 卧室空气要流通，温度、湿度适宜

2. 麻疹主要受病的脏腑是（　　　）

 A. 心肺   B. 肺脾   C. 心脾   D. 肺肾   E. 心肝

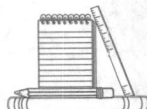

3. 下列麻疹的治疗，哪种说法不正确（　　　）

    A. 初热期，辛凉透发　　　　　　　　　　B. 出疹期，清热解毒

    C. 收没期，益气补脾　　　　　　　　　　D. 初热期，忌用攻下

    E. 收没期，忌用大苦大寒

4. 以下哪一项不属于麻疹初起的临床症状（　　　）

    A. 发热　　　　　　　　　　　　　　　　B. 咳嗽

    C. 两目畏光　　　　　　　　　　　　　　D. 咽部有出血性红点

    E. 口腔两颊黏膜近白齿处可见麻疹黏膜斑

5. 麻疹典型皮疹开始于（　　　）

    A. 耳后发际及颈部　　　　　　　　　　　B. 头面

    C. 背部　　　　　　　　　　　　　　　　D. 胸腹

    E. 四肢

6. 麻疹在治疗上，为顺的是以（　　　）

    A. 升　　　　　　B. 散　　　　　　C. 清　　　　　　D. 透　　　　　　E. 和

7. 治疗麻疹逆证邪毒闭肺证的首选方剂是（　　　）

    A. 定喘汤　　　　　　　　　　　　　　　B. 苏葶丸

    C. 清宁散　　　　　　　　　　　　　　　D. 葶苈大枣泻肺汤

    E. 麻杏石甘汤

8. 治疗麻疹逆证邪毒攻喉证的首选方剂是（　　　）

    A. 定喘汤　　　　B. 清咽下痰汤　　　C. 银翘散　　　　D. 黄连解毒汤　　　E. 麻杏石甘汤

9. 治疗麻疹逆证邪陷心肝的首选方剂是（　　　）

    A. 朱衣滚痰丸　　　B. 羚角钩藤汤　　　C. 涤痰汤　　　　D. 加味温胆汤　　　E. 小儿回春丹

10. 下列疾病，发病过程中容易并发肺炎的是（　　　）

    A. 麻疹　　　　　　B. 风疹　　　　　　C. 幼儿急疹　　　D. 猩红热　　　　E. 水痘

A2 型题

11. 患儿，女，2 岁。壮热持续，起伏如潮，肤有微汗，烦躁不安，目赤眵多，咳嗽阵作，皮疹布发，疹点由细小稀少而逐渐稠密，疹色先红后暗，皮疹凸起，触之碍手，压之退色，大便干结，小便短少，舌质红赤，苔黄腻，脉数有力；其病证诊断是（　　　）

    A. 风疹，邪犯肺卫　　　　　　　　　　　B. 幼儿急疹，邪郁肌表

    C. 麻疹，出疹期　　　　　　　　　　　　D. 猩红热，毒炽气营

    E. 麻疹，初热期

12. 患儿，男，3 岁 6 个月。麻疹已 6 日，现高热不退，咳嗽气急，鼻翼扇动，口渴烦躁，疹点密集色暗，舌红苔黄，脉数。其证候是（　　　）

    A. 麻疹顺证，初热期　　　　　　　　　　B. 麻疹顺证，出疹期

    C. 麻疹逆证，邪毒闭肺　　　　　　　　　D. 麻疹逆证，邪毒攻喉

    E. 麻疹逆证，邪陷心肝

B1 型题

    A. 黄连解毒汤　　　　　　　　　　　　　B. 宣毒发表汤

    C. 清咽下痰汤　　　　　　　　　　　　　D. 清解透表汤

    E. 羚角钩藤汤

扫一扫，知答案

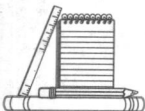

13. 治疗麻疹出疹期的首选方剂是（　　　）
14. 治疗麻疹初热期的首选方剂是（　　　）

    A. 辛凉透表，清宣肺卫　　　　　　　　B. 清热解毒，透疹达邪

    C. 养阴益气，清解余邪　　　　　　　　D. 宣肺开闭，清热解毒

    E. 凉肝息风，清营解毒

15. 麻疹收没期治法是（　　　）
16. 麻疹邪毒闭肺治法是（　　　）

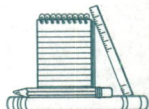

项目二　奶　麻

> 【学习目标】
>
> 　1. 了解奶麻的发病特点及临床表现。
>
> 　2. 熟悉奶麻的诊断与鉴别诊断。
>
> 　3. 掌握奶麻的辨证论治。
>
> 　4. 具有运用中医四诊方法对奶麻进行诊断和鉴别诊断的能力。

【概述】

奶麻是婴幼儿时期常见的出疹性疾病，临床以突然发热，持续 3～4 天后体温骤降，同时全身出现玫瑰红色小丘疹，疹后无痕迹遗留为特征。由于皮疹形似麻疹，多发生于婴幼儿，故中医称为"奶麻""假麻"。

本病一年四季均可发生，以冬春季节发病者居多。好发年龄为 6～18 个月，6 个月以内婴儿亦可发病。患儿多能顺利出疹，极少发生合并症，一般预后良好。并发症可见中耳炎、下呼吸道感染、心肌炎、心功能不全等。也有严重合并症的报道，如致死性脑炎或脑病、重度肝功能损害、原发性血小板减少性紫癜等。

本病相当于西医所称的幼儿急疹，由感染人类疱疹病毒 6 型、7 型所致。

【病因病机】

奶麻发病的原因为感受风热时邪。风热时邪由口鼻而入，侵袭肺卫，郁于肌表，与气血相搏，外泄肌肤所致。由于邪易化热，故起病后迅速见到热郁肌表之证。但本病时邪并非深重，且小儿正气充盛，化热之后，正气与时邪抗争，邪正相搏，肺胃热毒泄于肌肤，一般可从卫分而解，不致入里深入营血。

总之，奶麻的病变部位主要在肺脾。基本病机为风热侵袭肺卫，气血相搏，外泄肌肤。

【诊断与鉴别诊断】

1. 诊断要点

（1）病史　可有幼儿急疹接触史。

（2）临床表现　多发生于 2 岁以下的婴幼儿。常突然高热，持续 3～4 天后热退，但全身症状轻微。身热始退，或热退稍后即出现玫瑰红色皮疹。皮疹以躯干、腰部、臀部为主，面部及肘、膝关节等处较少。皮疹出现 1～2 天后即消退，疹退后无脱屑及色素沉着斑。可见枕部、颈部及耳

> 执考提示
>
> 奶麻的诊断要点

后淋巴结轻度肿大。

（3）辅助检查　血常规检查：白细胞总数偏低，分类以淋巴细胞为主。

2. 鉴别诊断

本病应与麻疹、风痧、丹痧相鉴别，见项目四表 11-1。

【辨证论治】

1. 辨证要点　本病以卫气营血辨证为纲，但病位以卫分为主，可涉气分，部分邪热窜营，扰动血络，一般不至于破血动血、闭阻心包。病初为邪郁肌表证，症见急起高热，持续 3 ~ 4 天，除发热外，全身症状轻微。热退之际或稍后，皮疹透发，出疹后病情迅速好转，皮疹消退，部分患儿见腹泻、纳差、口干等症。

2. 治疗要点　本病治疗，以透表散热、疏卫凉营为主。邪郁肌表者，治以疏风清热、宣透邪毒；热退疹出后，治以清热生津，以助康复。

3. 分证论治

（1）邪郁肌表

证候　骤发高热，持续 3 ~ 4 天，神情正常或稍有烦躁，面赤，口微渴，饮食减少，或见囟填，偶见四肢抽搐，咽红。舌质偏红，舌苔薄黄，指纹浮紫。

证候分析　风热外袭，邪郁肌表，故见本证。以发热，口微渴，舌红，苔薄黄，指纹浮紫为证候要点。

治法　透表散热。

方药　银翘散（《温病条辨》）。

常用中药　金银花、连翘、薄荷、竹叶、荆芥、牛蒡子、芦根、桔梗、淡豆豉、甘草。

加减　时邪夹寒郁表，发热恶寒，鼻塞流涕者，加苏叶、防风解表散寒；壮热不退，烦躁不安者，加栀子、灯心草、蝉蜕解肌散热；囟填或见抽风者，加僵蚕、钩藤、石决明，或加用小儿金丹片凉肝息风；食欲不振，大便溏薄者，加葛根、扁豆、焦山楂调脾止泻；咽部红肿疼痛，颈及耳后淋巴结肿大明显者，加大青叶、蒲公英、浙贝母、射干利咽消肿。

（2）毒透肌肤

证候　身热已退，肌肤出现玫瑰红色小丘疹，皮疹始见于躯干部，很快延及全身，经 1 ~ 2 天皮疹消退，肤无痒感，或有口干、纳差、咽红。舌质偏红，苔薄少津，指纹淡紫。

证候分析　气阴耗损，余邪未尽，故见本证。以皮疹透发，身热骤降，舌红，苔薄少津，指纹淡紫为证候要点。

治法　养阴生津。

方药　银翘散（《温病条辨》）合养阴清肺汤（《重楼玉钥》）。

常用中药　金银花、连翘、薄荷、牛蒡子、桑叶、菊花、桔梗、南沙参、麦冬、地黄、甘草。

加减　食欲不振者，加鸡内金、炒麦芽健脾开胃；大便干硬者，加火麻仁、瓜蒌仁润肠通便；口干，舌苔少津者，加玉竹、天花粉养阴生津止渴。

【其他疗法】

1. 中成药

（1）小儿热速清口服液　口服。< 1 岁，每次 2.5 ~ 5mL；1 ~ 3 岁，每次 5 ~ 10mL。1 日 3 ~ 4 次。用于邪郁肌表证。

（2）小儿金丹片　口服。< 1 岁，1 次 1 片；1 ~ 3 岁，1 次 2 片。1 日 2 次。用于邪郁肌表证及兼见抽搐者。

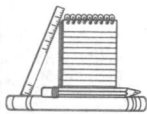

2. 针灸疗法 高热时，用体针。选取穴位：大椎、曲池、合谷、足三里。采用强刺激泻法，持续捻针 3 ～ 5 分钟，不留针。

【预防与调护】

1. 预防

（1）隔离患儿，至出疹后 5 天。

（2）在婴幼儿集中场所，如托儿所、幼儿园等，如发现可疑患儿，应隔离观察 7 ～ 10 天。

2. 调护

（1）患病期间宜安静休息，注意避风寒，防感冒。

（2）饮食清淡，容易消化，忌油腻，多饮水。

（3）持续高热者卧床休息，并用物理降温，用冷毛巾敷头部，或用 30% ～ 50% 酒精擦浴散热，防止惊厥发生。必要时暂用退热剂。

【案例训练】

王某，男，8 个月。2011 年 3 月 16 日就诊。

患者发热 3 天后热退，肌肤出现玫瑰色小丘疹，纳略减，精神正常，囟填，咽红，舌红苔薄黄，指纹浮紫。血常规示，白细胞总数偏低，分类以淋巴细胞为主。

1. 中医辨证论治

（1）四诊摘要 ①望诊：肌肤出现玫瑰色小丘疹，囟填，咽红，舌红苔薄黄，指纹浮紫。②闻诊：无哭闹。③问诊：发热 3 天后热退，肌肤出现玫瑰色小丘疹，纳略减，精神正常。血常规示，白细胞总数偏低，分类以淋巴细胞为主。④切诊：指纹浮紫。

（2）中医辨证分析 在教师指导下分组讨论完成。

（3）中医诊断 奶麻（邪郁肌表证）。

（4）治则 透表散热。

（5）方药 银翘散加减。

（6）课后作业 学生练习开方定量。

练一练，强诊治

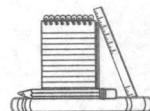

2. 西医诊治

（1）诊断依据 发热 3 天后热退，肌肤出现玫瑰色小丘疹。

（2）西医诊断 幼儿急疹。

（3）处置方案 本案一般治疗，无需特殊西医处置。

【名医验案】

董某，女，3 个月。

1964 年 12 月 8 日初诊：昨日下午开始发热，迄今未退，腋下体温 38.5℃。身面发出红疹如瘈，隐约不透，喷嚏鼻涕，咳嗽不畅，哭闹不安，唇焦溲黄，腹部膨胀，大便自利，舌苔白腻，指纹不明。外感风热，内夹痰滞，蕴于肌腠，发为奶麻之证。非正麻，仍当清热透疹治之。

处方：荆芥 5g，连翘 6g，葛根 5g，金银花 5g，蝉蜕 3g，牛蒡子 5g（研），焦山楂 10g，赤芍 5g，赤茯苓 6g，葱须 3 个，灯心草 3 尺，薄荷 3g。

另：五粒回春丹，2 瓶，早、晚各 2 粒。

二诊：进清热透疹之品，身热得汗已退，腋下体温 36.1℃，疹透而亦隐，乳食正常，二便亦调，苔色薄白，纹色浮紫，在风关之上。证势基本告愈，再拟凉解，以撤余邪。

处方：桑叶 5g，菊花 5g，连翘 6g，金银花 5g，牛蒡子 5g（研），枳壳 3g，川郁金 3g，当归 3g，赤芍 5g，炒谷芽 10g，炒麦芽 10g，灯心草 3 尺。

按语：本案辨证为风热时邪侵犯肺卫，邪郁肌表，与气血相搏，邪毒外发。治疗以疏风清热，透疹解毒为法。方选银翘散加减。方中金银花、连翘辛凉解表；薄荷、牛蒡子、蝉蜕、葛根、荆芥疏风透疹；赤茯苓、灯心草通利小便；赤芍清热凉血；焦山楂消食导滞；葱须辛温发散；辅以回春丹既清热化痰，又开窍定惊，防惊厥之变。服药后即热退疹透。恐其余邪未尽，再投凉解而愈。（引自《刘弼臣临床经验集要·奶麻》）

【预习测试】

A1 型题

1. 关于奶麻的说法，不正确的是（　　　）
　　A. 发病多在 2 岁以内　　　　　　　　　　　B. 起病缓慢
　　C. 又称假麻　　　　　　　　　　　　　　　　D. 一年四季都可发病
　　E. 患病后可获持久免疫力

2. 以热退疹出为特征的疾病是（　　　）
　　A. 麻疹　　　　　B. 奶麻　　　　　C. 风痧　　　　　D. 丹痧　　　　　E. 手足口病

3. 奶麻的好发年龄是（　　　）
　　A.1 ～ 3 个月　　　　　　　　　　　　　　　B.3 ～ 6 个月
　　C.6 ～ 18 个月　　　　　　　　　　　　　　 D.18 ～ 24 个月
　　E.3 岁以上

4. 奶麻的好发季节是
　　A. 冬春　　　　　B. 春夏　　　　　C. 夏秋　　　　　D. 秋冬　　　　　E. 盛夏

5. 奶麻邪郁肌表的治法是（　　　）
　　A. 疏风清热，宣透邪毒　　　　　　　　　　B. 辛凉透表，清宣肺卫
　　C. 疏风清热，利湿解毒　　　　　　　　　　D. 清热生津，以助康复
　　E. 泻火解毒，清热凉营

6. 奶麻毒透肌肤的首选方剂是（　　　）
　　A. 清燥救肺汤　　　　　　　　　　　　　　B. 普济消毒饮
　　C. 清瘟败毒饮　　　　　　　　　　　　　　D. 清解透表汤
　　E. 银翘散合养阴清肺汤

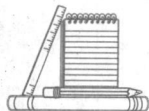

7. 幼儿急疹时邪属于（　　　）
　　A. 风寒湿邪　　　B. 风热时邪　　　C. 暑温邪毒　　　D. 湿热疫毒　　　E. 燥邪疫毒

8. 幼儿急疹病位多在（　　　）
　　A. 卫分　　　　　B. 气分　　　　　C. 营分　　　　　D. 血分　　　　　E. 三焦

9. 幼儿急疹出疹常在发热后几天（　　　）
　　A.1 ～ 2 天　　　B.3 ～ 4 天　　　C.5 ～ 6 天　　　D.7 ～ 8 天　　　E.9 ～ 10 天

10. 幼儿急疹出疹后（　　　）
　　A. 高热持续　　　B. 烦躁不宁　　　C. 咳嗽剧烈　　　D. 大便稀溏　　　E. 易于康复

项目三　风　痧

【学习目标】

1. 了解风痧的发病特点及临床表现。

2. 熟悉风痧的病因病机、诊断与鉴别诊断。

3. 掌握风痧的辨证论治。

4. 具有运用中医四诊方法对风痧进行诊断和鉴别诊断的能力。

【概述】

风痧是感受风热时邪（风疹病毒）引起的急性出疹性时行疾病。以轻度发热，咳嗽，皮肤出现淡红细小斑丘疹，耳后、颈后及枕部淋巴结肿大为特征。

本病一年四季都可发病，多发于冬春季节，通过空气飞沫传播，可造成流行。好发于 1～5 岁小儿，病后可获持久性免疫。本病一般证情较轻，多见邪犯肺卫证，恢复较快，少见并发症，故又称之为"皮肤小疾"。但孕妇妊娠早期患本病，可损害胚胎，影响胎儿正常发育，导致流产、死胎，或先天性心脏病、白内障、脑发育障碍等，值得重视。

本病相当于西医所称的风疹。

【病因病机】

风痧病因为感受风热时邪。风热时邪从口鼻而入，郁于肺卫，蕴于肌腠，与气血相搏，邪毒外泄，发于肌肤。邪轻病浅，一般只伤及肺卫，故见恶风、发热、咳嗽等症，皮肤发出皮疹色泽浅红，分布均匀，邪泄之后迅速康复。若邪毒重者则可见高热烦渴，疹点红艳紫赤、密集等热毒内传营血、气营两燔证候。邪毒与气血相搏，阻滞于少阳经络则发为耳后及枕部淋巴结肿大。本病多数邪毒外泄，疹点透发之后，随之热退病解。一般不会出现麻疹、丹痧等其他出疹性疾病可见的邪陷心肝、内闭外脱等严重变证。

总之，风痧的病变部位主要在肺卫。主要病机为邪毒与气血相搏，外泄肌肤；发病重者，其病机重点在肺胃气分，涉及营血。

【诊断与鉴别诊断】

1. 诊断要点

（1）病史　本病流行期间，患儿有风疹接触史。

（2）临床表现　病初类似感冒，发热 1～2 天后，皮肤出现淡红色斑丘疹，常伴耳后、枕部及颈后淋巴结肿大。1 天后布满全身，出疹 1～2 天后，发热渐退，疹点逐渐隐退。疹退后可有皮屑，无色素沉着。

> ✎ **执考提示**
>
> 风疹的辨证要点

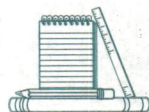

（3）辅助检查　血常规检查：白细胞总数减少，分类计数淋巴细胞相对增多。直接免疫用光试验法：在咽部分泌物中可查见病毒抗原。血清学检测风疹病毒抗体：血清特异性 IgM 抗体，在出疹后 5～14 天阳性率可达 100%。新生儿血清特异性 IgM 抗体阳性可诊断为先天性风疹。

2. 鉴别诊断

（1）**药物疹**　药物疹有用药易致药物过敏史，皮疹形态不一，无淋巴结肿大。

（2）**肠道病毒感染伴皮疹**　常有呼吸道或消化道症状表现，亦无淋巴结肿大，临床表现类似轻型麻疹或轻型猩红热，血清学有助于鉴别。

【辨证论治】

1. 辨证要点　辨明证候轻重。轻微发热，精神安宁，疹色淡红，分布均匀，病程在4天之内者为轻症，病在肺卫。壮热烦渴，疹色鲜红或紫暗，分布密集，出疹持续5～7天才见消退，病程较长者为重症，病在气营。

2. 治疗要点　风痧的治疗，以疏风清热解毒为原则。邪在肺卫者，治以疏风清热透疹；邪在气营者，治以清热凉营解毒。

3. 分证论治

（1）**邪犯肺卫**

证候　发热恶风，喷嚏流涕，伴有轻微咳嗽，精神倦怠，胃纳欠佳，疹色浅红，先起于头面、躯干，随即遍及四肢，分布均匀，稀疏细小，一般2～3天消退，有瘙痒感，耳后及枕部淋巴结肿大。舌质偏红，苔薄白或薄黄，脉浮数。

证候分析　风热时邪，郁于肺卫，故见本证。以发热恶风，流涕咳嗽，疹点淡红，稀疏细小，舌质偏红，苔薄黄，脉浮数为证候要点。

治法　疏风解表，清热透疹。

方药　银翘散（《温病条辨》）。

常用中药　金银花、连翘、薄荷、竹叶、荆芥、牛蒡子、芦根、桔梗、淡豆豉、甘草。

加减　耳后与枕部淋巴结肿大疼痛，加蒲公英、夏枯草、玄参以清热解毒散结；咽喉肿痛，加僵蚕、木蝴蝶、板蓝根清热解毒利咽；皮肤瘙痒，加蝉蜕、僵蚕祛风止痒；左胁下痞块肿大，加牡丹皮、郁金疏利少阳。

（2）**气营两燔**

证候　壮热口渴，烦躁哭闹，疹色鲜红或紫暗，疹点较密，甚则融合成片，小便黄少，大便秘结。舌质红，苔黄糙，脉洪数。

证候分析　邪热炽盛，气营两燔，故见本证。以高热烦躁，疹色鲜红或紫暗，疹点稠密，舌质红，苔黄糙，脉洪数为证候要点。

治法　清热解毒，凉营透疹。

方药　透疹凉解汤（经验方）。

常用中药　桑叶、菊花、薄荷、连翘、牛蒡子、赤芍、蝉蜕、紫花地丁、黄连、藏红花。

加减　高热不退，加黄芩、生石膏清热泻火；口渴甚，加天花粉、鲜芦根以清热生津；大便干结，加大黄、芒硝以泻火通腑；疹色紫暗而密，加生地黄、牡丹皮、紫草以清热凉血，养阴止血。

本病邪陷心肝，出现高热不退、神昏抽搐等症者，治当清热解毒、开窍息风，常用黄连解毒汤合羚角钩藤汤加减。

【其他疗法】

1. 中成药

（1）**板蓝根颗粒**　口服。＜3岁，1次3g；3～6岁，1次6g；＞6岁，1次10g。1日3次。

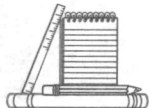

用于邪犯肺卫证。

（2）痰热清注射液 静脉滴注。0.3～5mL/kg，最大剂量不超过20mL，加入5%葡萄糖注射或0.9%氯化钠注射液50～200mL，控制滴数每分钟30～60滴，1日1次。或遵医嘱。用于邪犯肺卫证、邪入气营证。

2. 外治疗法

（1）花生油50g，煮沸后稍冷加入薄荷叶30g，完全冷却后过滤去渣。外涂皮肤瘙痒处。

（2）黄连10g，冰片1g，以凉开水500mL浸泡24小时。外涂皮肤瘙痒处。

3. 饮食疗法 桑叶10g，粳米50g。先将桑叶加水煎煮，去渣取药液，另将粳米煮成粥后加桑叶药液，再煮数沸即可，每日温食2～3次，直至痊愈。用于邪犯肺卫证。

【预防与调护】

1. 预防

（1）风疹流行期间，避免带易感儿童去公共场所。

（2）与风疹患者有密切接触史的儿童，可予口服板蓝根冲剂。

（3）保护孕妇，尤其是妊娠早期3个月内，避免与风疹患者接触。有条件者对儿童、婚前女子接种风疹疫苗，可预防本病。

2. 调护

（1）患儿在出疹期间不宜外出，防止交叉感染，发生其他合并症。一般隔离至出疹后5天。

（2）注意休息与保暖，衣服柔软，皮肤瘙痒时切莫抓挠，以免皮肤破损感染。

（3）体温较高者，可用物理降温法，同时多饮开水。饮食宜清淡易消化，不宜吃辛辣、煎炸食物。

【案例训练】

张某，女，4岁。2010年3月25日就诊。

患儿发热咳嗽1天，微恶风寒，咽红疼痛，面部及躯干部散在皮疹，疹色浅红，分布均匀，耳后、枕部淋巴结肿大，舌质偏红，苔薄黄，脉浮数。

1. 中医辨证论治

（1）四诊摘要 ①望诊：咽红疼痛，面部及躯干部散在皮疹，疹色浅红，分布均匀，耳后、枕部淋巴结肿大，舌质偏红，苔薄黄。②闻诊：咳嗽。③问诊：发热咳嗽，微恶风寒，咽红疼痛，面部及躯干部散在皮疹。④切诊：脉浮数。

（2）中医辨证分析 在教师指导下分组讨论完成。

（3）中医诊断 风疹（邪犯肺卫证）。

（4）治则 疏风解表，清热透疹。

（5）方药 银翘散加减。

（6）课后作业 学生练习开方定量。

练一练，强诊治

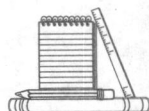

2. 西医诊治

（1）诊断依据 ①流行病学史：与确诊的风疹患者在14～21天有接触史。②临床症状：发热，全身皮肤在起病1～2天出现红色斑丘疹。耳后、枕后、颈部淋巴结肿大。

（2）西医诊断 风疹。

（3）处置方案 本案一般治疗，无需特殊西医处置。

【名医验案】

冯某，男，5岁。

1992年7月17日初诊：主因皮疹2天，发热1天。患儿于2天前不明原因出现皮疹，先见于面部，后及胸腹部、躯干，色淡红，如针尖大小，瘙痒，伴纳呆，腹部不适，大便干，小便黄。曾口服清热解毒口服液等药，疗效不显，故今日就诊。现主症同前，舌淡红苔白，脉浮数。查体：咽部充血，口腔黏膜散在红色皮疹，枕部淋巴结肿大，心肺未见异常。血常规：白细胞7.7×10^9/L，中性粒细胞百分比48%，淋巴细胞百分比50%，嗜酸性粒细胞百分比2%。西医诊断为风疹。中医诊断为风痧（风热型）。治法疏风解表，祛风止痒。

处方：金银花9g，连翘8g，竹叶6g，荆芥4g，牛蒡子8g，薄荷8g，板蓝根9g，牡丹皮6g，蝉蜕6g，菊花6g，白茅根10g，焦山楂12g，焦神曲12g，焦麦芽12g，鸡内金12g，甘草2g。水煎留液150mL，分2～3次温服。3剂。

二诊：药后热退，皮疹消失，饮食稍增，大便仍稍干，舌淡红苔白，脉浮。继用前方，去荆芥、蝉蜕，加黄芩6g，炒莱菔子6g，以清肺胃余热，理气消食，引药下行。

按语：本病是由风疹病毒引起的一种传染性疾病，因其形似痧子，故名风痧。正如《痧麻明辨》曰"风痧……皆缘感受风热而发"，药宜"清凉解表，更审天时寒暑而施之"。方中以金银花、连翘清热解毒；牛蒡子、板蓝根配桔梗，疏风清热，解毒利咽；芦根、荆芥、薄荷、菊花、蝉蜕祛风止痒；焦山楂、焦神曲、焦麦芽和胃消导，以断食积化热上熏肺、胃之后路；甘草利咽解毒，调和诸药。全方共奏疏风解毒、祛风止痒之功，故能治愈本病。风痧除邪毒与气血相搏外，往往与饮食不节有很大关系，故治疗风痧时多配合和胃消食之药，每取良效。（引自《中国现代百名中医临床家丛书·马新云》）

【预习测试】

A1型题

1. 孕妇在妊娠早期若患风痧最易导致（　　　）

　　A. 流产　　　　　B. 妊娠高血压　　　C. 胎儿畸形　　　D. 妊娠水肿　　　E. 胎死宫内

2. 治疗风痧邪入气营证的首选方剂是（　　　）

　　A. 银翘散　　　　B. 白虎汤　　　　　C. 透疹凉解汤　　　D. 清气凉营汤　　　E. 解肌透痧汤

3. 风痧邪犯肺卫证的治法是（　　　）

　　A. 宣肺透疹　　　　　　　　　　　　　　　B. 疏风清热透疹

　　C. 辛温解表透疹　　　　　　　　　　　　　D. 清热解毒透疹

　　E. 调和营卫透疹

4. 治疗风痧邪犯肺卫证的首选方剂是（　　　）

　　A. 解肌透痧汤　　B. 银翘散　　　　C. 桑菊饮　　　　D. 宣毒发表汤　　　E. 透疹凉解汤

5. 风痧的病变部位主要在（　　　）

　　A. 心　　　　　　B. 肝　　　　　　C. 脾　　　　　　D. 肺卫　　　　　　E. 肾

6.在风痧发病中，下列哪种提法不正确（   ）

A.一种较轻的出疹性传染病   B.多发于冬春二季

C.多发于哺乳期的婴儿，不易流行   D.淡红色斑丘疹

E.耳后及枕骨下淋巴结肿大

7.在风痧易感儿群集的地方，须适当隔离，可隔离至出疹后（   ）

A.3天   B.5天   C.7天   D.9天   E.14天

8.风痧的好发年龄哪种说法正确（   ）

A.1岁左右   B.1～5岁   C.1～8岁   D.1～12岁   E.任何年龄

9.风痧的皮疹特点为（   ）

A.淡红色细小斑丘疹   B.暗红色斑丘疹

C.玫瑰色小斑丘疹   D.弥漫展出性发红色

E.粉色斑疹

A2 型题

10.患儿，男，5岁。发热2天后出疹，查体：体温38.5℃，精神尚可，咽红，耳后及枕部淋巴结肿大，颜面、躯干散在淡红色丘疹。现发热恶风，流涕喷嚏，胃纳欠佳，舌质红，苔薄白，脉浮数。其病证诊断为（   ）

A.风疹，邪犯肺卫   B.风疹，邪入气营

C.麻疹，邪犯肺卫   D.猩红热，毒炽气营

E.麻疹，邪入肺胃

11.患儿，2岁。发热1天，全身出现斑丘疹，被诊断为风痧。其诊断依据中最具特点的是（   ）

A.有出疹性疾病接触史   B.初期类似感冒

C.耳后、枕部臖核肿大   D.全身出现皮疹

E.血常规检查：白细胞总数减少，淋巴细胞相对增多。

12.患儿，2岁4个月。发热恶风，喷嚏流涕，轻微咳嗽，皮疹分布均匀，疹点稀疏细小，疹色淡红，肌肤轻度瘙痒，耳后及枕部臖核肿大触痛，舌质偏红，舌苔薄黄，脉象浮数。治疗应首选（   ）

A.银翘散   B.桑菊饮   C.桑杏汤   D.香苏散   E.麻杏石甘汤

13.患儿，2岁。发热咳嗽，喷嚏流涕，全身皮疹分布均匀，疹点稀疏细小，疹色淡红，肌肤瘙痒，耳后及枕部臖核肿大触痛，舌质偏红，舌苔薄黄，脉象浮数。其治法是（   ）

A.宣肺平喘   B.辛温解表   C.清热化痰   D.疏风解表   E.解表清里

B1 型题

A.发热3～4天，热退疹出

B.发热3～4天，皮疹出现，热度增高

C.发热1～2天，出现斑疹、丘疹、水疱及结痂

D.发热1天左右，出现淡红色斑丘疹，1天后皮疹布满全身

E.发热半天出疹，疹点细小鲜红，颜面无疹

14.麻疹的特点是（   ）

15.风痧的特点是（   ）

扫一扫，知答案

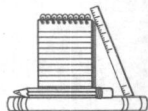

项目四 丹 痧

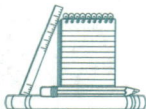

【学习目标】

1. 了解丹痧的发病特点与临床表现。

2. 熟悉丹痧的病因病机、诊断与鉴别诊断。

3. 掌握丹痧的辨证论治。

4. 具有运用中医四诊方法对丹痧进行诊断和鉴别诊断的能力。

【概述】

丹痧是因感受痧毒疫疠之邪所引起的急性时行疾病，又称为"疫痧""疫疹""烂喉痧""烂喉丹痧"。临床以发热，咽喉肿痛或伴腐烂，全身布发猩红色皮疹，疹后脱屑脱皮为特征。

本病一年四季都可发生，但以冬春两季为多。任何年龄都可发病，尤以 3 ~ 7 岁儿童发病率较高。丹痧系时行疫病，属温病范围。病因为痧毒疫疠之邪，属温毒时行疫疠之气，具有强烈的传染性，在过去医学不发达时期有较高的病死率。现在本病若早期诊断，治疗及时，一般预后良好，但也有少数病例在病程中或病后并发心悸、水肿、痹证等疾病。由于近年来人们医疗条件改善，患病后早期使用抗生素，使本病的病情减轻，临床表现不典型，诊治时需引起注意。

本病相当于西医所称的猩红热，是感受 A 族 β 型溶血性链球菌引起的急性呼吸道传染病。

【病因病机】

丹痧的发病原因，为感受痧毒疫疠之邪，乘时令不正之气，寒暖失调之时，机体脆弱之机，从口鼻侵入人体，蕴于肺胃二经。

病之初起，痧毒由口鼻而入，首先犯肺，邪郁肌表，正邪相争，而见恶寒发热等肺卫表证。继而邪毒入里，蕴于肺胃。咽喉为肺胃之门户，咽通于胃，喉通于肺。肺胃之邪热蒸腾，上熏咽喉，而见咽喉糜烂、红肿疼痛，甚则热毒灼伤肌膜，导致咽喉溃烂白腐。肺主皮毛，胃主肌肉，肺胃之邪毒循经外泄肌表，则肌肤透发痧疹，色红如丹。若邪毒重者，可进一步化火入里，传入气营，或内迫营血，此时痧疹密布，融合成片，其色泽紫暗或有瘀点，同时可见壮热烦渴，嗜睡萎靡等症。舌为心之苗，邪毒内灼，心火上炎，加之热耗阴津，可见舌光无苔、舌生红刺，状如杨梅，称为"杨梅舌"。若邪毒炽盛，内陷厥阴，闭阻心包，则神昏谵语；热极动风，则壮热痉厥。病至后期，邪毒虽去，阴津耗损，多表现肺胃阴伤诸证。

此外，在本病的发展过程中或恢复期，因邪毒炽盛，伤于心络，耗损气阴，可导致心神不宁，出现心悸、脉结代证候。余邪热毒流窜筋络关节，可导致关节红肿疼痛的痹证。余毒内归，损伤肺、脾、肾，导致三焦水道通调失职，水湿停积，外溢肌肤，则可见水肿、小便不利等症。

总之，丹痧的病变部位主要在肺、胃，可累及心、肝、肾。基本病机为邪侵肺卫，毒炽气营，外透肌肤，疹后可致肺胃阴伤。

【诊断与鉴别诊断】

1. 诊断要点

（1）病史 有与丹痧患者接触史。

执考提示

丹痧的诊断要点

（2）临床表现 潜伏期通常为2～3天，短者1天，长者5～6天。前驱期，一般不超过24小时，少数可达2天。起病急骤，高热，畏寒，咽痛，吞咽时加剧。伴头痛，呕吐，厌食，烦躁不安等症。咽及扁桃体有脓性分泌物。软腭充血，有细小红疹或出血点，称为黏膜内疹，每先于皮疹出现。颈前淋巴结肿大压痛。出疹期，一般在起病12～24小时出疹。皮疹从耳后、颈部、胸背迅速蔓延四肢，全身皮肤呈弥漫性红晕，压之退色，10余秒后又恢复原状，称"贫血性皮肤划痕"。其上散布针尖大小猩红色皮疹，疏密不等，以颈部、肘前、腋窝、腹股沟等皮肤皱褶处皮疹密集，形成紫红色线条，称"帕氏线"。皮肤表面呈鸡皮样，皮疹有瘙痒感。面颊充血潮红，唯口唇周围苍白，称"环口苍白圈"。病初舌苔厚，4～5天后舌苔剥脱，舌红起刺，称"草莓舌"。恢复期，皮疹于48小时达高峰，以后3～5天依出疹次序消退。体温下降，全身症状好转。疹退1周后开始成片状脱屑、脱皮，约2周脱尽，无色素沉着。

（3）辅助检查：周围血常规白细胞总数及中性粒细胞数增高；咽拭子细菌培养可分离出A族β型溶血性链球菌；抗"O"增高；尿常规异常等。

执考提示

丹痧与麻疹、风痧、奶麻鉴别

2. 鉴别诊断 本病应注意与麻疹、风痧、奶麻鉴别（表11-1）。

表11-1 麻疹、奶麻、风痧、丹痧鉴别诊断

病名	麻疹	奶麻	风痧	丹痧
潜伏期	6～21天	7～17天	5～25天	1～7天
初期症状	发热，咳嗽，流涕，泪水汪汪	突然高热，一般情况好	发热，咳嗽，流涕，枕部淋巴结肿大	发热，咽喉红肿化脓疼痛
出疹与发热的关系	发热3～4天出疹，出疹时发热更高	发热3～4天出疹，热退疹出	发热半天至1天出疹	发热数小时至1天出疹，出疹时热高
特殊体征	麻疹黏膜斑	无	无	环口苍白圈，草莓舌，贫血性皮肤划痕，帕氏线
皮疹特点	玫瑰色斑丘疹自耳后发际到额、面、颈部，再到躯干、四肢，3天左右出齐。疹退后遗留棕色色素斑，糠麸样脱屑	玫瑰色斑疹或斑丘疹，较麻疹细小，发疹无一定顺序，疹出后1～2天消退。疹退后无色素沉着，无脱屑	玫瑰色细小斑丘疹自头面到躯干，到四肢，24小时布满全身。疹退后无色素沉着，无脱屑	细小红色丘疹，皮肤猩红，自颈、腋下、腹股沟处开始，2～3天遍布全身。疹退后无色素沉着，有大片脱皮
血常规	白细胞总数下降，淋巴细胞数升高	白细胞总数下降，淋巴细胞数升高	白细胞总数下降，淋巴细胞数升高	白细胞总数升高，中性粒细胞数升高

【辨证论治】

1. 辨证要点

（1）辨病期 丹痧属温疫性疾病，一般可以卫气营血辨证，其病期与证候有一定规律。病

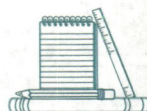

在前驱期，发热恶寒，咽喉肿痛，痧疹隐现色红，病势在表，属邪犯肺卫。进入出疹期，壮热口渴，咽喉糜烂有白腐，皮疹猩红如丹或紫暗如斑，病势在里，属毒炽气营；病之后期，口渴唇燥，皮肤脱屑，舌红少津，属邪衰正虚，气阴耗损。

（2）辨轻重、常证变证   疹色鲜红，疹点外达，发热有汗者为轻、常证；若疹隐不透，壮热无汗，伴有神昏、烂喉气秒者为重；若疹虽透，色紫暗夹有瘀点，伴神昏谵语者，为变证。

2. 治疗要点   本病治疗以清热解毒、清利咽喉为基本法则，结合邪之所在而辨证论治。病初邪在表，宜辛凉宣透，解表利咽；病中邪在里，宜清气凉营，解毒利咽；病后邪退阴伤，宜养阴生津，清热润喉。若并发心悸、痹证、水肿等病证，则参照有关病证的辨证论治。

3. 分证论治

（1）邪侵肺卫

证候   发热骤起，头痛畏寒，肌肤无汗，咽喉红肿疼痛，常影响吞咽，皮肤潮红，可见丹痧隐隐。舌质红，苔薄白或薄黄，脉浮数有力。

证候分析   邪犯肺卫，郁于肌表，故见本证。以发热，畏寒，咽喉红肿疼痛，丹痧隐隐，舌红，脉浮数为证候要点。

治法   辛凉宣透，清热利咽。

方药   解肌透痧汤（《喉痧症治概要》）。

常用中药   荆芥、浮萍、蝉蜕、葛根、金银花、连翘、生石膏、大青叶、桔梗、牛蒡子、射干、甘草。

加减   乳蛾红肿，加土牛膝、板蓝根清咽解毒；颈部淋巴结肿痛，加夏枯草、紫花地丁清热软坚化痰；汗出不畅，加防风、薄荷祛风发表。

（2）毒炽气营

证候   壮热不解，烦躁不宁，面赤口渴，咽喉肿痛，伴有糜烂白腐，皮疹密布，色红如丹，甚则色紫如瘀点。疹由颈、胸开始，继而弥漫全身，压之退色。见疹后的1～2天舌苔黄糙、舌质红刺，3～4天后舌苔剥脱，舌面光红起刺，状如草莓，脉数有力。

证候分析   邪在气营，热毒炽盛，故见本证。以壮热，烦躁，口渴，咽喉肿痛，草莓舌，脉数有力为证候要点。

治法   清气凉营，泻火解毒。

方药   凉营清气汤（《喉痧症治概要》）。

常用中药   金银花、连翘、生石膏、黄芩、栀子、淡竹叶、水牛角、生地黄、牡丹皮、赤芍、玄参、板蓝根、射干、芦根。

加减   咽喉红肿腐烂明显，加蚤休、板蓝根、僵蚕、蝉蜕清热解毒利咽；丹痧布而不透，壮热无汗，加淡豆豉、浮萍发表透邪；苔糙便秘，咽喉腐烂，加生大黄、芒硝通腑泻火；若邪毒内陷心肝，出现神昏、抽搐等，可选紫雪丹、安宫牛黄丸清心开窍。

（3）疹后阴伤

证候   丹痧布齐后1～2天，身热渐退，咽部糜烂疼痛减轻，或见低热，唇干口燥，或伴有干咳，食欲不振。舌红少津，苔剥脱，脉细数。约一周后可见皮肤脱屑、脱皮。

证候分析   邪毒渐清，阴液耗损，故见本证。以身热渐退，咽部糜烂疼痛减轻，舌红少津，苔剥脱，脉细数为证候要点。

治法   养阴生津，清热润喉。

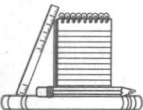

方药　沙参麦冬汤（《温病条辨》）。

常用中药　沙参、麦冬、天花粉、玉竹、石斛、白扁豆、桑叶、甘草。

加减　若口干咽痛、舌红少津明显，加玄参、生地黄、芦根以增强养阴生津，清热润喉作用；大便秘结难解，可加瓜蒌仁、火麻仁清肠润燥；低热不清，加地骨皮、银柴胡、生地黄以清虚热。

【其他疗法】

1. 中成药

（1）三黄片　口服，1次2～3片，1日3次。用于毒炽气营证。

（2）五福化毒丸　口服，大蜜丸每丸重3g，1次服1丸，1日2～3次。用于毒炽气营证。

（3）清开灵注射液　静脉滴注，每日0.5～1mL/kg，加入10%葡萄糖注射液100～250mL。用于毒炽气营证或热陷厥阴证。

（4）炎琥宁注射液　静脉滴注，每日5～10mg/kg，加入10%葡萄糖注射液100～250mL。用于毒炽气营证。

2. 药物外治

（1）锡类散　取药少许，吹于咽喉。用于咽喉肿痛、溃烂。

（2）珠黄散　取药少许，吹于咽喉。用于咽喉肿痛。

（3）冰硼散或双料喉风散　取药少许，吹于咽喉。用于咽喉肿痛、溃烂。

3. 针刺疗法　取穴风池、天柱、合谷、曲池、少商、膈俞、血海、三阴交。针刺，用泻法，1日1次。

4. 西医治疗　首选青霉素，5万～10万U/（kg·d），分2次肌内注射，疗程7～10日。重症患者加大剂量，给予静脉滴注。如青霉素过敏，可用红霉素或头孢硫脒。

【预防与调护】

1. 预防

（1）控制传染源　对丹痧患儿隔离治疗7日，至症状消失，咽拭子培养3次阴性，方可解除隔离。对密切接触的易感人员，隔离观察7～12日。

（2）切断传播途径　对患者的衣物及分泌排泄物应消毒处理。疾病流行期间不去公共场所。患者所在场所及病室可用食醋熏蒸消毒。

（3）保护易感儿童　疾病流行期间，对儿童集中场所经常进行消毒。对密切接触患者的易感儿童，可服用蒲地蓝消炎口服液3日。

2. 调护

（1）患者病室安静舒适，空气新鲜湿润。发热时应卧床休息。

（2）饮食宜以清淡易消化流质或半流质为主，注意补给充足的水分。保持大便通畅。

（3）注意皮肤与口腔的清洁卫生，可用淡盐水或一枝黄花煎汤含漱，1日2～3次。皮肤瘙痒不可抓挠，脱皮时不可强行撕扯，以免皮肤破损感染。

【案例训练】

朱某，男，5岁。2010年2月22日就诊。

发热1天，伴皮疹半天。患儿昨日起发热，继而出现皮疹，头痛，咽痛，恶心，呕吐黄水1次，量不多，大便未解，小便黄少。查体全身皮肤发红，有较密集的丘疹，呈猩红色，压之退色，咽部红，两侧乳蛾红肿并有少量白腐，舌质红有明显起刺，无苔。心肺未闻异常。血常规：

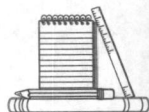

白细胞 $16×10^9/L$，中性粒细胞百分比85%，淋巴细胞百分比15%。T39.2℃。

1. 中医辨证论治

（1）四诊摘要　①望诊：全身皮肤发红，有较密集的丘疹，呈猩红色，压之退色，咽部红，两侧乳蛾红肿并有少量白腐，舌质红有明显起刺，无苔。②闻诊：无咳嗽。③问诊：患儿昨日起发热，继而出现皮疹，头痛，咽痛，恶心，呕吐黄水1次，量不多，大便未解，小便黄少。④切诊：全身皮肤发红，有较密集的丘疹，呈猩红色，压之退色。

（2）中医辨证分析　在教师指导下分组讨论完成。

（3）中医诊断　丹痧（毒炽气营证）。

（4）治则　清气凉营，泻火解毒。

（5）方药　凉营清气汤加减。

（6）课后作业　学生练习开方定量。

2. 西医诊治

（1）诊断依据　①病史：发热1天，伴皮疹半天。②症状：昨日起发热，继而出现皮疹，头痛，咽痛，恶心，呕吐黄水1次，量不多，大便未解，小便黄少。③体征：全身皮肤发红，有较密集的丘疹，呈猩红色，压之退色，咽部红，两侧乳蛾红肿并有少量白腐，舌质红有明显起刺，无苔。体温39.2℃，心、肺未闻及异常。④实验室检查：血常规示白细胞 $16×10^9/L$，中性粒细胞百分比85%，淋巴细胞百分比15%。

（2）西医诊断　猩红热。

（3）处置方案

长期医嘱	临时医嘱
儿科护理常规	尿、大便常规
一级护理	鼻咽试培养
皮肤护理	全套血生化检查
卧床休息	C反应蛋白
流质饮食	常规心电图
低流量鼻导管吸氧（1L/min）	胸部X线正位片
青霉素钠64万U　肌内注射　每日2次	青霉素皮试
10%葡萄糖注射液200mL / 炎琥宁注射液180mg　静脉滴注　每日1次	
呼吸道隔离	

注意事项：①一般治疗：卧床休息，降温，保暖，半流质饮食；②抗感染治疗：强调早期治疗，首选青霉素；③护理：注意皮肤护理。

【名医验案】

王某。初诊：丹痧发于遍身，骨节酸痛异常，喉痛，此喉痧重症。舌红起刺如杨梅，是其特征。

处方：浮萍5g，前胡5g，板蓝根9g，紫草2.4g，栀子皮9g，蒲公英9g，薄荷6g，

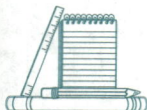

牛蒡子 9g，射干 2.4g，牡丹皮 6g，连翘 9g，六一散 9g，白茅根 30g（打）。

另：玄明粉 30g，水冲，多次漱口。

二诊：喉痧重症，表之后当清之。

处方：小蓟 9g，玄参 9g，麦冬 9g，连翘 9g，升麻 2.4g，板蓝根 9g，知母 9g，金银花 9g，生栀子 9g，通草 3g，鳖甲 24g（先煎），藏青果 5 枚。

另：陈莱菔英 120g，煎汤代茶；外吹锡类散。

三诊：再投养阴凉血之属。

处方：鲜生地黄 12g，小蓟 9g，白薇 9g，麦冬 9g，夏枯草 9g，通草 1.5g，玄参 9g，浮萍 5g。

四诊：喉痧向愈，一身关节疼痛，不利转侧。

处方：浮萍 6g，西河柳 9g，豨莶草 9g，桃仁泥 9g，牡丹皮 9g，薄荷 6g，白芍 9g，汉防己 12g，海桐皮 6g，蚕沙 9g（包）。

按语：此例为喉痧重症，治以辛凉透表，解毒利咽。由于患儿血热阴伤，故于二诊起结合养阴凉血之品。丹痧不宜辛温解毒，或过早使用大剂苦寒泻下药，临床须谨记。

（引自《现代名中医类案选·章次公医案》）

【预习测试】

A1 型题

1. 丹痧发热与出疹的关系表现为（　　　）

　　A. 发热 3 ～ 4 天出疹，出疹时发热更高

　　B. 发热 1/2 ～ 1 天出疹

　　C. 发热 3 ～ 4 天，热退出疹

　　D. 发热数小时～ 1 天出疹

　　E. 皮肤出疹，有服药病史

2. 丹痧的主要辨证方法是（　　　）

　　A. 八纲　　　　　　B. 卫气营血　　　C. 六经　　　　　D. 脏腑　　　　　E. 气血

3. 丹痧的基本治疗原则是（　　　）

　　A. 疏风解表，清利咽喉　　　　　　　　B. 辛散寒邪，化痰利咽

　　C. 清热解毒，清利咽喉　　　　　　　　D. 温化寒湿，化痰利咽

　　E. 滋阴清热，润肺利咽

4. 猩红热作周围血常规检查时，可见（　　　）

　　A. 白细胞总数下降，淋巴细胞数升高

　　B. 白细胞总数升高，淋巴细胞数下降

　　C. 白细胞总数下降，中性粒细胞数下降

　　D. 白细胞总数升高，中性粒细胞数升高

　　E. 白细胞总数正常，中性粒细胞数下降

5. 猩红热需要注意鉴别的疾病是（　　　）

　　A. 麻疹　　　　　　　　　　　　　　　　B. 水痘

　　C. 流行性腮腺炎　　　　　　　　　　　　D. 流行性乙型脑炎

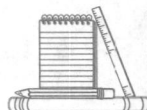

E.过敏性紫癜

6.治疗丹痧毒炽气营证的首选方剂是（　　　）

A.清瘟败毒饮　　B.白虎汤　　　　C.清营汤　　　　D.透疹凉解汤　　E.凉营清气汤

7.治疗丹痧邪侵肺卫证的首选方剂是（　　　）

A.桑菊饮　　　　B.银翘散　　　　C.透疹凉解汤　　D.葱豉桔梗汤　　E.解肌透痧汤

8.丹痧的好发年龄哪种说法正确（　　　）

A.1岁左右　　　B.2～5岁　　　C.2～8岁　　　D.3～12岁　　E.任何年龄

9.丹痧病机主要涉及的脏腑是（　　　）

A.心肺　　　　　B.心肝　　　　　C.脾肾　　　　　D.脾胃　　　　　E.肺胃

10.丹痧的典型舌象为（　　　）

A.地图舌　　　　B.红绛舌　　　　C.霉酱苔　　　　D.镜面舌　　　　E.草莓舌

A2型题

11.患儿，男，7岁。诊断为猩红热。现身热渐退，咽喉糜烂，疼痛减轻，皮疹渐消，唇干口燥，食欲不振，舌红少津，脉细。治疗首选方为（　　　）

A.养阴清肺汤　　B.益胃汤　　　　C.沙参麦冬汤　　D.竹叶石膏汤　　E.增液承气汤

12.患儿，男，8岁。发热，咽痛1天后出疹。查体：体温39.5℃，疹由颈、胸开始，继而弥漫全身，压之退色，见疹后的1～2天舌苔黄糙，舌质起红刺，3～4天后舌苔剥落，舌面光红起刺，状如草莓，脉数有力。其病证诊断为（　　　）

A.麻疹，邪犯肺卫　　　　　　　　　　　　B.风疹，邪入气营

C.猩红热，邪侵肺卫　　　　　　　　　　　D.猩红热，毒炽气营

E.猩红热，疹后阴伤

13.患儿，2岁。壮热不解，烦躁口渴，咽喉肿痛，伴有糜烂白腐，皮疹密布，色红如丹，紫如瘀点。疹由颈、胸开始，继而弥漫全身，压之退色，舌苔黄糙，舌红起刺，脉数有力。其证候是（　　　）

A.邪侵肺卫　　　B.毒炽气营　　　C.疹后阴伤　　　D.邪入肺胃　　　E.邪毒闭肺

14.患儿，2岁。丹痧皮疹布齐，全身皮肤脱屑脱皮。低热不退，伴有干咳，食欲不振，舌红少津，苔剥脱，脉细数。其治法是（　　　）

A.养阴生津，清热润喉　　　　　　　　　　B.清气凉营，泻火解毒

C.辛凉宣透，清热利咽　　　　　　　　　　D.疏风解表，清热解毒

E.滋阴清热，清利小便

15.患儿，4岁。丹痧布齐，低热不退，唇赤口干，伴有干咳，食欲不振，舌红少津，舌苔剥脱，脉象细数。其证候是（　　　）

A.疹后阴伤　　　B.邪侵肺卫　　　C.邪侵肺胃　　　D.邪侵肺脾　　　E.邪陷心肝

B1型题

A.辛凉宣透，清热利咽　　　　　　　　　　B.清热解毒，软坚消肿

C.养阴益气，清解余邪　　　　　　　　　　D.养阴生津，清热润喉

E.辛凉透表，清宣肺卫

16.丹痧疹后阴伤证的治法是（　　　）

17.丹痧邪侵肺卫证的治法是（　　　）

扫一扫，知答案

师说心语

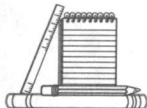

项目五 水 痘

做一做，明重点

扫一扫，看课件

【学习目标】

　　1. 了解水痘的发病特点与临床表现。

　　2. 熟悉水痘的病因病机和诊断与鉴别诊断。

　　3. 掌握水痘的辨证论治。

　　4. 具有运用中医四诊方法对水痘进行诊断和鉴别诊断的能力。

【概述】

　　水痘是外感时行邪毒引起的一种急性出疹性传染病。临床以发热，皮肤分批出现斑疹、丘疹、疱疹、结痂为特征。

　　本病全年均可发病，主要发生在冬春季节。任何年龄均可发病，以1～6岁儿童多见。因其传染性强，容易引起流行。本病并发症少见，一般预后良好，愈后皮肤不留瘢痕，病后可获终生免疫。

【病因病机】

　　本病的病因为外感时邪病毒，内蕴湿热所致。时行邪毒由口鼻而入，蕴郁于肺，故见发热、流涕、咳嗽等肺卫症状。邪毒郁于肺脾，肺主皮毛，脾主肌肉，时邪与内湿相搏，外透于肌表，则发为水痘。邪毒尚轻，病在卫表者，则疱疹稀疏，疱浆清亮，全身症状轻微。少数患儿素体虚弱，感邪较重，邪毒炽盛，内犯气营，则见疱疹稠密，色呈紫红，壮热口渴，神志昏迷，甚则抽搐。

　　总之，本病的病位在肺、脾，基本病机为时邪蕴于肺、胃，发于肌肤。

【诊断与鉴别诊断】

1. 诊断要点

　　（1）病史　发病2～3周前有水痘接触史。

　　（2）临床表现　初起全身症状轻微，类似感冒，发热较轻或不发热，1～2天出现皮疹，皮疹分批出现，在同一时期可见丘疹、疱疹、结痂等不同类型的皮疹。皮疹呈向心性分布。皮疹初起为红色斑丘疹，迅速发展为小水疱，瘙痒感重，疱疹绿豆至黄豆大小，疱壁很薄，内含透明液体，根脚周围有红晕，持续3～4天，疱疹从中心开始干燥结痂，痂盖数天脱落，不留瘢痕。口腔黏膜、眼结膜等处也可出现疱疹。

执考提示

水痘诊断要点

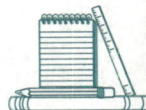

　　（3）实验室检查　周围血白细胞总数正常或偏低。刮取新鲜疱疹基底物，用涂片找到多核巨细胞。

2. 鉴别诊断

　　（1）脓疱疮　多发于夏季，多发于头面及四肢暴露部位。疱疹较大，壁较薄，内含脓液，不透亮，容易破溃，破溃后脓液流溢蔓延附近皮肤而发。

　　（2）丘疹样荨麻疹　婴幼儿多见，皮疹好发于下肢伸面，呈风团样丘疹，疹上可有针尖大小水疱，扪之坚实，不易破损，不结痂，奇痒不舒，多反复发作。

（3）**手足口病** 主要临床表现为口腔及手足部发生疱疹。口腔疱疹多发生在硬腭、颊部、齿龈、唇内及舌部，破溃后形成小的溃疡，疼痛较剧。在口腔疱疹后 1 ~ 2 天可见皮肤斑丘疹，呈离心性分布，以手足部多见，并很快变为疱疹，疱疹呈圆形或椭圆形，扁平凸起，如米粒至小豆粒大，质地较硬，多不破溃，内有混浊液体，周围绕以红晕。

【辨证论治】

1.辨证要点 本病辨证以卫气营血辨证与脏腑辨证相结合，根据全身及局部症状以区别病情之轻重。

轻症：痘疹细小，稀疏散在，疹色红润，疱浆清亮，或伴身热、流涕、咳嗽、纳少等，为病在卫气。

重症：痘疹粗大，分布稠密，痘色紫暗，疱浆混浊，高热持续，面赤心烦，口渴引饮，甚则口腔黏膜亦见疱疹等，为邪毒炽盛，病在气营。

2.治疗要点 本病的基本治则是清热解毒利湿。

轻症：邪伤肺卫者，以疏风清热解毒为主，佐以利湿。

重症：热毒炽盛者，以清热凉血，解毒化湿为主。

3.分证论治

（1）**邪郁肺卫**

证候 发热轻微或无发热，鼻塞流涕，喷嚏，咳嗽，1 ~ 2 天后出疹，疹点稀疏，疹色红润，疱浆清亮。舌苔薄白，脉浮数。

证候分析 本证见于水痘初起。邪毒郁于肺卫，正气抗邪外出，邪毒夹湿透于肌表。以皮疹稀疏，疱液清亮及伴见风热表证为特点，全身症状轻微。

治法 疏风清热，利湿解毒。

方药 银翘散（《温病条辨》）。

常用中药 金银花、连翘、淡竹叶、薄荷、荆芥、牛蒡子、桔梗、黄芩。

加减 瘙痒不安者，加地肤子、白鲜皮、蝉蜕祛风止痒；头痛者，加菊花、蔓荆子疏风清热止痛；咳嗽有痰者，加杏仁、浙贝母宣肺化痰。

（2）**热毒炽盛**

证候 壮热烦躁，口渴欲饮，面红目赤，疱疹稠密，疹色紫暗，疱液混浊，小便黄赤，大便干结。舌红或舌绛，脉数有力。

证候分析 本证为水痘重症。邪毒炽盛，内传气营，与内湿相搏，透发于外。以疱疹稠密，疹色紫暗，疱液混浊，伴见壮热烦渴，舌质红绛为证候特点，全身毒热征象较重。

治法 清热凉营，解毒渗湿。

方药 清胃解毒汤（验方）。

常用中药 升麻、黄连、牡丹皮、地黄、黄芩、生石膏、赤芍、紫草。

加减 壮热不退者，加知母、寒水石清热泻火；大便干结者，加生大黄、芒硝泻火通腑；口唇干燥者，加麦冬、芦根养阴生津；邪陷营血，症见昏迷、抽搐者，予清瘟败毒饮加减，并吞服紫雪丹、安宫牛黄丸等镇痉开窍之品。

【其他疗法】

1.局部外治 皮肤瘙痒者，可涂炉甘石洗剂等；若疱疹破裂，可用青黛膏（青黛 60g，煅石膏、滑石各 120g，黄柏 30g，冰片、黄连各 15g。研细末，和匀，用麻油调搽），也可涂搽新霉

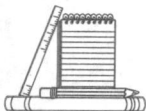

素软膏。

2. 中药成药

（1）板蓝根冲剂　每次1包，1日3次，用于风热轻症。

（2）牛黄解毒片　每次2片，1日3次，用于热毒重症。

【预防与调护】

1. 预防

（1）控制传染源，隔离患儿至全部疱疹结痂为止。对有接触史的易感儿，应检疫3周，并立即给予水痘减毒活疫苗，可预防发病。

（2）切断传播途径。本病流行期间，少去公共场所。对已被水痘患儿污染的被服、用具及居室，应采用通风、曝晒、煮沸、紫外线灯照射等措施，进行消毒。

> **执考提示**
>
> 诊断及与水痘等的鉴别要点

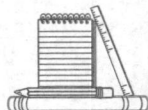

（3）易感孕妇在妊娠早期应尽量避免与水痘患者接触，已接触者应给予水痘－带状疱疹免疫球蛋白被动免疫。如患水痘，则应终止妊娠。

（4）对使用大剂量肾上腺皮质激素、免疫抑制剂患儿，及免疫功能受损、恶性肿瘤患儿，在接触水痘72小时内可肌内注射水痘－带状疱疹免疫球蛋白，以预防感染本病。

2. 调护

（1）保持室内空气流通、新鲜，注意避免风寒，防止发生感染。

（2）饮食宜清淡、易于消化，多饮温开水，忌食辛辣刺激性食物。

（3）保持皮肤清洁，应剪短指甲，避免瘙抓损伤皮肤，内衣要柔软勤换，以防擦破皮肤，引起感染。

（4）水痘患儿禁用激素。对已用激素者，应及时减至生理量。

【案例训练】

患儿，男，5岁，2012年2月11日就诊。

3天前出现发热、咽痛等不适症状，自行在外诊所治疗，用药不详，服药后发热疼痛未好转，前胸后背起红斑、丘疹伴瘙痒，今日红斑丘疹加重伴发水疱及瘙痒就诊。症见全身散在红斑丘疹，部分红斑中间有水疱，疱壁紧张，疱液清亮；部分水疱已破溃，形成少许渗液及糜烂面。皮损以躯干、四肢为甚，微感瘙痒。患者精神可，食欲尚可，大小便正常。舌红，苔薄黄，脉浮数。

1. 中医辨证论治

（1）四诊摘要　①望诊：全身散在红斑丘疹，部分红斑中间有水疱，疱壁紧张，疱液清亮；部分水疱已破溃，形成少许渗液及糜烂面。皮损以躯干、四肢为甚，微感瘙痒。舌红，苔薄黄。②闻诊：无咳嗽。③问诊：3天前出现发热、咽痛等不适症状，自行在外诊所治疗，用药不详，服药后发热疼痛未好转，前胸后背起红斑、丘疹伴瘙痒，今日红斑丘疹加重伴发水疱及瘙痒就诊。皮损以躯干、四肢为甚，微感瘙痒。患者精神可，食欲尚可，大小便正常。④切诊：脉浮数。

（2）中医辨证分析　在教师指导下分组讨论完成。

（3）中医诊断　水痘（邪郁肺卫证）。

（4）治则　疏风清热，利湿解毒。

（5）方药　银翘散加减。

练一练，强诊治

（6）课后作业　学生练习开方定量。

2. 西医诊治

（1）诊断依据　①症状：发热，咽痛，皮肤红疹瘙痒。②体征：全身散在红斑丘疹，部分红斑中间有水疱，疱壁紧张，疱液清亮；部分水疱已破溃，形成少许渗液及糜烂面。皮损以躯干、四肢为甚，微感瘙痒。舌红，苔薄黄。

（2）西医诊断　水痘。

（3）处置方案　本案一般治疗，无须特殊西医处置。

【名医验案】

　　郝某，女，8个月。初诊：周身见痘已4日，高热不退，1日来抽搐1次，嗜睡神倦，饮食不进，咳嗽流涕，大便溏薄日3～4次，小溲短黄，舌赤无苔，脉数有力。诊为水痘。证属湿毒夹表，火极风动。应清热解毒，佐以解表。

　　处方：蒲公英6g，金银花10g，浙贝母10g，桃仁3g，杏仁3g，紫花地丁5g，连翘10g，黄芩5g，鲜芦根10g，薄荷2.4g，炒栀子衣3g，甲壬金散4g。每日服2次。

　　二诊：服药1剂，午后有热，烦急，但未抽搐。次晨体温降至36℃，烦躁减轻，精神转佳。下肢痘粒增多，部分回屦。舌质略赤，无苔，两脉滑数。毒势稍降，余热未尽。仍予原方去薄荷，加大青叶6g，继服2剂。水痘大部分结痂，余症悉无，大便尚未成形，继予清热调胃之剂调理。

　　按语：本案主要病因是湿毒内蕴，夹有外邪，重于一般。采用蒲公英、金银花、紫花地丁、连翘等解毒清热；浙贝母、杏仁、黄芩、栀子肃肺清金；桃仁、芦根、薄荷活血解表，促使内潜湿毒从汗下排解。（引自《赵心波儿科临床经验选编·水痘》）

【预习测试】

A1 型题

1. 水痘的隔离期为（　　　）

　A. 疱疹消退后1周　　　　　　　　　　B. 发热消退后1周

　C. 疱疹与结痂并见时　　　　　　　　　D. 痘疹出齐后

　E. 痘疹全部结痂后

2. 水痘愈后可见（　　　）

　A. 脱皮　　　　　　　　　　　　　　　B. 脱屑

　C. 色素沉着　　　　　　　　　　　　　D. 瘢痕

　E. 结痂后不留瘢痕

3. 治疗水痘邪炽气营证的首选方剂是（　　　）

　A. 柴葛解肌汤　　B. 宣毒发表汤　　C. 清胃解毒汤　　D. 清瘟败毒饮　　E. 五味消毒饮

4. 治疗水痘邪伤肺卫证的首选方剂是（　　　）

　A. 桑菊饮　　　　B. 银翘散　　　　C. 透疹凉解汤　　D. 宣毒发表汤　　E. 五味消毒饮

5. 水痘邪伤肺卫证的治疗原则是（　　　）

　A. 宣肺解毒，利湿清热　　　　　　　　B. 辛凉解表，清热渗湿

　C. 疏风清热，利湿解毒　　　　　　　　D. 清热渗湿，解毒凉营

　E. 疏风解表，清热利湿

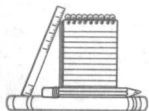

6. 邪炽气营的水痘疱疹特点是（　　　）

    A. 晶亮如露珠　　　　　　　　　　　　　B. 疱疹个大且含脓液

    C. 疱浆清亮　　　　　　　　　　　　　　D. 疱浆混浊，疹色紫暗

    E. 分布稀疏

7. 脓疱疮与水痘的鉴别点，下列哪项是错误的（　　　）

    A. 疱疹较大　　　　　　　　　　　　　　B. 疱疹含脓液

    C. 疱疹易破，蔓延附近皮肤　　　　　　D. 疱疹躯干部位多

    E. 多发于夏季炎热季节

8. 水痘的主要表现，下列哪项是错误的（　　　）

    A. 发热 1 ～ 2 日出疹　　　　　　　　　B. 疱疹是向心性分布

    C. 疹色红润，疱浆清亮　　　　　　　　D. 丘疹、疱疹、结痂同时并见

    E. 愈后脱屑

9. 水痘出疹，下列哪一项是错误的（　　　）

    A. 在发热同时或发热 1 ～ 2 日后出疹

    B. 皮疹分布以四肢为多，躯干部少

    C. 在同一部位的皮肤上同时见到丘疹、疱疹、结痂

    D. 出疹顺序先后不一

    E. 疱疹内含清亮液体

10. 在水痘的诊断依据中，下列哪项是错误的（　　　）

    A. 发热当天或 1 ～ 2 天出现皮疹　　　　B. 发热大多不高

    C. 起病 2 ～ 3 周前有水痘接触史　　　　D. 结成痂盖脱落，不留瘢痕

    E. 疱疹一起出现

11. 水痘的主要病位在（　　　）

    A. 肺卫　　　　B. 肺脾　　　　C. 脾肾　　　　D. 脾胃　　　　E. 肺胃

12. 水痘的高发季节是（　　　）

    A. 冬春　　　　B. 春夏　　　　C. 夏秋　　　　D. 秋冬　　　　E. 春秋

A2 型题

13. 患儿，女，5 岁。发热 1 天，颜面、躯干见丘疹及水疱疹。现低热，恶寒，鼻塞流涕，疹色红润，疱浆清亮，疹粒稀疏，舌质红，苔薄白，脉浮数。其病证诊断为（　　　）

    A. 幼儿急疹，邪郁肌表　　　　　　　　B. 风疹，邪犯肺卫证

    C. 麻疹，邪犯肺卫证　　　　　　　　　D. 水痘，毒炽气营证

    E. 水痘，邪伤肺卫证

B1 型题

    A. 疱疹相对较大，疱液混浊，疱壁薄而易破，流血脓水

    B. 皮肤黏膜分批出现丘疹、疱疹、结痂

    C. 发热 3 ～ 4 天后，热退疹出，呈玫瑰色斑疹

    D. 疱疹分布于手足及口腔黏膜，破溃后形成溃疡

    E. 发热 1 天出疹，全身潮红，皮肤皱褶处皮疹明显

14. 水痘的临床特点是（　　　）

15. 脓疱疮的临床特点是（　　　）

扫一扫，知答案

师说心语

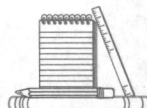

项目六　手足口病

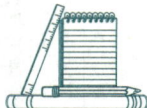

【学习目标】

1. 了解手足口病的发病特点与临床表现。

2. 熟悉手足口病的病因病机、诊断与鉴别诊断。

3. 掌握手足口病的辨证论治。

4. 具有运用中医四诊方法对手足口病进行诊断和鉴别诊断的能力及重症的西医处置能力。

【概述】

手足口病是感受手足口病时邪引起的急性时邪疾病。手足肌肤、口咽部发生疱疹为其临床主要特征。

本病夏秋季节多见，四季均可散在发生。主要发生在10岁以下儿童，尤以5岁以下儿童发病率高。其传染性强，传播途径复杂，流行强度大，传播快，在短时间内即可造成大流行。

一般预后良好。少数重症患儿可合并心肌炎、脑炎、脑膜炎等，甚或危及生命。

【病因病机】

本病由外感时行邪毒所致，病变脏腑涉及肺脾，亦可波及心肝。时行邪毒从口鼻而入，邪毒蕴郁，气化失司，水湿内停，与毒相搏，外透肌表而发疱疹。

肺主宣发肃降，司呼吸，外合皮毛，开窍于鼻，为水之上源；脾主四肢肌肉，司运化，开窍于口，为水谷之海。小儿肺为娇脏，脾常不足，尤易招致时行邪毒由口鼻而入，内犯于肺，下侵于脾，肺脾受损，水湿内停，与时行邪毒相搏，蕴蒸于外，则发生本病。临床常见发热、咳嗽、流涕、纳差、呕吐、泄泻、手足肌肤、口咽部发生疱疹等症。若邪毒炽盛，内陷厥阴，可见神昏抽搐，邪毒犯心，耗伤气阴，则心悸气短，甚至阴损及阳，心阳欲脱，危及患儿生命。

总之，手足口病病变主要在肺脾，基本病机为时邪蕴郁肺脾，与湿热相搏，外发肌肤。

【诊断与鉴别诊断】

1. 诊断要点

（1）病史　病前1～2周有与手足口病患者接触史。5岁以下小儿多见。

（2）临床表现　潜伏期2～7天，多数患儿突然起病，于发病前1～2天或发病的同时出现发热，体温多在38℃左右，可伴头痛、咳嗽、流涕、口痛、纳差、恶心、呕吐、泄泻等症状。一般体温越高，病程越长，则病情越重。

临床表现主要为口腔及手足部发生疱疹。口腔疱疹多发生在硬腭、颊部、齿龈、唇内及舌部，破溃后形成小的溃疡，疼痛较剧，年幼儿常表现烦躁、哭闹、流涎、拒食等。在口腔疱疹后1～2天可见皮肤斑丘疹，呈离心性分布，以手足部多见，并很快变为疱疹，疱疹呈圆形或椭圆形，扁平凸起，如米粒至小豆粒大，质地较硬，多不破溃，内有混浊液体，周围绕以红晕，其数目少则几个，多则百余个。疱疹长轴与指、趾皮纹走向一致。少数患儿臂、腿、臀等部位也可出现，但躯干及颜面部极少。疱疹一般7～10天消退，疹退后无瘢痕及色素沉着。

执考提示

诊断要点及与水痘等的鉴别要点

严重手足口病流行期间，患儿易发生高热、神昏、颈项强直、四肢抽搐，脑脊液改变，即脑炎合并症；或心悸、胸闷，心电图改变，心肌酶谱升高，即病毒性心肌炎合并症。

（3）辅助检查　血常规示，白细胞总数正常，淋巴细胞比值相对增高。

2. 鉴别诊断

（1）水痘　由感受水痘–带状疱疹病毒所致。多在冬春季节发病，以6～9岁小儿多见，有水痘接触史。以发热、皮肤黏膜分批出现斑丘疹、疱疹、结痂为特征。疱疹多呈椭圆形，较手足口病稍大，呈向心性分布，以躯干、头面多，四肢少，疱壁薄，易破溃结痂，在同一时期，同一部位斑丘疹、疱疹、结痂三形并见。

（2）疱疹性咽峡炎　由柯萨奇病毒A组感染引起，好发于夏秋季，5岁以下小儿多见。起病较急，常突发高热、咽痛、流涕、头痛，疱疹主要发生在咽部和软腭，周围红赤，1～2天疱疹破溃形成溃疡，疼痛明显，伴流涎、拒食、呕吐等，皮疹很少累及颊黏膜、舌、齿龈以及口腔以外部位皮肤。

【辨证论治】

1. 辨证要点　辨轻重。根据病程、疱疹特点以及临床伴随症状以判断病情轻重。病程短，疱疹局限于口腔和手足掌心，分布稀疏，疹色红润，根盘红晕不著，疱液清亮，全身症状轻微，为轻症；疱疹出现在除去手足掌心和口腔以外部分，分布稠密，或成簇出现，疹色紫暗，根盘红晕显著，疱液混浊，全身症状重，严重者可邪陷心肝，为重症。

2. 治疗要点　清热祛湿解毒为本病的基本治则。轻症治以宣肺解表，清热化湿；重症治以清气凉营，解毒祛湿。邪毒内陷或邪毒犯心，又当配伍清心开窍、息风镇惊等法。

3. 分证论治

（1）邪犯肺脾

证候　发热轻微，流涕咳嗽，咽红疼痛，或呕吐泄泻，1～2天后或同时出现口腔内疱疹，破溃后形成小的溃疡，疼痛流涎，不欲进食。随后手掌、足跖部出现米粒至豌豆大小斑丘疹，并迅速转为疱疹，分布稀疏，疹色红润，根盘红晕不著，疱液清亮。舌质红，苔薄黄腻，脉浮数。

证候分析　邪犯肺脾，肺气失宣，则发热恶寒，流涕咳嗽，咽红疼痛；脾失健运，则纳差恶心，呕吐泄泻。本证为手足口病轻症，由时行邪毒侵于肺脾所致，以手足肌肤、口腔部疱疹，全身症状不重为特点。

治法　宣肺解表，清热化湿。

方药　甘露消毒丹（《医效秘传》）。

常用中药　飞滑石、黄芩、茵陈、藿香、连翘、石菖蒲、白豆蔻、薄荷、射干、川贝母。

加减　恶心呕吐者，加芦根、竹茹和胃止呕；皮肤痒甚者，加蝉蜕、白鲜皮祛风止痒。

（2）湿热蒸盛

证候　身热持续，热势较高，烦躁口渴，口腔、手足、四肢、臀部疱疹，分布稠密，或成簇出现，疹色紫暗，根盘红晕显著，疱液混浊，口臭流涎，灼热疼痛，甚或拒食，小便黄赤，大便秘结。舌质红绛，苔黄厚腻或黄燥，脉滑数。

证候分析　本证为手足口病重症，因邪毒炽盛、燔灼气营所致，以疱疹量多、色紫、分布较广，全身症状显著为特点。

治法　清热凉营，解毒祛湿。

方药　清瘟败毒饮（《疫疹一得》）。

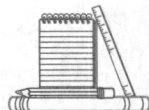

　　常用中药　黄连、黄芩、栀子、石膏、连翘、知母、牡丹皮、生地黄、赤芍、竹叶、玄参、犀角、桔梗、甘草。

　　加减　湿邪偏重者，去知母、生地黄，加滑石、茵陈清热利湿；毒邪炽盛，内陷厥阴加服安宫牛黄丸或紫雪丹；若邪毒犯心，应参照"病毒性心肌炎"辨证治疗。

　　【其他疗法】

　　1. 中成药

　　（1）清热解毒口服液　口服，1次5～10mL，1日3次。

　　（2）双黄连口服液　口服，1次5～10mL，1日3次。

　　2. 药物外治

　　（1）口腔疱疹　冰硼散涂擦口腔患处，每日3次。

　　（2）手足疱疹　可用金黄散麻油调敷患处，每日2次。

　　【预防与调护】

　　1. 预防

　　（1）本病流行期间，勿带幼儿去公共场所，发现疑似患者，应及时进行隔离。对密切接触者应隔离观察7～10天，并给板蓝根颗粒冲服；体弱者接触患儿后，可予丙种球蛋白肌内注射，以被动免疫。

　　（2）注意养成个人良好卫生习惯，饭前便后要洗手。对被污染的日常用品、食具和患儿粪便及其他排泄物等应及时消毒处理，衣物置阳光下曝晒。

　　2. 调护

　　（1）患病期间，应注意卧床休息，房间空气流通，定期开窗透气，保持空气新鲜。

　　（2）给予清淡、富含维生素的流质或软食，温度适宜，多饮温开水。进食前后可用生理盐水或温开水漱口，以减轻食物对口腔的刺激。

> ✎ **执考提示**
> 手足口病外治药物

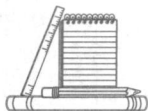

　　（3）注意保持皮肤清洁，对皮肤疱疹切勿挠抓，以防溃破感染。对已有破溃感染者，可用金黄散或青黛散麻油调后敷布患处，以收敛燥湿，助其痊愈。

　　（4）密切观察病情变化，及早发现邪毒内陷及邪毒犯心等并发症。

　　【案例训练】

　　患儿，女，4岁。2013年6月26日就诊。

　　患儿口腔溃疡5天。5天前无明显诱因发生口腔黏膜溃疡，疼痛明显，影响进食。继而手掌、足底出现红色斑疹，稍痒。曾在私人诊所给予"牛黄解毒片"等口服（药量不详）。效果不佳，今来院就诊。检查：上腭、下唇均可见散在米粒大小溃疡面，覆有黄色假膜，周边红润，口周皮肤散在的水疱。两侧颌下可触及肿大淋巴结。手掌、足底可见散在红色斑丘疹，疱疹，分布稀疏，疹色红润，根盘红晕不著，疱液清亮。舌质红，苔薄黄腻，脉浮数。体温37.3℃，血液血红蛋白125g/L，白细胞$10.3×10^9$/L，分类为中性粒细胞百分比56%，淋巴细胞百分比44%。

　　1. 中医辨证论治

　　（1）四诊摘要　①望诊：上腭、下唇均可见散在米粒大小溃疡面，覆有黄色假膜，周边红润，口周皮肤散在的水疱。两侧颌下可触及肿大淋巴结。手掌足底可见散在红色斑丘疹，疱疹，分布稀疏，疹色红润，根盘红晕不著，疱液清亮。舌质红，苔薄黄腻。②闻诊：无咳嗽。③问诊：5天前无明显诱因发生口腔黏膜溃疡，疼痛明显，影响进食。继而手掌足底出现红色斑疹，稍痒。④切诊：两侧颌下可触及肿大淋巴结，脉浮数。

（2）中医辨证分析 在教师指导下分组讨论完成。

（3）中医诊断 手足口病（邪犯肺脾证）。

（4）治则 宣肺解表，清热化湿。

（5）方药 甘露消毒丹加减。

（6）课后作业 学生练习开方定量。

练一练，强诊治

2. 西医诊治

（1）诊断依据 ①病史：口腔溃疡5天。5天前无明显诱因发生口腔黏膜溃疡，疼痛明显，影响进食。继而手掌、足底出现红色斑疹，稍痒。效果不佳，今来院就诊。②体征：T37.3℃。上腭、下唇均可见散在米粒大小溃疡面，覆有黄色假膜，周边红润，口周皮肤散在的水疱。两侧颌下可触及肿大淋巴结。手掌、足底可见散在红色斑丘疹，疱疹，分布稀疏，疹色红润，根盘红晕不著，疱液清亮。③实验室检查：血常规示血红蛋白125g/L，白细胞10.3×10^9/L，中性粒细胞百分比56%，淋巴细胞百分比44%。

（2）西医诊断 手足口病。

（3）处置方案

长期医嘱	临时医嘱
儿科护理常规	尿常规
二级护理	大便常规
流质饮食	心电图
呼吸道、粪口隔离	
卧床休息	
加强皮肤护理	
5%葡萄糖注射液100mL 利巴韦林0.2g / 静脉滴注 每日2次	
冰硼散涂擦口腔 每日3次	

注意事项：①抗病毒治疗；②支持疗法，加强营养，补液；③加强对症治疗，做好口腔护理。

【名医验案】

王某，女，4岁。2010年6月5日初诊。因反复感冒来诊，现在既无咳嗽，亦无发热，唯口中异味，晨起眼眵过多，口唇色红如妆，咽部充血明显，无咽痛、咽痒，扁桃体Ⅱ度肿大，上腭靠里侧有一硬币大瘀斑，颜色鲜红，但无痛感，食欲很好，纳食较多，腹胀，大便干，日1次。手心较热，舌质红，苔有剥脱。

综合患者上述表现，应属于典型的食积化热，热极化火伤阴，食积、火旺、阴伤三者并存，所以患者很容易反复感冒。鉴于患者上腭靠里侧的鲜红色出血点，考虑可能为手足口病。但患者家属说上午刚去儿童医院找专家看过，否认手足口病。治以清热泻火，滋阴养液，消食导滞，佐以解表。处方：麻黄9g，生石膏90g，杏仁9g，甘草9g，金银花30g，连翘10g，苏子15g，牛蒡子10g，生地黄20g，玄参40g，麦冬30g，焦三仙各12g，槟榔12g，厚朴9g，知母10g，白芷12g，辛夷6g，罗汉果1个，生姜30g，大枣6枚为引。上药泡1小时，大火煮沸，改为小火，煮25分钟，取药液

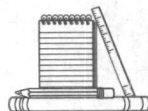

450mL，沉淀取上清液400mL，1日分数次喝完。6剂。

2010年6月8日二诊：患者精神好，今晨发现双手掌、双足底部出现许多疱疹，疱疹底部色泽鲜红，疱疹明亮，充满疱浆，不痛不痒，典型的手足口病的表现，但无发热、无咳嗽，上腭部内侧的出血瘀斑颜色已经变浅。诊断手足口病无疑。患者服用上药后，大便每日2～3次，大便稀溏。至于治疗，因为热势较重，仍服用上述药物，加服清热解毒的中成药蒲地蓝消炎口服液，每次1支，每日3次。嘱其在家休息，饮食清淡、适量、易消化。

2010年6月12日三诊：患者手足部疱疹已经全部消失，无溃烂皮损，口腔上腭部的瘀斑已经消失，大便每日2次，便质稀溏。舌质红，苔已经布满舌面，微黄色。因患者阴液已经恢复，内火犹未除尽，上方生石膏改为50g，去生地黄、知母，加生薏苡仁30g，姜枣为引如前。3剂，水煎服。

按语：手足口病患儿多数由内火较重所致，有的患者再有外感寒邪，形成"寒包热"证，会出现高热，严重者可能出现高热惊厥，甚者危及生命。因此，治疗手足口病必须立足于清热泻火。此例患者不仅内火炽盛，而且火邪伤阴，还伴有食积，所以立清热泻火、养阴增液、消食导滞之法，佐以发表，使热邪表散。（引自《中国中医药报》）

【预习测试】

A1 型题

1. 手足口病好发于哪些人群（　　　）
   A. 5 岁以下儿童
   B. 成人
   C. 学龄儿童
   D. 成年人
   E. 人群普遍易感

2. 手足口病病例的临床分类主要分为以下几类（　　　）
   A. 疑似病例、临床诊断病例
   B. 普通病例、重症病例
   C. 疑似病例、普通病例、重症病例
   D. 普通病例、重症病例、危重病例

3. 下列表述错误的是（　　　）
   A. 目前尚无疫苗可预防手足口病
   B. 治疗手足口病无特效药物
   C. 以支持治疗为主
   D. 主要是抗菌治疗
   E. 有疫苗预防

4. 手足口病病例仅见于手足部皮疹和口腔疱疹，体温37.8℃，无其他症状，则临床分类属于（　　　）
   A. 普通病例　　　B. 疑似病例　　　C. 重症病例　　　D. 危重病例　　　E. 极重病例

5. 下列关于手足口病皮疹的描述哪个是错误的（　　　）
   A. 以斑丘疹和疱疹为主
   B. 皮疹一般不结痂、不留瘢痕
   C. 出疹部位在手、足、口、臀
   D. 与药疹相似
   E. 以上都对

6. 以下哪项不是手足口病普通病例的处理方法（　　　）
   A. 普通病例体温在38.5℃以下，可不用退热药物，让患儿多饮水或用温水擦澡即可
   B. 普通病例一般不使用抗病毒药物

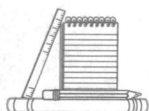

　　C.普通病例高热时要给予及时处理，如退热药无效，应同时采取物理降温，必要时可用
　　　激素作为退热药

　　D.手足口病患儿不要接触患其他疾病的儿童，以免交叉感染

　　E.一般不用抗生素

7.在预防院内感染方面，下面哪项是最重要的（　　　）

　　A.医务人员在诊疗、护理每一位患者后，均应认真洗手

　　B.病室应开窗通风

　　C.加强防蝇、灭蝇和室内环境消杀工作

　　D.保持诊室、病区的地面整洁、干净

　　E.多喝凉水

8.危重病例是指出现下列哪种情况的患者（　　　）

　　A.频繁抽搐、昏迷、脑疝　　　　　　　　B.休克等循环功能不全表现

　　C.呼吸困难、紫绀、血性泡沫痰、肺部啰音等　　D.以上都是

　　E.以上都不是

9.手足口病哪个年龄组发病率高（　　　）

　　A.＜3岁　　　　B.3～5岁　　　　C.5～7岁　　　　D.7～12岁　　　　E.12～15岁

10.手足口病的平均潜伏期为（　　　）

　　A.3天　　　　　B.5～7天　　　　C.4～5天　　　　D.5～6天　　　　E.6～7天

11.手足口病的基本治则为（　　　）

　　A.清热祛湿解毒　　　　　　　　　　　　B.清热祛湿

　　C.清热解毒　　　　　　　　　　　　　　D.清热解毒散结

　　E.解毒散结消肿

12.手足口病的好发季节为（　　　）

　　A.一年四季　　　B.春季　　　　C.夏季　　　　D.夏秋季　　　　E.冬春季

13.手足口病病变主要在（　　　）

　　A.心肝　　　　　B.肝肾　　　　C.肺脾　　　　D.肺脾　　　　E.脾胃

14.手足口病与水痘的相同之处为（　　　）

　　A.感邪　　　　　B.好发季节　　　C.发病年龄　　　D.临床表现　　　E.治疗原则

扫一扫，知答案

15.手足口病邪犯肺脾证首选方（　　　）

　　A.清瘟败毒饮　　B.甘露消毒丹　　C.银翘散　　　D.龙胆泻肝汤　　E.清解达表汤

16.手足口病湿热蒸盛证首选方（　　　）

　　A.清瘟败毒饮　　B.甘露消毒丹　　C.银翘散　　　D.龙胆泻肝汤　　E.清解达表汤

17.手足口病湿热蒸盛证治法为（　　　）

　　A.宣肺解表，清热化湿　　　　　　　　　B.清热解毒，散结消肿

　　C.辛凉解表，宣肺止咳　　　　　　　　　D.清热消肿，通络止痛

　　E.清热凉营，解毒祛湿

师说心语

18.关于手足口病预防不正确的是（　　　）

　　A.流行期间，勿去公共场所

　　B.发现疑似患者，应及时进行隔离

　　C.体弱者接触患儿后，可予疫苗注射

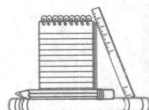

D. 对密切接触者应隔离观察 7 ～ 10 天，并给板蓝根颗粒冲服

E. 饭前便后要洗手

19. 患者以手足肌肤、口咽部发生疱疹为其临床主要特征，可诊断为（　　　）

A. 手足口病　　　B. 水痘　　　　C. 麻疹　　　　D. 风疹　　　　E. 幼儿急疹

20. 关于手足口病的论述错误的是（　　　）

A. 主要临床表现为口腔及手足部发生疱疹

B. 在口腔疱疹后 1 ～ 2 天可见皮肤斑丘疹，呈向心性分布

C. 疱疹一般 7 ～ 10 天消退，疹退后无瘢痕及色素沉着

D. 疱疹长轴与指、趾皮纹走向一致

E. 口腔疱疹多发生在硬腭、颊部、齿龈、唇内及舌部，破溃后形成小的溃疡，疼痛较剧

项目七　痄　腮

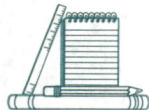

【学习目标】

1. 了解痄腮的发病特点与临床表现。

2. 熟悉痄腮的病因病机、诊断与鉴别诊断。

3. 掌握痄腮的辨证论治。

4. 具有运用中医四诊方法及西医检查手段对痄腮进行诊断和鉴别诊断的能力。

【概述】

痄腮是由感受痄腮时邪，壅阻少阳经脉引起的时行疾病。临床以发热、耳下腮部漫肿疼痛为特征。本病一年四季都可发生，多见于冬春季节。传染性较强，人群普遍易感，好发于学龄儿童。本病预后良好，患病后可获终生免疫，但易出现邪陷心肝，毒窜睾腹的变证。

相当于西医的流行性腮腺炎。

【病因病机】

风温邪毒从口鼻而入，侵犯足少阳胆经，毒热循经上攻腮颊，气血郁滞，运行不畅，凝滞腮颊，故局部漫肿疼痛；热甚化火，出现高热不退，烦躁头痛；经脉失和，机关不利，故张口咀嚼困难。足少阳胆经与足厥阴肝经互为表里，热毒炽盛，引动肝风，蒙蔽心包，可出现高热不退、抽搐、昏迷等症；足厥阴肝经循少腹络阴器，邪毒内传，窜睾入腹，则可伴有睾丸肿胀、疼痛或少腹疼痛。

总之，本病病机为风温邪毒壅阻少阳经脉，与气血相搏，凝滞耳下腮部。邪传他脏，主要有窜睾入腹，内陷心肝之变。

【诊断与鉴别诊断】

1. 诊断要点

（1）病史　发病前 2 ～ 3 周有与流行性腮腺炎患者接触史。

（2）临床表现　发病初期可有发热，继则以耳垂为中心漫肿，边缘不清，局部肤色不红，按压局部有弹性感及疼痛，通常一侧先肿 1 ～ 2 天后，对侧腮腺亦出现肿大，有时肿胀仅为单

侧。肿痛在 2 ~ 3 天达高峰，腮腺管口可见红肿，腮腺肿痛持续 4 ~ 5 天开始消退，整个病程 1 ~ 2 周。

（3）实验室检查 血常规：白细胞总数正常或降低，淋巴细胞相对增多。淀粉酶：血清和尿中淀粉酶可升高。

2. 鉴别诊断

（1）化脓性腮腺炎 常继发于热病之后，无传染性，临床表现多为一侧腮部肿痛，表皮发红，腮腺化脓，按压腮部可见口腔内腮腺管口有脓液溢出。

（2）急性淋巴结炎 常继发于急性扁桃体炎、急性咽喉炎等疾病过程中，肿物多局限于颈部或耳前区，局部边缘清楚，压痛明显，有红、肿、热、痛感，表浅者活动良好，无传染性。

【辨证论治】

1. 辨证要点 常证与变证的辨别。常证表现以发热不高，腮肿不甚并伴风温表证为特点；出现邪毒内陷心肝或毒窜睾腹为变证。

2. 治疗要点 常证治以清热解毒，软坚散结；变证治以清热解毒，息风镇痉，或清肝泻火，活血镇痛。

3. 分证论治

（1）主证

①邪犯少阳

证候 发热，微恶风寒，一侧或两侧腮肿疼痛，局部灼热而不红，咀嚼不舒，张口疼痛，或伴头痛，咽痛。舌红，苔薄白或薄黄，脉浮数。

证候分析 本证为疾病初起，邪犯少阳，温毒在表。以发热不高，腮肿不甚以及伴见的风温表证等为特点。

治法 疏风清热，散结消肿。

方药 银翘散加减（《温病条辨》）。

常用中药 连翘、金银花、苦桔梗、薄荷、竹叶、生甘草、荆芥穗、淡豆豉、牛蒡子。

加减 发热无汗者，加苏叶、防风；咽喉肿痛者，加马勃、玄参；纳少、呕吐者，加竹茹、陈皮。

②热毒蕴结

证候 壮热不退，腮部漫肿，坚硬拒按，张口、咀嚼困难，烦躁不安，口渴引饮，伴头痛，呕吐。舌红，苔黄，脉滑数。

证候分析 本证为流行性腮腺炎重症。热毒炽盛，由表传变入里，蕴结少阳经脉，发于腮部。以壮热烦渴，腮肿坚硬，咀嚼困难，全身热盛毒重为特点。

治法 清热解毒，软坚散结。

方药 普济消毒饮加减（《东垣试效方》）。

常用中药 黄芩、黄连、陈皮、甘草、玄参、柴胡、桔梗、连翘、板蓝根、马勃、牛蒡子、薄荷、僵蚕、升麻。

加减 腮部肿胀疼痛甚者，加夏枯草、海藻软坚散结；热甚者，加生石膏、知母清热泻火；大便秘结者，加大黄、芒硝通腑泄热；烦渴者，加天花粉、玄参清热生津。

（2）变证

①邪陷心肝

证候 壮热不退，神昏或嗜睡，头痛项强，反复抽搐，腮部肿胀疼痛，坚硬拒按。舌红苔

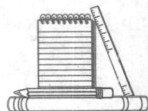

黄，脉洪数有力。

证候分析　本证由邪毒内陷心营，引动肝风所致。以腮肿疼痛拒按，神昏，嗜睡，抽搐为特点。相当于西医的腮腺炎合并脑膜脑炎。

治法　清热解毒，息风开窍。

方药　清瘟败毒散加减（《疫疹一得》）。

常用中药　黄连、黄芩、栀子、石膏、连翘、知母、牡丹皮、生地黄、赤芍、竹叶、玄参、犀角、桔梗、甘草。

加减　抽搐频繁者，加安宫牛黄丸镇惊开窍；神昏不醒者，加菖蒲、郁金祛湿开窍；热甚者，加清开灵注射液或双黄连注射液静脉滴注，清热解毒。

②毒窜睾腹

证候　腮肿渐消，一侧或两侧睾丸肿痛，或伴少腹疼痛。舌红，苔黄，脉弦数。

证候分析　本证为腮腺炎合并睾丸炎或卵巢炎。由邪毒内窜厥阴所致。由于足厥阴肝经循少腹络阴器，故见睾丸肿胀疼痛或少腹疼痛。

治法　清热泻火，活血止痛。

方药　龙胆泻肝汤加减（《医方集解》）。

常用中药　龙胆草、黄芩、山栀子、泽泻、车前子、当归、生地黄、柴胡、生甘草。

加减　睾丸肿痛甚者，加荔枝核、小茴香行气消肿；少腹痛甚，伴腹胀、便秘者，加大黄、枳壳、木香理气通腑。

【其他疗法】

1. 中成药

（1）板蓝根冲剂　口服，1次1/2～1包，1日2～3次，用于温毒在表证。

（2）清热解毒口服液　口服，1次5～10mL，1日3次，用于热毒蕴结证。

2. 外治疗法

（1）青黛散、如意金黄散、紫金锭，任选一种。以醋或水调匀后外敷腮肿处，1日2次。

（2）鲜仙人掌（去刺）、鲜蒲公英、鲜马齿苋，任选一种。捣烂外敷腮肿处，1日2次。

【预防与调护】

1. 发现患儿应及时隔离治疗，直至腮肿完全消退后1周。

2. 有接触史的易感儿应隔离观察，可用板蓝根15～30g煎服，或服板蓝根冲剂每次1包，1日3次，连服3～5日。

3. 睾丸肿痛可进行局部冷敷，并用丁字带托起睾丸以减轻疼痛。

4. 饮食以清淡流质、半流质为主，避免酸性食物，注意口腔清洁。

【案例训练】

患儿，5岁。2014年3月7日就诊。

患儿发热2天，耳下肿痛1天。现壮热持续，双耳下腮部漫肿疼痛，咀嚼痛增，局部皮色不红，按之疼痛，烦闹不安，舌质红，舌苔黄，脉滑数。体温39.1℃。血常规：WBC $6.9×10^9$/L，淋巴细胞百分比36.3%，中性粒细胞百分比61.9%。

1. 中医辨证论治

（1）四诊摘要　①望诊：双耳下腮部漫肿疼痛，局部皮色不红，烦闹不安，舌质红，舌苔黄。②问诊：发热2天，耳下肿痛1天。壮热持续，双耳下腮部漫肿疼痛，咀嚼痛增。③切诊：

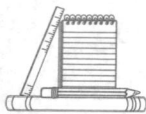

双耳下腮部漫肿疼痛，按之疼痛，脉滑数。

（2）中医辨证分析　在教师指导下分组讨论完成。

（3）中医诊断　痄腮（热毒蕴结）。

（4）治则　清热解毒，软坚散结。

（5）方药　普济消毒饮加减。

（6）课后作业　学生练习开方定量。

2. 西医诊治

（1）诊断依据　①症状：发热2天，耳下肿痛1天。壮热持续，烦闹不安，双耳下腮部漫肿疼痛，咀嚼痛增。②体征：体温39.1℃。双耳下腮部漫肿按之疼痛，局部皮色不红，舌质红，舌苔黄，脉滑数。③实验室检查：血常规示 WBC $6.9×10^9$/L，淋巴细胞百分比36.3%，中性粒细胞百分比61.9%。

（2）西医诊断　流行性腮腺炎。

（3）处置方案

长期医嘱	临时医嘱
儿科护理常规	血清补体结合实验
二级护理	血清淀粉酶测定
软食，避免酸性食物	心电图
呼吸道隔离	清开灵口服液1支　口服　每日2次　发热时
5%葡萄糖注射液100mL 利巴韦林0.2g　静脉滴注　每日2次	
青黛散水调匀后外敷腮肿处　每日2次	

【名医验案】

孙某，男，7岁。初诊：初春患感，身热，微有恶寒，两侧耳下腮肿作痛，舌红苔白根厚，大便略干，小便短黄，口渴心烦，脉象浮滑且数，按之滑数有力。此温邪毒热内蕴，痄腮初起，当以轻宣清解，火郁当发也，宜外用热敷法。忌荤腥油腻，宜静卧休息。

薄荷2g（后下），杏仁10g，蝉蜕6g，僵蚕10g，前胡6g，片姜黄6g，浙贝母12g，茅根、芦根各24g，焦山楂12g。两剂。

连服两剂，药后得小汗而身热已退，大便已通，腮肿亦退，原方加玄参24g，赤芍10g，又三剂而愈。

按语：痄腮多见于儿童，颌下肿硬作痛，伴发热恶寒，此为温毒之一种，必素体蕴热，复感温邪，热毒上攻，结于少阳之分，少阳乃枢机所在，枢机不利，则邪结不散，治之以升降散疏调气机，运转枢机。合杏仁、前胡、薄荷宣肺散邪，浙贝母消肿散结，茅根、芦根泄热利水，焦山楂和胃助消化。药合病机，故能两剂而愈。其外用热敷之法乃先生独到经验，取"温则消而去之"之意，亦《内经》"火郁发之"之一法也。（引自《赵绍琴临证验案精选》）

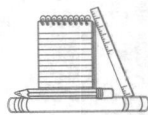

【预习测试】

A1 型题

1. 痄腮的肿大部位是（　　）

　　A. 两侧颌下　　　B. 双侧颈部　　　C. 两侧耳后　　　D. 耳垂为中心　　　E. 耳前部

2. 痄腮主要病变的经脉是（　　）

　　A. 心经　　　B. 肝经　　　C. 肺经　　　D. 脾经　　　E. 胆经

3. 下列除哪项外，均为痄腮腮肿的特点（　　）

　　A. 以耳垂为中心的漫肿　　　　　　　　　　　B. 边缘不清

　　C. 皮肤略红　　　　　　　　　　　　　　　　D. 触之有压痛及弹性感

　　E. 不破不溃

4. 痄腮的治疗原则是（　　）

　　A. 清热解毒，凉血活血　　　　　　　　　　　B. 清热解毒，消肿散结

　　C. 清热解毒，活血散结　　　　　　　　　　　D. 清热解毒，化痰散结

　　E. 清热解毒，行气活血

5. 痄腮出现高热，耳下腮部肿胀，同时伴见神昏嗜睡、头痛项强、恶心呕吐、反复抽搐。其证候是（　　）

　　A. 邪犯少阳　　　B. 热毒壅盛　　　C. 邪陷心肝　　　D. 痰热闭窍　　　E. 余邪留恋

6. 治疗痄腮邪毒窜睾入腹，首选方剂是（　　）

　　A. 龙胆泻肝汤　　　B. 导气汤　　　C. 金铃子散　　　D. 橘核丸　　　E. 左金丸

7. 发现痄腮患儿，应采取什么时间隔离治疗至腮肿消退（　　）

　　A. 2 天以后进行隔离　　　　　　　　　　　　B. 5 天左右隔离

　　C. 立即隔离　　　　　　　　　　　　　　　　D. 7 天左右隔离

　　E. 以上均不是

8. 痄腮好发于哪些人群（　　）

　　A. 学龄儿童　　　B. 成人　　　C. 学龄前儿童　　　D. 成年人　　　E. 人群普遍易感

9. 关于痄腮的描述哪个是错误的（　　）

　　A. 多见于春夏季节　　　　　　　　　　　　　B. 传染性较强

　　C. 预后良好，患病后可获终身免疫　　　　　　D. 易出现邪陷心肝，毒窜睾腹的变证

　　E. 好发于学龄儿童

10. 在预防院内感染方面，下面哪项是最重要的（　　）

　　A. 医务人员在诊疗、护理每一位患者后，均应认真洗手

　　B. 病室应开窗通风

　　C. 加强防蝇、灭蝇和其他消杀工作

　　D. 保持诊室、病区的地面整洁、干净

　　E. 多喝凉水

11. 痄腮的平均潜伏期为（　　）

　　A. 3～5 天　　　B. 12～22 天　　　C. 1～2 天　　　D. 7～10 天　　　E. 6～7 天

12. 痄腮的好发季节为（　　）

　　A. 一年四季　　　B. 春季　　　C. 夏季　　　D. 夏秋季　　　E. 冬春季

13. 痄腮邪犯少阳证首选方为（　　）

　　A. 清瘟败毒饮　　　B. 甘露消毒丹　　　C. 银翘散　　　D. 龙胆泻肝汤　　　E. 清解达表汤

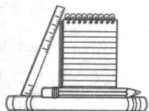

14.疹腮邪陷心肝证首选方（　　　）

　　A.清瘟败毒饮　　B.甘露消毒丹　　C.银翘散　　　　D.龙胆泻肝汤　　E.清解达表汤

15.疹腮变证之毒窜睾腹证治法为（　　　）

　　A.宣肺解表，清热化湿　　　　　　　　B.清热解毒，散结消肿

　　C.辛凉解表，宣肺止咳　　　　　　　　D.清热泻火，活血止痛

　　E.清热凉营，解毒祛湿

16.关于疹腮的预防调护不正确的是（　　　）

　　A.流行期间，勿去公共场所

　　B.发现患儿应及时隔离治疗

　　C.有接触史的易感儿应隔离观察

　　D.对密切接触者应隔离观察7～10天，并给板蓝根颗粒冲服

　　E.饮食以清淡流质、半流质为主，可食用酸性食物，注意口腔清洁

17.患者出现轻微发热，以耳垂为中心漫肿，边缘不清，局部肤色不红，按压局部有弹性感及疼痛，可诊断为（　　　）

　　A.手足口病　　B.水痘　　　　C.麻疹　　　　D.风疹　　　　E.疹腮

扫一扫，知答案

A2 型题

18.患儿，6岁。证见轻微发热恶寒，左侧耳下腮部漫肿疼痛，咀嚼不便，咽红，舌质红，舌苔薄白，脉浮数。治疗首选方（　　　）

　　A.普济消毒饮　　B.五味消毒饮　　C.荆防败毒散　　D.柴胡葛根汤　　E.银翘散

师说心语

19.患儿，5岁。高热，双侧腮部肿大2天，以耳垂为中心，疼痛，坚硬拒按，舌红苔黄，脉数。其病机是（　　　）

　　A.邪犯少阳　　B.热毒壅盛　　C.邪陷心肝　　D.气血凝滞　　E.余邪留恋

20.患儿，8岁。因高热2天，右侧腮部肿痛1天就诊。查：右侧腮部以耳垂为中心漫肿，坚硬拒按，腮腺管口红肿，无脓。舌红苔黄厚，脉滑数。治疗应首选（　　　）

　　A.银翘散　　　B.柴胡葛根汤　　C.普济消毒饮　　D.清瘟败毒饮　　E.龙胆泻肝汤

项目八　暑　温

【学习目标】

　　1.了解暑温的发病特点与临床表现。

　　2.熟悉暑温的病因病机、诊断与鉴别诊断。

　　3.掌握暑温的辨证论治。

　　4.具有运用中医四诊方法对暑温进行诊断和鉴别诊断的能力及重症西医处置能力。

做一做，明重点

扫一扫，看课件

【概述】

　　暑温是感受暑温邪毒引起的时行疾病，临床以高热、昏迷、抽搐等为主要特征。本病有明显的发病季节，在我国以7月、8月、9月三个月为高峰。发病年龄多在10岁以下，其中2～6

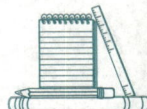

岁的儿童发病率较高。近年来，由于大规模推行预防接种，发病率已明显下降。

本病发病急骤，变化迅速，易出现内闭外脱，呼吸障碍等危象，重症病例往往留有后遗症，即具有"急、速、危、残"的病变特点，是小儿时行疾病中病情较重且预后较差的一种疾病。

相当于西医的流行性乙型脑炎，简称乙脑。

【病因病机】

夏季暑邪当令，最易伤人，暑邪入侵，犯卫则发热，头痛无汗，头项强直；入气则高热口渴，有汗热不解，头痛剧烈，神倦或烦躁不安；入营则心肝俱病，神昏痉厥；入血则伤津劫液，耗血动血，吐出咖啡样血液，以及由此而出现呼吸不整，内闭外脱。暑为阳邪，伤人最速，特别是小儿肌薄神怯，不耐三气发泄，传变迅速，易由温化热，由热化火，因高热而引起抽风、昏迷。暑温邪毒引起的病证，往往卫分未解，已传气分，出现卫气同病。气分之热未解，又窜营分，而致气营两燔，甚至营病及血，营血同病。重者，本病后期，因耗血伤阴，或余邪留络，或痰蒙清窍，而出现不规则发热，痴呆，躁狂，强直性瘫痪，吞咽困难，失语等后遗症。

总之，本病属温病范畴，为感受暑温邪毒所致。临床一般按卫、气、营、血规律传变，其病机为热极生风，风盛生痰，痰盛生惊。而热、痰、风相互转化，互为因果，形成恶性循环。

【诊断与鉴别诊断】

1. 诊断要点

（1）病史　有明显季节性，多发生于盛夏7月、8月、9月三个月，有被蚊虫叮咬史。

（2）临床表现

①初期：起病的最初3～4天，发热、头痛、呕吐、嗜睡、烦躁，可有脑膜刺激征。

②极期：病程第4～10天，病情突然加重，持续高热（40℃以上），烦躁，嗜睡，甚则昏迷、抽搐，严重者发生内闭外脱而死亡。

③恢复期：发病后10天左右，体温逐渐下降，抽搐渐停，神智渐清，一般可逐渐痊愈。部分重症患儿可有低热、多汗、语言障碍、多动、抽搐发作等，常须数月始能恢复。

④后遗症期：发病1年后仍有神经精神症状者为后遗症，表现为失语、痴呆，肢体瘫痪等。

（3）实验室检查

①血常规：白细胞总数升高，一般在（10～20）×10⁹/L，中性粒细胞比例增至80%以上。

②脑脊液：压力增高，白细胞计数多在（50～500）×10⁶/L，早期以中性粒细胞为主，4～5天后则转为淋巴细胞为主。蛋白轻度增高，糖与氯化物正常。

③补体结合试验：病后2～3周阳性；血凝抑制试验病后5天出现阳性，第2周达高峰。

2. 鉴别诊断

（1）中毒性菌痢　起病更急，突起高热、神昏、惊厥，肛检或温盐水灌肠可见脓血便，大便培养可见痢疾杆菌。

（2）化脓性脑膜炎　主要表现为高热、头痛、呕吐、惊厥等症状，如果发生在夏秋季，容易与乙脑相混淆。但本病脑脊液外观混浊，白细胞总数显著增多，＞1000×10⁶/L，以中性粒细胞为主，糖含量明显降低，蛋白增高，脑脊液检查有助于鉴别诊断。

【辨证论治】

1. 辨证要点

（1）辨轻重　根据发热高低、神昏程度、抽搐次数和频率，以及以上三点持续时间的长短和有无后遗症辨识轻重。以发热高，持续时间长，意识障碍深，出现时间长，抽搐重，次数频繁，持续时间长，甚者出现内闭外脱危象，往往留有后遗症为重症；发热不甚，意识障碍浅，

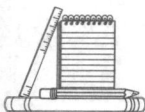

抽搐程度不重，病程较短，无后遗症者为轻症。

（2）辨卫气营血

卫：初期。以发热、头痛、呕吐、嗜睡为主症，热、痰为主。

气：极期。以神昏、抽搐、喉间痰鸣为主症，热、痰、风俱全。

营血：若身热夜甚、神昏、抽搐、兼出血之相者，为邪在营血。

2. 治疗原则 以清热、豁痰、开窍、息风为基本治则。初、极期以解热为主，根据卫气营血传变规律配合相应治则；恢复期扶正祛邪。

3. 分证论治

（1）邪在卫气

证候 突然发热，无汗或少汗，头痛，项微强，口渴引饮，常伴恶心，呕吐，轻度烦躁或嗜睡。舌红，苔薄白或黄，脉浮数或滑数。

> **执考提示**
>
> 暑湿中医辨证方法

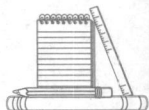

证候分析 本证属乙脑初期。暑瘟之邪侵犯卫气，故见发热，无汗或少汗，头痛；暑邪入里，内扰阳明，上扰清空，故头痛，项微强，轻度烦躁或嗜睡。本证的特点是卫气同病，表里同病，既有暑邪郁表未解，又有暑邪温毒蕴结气分。

治法 清热解毒，辛凉透表。

方药 银翘散（《温病条辨》）合白虎汤（《伤寒论》）。

常用中药 连翘、金银花、苦桔梗、薄荷、竹叶、生甘草、荆芥穗、淡豆豉、牛蒡子。

加减 项强，加葛根、僵蚕、钩藤解痉疏风；高热不退者，加大青叶、板蓝根清热解毒；汗热不解，嗜睡身重者，加藿香、佩兰、苍术清暑化湿；腹满便秘者，加大黄、全瓜蒌通腑泄热，或用凉膈散表里双解。

（2）邪在气营

证候 高热持续不退，头痛剧烈，呕吐频繁，颈项强直，神志模糊或昏迷不醒，烦躁谵妄，四肢抽搐，甚则喉间痰声辘辘，呼吸不利，大便秘结，小便短赤。舌红或舌尖生刺，苔黄糙或灰腻，脉洪数或弦大。

证候分析 本证为乙脑极期。暑邪温毒由卫气传入气营，故见高热持续不退，烦渴汗出，大便秘结，小便短赤；热盛生痰，痰热蒙蔽心窍而见神志模糊或昏迷不醒，甚则喉间痰声辘辘；暑邪炽盛直入气营而致气营两燔，而见烦躁谵妄，四肢抽搐，舌红或舌尖生刺等。

治法 清气凉营，泻火涤痰。

方药 清瘟败毒饮加减（《疫疹一得》）。

常用中药 黄连、黄芩、栀子、石膏、连翘、知母、牡丹皮、生地黄、赤芍、竹叶、玄参、犀角、桔梗、甘草。

加减 高热不退，频繁抽搐者，加羚羊角、钩藤、僵蚕息风止痉；神昏谵语者，加紫雪丹、安宫牛黄丸清心开窍；喉间痰鸣者，加礞石滚痰丸、鲜竹沥以涤痰通下；深度昏迷，苔浊腻者，加苏合香丸及天竺黄、胆南星、石菖蒲、郁金开窍泄浊。若高热、抽搐、昏迷三症同时并存，舌苔黄糙，脉实有力，宜用调胃承气汤或凉膈散泄热通腑，釜底抽薪。

（3）邪在营血

证候 身热起伏，朝轻暮重，尤以夜间为甚，昏迷加深，反复抽搐，双目上视，牙关紧闭，颈项强直，或见大汗出，四肢厥冷，或有皮肤发斑，便血，吐血。舌绛少津，脉沉细数。

证候分析 本证属重型乙脑的极期。暑邪化火，深入营分，损伤真阴，故见身热夜甚；痰热交结，引动肝风，则见深度昏迷，反复抽搐；热留血分，耗血动血，则见皮肤发斑，便血，吐血，舌绛少津。

治法　清热解毒，息风开窍。

方药　犀角地黄汤（《备急千金要方》）合羚角钩藤汤（《通俗伤寒论》）。

常用中药　犀角地黄汤：犀角（用水牛角代）、生地黄、牡丹皮、芍药。羚角钩藤汤：羚羊角片、霜桑叶、川贝母、鲜生地黄、钩藤、菊花、茯神、白芍、甘草、竹茹。

加减　昏迷不醒者，加安宫牛黄丸开窍醒神；抽搐不止者，加牡蛎、珍珠母、钩藤潜阳息风；如突然出现面白发绀，大汗淋漓，四肢厥冷，脉细微欲绝者，急以独参汤鼻饲，加用参附龙牡救逆汤以回阳救逆。

（4）邪恋正虚

①余热未尽

证候　低热或不规则发热，面赤颧红，心烦不宁，口干喜饮，小便短少，偶有惊惕。舌红，苔光净。或汗出不温，面色苍白，精神萎靡，小便清长，大便溏薄。舌淡嫩，苔薄，脉细而数。

证候分析　本证属乙脑恢复期。急性期经治暑邪渐退，但余邪未尽，气阴亏虚。暑邪伤阴，阴虚内热，故见低热，颧红，舌红，苔光净；暑邪伤气，营卫不和，故见汗出不温，面色苍白，舌淡嫩。

治法　养阴清热或调和营卫。

方药　阴虚发热，用青蒿鳖甲汤（《温病条辨》）；营卫不和，用桂枝汤（《伤寒论》）。

常用中药　青蒿鳖甲汤：青蒿、鳖甲、知母、生地黄、牡丹皮。桂枝汤：桂枝、芍药、生姜、甘草、大枣。

加减　口干喜饮者加石斛、天花粉养阴生津；惊惕者加钩藤、珍珠母平肝息风镇惊；便秘者加全瓜蒌、火麻仁清肠润燥。

桂枝汤适用于营卫不和证。

加减　汗多者加龙骨、牡蛎、浮小麦敛汗固涩；食欲不振，纳少溏薄者，加太子参、白术、山药健脾益气。

②痰蒙清窍

证候　意识不清，或痴呆失语，失聪，吞咽困难，喉间痰鸣；或狂躁不宁，嚎叫哭闹。舌红绛，苔黄腻，脉滑或滑数。

证候分析　临床表现有痰浊与痰火的不同，痰浊内闭，蒙蔽清窍，见意识不清，痴呆，失聪；痰火内扰心肝，见狂躁不宁，嚎叫哭闹，舌红绛。

治法　豁痰开窍。

方药　涤痰汤（《奇效良方》）。

常用中药　半夏、陈皮、甘草、竹茹、枳实、生姜、胆南星、人参、菖蒲。

加减　喉间痰多者，灌服鲜竹沥清热豁痰；吞咽困难者，加僵蚕止痉散搜风化痰。

③内风扰动

证候　肢体震颤或强直性瘫痪，癫痫发作。舌红绛，苔剥落，脉细数。

证候分析　病后肝肾阴虚，筋脉失养，风痰阻络，故见强直性瘫痪；虚风内动，故肢体震颤；舌红降，苔剥落，脉细数为阴虚之症。

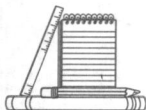

治法　搜风通络，养阴息风，养血活血柔痉。

方药　止痉散（《流行性乙型脑炎中医治疗法》）。

常用中药　全蝎、蜈蚣、天麻、僵蚕。

加减　伴有自汗，面色苍白者，加黄芪、当归、枸杞子补益气血，滋养肝肾；肢体拘急强直者，加天麻、僵蚕、红花、地龙、生地黄、白芍、桃仁、木瓜、鸡血藤活血化瘀，舒筋通络；体弱多汗，食少形瘦者，加黄芪、党参、山药益气健脾。

【其他疗法】

1. 中成药

（1）清开灵口服液　口服，1次10～15mL，1日3次。用于气营两燔证。

（2）牛黄抱龙丸　口服，1次1丸，1日1～2次，周岁内小儿酌减。用于气营两燔证。

2. 针灸

（1）高热　取十宣点刺出血，或耳尖放血，以泻热毒。

> ✎ **执考提示**
>
> 暑湿重症患儿处置要点

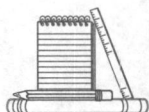

（2）项强抽搐　针刺合谷、大椎、内关、曲池等穴以息风止痉。

（3）昏迷　针刺水沟、中冲、劳宫等穴以开窍醒神。

（4）恢复期　智力障碍：针刺合谷、百会、内关、神门。面瘫：针刺合谷、地仓、颊车、翳风。失语：针刺哑门、大椎、间使、涌泉、足三里。瘫痪：上肢针刺肩髃、曲池、手三里、外关、合谷，下肢针刺环跳、风市、昆仑、阳陵泉、承山。

3. 推拿疗法　在恢复期，对关节强直性瘫痪常采用推拿疗法。用推、拿、揉、按等手法拿相关部位和穴位，每日1次，每次20～30分钟，以防肌肉萎缩，恢复肢体功能。

4. 西医治疗　主要用于急症处理。

（1）退热　降低室温，放置冰帽、冰袋及温水擦浴等物理降温措施。持续高热的患儿，可采用冬眠疗法。

（2）止惊　药物有安定、苯巴比妥、10%水合氯醛、冬眠灵等，依次选用上药一种，观察10～20分钟，抽搐不止者换另一种，惊止者根据情况用维持剂量。

（3）降低颅内压　20%甘露醇、速尿等脱水剂静脉注射或滴注，防治脑水肿、脑疝。

（4）纠正呼吸衰竭　应用东莨菪碱、洛贝林、尼可刹米等肌内注射或静脉滴注。如重症呼吸衰竭药物难以控制，即行气管切开术，应用人工呼吸机。

（5）惊厥、面唇紫绀者，及时予以吸氧；喉间痰多不能咯吐者，及时吸痰，保持呼吸道通畅。

【预防与调护】

1. 预防

（1）积极开展爱国卫生运动，防蚊、灭蚊，切断传播途径。

（2）按计划进行乙脑疫苗预防注射，保护易感人群。

（3）隔离患者至体温正常。猪（特别是幼猪）是本病的主要传染源，应改善猪圈卫生，做好灭蚊工作。

2. 调护

（1）患儿居室应保持凉爽通风，室温控制在28℃以下。

（2）密切观察体温、呼吸、脉搏、血压及瞳孔变化。保持口腔清洁，经常变换体位，清洁皮肤，防止褥疮。

（3）急性期给予流质，并供给充足水分，必要时鼻饲。恢复期应逐渐增加营养。

（4）恢复期的患儿要做被动功能锻炼，使其功能尽早恢复。

【案例训练】

患儿，4岁。2012年7月27日就诊。

患儿突起高热1天。昨日患儿突然发热恶风、头痛，体温高达40℃，伴全身乏力，恶心呕吐，在家服用小儿解热镇痛剂（APC）无效，今日来院就诊。现壮热面赤，头痛，口渴，烦躁不安，恶心呕吐，胸闷，小便短赤，大便燥结。查体：体温40.1℃，热性病容，神志尚清，颈项强直，心肺（－），腹软，无压痛。舌质红，苔黄腻，脉滑数。布氏征（±）。脑脊液检查：压力不高，常规检查（－），培养（－）。血常规检查：白细胞$12.3×10^9$/L，中性粒细胞百分比87%，淋巴细胞百分比13%。

1. 中医辨证论治

（1）四诊摘要　①望诊：壮热面赤，烦躁不安，舌质红，苔黄腻。②闻诊：无咳嗽。③问诊：发热恶风、头痛，全身无力，口渴，烦躁不安，恶心呕吐，胸闷，小便短赤，大便燥结。④切诊：颈项强直，腹软，无压痛，脉滑数。

（2）中医辨证分析　在教师指导下分组讨论完成。

（3）中医诊断　暑温（邪在气营证）。

（4）治则　清气凉营，泻火涤痰。

（5）方药　清瘟败毒饮加减。

（6）课后作业　学生练习开方定量。

2. 西医诊治

（1）诊断依据　①病史：昨日突然发热恶风、头痛，体温高达40℃，伴全身乏力，恶心呕吐，在家服用小儿APC无效，今日来院就诊。②症状：壮热面赤，头痛，口渴，烦躁不安，恶心呕吐，胸闷，小便短赤，大便燥结。③体征：体温40.1℃，热性病容，神志尚清，颈项强直，心肺（－），腹软，无压痛。④实验室检查：脑脊液检查：压力不高，常规检查（－），培养（－）。血常规检查：白细胞$12.3×10^9$/L，中性粒细胞百分比87%，淋巴细胞百分比13%。

（2）西医诊断　流行性乙型脑炎。

（3）处置方案

长期医嘱	临时医嘱
儿科护理常规	特异性IgM抗体检测
一级护理	小便常规
流质饮食	胸片
病重通知	$PaCO_2$、PaO_2监测
隔离至体温正常，病室保持安静，应有防蚊降温设备	温水浴，冷水灌肠
鼻导管吸氧（送氧压力0.04Mpa，每分钟100次）	布洛芬鼻饲80mg　每8小时
心电、呼吸、血氧饱和度监护	清开灵口服液1支　每日2次　发热时
5%葡萄糖注射液200mL 利巴韦林0.2g　／　静脉滴注　每日1次	
5%葡萄糖注射液150mL 干扰素80万U　／　静脉滴注　每日1次	

注意事项：①一般治疗。加强护理，观察病情。②对症处理。降温，防惊厥，防呼吸衰竭。③抗病毒治疗。④应用免疫增强剂。⑤恢复期功能训练。

练一练，强诊治

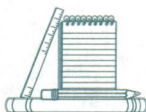

【名医验案】

陈某，女，58岁。初诊：初起发热恶寒，体温38～39℃，汗出，时有恶心，2天后开始神志不清，烦躁谵语，颈部有抵抗，查脑脊液白细胞23×10⁶/L，单核细胞百分比9%；入院即给常规抗生素治疗。第3天开始腹泻，大便培养见金黄色葡萄球菌。诊为乙脑并发剥脱性肠炎，治疗无效，并产生真菌，遂邀赵绍琴会诊。诊见身热不退，神志昏沉，大便作泄，色黄气臭，小便黄，舌绛龟裂，苔焦黄唇燥，脉细数。辨证：此为暑热久蕴入营，蒙蔽心包，且积滞互阻，湿热下迫。气热复炽，营阴已伤。治宜清营养阴，开窍透热。处方：葛根4.5g，黄芩9g，黄连4.5g，甘草3g，生石膏30g，竹茹6g，石菖蒲4.5g，郁金6g，鲜石斛15g，紫雪丹3g（分服）。2剂。

二诊：药后热退泄止，神志转清，溲黄，舌干红，苔已渐化，脉弦滑略数。以扶正养阳，清泄余热而愈。原按：本证为乙脑重症并发剥脱性肠炎，属中医暑热夹湿。暑热久蕴，营阴已伤。热势深重，蒸湿炼液为痰，蒙蔽心包，且气热炽盛，积滞互阻，湿热下迫。上有内窍堵闭，下有湿热阻滞于肠，气机不畅；又日气热复炽，热邪源源不断由气直涌营中，以白虎清气热，葛根、黄芩、黄连清利肠热；石菖蒲、郁金配紫雪丹清心涤痰开窍，甘草、滑石、竹茹通利三焦，排除造成营热不能外达的原因，使气机通畅，开营热外达之路。服后热退，泄止神清，为营热外透。舌干红溲黄，为营阴既伤，余热未清，故以养阴清泄余热法而愈。

按语：此为以透热转气法救治暑温神昏重症。此证神昏与大肠湿热积滞有关，故用葛根黄连汤合石菖蒲、郁金、紫雪，坚肠止利与清心开窍并举，又用滑石、竹茹通利水道，则三焦通畅，故收热退神清利止之效。（引自《赵绍琴临证医案》）

【预习测试】

A1 型题

1. 暑温的发病多集中于（　　　）

　　A. 3～5月　　　B. 5～7月　　　C. 6～8月　　　D. 7～9月　　　E. 10～12月

2. 以下哪项对诊断暑温最为重要（　　　）

　　A. 高热程度　　B. 发病季节　　C. 发病急骤　　D. 传变迅速　　E. 内闭外脱

3. 小儿暑温好发年龄为（　　　）

　　A. 2～6岁　　　B. 1～2岁　　　C. 6～8岁　　　D. 8～12岁　　E. 12～16岁

4. 暑温邪犯卫气偏卫分证，治疗应首选（　　　）

　　A. 清瘟败毒饮　B. 新加香薷饮　C. 银翘白虎汤　D. 犀角地黄汤　E. 凉膈散

5. 暑温邪入营血证的发热特点为（　　　）

　　A. 发热微恶寒　　　　　　　　　　　　B. 但热不寒

　　C. 高热持续不退　　　　　　　　　　　D. 不规则发热

　　E. 热势起伏，朝轻暮重

6. 暑温多数在几天后进入恢复期（　　　）

　　A. 3　　　　　　B. 7　　　　　　C. 10　　　　　D. 20　　　　　E. 30

7. 下列哪项不是暑温急性期的常见证型（　　　）

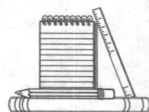

A. 邪炽气营　　B. 邪犯卫气　　C. 邪恋正虚　　D. 营卫不和　　E. 邪入营血

8. 小儿暑温邪在气营治疗应首选（　　　）

A. 清瘟败毒饮　　　　　　　　　　　　　B. 新加香薷饮

C. 银翘散合白虎汤　　　　　　　　　　　D. 犀角地黄汤

E. 凉膈散

9. 小儿暑温恢复期症见低热，面赤颧红，心烦不宁，口干喜饮，小便短少，偶有惊惕。舌红苔光净，脉细数者首选方剂是（　　　）

A. 青蒿鳖甲汤　　B. 清瘟败毒饮　　C. 犀角地黄汤　　D. 桂枝汤　　E. 新加香薷饮

10. 哪项不是小儿暑温治疗原则（　　　）

A. 清热　　　　B. 豁痰　　　　C. 开窍　　　　D. 息风　　　　E. 祛湿

A2 型题

11. 患儿，2 岁。发热 24 小时后突然神志不清，颈项强直，四肢抽搐，喉中痰声辘辘。大便秘结，小便短赤，舌质红绛，苔黄燥，脉洪数，体温 40.2℃。治疗应首选（　　　）

A. 新加香薷饮　　B. 犀角地黄汤　　C. 清瘟败毒饮　　D. 涤痰汤　　E. 止痉散

12. 患儿，6 岁。发热 4 小时，头痛，恶心呕吐，嗜睡。查体：急性热病容，体温 40.5℃，项部强直，舌质红，苔薄白，脉浮数。本病例属于暑温的哪种证型（　　　）

A. 邪犯卫气　　B. 邪炽气营　　C. 邪入营血　　D. 痰蒙清窍　　E. 内风扰动

13. 患儿，7 岁。持续发热 8 天。现热势起伏，朝轻暮重，昏迷，两目上视，时有抽搐，四肢厥冷，二便失禁，舌质紫绛少津，脉沉细数。治疗应首选（　　　）

A. 清瘟败毒饮　　　　　　　　　　　　　B. 白虎汤

C. 青蒿鳖甲汤合清络饮　　　　　　　　　D. 龙胆泻肝汤

E. 犀角地黄汤合增液汤

14. 患者，6 岁，现小儿暑温恢复期症见汗出不温，面色苍白，精神萎靡，小便清长，大便溏薄。首选方剂是（　　　）

A. 青蒿鳖甲汤　　B. 清瘟败毒饮　　C. 犀角地黄汤　　D. 桂枝汤　　E. 新加香薷饮

15. 患者，4 岁，小儿暑温已愈，现肢体震颤或强直性瘫痪，癫痫发作。舌红绛，苔剥落，脉细数。首选方剂是（　　　）

A. 银翘散　　　B. 止痉散　　　C. 犀角地黄汤　　D. 桂枝汤　　E. 青蒿鳖甲汤

扫一扫，知答案

做一做，明重点

扫一扫，看课件

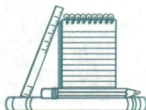

项目九　传染性单核细胞增多症

【学习目标】

1. 了解传染性单核细胞增多症的发病特点与临床表现。

2. 熟悉传染性单核细胞增多症的病因病机、诊断与鉴别诊断。

3. 掌握传染性单核细胞增多症的辨证论治。

4. 具有运用中医四诊方法对传染性单核细胞增多症进行诊断和鉴别诊断的能力及重症西医处置能力。

【概述】

传染性单核细胞增多症是由 EB 病毒引起的急性传染病。临床以发热，咽峡炎，淋巴结及肝脾肿大，外周血中淋巴细胞增多并出现大量异常淋巴细胞为特征。

本病多呈散发，四季均有，春秋季节较多。患者和隐性感染者为传染源，通过口咽分泌物接触传播，偶可经输血传播。易感人群多为儿童或青少年，6 岁以下儿童常表现为隐性感染或轻症，年长儿症状较重，甚至发生严重并发症。病后可获持久免疫力。

中医文献中无本病名称，属温病"温疫"的范畴。

【病因病机】

本病的病因为温疫时邪。温邪自口鼻入，先犯肺卫，邪郁肺胃，症见恶寒、发热、头痛、咳嗽、咽痛。邪犯胃腑，则见胃气上逆而见恶心呕吐、食欲不振。小儿为纯阳之体，邪毒极易化热生火，肺胃热盛，则肌肤皆热而见大热大汗。热势枭张，炼津成痰，痰火瘀结，充斥表里，症见烦渴。热毒上攻，瘀滞经络，热毒内瘀则颈部淋巴结肿大。血行受阻，血流不畅，气血瘀滞，发为腹中痞块，扪及肝脾肿大。湿热内蕴，肝失疏泄，胆汁外溢，发为黄疸。热入营血，灼伤脉络，迫血妄行，可见皮下紫癜。热结下焦，症见尿血。热毒内陷心肝，则见昏迷、抽搐。痹阻脑络，可致口眼㖞斜、失语、吞咽困难、肢体瘫痪。火毒上攻咽喉，则见咽喉红肿溃烂，壅塞气道，甚至引起窒息。热盛伤阴，心失所养，可见心悸怔忡、脉律失常。若气阴耗损而余邪未清，可有低热缠绵、精神萎靡、口干少饮、颧红盗汗、舌红、少苔、脉细数。

总之，本病的主要病变部位在肺胃，按卫气营血规律传变，可涉及心、肺、肝、肾。基本病机为气营两燔、热毒炽盛、痰热瘀结。

【诊断与鉴别诊断】

1. 诊断要点

（1）病史 可有与患者或隐性感染者接触史。

（2）临床表现 起病缓急不一，前驱症状为全身不适，头痛头昏，食纳不佳，恶心呕吐，轻度腹泻等。典型症状：①发热：体温在 38～40℃，热型不定，热程大多 1～2 周，少数可达数月。中毒症状多不严重。②淋巴结肿大：大多数患者有浅表淋巴结肿大，大小不等，无粘连，在病程第 1 周即可出现，2 周后逐渐消退，少数持续数月甚至数年。③咽峡炎：有咽痛、扁桃体肿大、充血或咽部有小出血点及溃疡。④肝脾肿大：约半数有轻度脾肿大，伴疼痛及压痛，偶可发生脾破裂。肝大者可有肝功能异常，并伴有急性肝炎的上消化道症状，部分有轻度黄疸。⑤皮疹：全身出现斑疹、丘疹、皮肤出血点或猩红热样斑疹。⑥累及肺、肾、心、脑时，可出现咳喘、血尿、惊厥、瘫痪失语等症状。

> 📝 **执考提示**
>
> 传染性单核细胞增多症的诊断

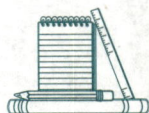

（3）辅助检查 血常规：早期白细胞总数多在正常范围或稍低，发病 1 周后，白细胞总数增多，淋巴及单核增多，占 50% 或以上，异型淋巴细胞或 $1.0×10^9$/L 以上百分比大于 10%。血清学检查：血清中嗜异性 IgM 抗体效价高于 1∶64，或 EB 病毒特异性抗体阳性有诊断意义。

2. 鉴别诊断

（1）急性咽峡炎或扁桃体炎 急性溶血性链球菌所致咽峡炎，常有发热、咽部充血、颈部淋巴结肿大。外周血常规：中性粒细胞增多，咽拭子细菌培养（＋）。

（2）急性淋巴细胞性白血病 不成熟异常淋巴细胞较多时，需与急性白血病鉴别。做骨髓穿刺可明确诊断。

【辨证论治】

1. 辨证要点

（1）辨病位识轻重　邪在卫分气分，常以发热、咽峡炎、淋巴结及肝脾肿大为主，属轻症；邪在气营（血）分，常伴咳喘、黄疸，热盛动风，为重症。

（2）辨病程分虚实　本病初中期，邪在卫、气、营分，属实证；本病后期，津伤气耗，正虚邪恋，迁延不愈，属虚证。辨证时要抓住热毒痰瘀这一基本病理特征，痰结者可见全身淋巴结肿大，血瘀则可见肝脾肿大，病程迁延反复不愈者可呈现虚中夹实证候。

2. 治疗要点　本病以清热解毒，化痰祛瘀为基本治则。在卫宜疏风解表；在气则清气泄热，化痰散结；毒入营血宜清营凉血；后期气阴耗伤则需益气养阴，兼清余邪；若兼湿邪夹杂，则应化湿利湿、通络达邪。

3. 分证论治

（1）邪郁肺胃

证候　发热，微恶风寒，咽红疼痛，颈部瘰疬，纳差，恶心呕吐。舌边尖红，苔薄白或薄黄，脉浮数。

证候分析　瘟疫时邪，侵犯肺卫，邪郁化热，或犯胃腑，故见本证。以发热恶风，咽红疼痛，颈部瘰疬，舌边尖红，脉浮数为证候要点。

治法　疏风清热，清肺利咽。

方药　银翘散（《温病条辨》）。

常用中药　连翘、金银花、苦桔梗、薄荷、竹叶、生甘草、荆芥穗、淡豆豉、牛蒡子。

加减　咽喉肿痛，加玄参、板蓝根、僵蚕、蝉蜕；瘰疬较大，加夏枯草、浙贝母、蒲公英、赤芍；皮疹色红加紫草、白鲜皮、蝉蜕。

（2）气营两燔

证候　壮热烦渴，咽喉红肿疼痛，乳蛾肿大，甚则溃烂，口臭便秘，面红唇赤，皮疹暴露，瘰疬，胁下痞块。舌质红，苔黄糙，脉洪数。

证候分析　表邪不解，入于肺胃，热毒内炽，上攻咽喉，痰热瘀血互结，故见本证。以咽喉肿痛，壮热烦渴，瘰疬，胁下痞块，舌红，苔黄，脉数为证候要点。

治法　清气凉营，解毒利咽。

方药　清瘟败毒饮（《疫疹一得》）。

常用中药　黄连、黄芩、栀子、石膏、连翘、知母、牡丹皮、生地黄、赤芍、竹叶、玄参、犀角、桔梗、甘草。

加减　项强抽搐，宜清心开窍，加水牛角、钩藤；头痛，加蔓荆子、菊花；便秘者，加大黄、芒硝；皮肤紫斑瘀点，加紫草、小蓟；肝脾肿大，加柴胡、郁金、牡蛎。

（3）痰热流注

证候　发热，热型不定，颈、腋、腹股沟处浅表淋巴结肿大，以颈部为重，肝脾肿大。舌质红，苔黄腻，脉滑数。

证候分析　热势枭张，炼津成痰，痰火瘀结，流注表里，故见本证。以发热，颈、腋、腹股沟处浅表淋巴结肿大，肝脾肿大，舌质红，苔黄腻，脉滑数为证候要点。

治法　清热化痰，通络散瘀。

方药　清肝化痰丸（《医门补要》）。

常用中药　生地黄、牡丹皮、海藻、贝母、柴胡、昆布、海带、夏枯草、僵蚕、当归、连

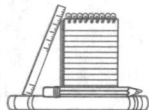

翘、栀子。

加减 发热高，肿块触痛明显，去昆布、海藻，加蒲公英、忍冬藤、赤芍；呕吐痰涎，加半夏、竹茹；胁肋胀满疼痛，加枳壳、乳香、川楝子；淋巴结肿大，质硬不痛，加桃仁、红花、皂角刺；肝脾肿大，久而不消，可用血府逐瘀汤。

（4）湿热蕴滞

证候 发热持续，缠绵不退，身热不扬，汗出不透，头身重痛，精神困倦，呕恶纳呆，渴不欲饮，胸腹痞闷，面色苍黄，皮疹色红，大便黏滞不爽，小便短黄不利。舌偏红，苔黄腻，脉濡数。

证候分析 湿热内蕴，肝失疏泄，脾胃困阻，故见本证。以身热不扬，头身困重，呕恶纳呆，面色苍黄，舌偏红，苔黄腻，脉濡数为证候要点。

治法 清热解毒，行气化湿。

方药 甘露消毒丹（《医效秘传》）。

常用中药 飞滑石、黄芩、茵陈、藿香、连翘、石菖蒲、白豆蔻、薄荷、射干、川贝母。

加减 一般可去薄荷、射干。热偏重，加龙胆草、蒲公英、败酱草、虎杖；湿偏重，加泽泻、滑石、金钱草、土茯苓；呕吐，加半夏、竹茹；腹胀，加枳实、槟榔；纳呆，加山楂、麦芽；黄疸已退，肝大长期不消，用桃红四物汤加丹参。

（5）正虚邪恋

证候 病程日久，发热渐退，或见低热，瘰疬、胁下痞块明显缩小，气短乏力，口渴少饮，小便短赤，大便干结。舌质淡或红，苔少或花剥，脉细弱。

证候分析 热病日久，气阴两伤，余邪未尽，故见本证。以发热渐退，或见低热，瘰疬、胁下痞块明显缩小，苔少或花剥，脉细弱为证候要点。

治法 益气生津，清解余热。

方药 气虚邪恋，竹叶石膏汤（《伤寒论》）；阴虚邪恋，青蒿鳖甲汤（《温病条辨》）。

常用中药 竹叶石膏汤：竹叶、石膏、麦冬、半夏、人参、甘草、粳米。青蒿鳖甲汤：青蒿、鳖甲、知母、生地黄、牡丹皮。

加减 大便干结，加瓜蒌。食欲不振，加谷芽、麦芽。瘰疬肿大，经久不消，加玄参、牡蛎、浙贝母、夏枯草、蒲公英。胁下痞块较大，加丹参、郁金、三棱、莪术。小便黄赤，淋沥不尽，加白茅根、大蓟、小蓟、蒲黄。

【其他疗法】

1. 中成药

（1）紫雪丹 冷开水调服，周岁小儿1次0.3g，每增1岁，递增0.3g，1日1次。5岁以上酌情服用。用于热陷心肝证。

（2）生脉饮 口服，1次1支，1日3次。用于恢复期气阴两虚证。

2. 外治疗法

（1）如意金黄散 用茶或醋调敷在肿大的淋巴结上，1日换敷2次，有清热解毒、散结消肿之效。

（2）锡类散 适量喷于咽部，1日3次，有解毒利咽之效。

【预防与调护】

1. 预防

（1）急性期患者应予隔离，口鼻分泌物及其污染物应消毒处理。机构集体中发生本病流行，可就地隔离检疫。

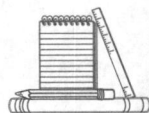

（2）脾大者，避免剧烈运动、外伤，防止体力消耗。

2. 调护

（1）急性期应卧床休息 2～3 周，减少体力消耗。

（2）饮食宜清淡，保证营养及足够热量。

【案例训练】

王某，男，6 岁。2011 年 6 月 13 日初诊。

患儿发热 1 周，体温最高至 40℃，精神烦躁，口渴欲饮，大便干结，时感胁肋下胀痛。查体：颈、腋、腹股沟多处浅表淋巴结肿大，脾脏肿大，舌质红，苔黄腻，脉数。实验室检查：血常规示白细胞 $16×10^9$/L，单核细胞百分比 25%，淋巴细胞百分比 40%，其中异型淋巴细胞百分比 15%。血清嗜异性凝集试验比值＞1：64，EB 病毒抗体 IgM、IgG 均阳性。

1. 中医辨证论治

（1）四诊摘要　①望诊：发热 1 周，精神烦躁，舌质红，苔黄腻。②闻诊：无咳嗽。③问诊：发热 1 周，体温最高至 40℃，精神烦躁，口渴欲饮，大便干结，时感胁肋下胀痛。④切诊：颈、腋、腹股沟多处浅表淋巴结肿大，脾脏肿大。脉数。

（2）中医辨证分析　在教师指导下分组讨论完成。

（3）中医诊断　传染性单核细胞增多症（痰热流注证）。

（4）治则　清热化痰，通络散瘀。

（5）方药　清肝化痰丸加减。

（6）课后作业　学生练习开方定量。

2. 西医诊治

（1）诊断依据　①病史：患儿发热 1 周，体温最高至 40℃，精神烦躁，口渴欲饮，大便干结，时感胁肋下胀痛。②症状：发热，精神烦躁，口渴欲饮，大便干结。③体征：体温 40℃，颈、腋、腹股沟多处浅表淋巴结肿大，脾脏肿大。④实验室检查：血常规示白细胞 $16×10^9$/L，单核细胞百分比 25%，淋巴细胞百分比 40%，其中异型淋巴细胞百分比 15%。血清嗜异性凝集试验比值＞1：64，EB 病毒抗体 IgM、IgG 均阳性。

（2）西医诊断　传染性单核细胞增多症。

（3）处置方案

长期医嘱		临时医嘱
儿科护理常规		EB病毒DNA检测
一级护理（腹部检查动作轻柔）		EBV病毒载量检测
半流质高维饮食		病毒培养
病重通知		肝功能检测
鼻导管吸氧（送氧压力0.04Mpa，每分钟100次）		腹部B超
5%葡萄糖注射液200mL 利巴韦林0.2g	静脉滴注　每日1次	布洛芬鼻饲80mg　每8小时
麻仁丸1粒　1日2次		温水浴
5%葡萄糖注射液150mL 干扰素90万U	静脉滴注　每日1次	清开灵口服液1支　口服　每日2次　发热时

注意事项：①对症治疗。查体动作轻柔，防止脾脏破裂。卧床休息，保肝，降温。②抗病毒治疗。③肾上腺皮质激素治疗。

练一练，强诊治

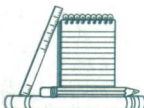

【名医验案】

端某，男，3岁。

患儿因发热2周，用抗生素无效而来中医门诊。体温在37～38.5℃，每日晨起及上午热轻，午后热重，每次体温上升以前均有恶寒现象（往来寒热），咳嗽有痰，口微渴，尿黄，胃纳欠佳，大便正常，颈、腋下及腹股沟有淋巴结肿大。尤其以颈淋巴结肿大为著，可触及小枣大小淋巴结多个，活动，不粘连。血常规示白细胞总数18×10⁹/L。淋巴细胞百分比为60%左右，异常淋巴细胞百分比为8%，肝大7.5cm，脾3cm。中医所见：面色㿠白，精神尚好，无烦躁不安现象，舌尖红，舌苔淡黄腻，脉弦滑略数。

西医诊断：传染性单核细胞增多症。

辨证：湿热留恋，郁结少阳。

治法：清化湿热，和解少阳，化痰破解。

处方：蒿芩清胆汤加减。

青蒿10g，黄芩10g，柴胡10g，枳壳6g，金银花10g，连翘10g，茵陈10g，滑石10g，青黛10g，夏枯草10g，土贝母6g，瓜蒌15g，槟榔6g。7剂。

效果：服药3剂，发热即退，淋巴结亦见明显缩小。原方继服6剂，淋巴结缩小接近正常，血常规：白细胞总数9.6×10⁹/L。异常淋巴细胞百分比为2%，肝明显缩小，脾已不能触及，病愈而停药。

按语：薛生白曰"寒热如疟，湿热阻遏膜原"。在长期发热病例中，如表现为往来寒热类似疟疾，则有湿阻膜原的可能，再结合其他脉证加以确定。此证往来寒热2周。苔腻脉弦可以确立这一辨证。湿热为阴阳合邪，在机体阳气衰弱时，邪气方盛，故而在下午与晚上发热加重，颈与腋下及腹股沟为少阳经气所过处，此处淋巴结肿大，为湿热郁结成痰，郁结少阳经所致。又因苔腻而黄，舌尖红，脉数。呈现湿热并重，故方选蒿芩清胆汤加减。方中青蒿、柴胡、黄芩和解表里，清热透邪；茵陈、连翘、滑石、青黛清热利湿；枳壳、槟榔理气破湿热之结；土贝母、夏枯草、连翘配合瓜蒌化痰散结以消痰核；金银花清热解毒。（引自《周耀庭临床经验集》）

【预习测试】

A1型题

1.传染性单核细胞增多症的病原是（　　　）

    A.金黄色葡萄球菌　　　　　　　　　　　　B.链球菌

    C.病毒　　　　　　　　　　　　　　　　　D.真菌

    E.原虫

2.传染性单核细胞增多症涉及的脏腑为（　　　）

    A.心肝　　　　B.肺胃　　　　C.脾胃　　　　D.肺脾　　　　E.心肺

3.传染性单核细胞增多症的传染途径主要是（　　　）

    A.口鼻　　　　B.皮肤　　　　C.水源　　　　D.粪便　　　　E.虫媒

4.传染性单核细胞增多症最严重的并发症是（　　　）

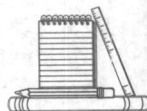

　　A.咳喘　　　　　B.血尿　　　　　C.惊厥　　　　　D.肝脾破裂　　　E.瘫痪

5.传染性单核细胞增多症诊断时下列哪项不符（　　　）

　　A.发热　　　　　B.咽痛　　　　　C.肝脾肿大　　　D.水肿　　　　　E.皮疹

6.传染性单核细胞增多症痰热流注型首选（　　　）

　　A.银翘散　　　　B.清瘟败毒饮　　C.甘露消毒丹　　D.清肝化痰丸　　E.竹叶石膏汤

7.传染性单核细胞增多症出现下列哪个症状为重症（　　　）

　　A.发热　　　　　B.咽喉肿痛　　　C.淋巴结肿大　　D.肝脾肿大　　　E.惊风

8.传染性单核细胞增多症好发于（　　　）

　　A.春秋　　　　　B.冬春　　　　　C.春夏　　　　　D.夏秋　　　　　E.秋冬

9.传染性单核细胞增多症的病原是（　　　）

　　A.流感病毒　　　B.埃可病毒　　　C.柯萨奇病毒　　D.EB病毒　　　　E.人类疱疹病毒

10.传染性单核细胞增多症的治疗原则是（　　　）

　　A.宣肺解表，清热化湿　　　　　　　　　　　B.清热解毒，化痰祛瘀

　　C.辛凉解表，宣肺止咳　　　　　　　　　　　D.清热泻火，活血止痛

　　E.清热凉营，解毒祛湿

11.症见发热，微恶风寒，咽红疼痛，颈部瘰疬，纳差，恶心呕吐。舌边尖红，苔薄白或薄黄，脉浮数。首选（　　　）

　　A.清瘟败毒饮　　B.甘露消毒丹　　C.银翘散　　　　D.龙胆泻肝汤　　E.清解达表汤

12.关于传染性单核细胞增多症的描述哪个是错误的（　　　）

　　A.多呈散发，四季均有，春秋季节较多

　　B.本病患者和隐性感染者为传染源

　　C.通过口咽分泌物接触传染，偶可经输血传播

　　D.病后可获持久免疫力

　　E.易感人群多为婴幼儿

13.传染性单核细胞增多症之气营两燔证治法为（　　　）

　　A.清气凉营，解毒利咽　　　　　　　　　　　B.清热解毒，散结消肿

　　C.辛凉解表，宣肺止咳　　　　　　　　　　　D.清热泻火，活血止痛

　　E.清热凉营，解毒祛湿

14.传染性单核细胞增多症之气营两燔证首选方为（　　　）

　　A.清瘟败毒饮　　B.甘露消毒丹　　C.银翘散　　　　D.甘露消毒丹　　E.清解达表汤

15.关于传染性单核细胞增多症的预防调护不正确的是（　　　）

　　A.流行期间，勿去公共场所

　　B.发现患儿应及时隔离治疗

　　C.有接触史的易感儿应隔离观察

　　D.对密切接触者应隔离观察7～10天，并给板蓝根颗粒冲服

　　E.脾大者应加强运动

16.患者出现发热，咽峡炎，淋巴结及肝脾肿大，外周血中淋巴细胞增多并出现大量异常淋巴细胞且EB病毒抗体IgM、IgG均阳性可诊断为（　　　）

　　A.手足口病　　　　　　　　　　　　　　　　B.水痘

　　C.传染性单核细胞增多症　　　　　　　　　　D.风疹

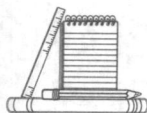

E.皮肤黏膜淋巴结综合征

A2 型题

17.患儿，4岁，症见发热，微恶风寒，咽红疼痛，颈部瘰疬，纳差，恶心呕吐。舌边尖红，苔薄白或薄黄，脉浮数，为（　　）

　　A.邪郁肺胃　　B.气营两燔　　C.痰热流注　　D.湿热蕴滞　　E.正虚邪恋

18.患儿，男，3岁。症见壮热烦渴，咽喉红肿疼痛，乳蛾肿大，甚则溃烂，口臭便秘，面红唇赤，皮疹暴露，瘰疬，胁下痞块。舌质红，苔黄糙，脉洪数，治疗首选方是（　　）

　　A.银翘散　　B.清瘟败毒饮　　C.甘露消毒丹　　D.清肝化痰丸　　E.竹叶石膏汤

19.患儿，女，8岁，患传染性单核细胞增多症，现在感觉气短乏力，口渴少饮，小便短赤，大便干结，查体舌质淡，苔少或花剥，脉细弱。此为（　　）

　　A.邪郁肺胃　　B.气营两燔　　C.痰热流注　　D.湿热蕴滞　　E.正虚邪恋

20.患儿，女，6岁，患传染性单核细胞增多症，现在感觉气短乏力，少气懒言，小便短赤，大便干结，查体舌质淡，脉细弱。首选方为（　　）

　　A.青蒿鳖甲汤　　B.清瘟败毒饮　　C.银翘散　　D.补中益气汤　　E.清解达表汤

扫一扫，知答案

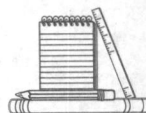

模块十二　寄生虫病

寄生虫病主要包括原虫病和蠕虫病两大类。儿科临床以蛔虫、蛲虫等肠道寄生虫病所致的蠕虫病最为多见，对小儿身体健康危害较大，应重视其防治。

病从口入，如饭前便后不洗手，爱在潮湿泥土间游戏，爱吮手指，吃未经洗净的瓜果生冷食物等，都容易使虫卵进入人体而发生疾病。蛔虫、蛲虫等肠道寄生虫寄生在患儿肠道，可直接影响胃肠功能、消耗人体水谷精微、削弱机体正气、影响人体精神。尤其是蛔虫，可钻入孔窍，或阻塞肠道，引起多种外科急症，若救治不及时，可危及患儿生命。

除了药物治疗，临床还倡导其他疗法在小儿虫证治疗中的应用，如虫证腹痛，可配合外治、针灸、推拿等法。如并发症严重，经内科治疗不能缓解者，应考虑手术治疗。这些疗法能够辅助药物治疗，提高治疗效果。

项目一　蛔虫病

【学习目标】

1. 了解蛔虫病的发病特点。

2. 熟悉蛔虫病的病因病机和临床表现。

3. 掌握蛔虫病的诊断与鉴别诊断及辨证论治。

4. 具有运用中医四诊方法对蛔虫病进行诊断、鉴别诊断的能力。

做一做，明重点

扫一扫，看课件

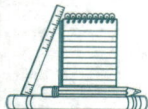

【概述】

蛔虫病是感染蛔虫卵引起的小儿常见的肠道寄生虫病，临床以脐周疼痛，时作时止，饮食异常，大便下虫，或粪便镜检有蛔虫卵为主要特征。

本病无明显的季节性。农村感染率高于城市，这与粪便污染和卫生习惯不良有密切关系。小儿由于脾胃薄弱，未养成良好的卫生习惯，故感染率高于成人，尤以学龄前儿童为甚。

蛔虫又称"蚘虫""蛕虫""蛟蛕""长虫"。成虫寄生于人体小肠，劫夺水谷精微，妨碍正常的消化吸收，轻者可无症状，或仅见脐周时有疼痛；重者久则耗伤小儿气血，面黄体瘦，形成蛔疳；由于蛔虫具有游走、扭曲成团、钻孔等特点，可引起许多并发症，如蛔厥（胆道蛔虫病）、虫瘕（蛔虫性肠梗阻），严重者可危及生命。

西医亦称本病为蛔虫病。临床表现依寄生或侵入部位，感染程度不同而有很大差异，仅限于肠道时称肠蛔虫病。多数肠蛔虫病患者无自觉症状，儿童患者常有不同程度的消化道症状。

蛔虫进入胆管、胰腺、阑尾及肝脏等脏器，或幼虫移行至肺、眼、脑、甲状腺及脊髓等器官时，可导致相应的异位性病变，严重时可引起胆管炎、胰腺炎、阑尾炎、肠梗阻、肠穿孔及腹膜炎等并发症。

【病因病机】

蛔虫病的发生，主要通过各种途径吞入了感染性蛔虫卵所致。蛔虫病患者是主要的传染源，其传播途径是生吃未经洗净且附有感染虫卵的食物，或用感染虫卵的手取食物，虫卵也可随飞扬的尘土被吸入咽下。其病位主要在脾胃、肠腑。缺乏良好卫生习惯的小儿，双手接触不洁之物后，吮吸手指，或食用未清洗干净的生冷瓜果，或饮用不洁之水，以致食入虫卵，进入胃肠，引发本病。此外，饮食不节，过食生冷肥甘，损伤脾胃，积湿成热或素体脾胃虚弱，均可为蛔虫滋生创造有利条件。如《景岳全书·诸虫》所说："或由湿热，或由生冷，或由肥甘，或由滞腻，皆可生虫……然以数者之中，又唯生冷生虫为最。"指出乱吃生冷不洁之物为蛔虫病最常见的病因。

1.虫踞肠腑 蛔虫成虫寄居肠内，频频扰动，致肠腑不宁，气机不利。小肠盘复于腹内中部，故腹痛多发生在脐周，虫静则疼痛缓解。蛔虫扰动胃腑，脾胃气机升降失司，胃气上逆，则见呕恶、流涎；蛔虫上窜，随胃气上逆，形成吐蛔。虫踞肠腑，劫取水谷精微，损伤脾胃，脾失健运，胃滞不化，可见患儿饮食不养肌肤，面色不华或萎黄，甚至肚腹胀大，四肢瘦弱，而成蛔疳。虫聚肠内，脾胃失和，内生湿热，熏蒸于上，可见患儿烦躁多啼、夜寐不安、龂齿、嗜食异物、身发斑疹等症。

2.虫窜胆腑 蛔虫好动而尤喜钻孔，当受到某些刺激，如寒温不适或食糜异常，使蛔虫受扰，易在肠中窜动，最常见为蛔虫钻入胆道而发生蛔厥。虫体阻塞胆道，气机不利，疏泄失常，表现为右上腹部剧烈绞痛，伴有呕吐，吐物或为胆汁，或见蛔虫，甚则肢冷汗出，形成"蛔厥"之证。

3.虫聚成瘕 虫性喜团聚，若大量蛔虫壅积肠中，互相扭结，聚集成团，可致肠道梗塞不通，形成虫瘕。肠腑气机阻塞，不通则痛，故腹痛剧烈，腹部扪之有条索状物；胃失通降，浊气上逆，则见恶心呕吐；腑气不降，肠失传导则大便不通。

总之，本病由吞入蛔虫卵，在小肠内发育成虫，虫踞肠中，劫取精微，扰乱气机而发，甚至钻孔，结团，形成蛔厥、虫瘕重症。

【诊断与鉴别诊断】

1.诊断要点

（1）病史 可有吐蛔、排蛔史。

（2）临床表现 反复脐周疼痛，时作时止，腹部按之有条索状物或团块，轻揉可散，食欲异常，形体消瘦，可见挖鼻、咬指甲、睡眠磨牙、面部白斑。

执考提示

蛔虫病腹痛部位及疼痛性质

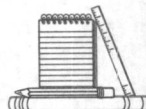

合并蛔厥、虫瘕，可见阵发性剧烈腹痛，伴恶心呕吐，甚或吐出蛔虫。蛔厥者，可伴有畏寒发热，甚至出现黄疸。虫瘕者，腹痛为持续而阵发性加重，腹部可扪及虫团，按之柔软可动，多见大便不通。

（3）辅助检查 大便病原学检查：应用直接涂片法或厚涂片法或饱和盐水浮聚法检出粪便中蛔虫卵，即可确诊。但粪检未查出虫卵者也不能排除本病（如粪便中仅有雄虫或不成熟雌虫时，粪便可无虫卵）。血常规：蛔虫移行时，白细胞总数增高，嗜酸性粒细胞数明显增高；肠蛔虫证时，嗜酸性粒细胞数仅轻度增高。

2. 鉴别诊断

（1）食积腹痛　脘腹部胀满、疼痛、拒按，腹痛欲泻，泻后痛减，伴其他积滞证候。有饮食不节史。

（2）中寒腹痛　腹痛阵发，得温则舒，伴小便清长，大便稀溏，食欲不振等症。

【辨证论治】

1. 辨证要点

（1）辨腹痛部位　疼痛以脐周痛为主，时作时止，无明显压痛多为肠蛔虫症；疼痛以剑突下右上腹为主，呈阵发性剧烈绞痛，痛时肢冷汗出，常伴有呕吐胆汁或蛔虫多为蛔厥痛；疼痛以脐周或满腹为主，并有阵发性加剧，按之可及条索状或团状包块，伴有剧烈呕吐，大便多不通多为虫瘕。

（2）辨轻重　一般蛔虫病属轻症，蛔厥、虫瘕属重症。

2. 治疗要点　本病以驱蛔杀虫为基本治则，辅以调理脾胃之法。具体应用，当视患儿体质强弱、病情急缓区别对待。体壮者，当先驱虫，后调脾胃；体弱者，驱虫扶正并举；体虚甚者，应先调理脾胃，继而驱虫。如病情较重，腹痛剧烈，或出现蛔厥、虫瘕等并发症者，根据蛔虫"得酸则安，得辛则伏，得苦则下"的特性，予酸、辛、苦等药味，以安蛔止痛，同时或其后择机驱虫。本病腹痛，可配合外治、针灸、推拿等法。如并发症严重，经内科治疗不能缓解者，应考虑手术治疗。

3. 分证论治

（1）蛔虫证

证候　脐周疼痛，时作时止，按之无明显压痛或有条索感；或不思食，或嗜食、异食；重者形体消瘦，面色萎黄，肚腹胀大，青筋显露；大便不调或便下蛔虫，或粪检见蛔虫卵。舌尖红，苔白或腻或花剥，脉弦滑。

证候分析　本证多有饮食不洁史，因食入虫卵，蛔虫居于肠腑，内扰肠胃，阻滞气机所致。以脐周疼痛，时作时止，不思食，或嗜食、异食，便下蛔虫，粪检见蛔虫卵等为证候要点。

治法　驱蛔杀虫，调理脾胃。

方药　使君子散（《医宗金鉴》）。

常用中药　使君子、吴茱萸、苦楝子、甘草。

加减　腹胀满，大便不畅加大黄、青皮、玄明粉；腹痛明显加川楝子、延胡索、木香；呕吐加竹茹、生姜；驱虫之后，用异功散或参苓白术散加减，调理脾胃；虫积日久，脾虚胃热，可用攻补兼施之肥儿丸，杀虫消积，调理脾胃。

（2）蛔厥证

证候　有肠蛔虫证症状。突然腹部绞痛，弯腰屈背，辗转不宁，肢冷汗出，恶心呕吐，常吐出胆汁或蛔虫，腹部绞痛呈阵发性，疼痛部位在右上腹或剑突下，疼痛可暂时缓解减轻，但又反复发作，重者腹痛持续而阵发性加剧，可伴畏寒发热，甚至出现黄疸。舌淡或红，苔白或腻或黄，脉弦或紧或数。

证候分析　本证因胃肠湿热，或腹中寒甚，或寒热错杂，使虫体受扰，钻入胆道，气机逆乱所致。以突然腹部绞痛，弯腰屈背，辗转不宁，肢冷汗出，恶心呕吐，常吐出胆汁或蛔虫等为证候要点。

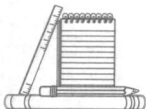

治法 安蛔定痛，继之驱虫。

方药 乌梅丸（《伤寒论》）。

常用中药 乌梅、细辛、椒目、黄连、黄柏、干姜、附子、桂枝、当归、人参。

加减 疼痛剧烈，加木香、枳壳；便秘腹胀，加大黄、玄明粉、枳实；湿热壅盛，胆汁外溢出现黄疸，去干姜、附子、桂枝等温燥之品，酌加茵陈、栀子、黄芩、大黄。若确诊为胆道死蛔，不必先安蛔，可直接予大承气汤加茵陈利胆通腑排蛔。若并发肝脓肿，甚至腹腔蛔虫，经药物治疗无效者，应及时手术治疗。

（3）虫瘕证

证候 有肠蛔虫病史，突然出现脐周或右下腹阵发性剧痛、腹胀、呕吐，或吐出蛔虫，腹泻或大便不通，腹部扪及质软、无痛的、可移动的条索状或团状包块。病情持续不缓解者，腹部发硬，有压痛和肠鸣。舌苔白或黄腻，脉滑数或弦数。

证候分析 本证为成虫较多扭结成团，阻塞肠道，气机不利，肠腑不通所致。以突然出现脐周或右下腹阵发性剧痛、吐出蛔虫，腹部扪及条索状或团状包块等为证候要点。

治法 行气通腑，散蛔驱虫。

方药 驱蛔承气汤（《急腹症方药新解》）。

常用中药 大黄、芒硝、枳实、厚朴、使君子、苦楝皮、槟榔。

> ✎ **执考提示**
> 驱虫药物服用方法与剂量

加减 早期先考虑药物治疗，疼痛缓解后予驱虫治疗；若完全梗阻，出现腹硬、压痛、腹部闻及金属样肠鸣音或气过水声，应及时手术治疗。

【**西医疗法**】

1. 驱虫治疗 ①阿苯达唑：2 岁以上儿童剂量为 400mg（每片 200mg），顿服，或 1 日内分 2 次服。可于驱虫后 10 日重复给药 1 次。（服用阿苯达唑的 4 个"2"，即 2 岁以上儿童服用，每次 2 片，可连用 2 次，服药 2 小时后方能进食）②甲苯达唑：用法为 200mg，顿服；或 1 次 100mg，2 次 / 日，连服 3 日。2 岁以下幼儿不宜服用。③枸橼酸哌嗪：100 ～ 160mg/（kg·d），晚上睡前顿服，连服 2 日。每日剂量≤3g；④左旋咪唑：2.5mg/kg，顿服。

2. 并发症的处理 ①胆道蛔虫病：可采用中西医结合治疗，以解痉、止痛、驱虫或纤维内镜取虫为主。内科治疗 24 小时无效，或病情加重；胆道蛔虫嵌顿者，需外科手术治疗。也可借助内镜紧急取虫，效果好，住院时间短。有发热者可能有继发细菌性感染，应适当加用抗菌药物。②蛔虫性肠梗阻：按照一般肠梗阻治疗原则处理，包括禁食、胃肠减压、解痉止痛、静脉补液、纠正脱水与代谢性酸中毒；不完全性肠梗阻者，腹痛缓解后服豆油或花生油可松解蛔虫团，然后再驱虫治疗。如积极内科治疗 1 ～ 2 天无好转，不完全性肠梗阻发展为完全性肠梗阻者，应立即手术治疗。③其他：并发蛔虫性阑尾炎、肠穿孔、急性化脓性胆管炎、单发性肝脓肿、出血性坏死性胰腺炎者，均应尽早手术治疗。

【**其他疗法**】

1. 中成药

（1）乌梅丸 用于蛔虫证寒热错杂证和蛔厥证。

（2）化虫丸 1 次 2 ～ 8g，1 日 1 ～ 2 次，空腹或睡前服。用于肠蛔虫病湿热重者。

（3）肥儿丸 用于虫积腹痛，体质虚弱者。

（4）使君子丸 1 次 6 ～ 10g，1 日 1 次。用于肠蛔虫证。

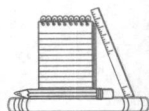

2. 单方验方

（1）使君子仁　文火炒黄嚼服。1 岁 1 ～ 2 粒，最大剂量不超过 20 粒，晨起空腹服之，连服 2 ～ 3 日。服时勿进热汤、热食。平素大便难排者，可于服药后 2 小时以生大黄泡水服，以导泻下虫。

（2）鹤虱丸　南鹤虱 180g，吴茱萸 150g，陈皮 120g，桂心 90g，槟榔 120g。捣筛，蜜和为丸，如梧桐子大。每服 20 丸，蜜汤下，每日 2 次，渐加至 30 丸，以虫出为度。用于蛔虫腹痛。

（3）用于虫瘕证　椒目 6g，豆油 150mL。油烧开后入椒目，椒目以焦为度，去椒目喝油，分 1 ～ 2 次服用。

3. 药物外治　新鲜苦楝皮 200g，全葱 100g，胡椒 20 粒。共捣烂如泥，加醋 150mL，炒热，以纱布包裹，置痛处，反复多次，以痛减为度。此法常用于蛔虫腹痛。

4. 针灸疗法

（1）选用迎香透四白、胆囊穴、内关、足三里、中脘、水沟。采用强刺激，泻法。用于蛔厥证。

（2）选用天枢、中脘、足三里、内关、合谷。采用强刺激，泻法。用于虫瘕证。

5. 推拿疗法　按压上腹部剑突下 3 ～ 4cm 处，手法先轻后重，一压一推一松，连续操作 7 ～ 8 次，待腹肌放松时，突然重力推压 1 次，腹痛消失或减轻，表明蛔虫已退出胆道，可停止推拿。如使用 1 ～ 2 遍无效，不宜再用此法。此法用于蛔厥证。

【预防与调护】

1. 预防

（1）控制传染源　驱除人体肠道内的蛔虫是控制传染源的重要措施。应积极发现、治疗肠蛔虫病患者，对易感者定期查治，尤其是幼儿园、小学及农村居民等。抽样调查发现感染者超过半数时，可进行普治。在感染高峰后 2 ～ 3 个月（如冬季或秋季），应集体服用驱虫药物。驱出的虫和粪便应及时处理，避免其污染环境。

（2）注意个人卫生　养成良好个人卫生习惯，饭前便后洗手；不饮生水，不食不清洁的瓜果；勤剪指甲；不随地大便等。对餐馆及饮食店等，应定期进行卫生标准化检查，禁止生水制作饮料等。

（3）加强粪便管理　对粪便进行无害化处理，不用生粪便施肥，防止粪便污染环境是切断蛔虫传播途径的重要措施。

2. 调护　饮食宜清淡，少食助热生湿之品。宜睡前口服驱虫药，注意服药后的反应及排虫情况。密切观察蛔虫病的并发症，及时采取处理措施。蛔厥时，口服食醋 60 ～ 100mL，有安蛔止痛作用。

【案例训练】

患儿，女，7 岁。因反复腹痛半年，便下蛔虫 1 天就诊。

患儿半年来反复出现腹痛，以脐周为主，时作时止，饥饿时尤甚，食欲不佳，嗜食指甲，大便时干时溏，夜寐中磨牙。在外院曾诊为"胃肠炎"，予阿莫西林、健胃消食片等口服，未见好转。昨日下午解大便时，发现便中有 1 条蛔虫。无呕吐，无发热，小便正常。查体：形体瘦，面色稍萎黄，面部有 3 处白斑，双侧球结膜均可见 2 处小蓝斑，心肺听诊未见异常，全腹稍胀，脐腹部轻压痛，肠鸣音正常。舌尖红，苔黄腻，脉弦滑。辅助检查：腹部 B 超检查未见异常。血常规：白细胞 $10.3×10^9$/L，中性粒细胞百分比 62%，淋巴细胞百分比 31%，嗜酸细胞百分比 6%，血红蛋白 115g/L，血小板 $203×10^9$/L。

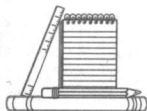

1. 中医辨证论治

（1）四诊摘要 ①望诊：形体瘦，面色稍萎黄，面部有 3 处白斑，双侧球结膜均可见 2 处小蓝斑，舌尖红，苔黄腻。②闻诊：夜寐中磨牙。③问诊：患儿半年来反复出现腹痛，以脐周为主，时作时止，饥饿时尤甚，食欲不佳，嗜食指甲，大便时干时溏，夜寐中磨牙。④切诊：全腹稍胀，脐腹部轻压痛，脉弦滑。

（2）中医辨证分析 在教师指导下分组讨论完成。

（3）中医诊断 蛔虫病。

（4）治则 驱蛔杀虫，调理脾胃。

（5）方药 使君子散加减。

（6）课后作业 学生练习开方定量。

练一练，强诊治

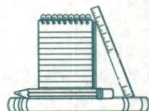

2. 西医诊治

（1）诊断依据 ①病史：因患儿半年来反复出现腹痛，以脐周为主，时作时止，饥饿时尤甚，食欲不佳，嗜食指甲，大便时干时溏，夜寐中磨牙。在外院曾诊为"胃肠炎"，予阿莫西林、健胃消食片等口服，未见好转。②症状：解大便时，发现便中有 1 条蛔虫。③体征：形体瘦，面色稍萎黄，面部有 3 处白斑，双侧球结膜均可见 2 处小蓝斑，心肺听诊未见异常，全腹稍胀，脐腹部轻压痛，肠鸣音正常。④辅助检查：腹部 B 超检查未见异常。血常规：白细胞 10.3×10^9/L，中性粒细胞百分比 62%，淋巴细胞百分比 31%，嗜酸细胞百分比 6%，血红蛋白 115g/L，血小板 203×10^9/L。

（2）西医诊断 蛔虫病

（3）处置方案 （以 6 岁 20kg 为例）

门诊医嘱	门诊检验
阿苯达唑（肠虫清）400mg 口服 每晚1次 或甲苯达唑200mg 口服 每晚1次	血常规+嗜酸性粒细胞计数 大便常规（包括涂片镜检找寄生虫卵）
	大便集卵法找寄生虫卵

【名医验案】

肖某，男，12 岁，学生。1965 年 9 月 5 日就诊。近半月来脐周反复阵发性疼痛，甚则恶心呕吐，平时喜食生冷瓜果之物，饮食尚可，小便正常，大便不爽，有时自便蛔。近两天腹痛剧烈，故前来求治。患者呻吟不已，面色少华，两面颊有白色虫斑各一块，脐周有块，脉细弦，舌淡苔薄黄。大便镜检可见蛔虫卵 1～3/HP。

断为蛔虫病。投以乌梅12g，黄连6g，炒川椒10g，干姜6g，广木香10g，川楝子10g。两剂，水煎服。并嘱其母，日夜进两剂四服，次日来复诊。

第二天，其母带儿复诊。母曰："昨天服一剂痛大减，大便下蛔十余条；进二剂，腹痛消失，大便又下蛔数条。昨夜能安静入睡。"医见腹痛已除，蛔虫已下，遂用六君子汤加味调理，善其后。

方解：乌梅味酸以安蛔，黄连味苦以下蛔，川椒味辛以驱蛔，干姜辛热以温脏祛寒安蛔，广木香味辛苦性温以行气止痛，共奏温脏安蛔、驱虫止痛之效。（引自《龚志贤论杂病近代名老中医经验集》）

【预习测试】

A1 型题

1. 治疗蛔虫病肠虫证首选的方剂是（　　　）

　　A. 使君子散　　　B. 化虫丸　　　C. 追虫丸　　　D. 乌梅丸　　　E. 驱虫粉

2. 蛔虫病以腹痛为主要症状，其疼痛部位主要在（　　　）

　　A. 胃脘部　　　B. 脐周部　　　C. 左下腹　　　D. 右下腹　　　E. 痛无定处

3. 蛔虫病的诊断，以下各项中最有意义的是（　　　）

　　A. 饮食不洁　　　B. 反复腹痛　　　C. 吐蛔、排蛔　　　D. 肛周瘙痒　　　E. 夜间磨牙

4. 肠蛔虫证以哪种证型居多（　　　）

　　A. 寒热错杂　　　B. 虚实夹杂　　　C. 热　　　D. 虚　　　E. 实

5. 蛔虫病的治疗，以下列哪项为主，辅以调理脾胃（　　　）

　　A. 驱蛔杀虫　　　B. 安蛔定痛　　　C. 通腑驱蛔　　　D. 通腑散结　　　E. 暖中安蛔

6. 治疗蛔虫病虫瘕证，治法是（　　　）

　　A. 驱蛔杀虫，调理脾胃　　　　　　　　　　　B. 散蛔驱虫，调胃定痛

　　C. 行气通腑，散蛔驱虫　　　　　　　　　　　D. 安蛔定痛，继则驱虫

　　E. 调气活络，驱蛔杀虫

7. 预防小儿蛔虫病的有效措施是（　　　）

　　A. 注意个人卫生，饭前便后洗手，不饮用生水

　　B. 饮食宜清淡，少食辛辣

　　C. 口服食醋 60 ～ 100mL

　　D. 可食适量使君子

　　E. 饭后服用驱虫药

8. 患儿，女，6 岁。腹痛剧烈，以右上腹为主，疼痛时四肢发凉，恶心呕吐，并吐出蛔虫 1 条。其诊断为（　　　）

　　A. 呕吐　　　B. 腹痛　　　C. 蛔厥证　　　D. 虫瘕证　　　E. 肠虫证

9. 患儿，7 岁。反复脐周疼痛半年，发作加重一天。纳差，食入即吐，大便 2 日未行，腹胀满，扪之有团块，舌苔黄腻。治疗首选（　　　）

　　A. 大承气汤　　　B. 小承气汤　　　C. 增液承气汤　　　D. 驱蛔承气汤　　　E. 调胃承气汤

10. 乳食积滞腹痛的特点是（　　　）

　　A. 腹满胀，口气酸臭　　　　　　　　　　　B. 腹部隐痛，痛处喜按

　　C. 痛如针刺，痛有定处　　　　　　　　　　D. 阵发性绞痛，得温则舒

　　E. 反复脐周疼痛，时作时止

11. 蛔虫病腹痛的特点是（　　　）

　　A. 腹满胀，口气酸臭　　　　　　　　　　　B. 腹部隐痛，痛处喜按

　　C. 痛如针刺，痛有定处　　　　　　　　　　D. 阵发性绞痛，得温则舒

　　E. 反复脐周疼痛，时作时止

12. 蛔虫病肠虫证的腹痛特点是（　　　）

　　A. 满腹疼痛，拒按　　　　　　　　　　　　B. 下腹部疼痛，拒按

　　C. 腹痛绵绵喜按，得温则舒　　　　　　　　D. 突然右上腹部绞痛伴呕吐

　　E. 腹痛绕脐乍作乍止，可及索状物

扫一扫，知答案

师说心语

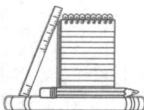

13. 蛔虫病蛔厥证的腹痛特征是（　　）

A. 满腹疼痛，拒按　　　　　　　　　　B. 下腹部疼痛，拒按

C. 腹痛绵绵喜按，得温则舒　　　　　　D. 突然右上腹部绞痛伴呕吐

E. 腹痛绕脐乍作乍止，可及索状物

14. 蛔厥证的治法是（　　）

A. 安蛔定痛　　B. 驱蛔杀虫　　C. 调理脾胃　　D. 散结下虫　　E. 通腑排蛔

15. 肠蛔虫病治疗原则是（　　）

A. 安蛔定痛　　B. 驱蛔杀虫　　C. 调理脾胃　　D. 散结下虫　　E. 通腑排蛔

项目二　蛲虫病

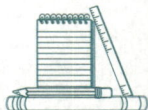

【学习目标】

1. 了解蛲虫病的发病特点。

2. 熟悉蛲虫病的病因病机与临床表现。

3. 掌握蛲虫病的诊断与鉴别诊断及辨证论治。

4. 具有运用中医四诊方法对蛲虫病进行诊断、鉴别诊断的能力。

【概述】

蛲虫病是蛲虫寄生于人体引起的疾病，以肛门周围和会阴部瘙痒为主要症状。人是蛲虫唯一的自然宿主，传染源是本病患者。成人与儿童均可感染，但以 1～5 岁儿童发病率最高，在幼托机构中易于传播流行。西医亦称"蛲虫病"。

蛲虫病为较古老的寄生虫病之一。中医对本病认识较早，如汉代司马迁《史记》言："病蛲得之于寒湿。"隋代巢元方著《诸病源候论》，专列"蛲虫候"篇，谓："蛲虫犹是九虫内之一虫也，形甚小，如今之蜗虫状。"明代《寿世保元·九虫形状》指出："蛲虫者，九虫内之一虫也。在于肠间，若脏腑气爽，则不妄动，胃弱阳虚，则蛲虫乘之。轻者或痒，或虫从谷道中溢出，重者侵蚀肛门疮烂。"

【病因病机】

本病由患儿吞入蛲虫卵所致。雌虫夜间在肛门附近排卵，刺激皮肤引起肛门周围瘙痒，当小儿用手指挠痒时，手指可沾染虫卵，再用手摄取食物或吮手指时吞入虫卵而入胃肠。亦可通过被污染的被褥、玩具、尘埃，直接进入消化道，发育成成虫。蛲虫寄生于肠道内久聚成湿热，气机不利，脾胃受损，运化失司。虫体游行咬蚀，湿热下注，致肛门瘙痒，尿频，尿急或遗尿；若湿热上扰心神，则烦躁，睡眠不宁；蛲虫扰动，气机不利，升降失常，可见恶心、腹痛、泄泻；虫积日久，损伤脾胃，吸取精微，患儿纳食减少，气血不足，无以荣养肌肤，则面黄肌瘦，神疲乏力。

【诊断与鉴别诊断】

1. 诊断要点

（1）病史　有以用未洗干净的手摄取食物、吮手

【执考提示】

蛲虫病临床表现

指等不良卫生习惯史。

（2）临床表现   家长代诉或患儿自诉肛门和会阴部皮肤剧烈瘙痒，以夜间明显，常影响睡眠。局部皮肤可因搔损而发生皮炎和继发性感染。虫体附着的局部肠黏膜可发生轻微损伤，引起食欲减退、消化功能紊乱或肠道慢性炎症等，还可出现烦躁夜惊、遗尿、磨牙等。

（3）辅助检查   由于蛲虫不在肠内产卵，粪便中虫卵检出的阳性率极低。故常用肛门外虫卵检查法：①擦拭法：将棉拭子先置于消毒生理盐水中，用时拧干，擦拭肛门周围，在滴有50%甘油溶液的载玻片上混匀后进行镜检；②漂浮法：用棉拭子置于生理盐水中，取出挤干，擦拭肛门周围，然后将棉拭子放入有饱和食盐水的试管中，充分振荡使虫卵洗入盐水内，再漂浮集卵进行镜检；③透明胶纸粘拭法：早晨排便前用透明胶纸粘拭肛门周围皮肤，在显微镜低倍镜下镜检，连续3次。此法检出阳性率极高，使用方便，适合普查时应用；④其他虫体检查法：患儿入睡后1～3小时检视肛门，如有虫体爬出，可用镊子夹入有酒精的小瓶中保存。必要时需连续观察3～5天。

2. 鉴别诊断   与肛周湿疹鉴别。

肛周湿疹：肛门周围皮肤奇痒难忍，少数可累及会阴部。肛周皮肤常潮湿，皮肤浸润肥厚，可发生皲裂。急性期皮疹为多数密集的粟粒大的小丘疹、丘疱疹或小水疱，基底潮红。由于搔抓，皮损可呈明显点状渗出及小糜烂面，病变中心往往较重，并逐渐向周围蔓延，外周又有散在丘疹、丘疱疹，故境界不清。

【辨证论治】

1. 辨证要点

（1）辨虚实   本病病初多属实证，大部分患儿无明显的临床症状，只是在夜间虫爬出肛门外产卵时，肛门周围会瘙痒。极少数感染特别严重者，由于虫体对肠道的刺激或毒素的作用，会导致小儿烦躁不安或夜惊。若病程日久，可耗伤气血，出现食欲不振、面黄肌瘦等。

（2）辨轻重   轻者一般无全身症状，仅局限于肛周及会阴部瘙痒，以夜间明显。重者蛲虫较多，湿热内生，蛲虫可侵入肛门附近器官，可引起尿频、尿急或遗尿。虫积日久，可致患儿身瘦乏力。

2. 治疗要点   本病治疗以驱虫为主，常内服、外治相结合。蛲虫常居于直肠和肛门，故重于外治法。外治多采用直肠给药和涂药法。对病久脾胃虚弱者，在驱虫、杀虫时，应注意调理脾胃。本病要重视预防，防治结合，才能根治。

3. 分证论治

（1）虫扰魄门

证候   肛门、会阴部瘙痒，夜间甚，睡眠不宁，烦躁不安，或尿频、遗尿，或女孩前阴瘙痒、分泌物增多，舌苔薄白或薄黄，脉有力。

证候分析   本证以肛周奇痒，夜间尤甚，肛周、大便中见到蛲虫为特征。病初无明显全身症状，因瘙痒难忍患儿搔抓肛周，使皮肤破溃、糜烂；蛲虫爬向前阴或钻入尿道，湿热下注，见阴道分泌物增多，腹痛或尿频、尿急、遗尿；因病程短，故脉有力。

治法   杀虫止痒，结合外治。

方药   驱虫粉（《简明中医儿科学》）。使君子粉、大黄粉以8∶1比例混合。每次剂量为0.3g×（年龄+1），每日3次，饭前1小时吞服，每日总量不超过12g，疗程为7日。此后每周服药1～2次，持续2～3周，可防止再感染。

常用中药   党参、茯苓、白术、甘草、白扁豆、陈皮、莲子肉、山药、薏苡仁、砂仁、使

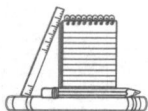

君子、大黄。

加减　湿热下注，肛周溃烂者，加黄柏、百部、苦参、地肤子清热燥湿，杀虫止痒；尿频者，加黄柏、苍术、滑石清热燥湿，利水通淋；腹痛者，加木香、白芍等行气缓急止痛。

（2）脾虚虫扰

证候　肛门、会阴部瘙痒，夜间尤甚，睡眠不宁，烦躁不安，或尿频、遗尿，或女孩前阴瘙痒，分泌物增多，形体消瘦，食欲不振，面色苍黄，或大便稀溏，舌淡，苔白，脉无力。

证候分析　本证以肛周痒，夜间尤甚，肛周、大便中见到蛲虫，面黄肌瘦，脉无力为特征。多因素体脾胃虚弱，气血不足，又被虫所扰，或虫病日久失治，损伤脾胃，症见精神、食欲不振，面黄肌瘦。

治法　杀虫止痒，调理脾胃。结合外治药物治疗。

方药　驱虫粉合参苓白术散（《太平惠民和剂局方》）。

常用中药　外用百部 30g，苦楝皮 60g，槟榔 60g，苦参 20g，煎水，晚上熏洗肛门，连用 5～7 日。

加减　面色无华，睡眠不安者，加当归、酸枣仁、夜交藤养血安神；大便稀溏者，加炮姜、木香温中行气止泻；泄泻者，加黄连、车前子燥湿清肠；腹痛者，加陈皮、白芍理气缓急止痛；瘙痒严重者，加白鲜皮、苦参、地肤子、蛇床子除湿止痒。

【西医疗法】

（1）内服药物治疗　①苄酚宁（扑蛲灵）：5mg/kg，睡前一次顿服（药片不可咬碎），为了防止复发，间隔 14 日后再服一次，疗效佳，不良反应少，偶有恶心、呕吐反应。服药后大便染成红色，不必担心。②阿苯达唑（肠虫清）：2 岁以上儿童剂量为 400mg（每片 200mg），顿服或 1 日内分 2 次服。可于驱虫后 10 日重复给药 1 次。

> ✎ **执考提示**
> 蛲虫病驱虫药服用方法与剂量

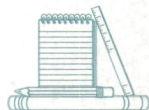

（2）局部外用药物治疗　每晚睡前洗净肛门周围皮肤后，用 10%氧化锌软膏、2%白降汞软膏、10%鹤风油膏或蛲虫药膏（含百部浸膏 30%、龙胆紫 0.2% 等）涂于肛周围皮肤上，有杀虫、止痒作用。

【预防与调护】

1. 预防

（1）开展卫生宣传工作，普及预防蛲虫感染的知识，改善环境卫生，切断传播途径。

（2）注重个人卫生，勤剪指甲，不用手抓食物，不吮吸手指，做到饭前、便后洗手，以减少虫卵入口的机会。

2. 调护

（1）患儿床单及内衣应勤洗换，并用开水煮沸消毒，以杀死虫卵。

（2）患儿每天晨起后清洗肛门。防止儿童用手搔抓肛门。多饮水，保持大便通畅，注意服药后反应及排便情况。

（3）治疗期间应配合清洁环境和衣被、食物、玩具的消毒，0.5% 碘液可用于消毒玩具、桌椅等其他物品。

【案例分析】

李某，男，7 岁。2016 年 10 月 2 日就诊。

患儿肛门部反复瘙痒 3 个月。3 个月前出现肛门瘙痒，尤以夜间为甚，时有遗尿。夜间突发惊哭，睡眠不安，心情烦躁，焦虑不安，食欲减退，注意力不集中，喜咬指甲。肛门部皮肤被患儿搔破，有轻微破溃，面色稍苍白，脉细数，舌苔薄白。实验室检查：血常规示 RBC $3.96×10^{12}/L$，Hb 112g/L，WBC $7.98×10^9/L$，中性粒细胞百分比 48%，嗜酸性粒细胞百分比 3%，血小板 $307×10^9/L$。大便常规正常，尿常规：蛋白（－），镜检（－）。家长在患儿熟睡后检查肛周，见乳白色线头样小虫在爬动，送医院化验室鉴定确诊为蛲虫。

1. 中医辨证论治

（1）四诊摘要　①望诊：肛门部皮肤被患儿搔破，有轻微破溃，面色稍苍白。②闻诊：夜间突发惊哭。③问诊：患儿 3 个月前出现肛门瘙痒，尤以夜间为甚，时有遗尿，睡眠不安，心情烦躁，焦虑不安，食欲减退，注意力不集中，喜咬指甲。④切诊：脉细数。

（2）中医辨证分析　在教师指导下分组讨论完成。

（3）中医诊断　蛲虫病。

（4）治则　杀虫止痒，结合外治。

（5）方药　驱虫粉加减。

（6）课后作业　学生练习开方定量。

2. 西医诊治

（1）诊断依据　①病史：患儿 3 个月前出现肛门瘙痒。②症状：肛门瘙痒，尤以夜间为甚，时有遗尿。夜间突发惊哭，睡眠不安，心情烦躁，焦虑不安，食欲减退，注意力不集中，喜咬指甲。③体征：肛门部皮肤被患儿搔破，有轻微破溃，面色稍苍白。④实验室检查：大便常规正常，尿常规：蛋白（－），镜检（－）。血生化正常。

（2）西医诊断　蛲虫病。

（3）处置方案

练一练，强诊治

门诊医嘱	门诊检验
阿苯达唑（肠虫清）400mg　口服　每晚1次 或甲苯达唑200mg　口服　每晚1次	血常规＋嗜酸性粒细胞计数 大便常规＋涂片镜检找寄生虫卵
10%氧化锌油膏，便后及每晚睡前清洁肛门后涂用	透明胶纸粘拭法（将透明胶纸贴在肛周皮肤皱襞处，睡前贴，清晨取，取后镜检）

【名医验案】

陈某，女，6 岁。

初诊：患儿近周来夜寐不安，时烦不宁，并诉肛周会阴时痒，已抓之红糜，夜间诉肛痒时发现蛲虫爬出，纳谷不香，舌苔薄黄，便下干结，小便短数，治以杀虫为先，兼以清利。

处方：百部 6g，鹤虱 6g，槟榔 5g，苦参 5g，黄柏 5g，淡竹叶 5g，通草 3g，白芜荑 5g，炒使君子 10g，生甘草 3g。3 剂。

并嘱用百部 50g 浓煎至 30mL，每晚 1 次，保留灌肠 1 周。

二诊：药后便下兼夹蛲虫较多，肛周红痒已瘥，患儿稍得安宁。

处方：百部 6g，鹤虱 6g，苦参 5g，黄柏 5g，淡竹叶 5g，生甘草 3g，白芜荑 5g，炒谷芽 10g，陈皮 3g，通草 3g。3 剂。

三诊：药后仅见蛲虫数条，肛红已和，纳谷稍动，躁烦亦宁，舌苔薄黄，二便正

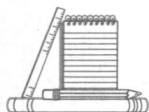

常，治以调理之。

处方：北沙参 10g，茯苓 10g，泽泻 10g，炒谷芽 10g，鸡内金 6g，淡竹叶 6g，百部 6g，通草 3g，生甘草 3g。5 剂。

按语：该患儿感染蛲虫，湿热内生，注于下焦，故烦躁肛痒，尿短数，用之杀虫清热化湿，药而见效。其后虫积湿热渐去，则以清余邪，调脾胃而收功。（引自《董氏儿科》）

【预习测试】

A1 型题

1. 蛲虫病的主要临床表现为（　　　）

A. 腹痛　　　　　B. 大便稀溏　　　C. 尿频、尿痛　　D. 肛门部瘙痒　　E. 消瘦

2. 蛲虫产卵部位主要在（　　　）

A. 胃内　　　　　B. 小肠　　　　　C. 大肠　　　　　D. 肝内　　　　　E. 肛周

3. 蛲虫病的诊断阳性率较高且简单的是（　　　）

A. 擦拭法　　　　　　　　　　　　　　B. 漂浮法

C. 透明胶纸粘拭法　　　　　　　　　　D. 大便涂片法

E. 虫体检查法

A2 型题

4. 患儿，男，5 岁。肛门处瘙痒，夜间尤甚，常用手搔抓肛门，食欲不振，面色萎黄，大便稀，舌质淡，苔薄白，脉无力。诊断为蛲虫病。其证型为（　　　）

A. 虫扰魄门　　　B. 脾虚虫扰　　　C. 肛周湿疹　　　D. 肝肾阴虚　　　E. 气血亏虚

5. 患儿，女，3 岁。睡眠不宁 3 个月，常用手搔抓肛门，苔厚腻，脉细。经诊查为蛲虫病。其最佳内服用药是（　　　）

A. 恩波吡维铵　　B. 生大黄　　　　C. 雄黄　　　　　D. 氧氟沙星　　　E. 阿莫西林

B1 型题

A. 反复发作脐周疼痛，面部白斑，嗜异食

B. 右上腹突发阵发性剧烈疼痛，可伴畏寒发热

C. 突然出现右下腹阵发性剧痛

D. 肛周皮肤潮湿，外周有散在丘疹

E. 肛周瘙痒，夜间为甚

6. 蛔虫病临床特点是（　　　）

7. 蛲虫病临床特点是（　　　）

扫一扫，知答案

师说心语

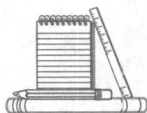

模块十三　小儿杂病

小儿杂病是中医儿科学中的重要内容之一，本章节主要涵盖了小儿在生长发育过程中特有的、非特定系统性的疾病。这些疾病多因先天禀赋不足或后天哺养失调导致，与脾、肾、肝等脏腑功能失调密切相关。本章节重点讲解紫癜、佝偻病、汗证和奶癣等多种常见的小儿疾病。通过深入学习和掌握这些疾病的病因病机、临床表现和治疗原则，可以更好地为患儿提供有效的治疗和护理。同时，还需要注意患儿的饮食调养、情志护理等方面，以促进患儿早日康复。在治法上，除药物治疗外，还强调其他疗法在小儿杂病治疗中的应用，如针灸、推拿、拔罐、艾灸等物理疗法，以及饮食调养、情志护理等综合疗法。这些疗法能够辅助药物治疗，提高治疗效果。

项目一　紫　癜

做一做，明重点

扫一扫，看课件

【学习目标】

1. 了解紫癜的发病特点。

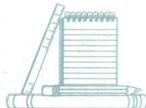

2. 熟悉紫癜的病因病机与临床表现。

3. 掌握紫癜的诊断与鉴别诊断、辨证论治。

4. 具有运用中医四诊方法对紫癜进行诊断和鉴别诊断的能力。

【概述】

紫癜亦称紫斑，临床以血液溢于皮肤、黏膜之下，出现瘀点瘀斑，压之不退色为主要特征，是小儿常见的出血性疾病之一。常伴鼻衄、齿衄，甚则呕血、便血、尿血。

> 执考提示
>
> 紫癜的发病特点

本病属血证范畴，中医古籍中所记载的"葡萄疫""肌衄""斑毒"等病证，与本病有相似之处。本病包括西医的过敏性紫癜和血小板减少性紫癜。过敏性紫癜发病年龄多为 3～14 岁，尤以学龄儿童多见，男性多于女性，春季发病较多。血小板减少性紫癜的发病年龄多为 2～5 岁，男女发病无差异，其死亡率约 1%，主要致死原因为颅内出血。

【病因病机】

1. 病因　紫癜以病在血分为主，有虚实之分。外因为外感风热之邪，湿热夹毒蕴阻于肌表血分，迫血妄行，外溢皮肤孔窍，以实证为主。内因为素体心脾气血不足，肾阴亏损，虚火上

炎，血不归经所致，以虚证为主。

2. 病机　由于小儿稚阴稚阳，气血未充，卫外不固，外感时令之邪，六气皆从火化，蕴郁于皮毛肌肉之间。风热之邪与气血相搏，热伤血络，迫血妄行，溢于脉外，渗于皮下，发为紫癜。邪重者，还可伤其阴络，出现便血、尿血等。若血热妄行，瘀积肠络，可致剧烈腹痛。夹湿留注关节，则可见局部肿痛，屈伸不利。

若小儿先天禀赋不足，或疾病迁延日久，耗气伤阴，均可致气虚阴伤，病情由实转虚，或虚实夹杂。气虚则统摄无权，气不摄血，血液不循常道而溢于脉外；阴虚火炎，血随火动，渗于脉外，均可致紫癜反复发作。

【诊断与鉴别诊断】

1. 诊断要点

（1）**病史**　发病前1～3周有病毒感染史，如上呼吸道感染、麻疹、水痘等。

（2）**临床表现**　过敏性紫癜多见于下肢伸侧及臀部、关节周围。为高出皮肤的鲜红色至深红色丘疹、红斑或荨麻疹，大小不一，多呈对称性，分批出现，压之不退色。可伴有腹痛、呕吐、便血等消化道症状，游走性大关节肿痛及血尿、蛋白尿等。原发性血小板减少性紫癜瘀点多为针尖样大小，一般不高出皮肤，多不对称，可遍及全身，但以四肢及头面部多见。可伴有鼻衄、齿衄、尿血、便血等，严重者可并发颅内出血。

（3）**辅助检查**　过敏性紫癜：血小板计数，出血、凝血时间，血块收缩时间均正常，尿常规可有镜下血尿、蛋白尿；原发性血小板减少性紫癜：血小板计数显著减少，急性型一般低于$20×10^9$/L，慢性型一般在（30～80）$×10^9$/L，出血时间延长，血块收缩不良，束臂试验阳性。

2. 鉴别诊断

（1）**过敏性紫癜**　发病前可有上呼吸道感染或服食某些食物、药物等诱因。紫癜多见于下肢伸侧及臀部、关节周围。为高出皮肤的鲜红色至深红色丘疹、红斑或荨麻疹，大小不一，多呈对称性，分批出现，压之不退色。可伴有腹痛、呕吐、便血等消化道症状，游走性大关节肿痛及血尿、蛋白尿等。血小板计数，出血、凝血时间，血块收缩时间均正常。尿常规，可有镜下血尿、蛋白尿。

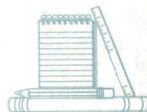

（2）**原发性血小板减少性紫癜**　皮肤黏膜见瘀点、瘀斑。瘀点多为针尖样大小，一般不高出皮面，多不对称，可遍及全身，但以四肢及头面部多见。可伴有鼻衄、齿衄、尿血、便血等，严重者可并发颅内出血。血小板计数显著减少，出血时间延长，血块收缩不良，束臂试验阳性。

【辨证论治】

1. 辨证要点

（1）**辨虚实**　起病急，病程短，紫癜颜色鲜明者多属实；起病缓，病情反复，病程延绵，紫癜颜色较淡者多属虚。

（2）**辨病情轻重**　主要以出血量的多少及是否伴有肾脏损害或颅内出血等作为判断轻重的依据。凡出血量少者为轻症；出血严重伴大量便血、血尿、明显蛋白尿为重症；头痛、昏迷、抽搐等则为危症。

（3）辨病与辨证相结合　过敏性紫癜早期多为风热伤络，血热妄行，常兼见湿热痹阻或热伤胃络，后期多见阴虚火旺或气不摄血。原发性血小板减少性紫癜急性型多为血热妄行，慢性型多为气不摄血或阴虚火旺。

2. 治疗要点　实证以清热凉血为主，配合祛风通络、缓急和中等治法；虚证以益气摄血、滋阴降火为主。紫癜为离经之血，皆属瘀血，故常加用活血化瘀之品。需注意证型之间的相互转化或相兼，治疗时要分清主次，统筹兼顾。

3. 分证论治

（1）风热伤络

证候　起病较急，全身皮肤紫癜散发，尤以下肢及臀部居多，呈对称分布，色泽鲜红，大小不一，或伴痒感，可有发热、腹痛、关节肿痛、尿血等。舌质红，苔薄黄，脉浮数。

执考提示

血热妄行证与气不摄血证的证治鉴别

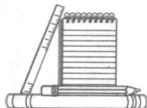

证候分析　本证因外感风热之邪，内窜血络所致。以起病较急，紫癜色泽鲜红，伴风热表证为辨证要点。

治法　疏风散邪，清热凉血。

方药　连翘败毒散（《古今医鉴》）。

常用中药　柴胡、羌活、桔梗、金银花、连翘、防风、荆芥、薄荷叶、川芎、独活、前胡、枳壳。

加减　皮肤瘙痒，加浮萍、蝉蜕、地肤子祛风止痒；关节肿痛，加桑枝、苍耳子、牛膝祛风通络；腹痛，加延胡索、白芍、甘草缓急和中；尿血，加小蓟、白茅根、藕节炭凉血止血。

（2）血热妄行

证候　起病较急，皮肤出现瘀点瘀斑，色泽鲜红，或伴鼻衄、齿衄、便血、尿血，血色鲜红或紫红，同时见心烦、口渴、便秘，或伴腹痛，或有发热。舌红，脉数有力。

证候分析　本证由热毒壅盛，迫血妄行，灼伤络脉，血液外渗所致。以起病急，紫癜及其他出血鲜红，伴热毒内盛，血分郁热之象为辨证要点。

治法　清热解毒，凉血止血。

方药　犀角地黄汤（《备急千金要方》）。

常用中药　犀角、生地黄、芍药、牡丹皮。

加减　伴有齿衄、鼻衄者，加炒栀子、白茅根凉血解毒；尿血，加大蓟、小蓟凉血止血；大便出血，加地榆炭、槐花凉血止血；腹中作痛，重用白芍、甘草缓急止痛。

若出血过多，突然出现面色苍白，四肢厥冷，汗出脉微者，为气阳欲脱，急用独参汤或参附汤回阳固脱。若气阴两衰者，则用生脉散以救阴生津，益气复脉。

（3）气不摄血

证候　起病缓慢，病程迁延，紫癜反复出现，瘀斑、瘀点颜色淡紫，常有鼻衄、齿衄，面色苍黄，神疲乏力，食欲不振，头晕心慌。舌淡苔薄，脉细无力。

证候分析　本证由病久未愈，气随血耗，气虚不能摄血所致。以病程迁延，紫癜色淡，反复出现，伴气血不足之象为辨证要点。

治法　健脾养心，益气摄血。

方药　归脾汤（《济生方》）。

常用中药　白术、人参、黄芪、当归、甘草、茯苓、远志、酸枣仁、木香、龙眼肉、生姜、大枣。

加减　出血不止，加云南白药（冲服）、蒲黄炭、仙鹤草、阿胶以和血，止血，养血；神疲肢软，四肢欠温，畏寒恶风，腰膝酸软，面色苍白者为肾阳亏虚，加鹿茸、肉苁蓉、巴戟天以温肾补阳。

（4）阴虚火旺

证候　紫癜时发时止，鼻衄、齿衄或尿血，血色鲜红，低热盗汗，心烦少寐，大便干燥，小便黄赤。舌光红，苔少，脉细数。

证候分析　本证由阴虚火旺，灼伤血络所致。以紫癜时发时止，血色鲜红，伴阴虚火旺之象为辨证要点。

治法　滋阴降火，凉血止血。

方药　大补阴丸（《丹溪心法》）。

常用中药　熟地黄、龟甲、黄柏、知母。

加减　鼻衄、齿衄者，加白茅根、焦栀子凉血止血；低热者，加银柴胡、地骨皮以清虚热；盗汗者，加煅牡蛎、煅龙骨、五味子以敛汗止汗。

【西医疗法】

1. 过敏性紫癜　①一般疗法：急性期应卧床休息。饮食宜用免蛋白、少渣半流质，有消化道出血者如腹痛轻、大便潜血阳性可用流食；腹痛重，有肉眼血便者，应禁食。发病前如有细菌感染，应给予有效抗生素治疗，注意寻找和避免过敏原。学龄儿童如有胃肠道或肾炎症状者，待症状消失后3个月复学。②激素疗法：有消化道出血者，可用氢化可的松静脉滴注，症状消失后可改用泼尼松口服，总疗程为2～3周。③其他疗法：可给予肝素或低分子肝素抗凝治疗，能降低紫癜性肾炎的发生。出现肾功能衰竭或急进性肾炎时，可给予血浆置换疗法。

2. 原发性血小板减少性紫癜　以激素治疗为主，也可采用免疫抑制剂等治疗。严重时可输血和血小板。①一般治疗：急性出血及血小板过低宜住院治疗，注意预防感染、外伤；忌用阿司匹林等影响血小板功能的药物，可适当使用止血药，如月经经期过长者，可使用甲孕酮类药物。②肾上腺皮质激素。③泼尼松：1.5～2mg/（kg·d），分3次服，至血小板恢复近于正常水平即可逐步减量，一般疗程不超过4周。如果随减量、停药血小板再次下降，间歇1个月左右可重复治疗1个疗程。④地塞米松冲击疗法：主要用于严重出血，剂量为1.5～2mg/（kg·d），静脉滴注5～7日，作用较泼尼松强而快，若无效，不必延长使用。⑤免疫抑制剂，如长春新碱、环磷酰胺等。

【其他疗法】

1. 中成药

（1）乌鸡白凤丸　1次半丸，每日2次，口服。用于血小板减少性紫癜，气不摄血证、阴虚火旺证。

（2）宁血糖浆　1次5～10mL，每日3次，口服。用于气不摄血证。

（3）血康口服液　1次5～10mL，每日3次，口服。用于血小板减少性紫癜。

（4）雷公藤多苷片　每日1～1.5mg/kg，分3次服。用于过敏性紫癜伴有肾脏损害者。

2. 针灸疗法

（1）选取八髎、腰阳关，艾炷隔姜灸。每穴灸45分钟，1日1次，半个月为1个疗程。用

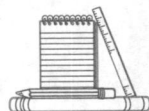

于气不摄血证、阴虚火旺证。

（2）选取曲池、足三里为主穴，备穴为合谷、血海。先刺主穴，必要时加刺备穴。有腹痛加刺三阴交、太冲、内关。用于过敏性紫癜。

【预防与调护】

1. 预防

（1）积极参加体育活动，增强体质，提高抗病能力，避免感冒。

（2）过敏性紫癜要尽可能找出引发的各种原因。积极防治上呼吸道感染，控制扁桃体炎、龋齿、鼻窦炎等慢性感染性病灶。驱除体内各种寄生虫。根据个人体质，避免进食引起过敏的食物及药物。

（3）对原发性血小板减少性紫癜，要注意预防急性呼吸道感染、麻疹、水痘、风疹及肝炎等疾病，否则易诱发或加重病情。

（4）在病情未痊愈之前，不要接种各种预防疫苗，必须是痊愈3～6个月后，才能进行预防接种。

2. 调护

（1）急性期或出血量多时，要卧床休息，限制患儿活动，消除其恐惧紧张心理。

（2）避免外伤，如跌倒、碰撞，以免引起出血。

（3）血小板计数低于 $20×10^9/L$ 时，要密切观察病情变化，防止各种创伤与颅内出血。

（4）饮食宜清淡，富于营养，易于消化。呕血、便血者应进半流质饮食，忌硬食及粗纤维食物，忌辛辣刺激食物。原发性血小板减少性紫癜患儿平素可多吃带衣花生、红枣等食物。

【案例训练】

张某，男，6岁。因全身皮肤出现小出血点5日，于2010年5月20日就诊。

患儿7日前曾有发热、流涕、轻咳，自服双黄连口服液及退热剂而愈。5日前患儿双下肢突然出现针尖样大小出血点，膝关节以下多见，近2日出血点逐渐增多，躯干部也有散在出血点。患儿现胃纳欠佳，口干喜饮，小便黄赤，大便秘结。入院体检：精神较差，面色苍白，形体消瘦，舌红苔薄黄，脉数。胸腹部及双下肢可见针尖样大小、颜色鲜红的出血点，双膝出血点较密集，轻压不退色。体温37.8℃，血常规检查：血红蛋白100g/L，白细胞 $5.2×10^9/L$，中性粒细胞百分比52%，淋巴细胞百分比43%，单核细胞百分比5%，血小板计数 $42×10^9/L$。

1. 中医辨证论治

（1）四诊摘要　①望诊：胸腹部及双下肢可见针尖样大小、颜色鲜红的出血点，双膝出血点较密集。精神较差，面色苍白，形体消瘦，小便黄赤，舌红苔薄黄。②闻诊：未见异常。③问诊：患儿7日前曾有发热、流涕、轻咳，自服双黄连口服液及退热剂而愈。5日前患儿双下肢突然出现针尖样大小出血点，膝关节以下多见。近2日出血点逐渐增多，躯干部也有散在出血点。④切诊：双膝出血点较密集，轻压不退色，脉数。

（2）中医辨证分析　在教师指导下分组讨论完成。

（3）中医诊断　紫癜（血热妄行证）。

（4）治则　清热解毒，凉血止血。

（5）方药　犀角地黄汤加减。

（6）课后作业　学生练习开方定量。

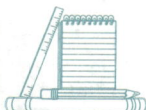

2. 西医诊治

（1）诊断依据 ①病史：因全身皮肤出现小出血点5日就诊，7日前曾有发热、流涕、轻咳，自服双黄连口服液及退热剂而愈。②症状：双下肢出现针尖样大小出血点，膝关节以下多见，近2日出血点逐渐增多，躯干部也有散在出血点。③体征：血点较密集，轻压不退色，体温37.8℃。④实验室检查：血红蛋白100g/L，白细胞$5.2×10^9$/L，中性粒细胞百分比52%，淋巴细胞百分比43%，单核细胞百分比5%，血小板计数$42×10^9$/L。

（2）西医诊断 血小板减少性紫癜。

（3）处置方案

长期医嘱	临时医嘱
儿科护理常规	血、尿、大便常规 + 隐血试验
一级护理	出血、凝血时间
半流质饮食	毛细血管脆性试验
卧床休息	ESR
记录24小时出入量	血块退缩时间
测血压 每日2次	凝血酶原消耗试验
5%葡萄糖注射液250mL / 静脉滴注 每日1次 琥珀酸氢化可的松100mg	血小板抗体测定
10%葡萄糖注射液250mL / 静脉滴注 每日1次	骨髓穿刺涂片
维生素C 2g / 静脉滴注 每日1次 酚磺乙胺100mg	输血小板悬液和新鲜血液
人血丙种球蛋白8.0g 静脉滴注 每日1次	腹部B超检查
利血生10mg 口服 每日3次	
维生素C 100mg 口服 每日3次	

【名医验案】

某女，1991年9月初诊。诉肢体皮肤稍经撞击即出现青紫色斑块，历经数日难以消退，按压斑块时有痛感，舌苔薄白，舌质略紫暗，余无所苦。此乃瘀血内停使然。治宜活血祛瘀，拟桃红四物汤加味。

方药组成：生地黄10g，当归10g，赤芍10g，川芎8g，桃仁10g，红花10g，制乳香、制没药各10g，制香附10g。3服，水煎服。

二诊时，紫斑渐消，数量减少，颜色变淡，按压时疼痛减轻。药已中病，效不更方，原方继进3服，诸症悉除。

按语：按之不痛为虚，痛则为实。本例患者的最大特点是皮肤紫斑，按压有疼痛的感觉，且舌质紫暗，为瘀血内停之实证。所以方取桃红四物汤养血活血，加制乳香、制没药以增强活血化瘀之力，增制香附行血分之气以助活血之势。药证相应，故仅服6剂而病愈。（引自《李今庸辨治皮肤紫斑验案》）

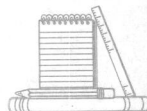

【预习测试】

1. 下述各项，不属过敏性紫癜临床特点的是（　　）

　　A. 紫癜多见于下肢伸侧及臀部、关节周围　　　　B. 多呈对称性分布

　　C. 红色斑丘疹高出皮肤　　　　D. 压之退色

　　E. 可伴腹痛及关节痛

2. 下述各项，不属血小板减少性紫癜临床特点的是（　　）

　　A. 紫癜可遍及全身　　　　B. 多呈对称性分布

　　C. 不高出皮肤　　　　D. 压之不退色

　　E. 血小板计数减低

3. 紫癜血热妄行证的治法是（　　）

　　A. 疏风散邪，清热凉血　　　　B. 滋阴降火，凉血止血

　　C. 清热解毒，益气摄血　　　　D. 清气凉营，凉血消斑

　　E. 清热解毒，凉血止血

4. 血小板减少性紫癜皮疹的常见部位是（　　）

　　A. 头面部　　　　B. 四肢

　　C. 躯干　　　　D. 四肢及头面部

　　E. 下肢伸侧及臀部

5. 过敏性紫癜皮疹的常见部位是（　　）

　　A. 头面部　　　　B. 四肢

　　C. 躯干　　　　D. 四肢及头面部

　　E. 下肢伸侧及臀部

6. 过敏性紫癜好发年龄是（　　）

　　A. 1~3 岁　　　B. 2~5 岁　　　C. 3~14 岁　　　D. 7~14 岁　　　E. 5~16 岁

7. 血小板减少性紫癜好发年龄是（　　）

　　A. 1~3 岁　　　B. 2~5 岁　　　C. 3~14 岁　　　D. 4~15 岁　　　E. 5~16 岁

8. 紫癜实证治疗原则是（　　）

　　A. 益气摄血，滋阴降火　　　　B. 疏风清热，活血化瘀

　　C. 清热凉血　　　　D. 清热解毒

　　E. 健脾益气

9. 紫癜虚证治疗原则是（　　）

　　A. 益气摄血，滋阴降火　　　　B. 疏风清热，活血化瘀

　　C. 清热凉血　　　　D. 清热解毒

　　E. 健脾益气

10. 紫癜风热伤络证的治法是（　　）

　　A. 滋阴降火，凉血止血　　　　B. 疏风散邪，清热凉血

　　C. 理气化瘀，活血止血　　　　D. 健脾养心，益气摄血

　　E. 清热解毒，凉血止血

11. 紫癜阴虚火旺证的治法是（　　）

　　A. 滋阴降火，凉血止血　　　　B. 疏风散邪，清热凉血

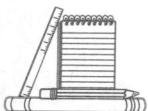

C. 理气化瘀，活血止血　　　　　　　　　　　D. 健脾养心，益气摄血

E. 清热解毒，凉血止血

12. 下列各项，属于血小板减少性紫癜的特征（　　　）

    A. 瘀点多为针尖样大小，一般不高于皮肤，或可见瘀斑

    B. 紫癜多见于下肢伸侧及臀部、关节周围

    C. 可出现肉眼血尿或镜下血尿、蛋白尿

    D. 多呈对称性，分批出现

    E. 束臂试验阴性

13. 过敏性紫癜早期最常见的证候是（　　　）

    A. 风热伤络　　B. 湿热痹阻　　C. 热伤胃络　　D. 阴虚火旺　　E. 气不摄血

14. 血小板减少性紫癜急性型多是由于（　　　）

    A. 风热伤络　　B. 血热妄行　　C. 热伤胃络　　D. 阴虚火旺　　E. 气不摄血

15. 血液溢于皮肤、黏膜之下称为（　　　）

    A. 尿血　　　　B. 便血　　　　C. 呕血　　　　D. 齿衄　　　　E. 紫癜

16. 紫癜虚证的病因主要是（　　　）

    A. 先天禀赋不足　　　　　　　　　　　　　　B. 外感疫毒时邪

    C. 饮食积滞伤脾　　　　　　　　　　　　　　D. 血热离经妄行

    E. 寒凝血阻经脉

17. 下列哪项不是紫癜风热伤络型症状：

    A. 紫癜反复发作　　　　　　　　　　　　　　B. 关节肿痛，尿血

    C. 颜色较鲜明　　　　　　　　　　　　　　　D. 小腿及臀部较多

    E. 腹痛剧烈

18. 下列哪项不属紫癜治疗原则（　　　）

    A. 清热解毒　　B. 补气摄血　　C. 滋阴凉血　　D. 软坚散结　　E. 祛风通络

19. 紫癜风热伤络型的首选方是（　　　）

    A. 犀角地黄汤　　B. 凉营清气汤　　C. 连翘败毒散　　D. 清营汤　　E. 黄连解毒汤

20. 紫癜血热妄行型的首选方是（　　　）

    A. 犀角地黄汤　　B. 凉营清气汤　　C. 连翘败毒散　　D. 清营汤　　E. 黄连解毒汤

项目二　维生素 D 缺乏性佝偻病

【学习目标】

    1. 了解维生素 D 缺乏性佝偻病的发病特点。

    2. 熟悉维生素 D 缺乏性佝偻病的病因病机与临床表现。

    3. 掌握维生素 D 缺乏性佝偻病的诊断要点、辨证论治，以及西医治疗。

    4. 具有运用中医四诊方法对维生素 D 缺乏性佝偻病进行诊断和鉴别诊断的能力。

扫一扫，知答案

师说心语

做一做，明重点

扫一扫，看课件

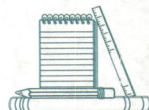

【概述】

维生素 D 缺乏性佝偻病，又叫骨软化症。是以维生素 D 缺乏导致钙、磷代谢紊乱和临床以骨骼的钙化障碍为主要特征的疾病。病变主要影响正在生长的骨骺端软骨板钙化，严重者可致骨骼畸形。临床以多汗、夜啼、烦躁、枕秃、肌肉松弛、囟门迟闭，甚至鸡胸、肋外翻、下肢弯曲等为特征。

本病多见于 3 岁以下小儿，尤以 9 个月～2 周岁的婴幼儿多见。常发于冬春两季，发病率北方寒冷地区高于南方地区，城市高于农村，山区高于平原地区，人工喂养的婴儿高于母乳喂养者。

中医中无佝偻病病名，但根据其表现，可参照"夜惊""汗证""疳证""肾疳""五迟""五软""解颅""鸡胸""龟背"等病证辨治。

西医认为本病由于患儿光照不足，或维生素 D 摄入不足，或生长发育过快，或由于肝肾损害使维生素 D 的羟化作用发生障碍，钙磷代谢失常，引起一系列神经、精神症状和骨骼发育障碍。

【病因病机】

中医认为，小儿先天不足或后天失养导致脾肾两虚为佝偻病的主要病因。

1. 胎元失养　多由于孕母起居不常，少见阳光，营养失调，或疾病影响，胎养失宜，而使胎元禀赋未充，先天肾气不足。

2. 乳食失调　婴幼儿为稚阴稚阳之体，如人工喂养不当，或母乳喂养而未及时添加辅食，或每日摄入食物的质和量不足，均可使脾胃后天不足，日久脾肾两虚，促使本病发生。

3. 其他因素　日照不足，或体虚多病等均可引起脏腑功能失调。脾肾不足又可引起心、肺、肝等脏腑功能失职，从而出现多汗、夜惊、烦躁等，并易感外邪，常罹患肺炎、泄泻等。

总之，本病的主要病机是脾肾两虚，常累及心、肺、肝。脾肾不足为关键。

【诊断与鉴别诊断】

1. 诊断要点

（1）病史　有维生素 D 缺乏史。多见于婴幼儿，好发于冬春季。

（2）临床表现　本病临床上分为四期。①初期：有多汗、夜惊、烦躁等神经、精神症状，或有发稀、枕秃等症状。血生化轻度改变或正常。②活动期（激期）：除上述表现外，以骨骼改变为主。骨骼改变以轻、中度为多。X 线片可见临时钙化带模糊，干骺端增宽，边缘呈毛刷状。血清钙、磷均降低，碱性磷酸酶增高。③恢复期：经治疗后症状改善，体征减轻，X 线片可见临时钙化带重现，血生化基本恢复正常。④后遗症期：临床症状消失，血生化已恢复正常，但可遗有骨骼畸形改变。

（3）辅助检查　初期血钙正常或稍低，血磷明显下降，钙磷乘积小于 30，血清碱性磷酸酶增高。激期血钙降低，碱性磷酸酶明显增高。腕部 X 线片可见干骺端模糊，临时钙化带消失，呈毛刷状或杯口状改变。

2. 鉴别诊断

（1）脑积水　中医称"解颅"。发病常在出生后数月，前囟及头颅进行性增大，且前囟饱满紧张，骨缝分离，两眼下视，如"落日状"。X 线片示颅骨穹隆膨大，颅骨变薄，囟门及骨缝宽大等。

> **✎ 执考提示**
>
> 佝偻病的临床分期

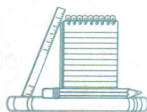

（2）呆小病 又称克汀病，因甲状腺功能减退所致。有出牙与囟门晚闭，患儿智力明显低下，表情呆滞，皮肤粗糙干燥。血钙磷正常。X线片示骨龄延迟，但钙化正常。查甲状腺素 T4 和促甲状腺激素 TSH 可资鉴别。

【辨证论治】

1.辨证要点

（1）辨轻重症 患儿烦躁，多汗，枕秃，纳呆，囟门开大，未见骨骼变化者为轻症；患儿精神淡漠，汗出如淋，肌肉松弛，颅骨软化，或方颅，前囟迟闭，严重鸡胸，下肢弯曲，脊柱畸形者为重症。

（2）辨脏腑 病在脾，肌肉松弛，形体虚胖，纳呆便稀；病在肾，头颅骨软，头方囟大，齿生迟缓，鸡胸龟背，下肢弯曲，肋骨外翻；病在心，精神烦躁，夜啼不安，语言迟钝；病在肺，毛发稀软，面白多汗，容易感冒；病在肝，坐立迟缓，行走无力，两目干涩，性情急躁，时有惊惕，甚至抽搐。

> **执考提示**
>
> 佝偻病的脏腑辨证重在脾虚和肾虚

2.治疗要点
治疗原则为健脾益气，补肾填精。病之早期，证属脾肺气虚者，治以健脾补肺；证属脾虚肝旺者，治以健脾平肝。证情较重者，多为肾精亏损，治以补肾填精为主。

3.分证论治

（1）肺脾气虚

证候 形体虚胖，神疲乏力，面色苍白，多汗，发稀易落，肌肉松弛，大便不实，纳食减少，囟门增大，易反复感冒。舌淡，苔薄白，脉细无力。

证候分析 本证因脾虚气弱，化源不足所致。以形体虚胖，神疲乏力，大便不实，纳食减少伴多汗，发稀易落，肌肉松弛，囟门增大，易反复感冒为辨证要点。

> **执考提示**
>
> 肺脾气虚证与肾精亏损证的诊治区别

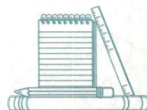

治法 健脾补肺。

方药 人参五味子汤（《幼幼集成》）。

常用中药 人参、白术、茯苓、五味子、麦冬、炙甘草。

加减 湿重者，白术易苍术；汗多者，加浮小麦、麻黄根、牡蛎收敛止汗；夜寐哭吵者，酌加合欢皮、夜交藤安神；大便稀者，加山药、扁豆健脾止泻。

（2）脾虚肝旺

证候 头部多汗，面色少华，发稀枕秃，纳呆食少，坐立、行走无力，夜啼不宁，时有惊惕，甚至抽搐，囟门迟闭，齿生较晚。舌淡，苔薄，脉细弦。

证候分析 本证因脾虚气弱，化源乏力，肝失阴血濡养，肝木偏旺所致。以面色少华，纳呆食少，夜啼不宁，时有惊惕，甚至抽搐伴头部多汗，发稀枕秃及囟门迟闭，齿迟等发育迟缓之象为辨证要点。

治法 健脾平肝。

方药 益脾镇惊散（《医宗金鉴》）。

常用中药 人参、白术、茯苓、朱砂、钩藤、炙甘草。

加减 体虚多汗者，加五味子、龙骨、牡蛎收敛止汗；睡中惊惕者，加石决明、珍珠母安神定惊；夜间哭吵者，加木通、竹叶清心安神；反复抽搐者，加龙骨、牡蛎、蜈蚣息风止痉。

（3）肾精亏损

证候 面白虚烦，多汗肢软，精神淡漠，智识不聪，出牙、坐立、行走迟缓，头颅方大，鸡胸龟背，肋骨串珠，肋缘外翻，下肢弯曲，或见漏斗胸等。舌淡，苔少，脉细无力。

证候分析 本证因肾精亏损，筋骨失养，脑髓不充所致。以出牙、坐立、行走迟缓，头颅方大，鸡胸龟背，肋骨串珠，肋缘外翻，下肢弯曲，漏斗胸及精神淡漠，智识不聪为证候要点。

治法 补肾填精。

方药 补肾地黄丸（《医宗金鉴》）。

常用中药 熟地黄、山萸肉、怀山药、茯苓、牡丹皮、泽泻、牛膝、鹿茸。

加减 汗多者，加龙骨、牡蛎、瘪桃干以收敛止汗；纳呆食少者，加砂仁、焦山楂、鸡内金健脾消食；智识不聪者，加郁金、石菖蒲开窍醒神。

【西医疗法】

1. 一般治疗 坚持母乳喂养，及时添加含维生素D较多的食品如猪肝、蛋黄等。激期阶段勿使患儿久坐、久站，防止骨骼畸形。

> **执考提示**
>
> 维生素D的服用方法

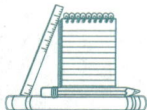

2. 补充维生素D 初期每天口服维生素D 5000IU，连服1个月后，改为预防量400 IU/d。激期，每日服维生素D 1万～2万IU，连服1个月后改为预防量400 IU/d。若不能坚持口服或患有腹泻者，可肌内注射维生素D大剂量突击疗法，肌内注射维生素D 30万IU，一般注射1次即可，1个月后改预防量口服。肌内注射前先口服钙剂4～5日，以免发生医源性低钙惊厥。

3. 补充钙剂 维生素D治疗期间应同时服用钙剂。

4. 矫形疗法 采取主动和被动运动矫正骨骼畸形，轻度骨骼畸形在治疗后或在生长过程中自行矫正。应加强体格锻炼，可做些主动或被动运动的方法矫正。例如，俯卧撑或扩胸动作使胸部扩张，纠正轻度鸡胸及肋外翻。严重骨骼畸形者4岁后可考虑手术矫正。

【其他疗法】

中成药

（1）龙牡壮骨颗粒 2岁以下1次5g，2～7岁1次7g，7岁以上1次10g。每日3次。可用于各证型。

（2）玉屏风颗粒 1次1/2～1袋，每日3次。用于肺脾气虚证以肺虚为主，多汗而反复感冒者。

（3）六味地黄丸 1次2～4g，每日3次，口服。用于肾精亏损证。

【预防与调护】

1. 预防

（1）加强孕期保健，孕妇要有适当的户外活动。

（2）加强婴儿调护，提倡母乳喂养，及时添加辅食，多晒太阳，增强体质。

（3）孕妇要多吃富含维生素D及钙、磷的食物。足月儿生后2周开始补充维生素D 400 IU/d，一直到2岁。早产儿、低出生体重儿、双胎儿生后2周开始补充维生素D 800 IU/d，3个月后改预防量。

2. 调护

（1）患儿不要久坐、久站，不系过紧的裤带，提倡穿背带裤，防止发生骨骼畸形。

（2）每日户外活动，接受日光照射，同时注意防止受凉。

【案例训练】

刘某，男，11个月。因哭闹、多汗1个月，至今不能扶站于2014年11月12日就诊。

1个月前家长发现患儿无明显诱因出现哭闹，夜间尤其明显，难以安抚，至今不能扶站。形体略胖，面色苍白，未出牙，夜睡不安，闻声易惊，汗出浸衣，发稀枕秃，枕骨软化，按之如"乒乓球"状，舌淡，苔白，脉细无力。辅助检查：血液生化检查示血钙正常，血磷降低，碱性磷酸酶略高。X线片示，早期X线长骨骺部钙化预备线模糊。

1. 中医辨证论治

（1）四诊摘要 ①望诊：形体略胖，面色苍白，未出牙，发稀枕秃，舌淡，苔白。②闻诊：闻声易惊。③问诊：患儿1个月前无明显诱因出现哭闹，夜间尤其明显，难以安抚，至今不能扶站。④切诊：枕骨软化，按之如"乒乓球"状，脉细无力。

（2）中医辨证分析 在教师指导下分组讨论完成。

（3）中医诊断 佝偻病（肺脾气虚证）。

（4）治则 健脾益气，补肺固表。

（5）方药 人参五味子汤加减。

（6）课后作业 学生练习开方定量。

2. 西医诊治

（1）诊断依据 ①哭闹、多汗1个月，至今不能扶站。1个月前无明显诱因出现夜间哭闹，夜间尤其明显，难浸衣，发稀枕秃。②辅助检查：血液生化检查示血钙正常，血磷降低，碱性磷酸酶略高。X线片示早期X线长骨骺部钙化预备线模糊。

（2）西医诊断 维生素D缺乏性佝偻病。

（3）处置方案

长期医嘱	临时医嘱
儿科护理常规	血、尿、大便常规
一级护理	血清25-(OH)D_3、1,25-(OH)$_2D_3$
普食+AD强化奶	血生化
葡萄糖酸钙注射液10mL 口服 每日3次	骨碱性磷酸酶测定
VitD$_2$ 4000IU 口服 每日1次 （2～4周后改预防量400IU/d）	腕骨X线检查
测血压 每日2次	VitD$_3$ 30万IU 肌内注射

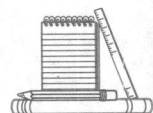

【名医验案】

张某，男，3岁半。患儿2年来鸡胸，驼背，双下肢弯曲呈"O"形，不会行走。患儿母乳喂养5～6个月时因母乳不足改人工喂养，1岁时仍不能站立，扶着站立双下肢发抖，继出现鸡胸，驼背。当地医院诊为小儿佝偻病，予各种钙剂和维生素AD丸等治疗，不见好转。现患儿面色苍白无华，头发干枯，形瘦，便溏，每日2～3次，易出汗，哭声低，唇淡，舌淡苔黄，脉细无力。系先天禀赋不足，后天喂养失调，脾肾两虚，血气不足，筋骨失养。

处方：紫河车1具，煅牡蛎30g，黄芪30g，蜈蚣10条，青黛10g。焙干，研为细末，分100小包。每次1包，1日2次，温开水送服。

二诊：连服 3 个月后，患儿体力大增，胃纳好转，自汗、盗汗显减，扶着能站立。复配 1 剂。

三诊：继服 3 个月后，患儿自己会站立，扶着会走路，且精神好，面色好转。再服上药 6 个月，胃纳好，已长胖，发华，自己能行走而告愈。

按语：佝偻病可散见于中医"肾疳""夜惊""慢惊""五迟""五软""鸡胸""龟背"等病证中，病机多为先天不足，后天失养，脾肾两虚所致。刘韵远认为，早期当以改善喂养方法为主，配合健脾补肾、消导和中之参苓白术散加减治疗，常配合捏脊疗法；重症强调健脾补肾，填补真气，方用补肾地黄丸及紫河车、煅牡蛎、黄芪、蜈蚣等，配合饮食调养，疗程较长。(引自《刘韵远治疗小儿佝偻病验案》)。

【预习测试】

1. 佝偻病在我国各地发病率不同，从地理位置分布，高发地区是（　　　）

　　A. 东部　　　　　　B. 北方　　　　　　C. 南方　　　　　　D. 东南　　　　　　E. 沿海

2. 佝偻病的病机主要是（　　　）

　　A. 脾肾虚亏　　　　B. 心肝血虚　　　　C. 肝肾阴虚　　　　D. 肝风阴虚　　　　E. 肺脾两虚

3. 佝偻病的基本治疗原则是（　　　）

　　A. 健脾养血　　　　B. 益气温阳　　　　C. 固表止汗　　　　D. 平肝潜阳　　　　E. 调补脾肾

4. 佝偻病激期的服药应是（　　　）

　　A. 日服维生素 D 1 万～ 2 万 IU　　　　　　　　　　B. 日服维生素 D 5000 ～ 10000IU

　　C. 日服维生素 D 500IU　　　　　　　　　　　　　D. 日服维生素 D 400IU

　　E. 日服维生素 D 100IU

5. 佝偻病肾虚骨弱证的治法是（　　　）

　　A. 补肾填精，健脾益气　　　　　　　　　　　　　B. 健脾补肾，填精补髓

　　C. 健脾助运，平肝息风　　　　　　　　　　　　　D. 健脾益肺，调和营卫

　　E. 平肝潜阳，健脾益气

6. 小儿 10 个月，方颅，多汗，胸骨肋膈沟，血钙正常，血磷低，X 线可见骨骺软骨增宽，干骺端临时钙化带模糊，并呈毛刷状改变，诊断为（　　　）

　　A. 佝偻病初期　　　　　　　　　　　　　　　　　B. 佝偻病激期

　　C. 佝偻病恢复期　　　　　　　　　　　　　　　　D. 佝偻病后遗症期

　　E. 先天性佝偻病

7. 4 岁男孩，自幼营养欠佳，体型瘦小。查体可见方颅、肋膈沟和"O"形腿。辅助检查示血钙稍低，血磷降低，X 线示干骺端临时钙化带呈毛刷样。该患儿确切的诊断是（　　　）

　　A. 营养不良　　　　　　　　　　　　　　　　　　B. 维生素 D 缺乏性佝偻病

　　C. 维生素 D 缺乏性手足搐搦症　　　　　　　　　　D. 抗维生素 D 佝偻病

　　E. 软骨营养不良

8. 维生素 D 缺乏性佝偻病的中医治疗原则是（　　　）

　　A. 益气养血　　　　B. 温补肾阳　　　　C. 调和阴阳　　　　D. 滋阴潜阳　　　　E. 调补脾肾

9. 10 月男婴，经常出现夜惊不宁，近 1 周加重，多汗，烦闹，该患儿生后一直母乳不足，

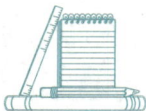

混合喂养，尚未添加辅食。此患儿到门诊就诊。该患儿最可能的诊断是（　　）

    A.佝偻病　　　　B.营养不良　　　C.正常儿　　　D.上呼吸道感染　E.消化不良

10. 10月患儿，已在当地医院诊断为佝偻病活动期，给予治疗，效果不好。为进一步判定诊断是否正确，不需要做下列哪些检查（　　）

    A.腕部X线片　B.测血清钙、磷　C.血常规　　　D.体格检查　　E.骨密度

11. 维生素D缺乏性佝偻病可靠的早期诊断指标是（　　）

    A.血钙降低　　　　　　　　　　　　　B.血磷降低

    C.血镁降低　　　　　　　　　　　　　D.血 1,25-(OH)$_2$D3 降低

    E.血碱性磷酸酶增高

12. 维生素D缺乏性佝偻病时由骨样组织增生所致的骨骼改变为（　　）

    A.方颅　　　　　　　　　　　　　　　B.肋膈沟（赫氏沟）

    C.鸡胸或漏斗胸　　　　　　　　　　　D."O"形腿或"X"形腿

    E.脊椎后突或侧弯

13. 3～6个月婴儿维生素D缺乏性佝偻病激期骨骼改变最常见的表现为（　　）

    A.颅骨软化　　　　　　　　　　　　　B.方颅

    C.前囟增大　　　　　　　　　　　　　D.腕踝部膨大

    E.肋骨串珠和肋膈沟

14. 维生素D缺乏性佝偻病患儿最早出现的骨骼改变是（　　）

    A.方颅　　　　　　B.颅骨软化　　　C.肋骨串珠　　D.鸡胸或漏斗胸　E.手镯或脚镯

15. 维生素D缺乏性佝偻病发生颅骨软化的年龄多见于（　　）

    A.1～2个月　　B.3～6个月　　C.7～9个月　　D.10～12个月　E.1～2岁

16. 关于维生素D缺乏性佝偻病的预防措施，不正确的是（　　）

    A.及时添加辅食　　　　　　　　　　　B.足月儿生后2周即应补充维生素D

    C.提倡母乳喂养　　　　　　　　　　　D.增加户外活动

    E.每日补充维生素D 1000IU

17. 关于维生素D缺乏性佝偻病不正确的预防措施是（　　）

    A.适当多晒太阳　　　　　　　　　　　B.提倡母乳喂养

    C.孕母补充维生素D及钙剂　　　　　　D.及时添加辅食

    E.早产儿2个月开始补充维生素D

扫一扫，知答案

18. 维生素D缺乏性佝偻病初期的临床表现是（　　）

    A.肌肉松弛　　　　　　　　　　　　　B.非特异性神经精神症状

    C.运动减少　　　　　　　　　　　　　D.免疫力低下

    E.语言发育落后

师说心语

19. 女孩，10个月，多汗，烦躁，睡眠不安，可见肋膈沟，下肢轻度"O"形腿，血清钙稍低，血磷降低，碱性磷酸酶增高，其佝偻病应处于（　　）

    A.前驱期　　　　B.初期　　　　　C.激期　　　　D.恢复期　　　　E.后遗症期

20. 冬季出生一男婴，足月顺产，现已4个月，体重5.8kg，只母乳喂养，未添加辅食，近日来，婴儿多烦躁，易激惹，夜惊，多汗，血钙、血磷、碱性磷酸酶正常，最可能的诊断是（　　）

    A.惊吓　　　　B.营养不良　　C.佝偻病活动期　D.佝偻病早期　E.先天性佝偻病

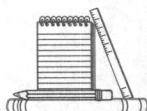

项目三　汗　证

> **【学习目标】**
>
> 1. 了解汗证的发病特点与临床表现。
> 2. 熟悉汗证的病因病机。
> 3. 掌握汗证的诊断要点及辨证论治。
> 4. 具有运用中医四诊方法对汗证进行诊断和鉴别诊断的能力。

【概述】

汗证是小儿异常出汗的一种病证。以在安静状态下，经常全身或局部出汗过多，甚则大汗淋漓为主要特征。本病一年四季均可发生，病程多较长，可见于任何年龄，尤以 5 岁以下小儿多见。

古籍关于汗证的论述非常丰富，主要分盗汗与自汗：睡时汗出，醒后汗止者为盗汗；醒时汗出，动则尤甚者为自汗。临证时常盗汗与自汗并见。至于因温热病引起的出汗，或急重病阴竭阳脱、亡阳大汗者均不在此例。另外，小儿乃纯阳之体，加以形气未充，腠理疏薄，在日常生活中，比成人容易出汗。如因天气炎热，或衣被过厚，室温过高，或喂奶过急，或剧烈运动，都易出汗，若无其他症状，均为正常。

汗证多属西医自主神经功能紊乱范畴。另外，维生素 D 缺乏性佝偻病、甲状腺功能亢进及结核感染等也常有多汗表现，临证当注意鉴别，及时明确诊断，以免贻误治疗。

【病因病机】

小儿汗证有虚实之分。虚证多因禀赋不足，调护失宜而致，主要为气虚、阴虚，也有气阴两虚或阴虚火旺者。实证多因平素饮食甘肥厚腻，致积滞内生，郁而化热或酿生湿热，迫津外泄而发。

1. 肺卫不固　肺主气，外合皮毛。卫气行于体表，具有固摄、防御功能。小儿腠理疏薄，若因病邪所侵或病后失调，或先天不足，或发散太过等，均可使卫气虚弱，固摄失职，腠理开泄，津液外泄，时而汗出。

2. 营卫不和　营属阴，行于脉内，具有内守、敛藏之性，可濡养卫阳；卫属阳，行于脉外，具有发散固摄之力，可固护营阴。若小儿营卫不和，致营气不能内守而敛藏，卫气不能卫外而固密，则津液从皮毛外泄，发为汗证。

3. 气阴亏损　小儿血气嫩弱，大病久病之后，或先天不足，后天失养的体弱小儿常可气血亏损。气属阳，气虚不能敛阴，心液失藏，汗自外泄。血属阴，血虚则阴亦虚，虚火迫津外泄而为汗。

4. 湿热内蕴　小儿脾常不足，若平素饮食甘肥厚腻，甘能助湿，肥能生热，可致积滞内生，郁而生热。蕴阻脾胃，湿热郁蒸，外泄肌表而致汗出。

【诊断与鉴别诊断】

1. 诊断要点

（1）病史　有易感冒病史，或过食肥甘等不良饮食习惯。

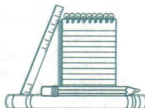

（2）临床表现　小儿在安静状态下、正常环境中，全身或局部出汗过多，甚则大汗淋漓。睡则汗出，醒时汗止者称盗汗；醒时出汗者称自汗。

（3）无其他疾病，排除因环境等客观因素的影响而汗出过多者。

2.鉴别诊断　维生素 D 缺乏性佝偻病　除多汗外，常见夜啼、烦躁、枕秃、肌肉松弛、囟门迟闭，甚至鸡胸、肋外翻、下肢弯曲等特征。初期血钙正常或稍低，血磷明显下降，钙磷乘积＜ 30，血清碱性磷酸酶增高。激期血钙降低，碱性磷酸酶明显增高。腕部 X 线片可见干骺端模糊，临时钙化带消失，呈毛刷状或杯口状改变。

> **执考提示**
> 汗证与佝偻病多汗的临床鉴别

【辨证论治】

1.辨证要点　汗证辨证时重在辨其虚实，其次是表里、阴阳、气血之不同，不可拘泥于阴虚、阳虚。汗证古来分盗汗、自汗。一般认为，盗汗属阴虚，自汗属阳虚。但并非尽然。小儿汗证往往自汗、盗汗并见，自汗也有阴虚，盗汗亦多阳虚。自汗有表气虚、里气虚之不同，更有实热内蒸、迫津外泄者；盗汗有虚火、实火之别。另外，局部出汗，如半身出汗，多属气血不和，营卫失调；头额汗出，有因阳气发越，或阳明积热，也有因阳气虚脱者；心胸汗多，为心虚，也为胃热；手足心汗出也有虚实的不同。

2.治疗要点　治疗汗证从虚实论治，"虚则补之，实则泻之"是总的治疗原则。补法用于虚证，应视表里、气血、阴阳之虚而补之。在补益的同时，结合收敛止汗。泻法用于实证，脏腑积热治宜清热导滞，湿热郁滞治宜清热利湿，不可过早收敛，以免邪滞留恋。汗与小便同源异流，在治疗时可以根据小便情况结合利尿。

3.分证论治

（1）肺卫不固

证候　以自汗为主，或伴盗汗，汗出遍身，以头部、肩部明显，动则益甚；神倦乏力，面色少华，平时易感冒，肢体欠温。舌质淡或淡红，或舌边有齿痕，苔薄，脉弱，指纹淡。

> **执考提示**
> 表虚不固与湿热迫蒸的证治鉴别

证候分析　本证因肺卫不固，津液不藏所致。以多汗伴神倦乏力，面色少华，平时易感冒，肢体欠温等为辨证要点。

治法　益气固表，敛汗止汗。

方药　玉屏风散（《世医得效方》）合牡蛎散（《太平惠民和剂局方》）。

常用中药　防风、炙黄芪、白术、大枣、麻黄根、牡蛎。

加减　若兼有表邪，症见畏风头痛，或喷嚏咳嗽，鼻塞流涕，则可用玉屏风散加桂枝、柴胡，切勿解表太过；若兼见面黄，纳少便溏，四肢欠温者，则用黄芪建中汤；面色苍白，气血不足，心悸肤冷，舌淡、苔润、脉弱者，应用参附龙牡汤加浮小麦；脾胃虚弱，食欲不振，大便稀烂者，加扁豆、砂仁、山药；心阳虚者，加桂枝、人参；肾阳虚者，加附片、鹿角胶。

（2）营卫不和

证候　自汗为主，或兼盗汗，遍身汗出，或半身出汗，汗出不透，微恶风寒，不发热，或伴有低热，经常感冒，食欲不振，精神疲倦。舌质淡红，苔薄白，脉缓，指纹淡滞。

证候分析　本证因营卫失和，卫气不能外固，营阴不能内守，津液无以固敛所致。以多汗

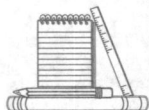

伴微恶风寒，不发热，或伴有低热，经常感冒，食欲不振，精神疲倦为辨证要点。

治法　调和营卫。

方药　黄芪桂枝五物汤（《金匮要略》）。

常用中药　黄芪、桂枝、芍药、生姜、大枣。

加减　精神倦怠、胃纳不振、面色少华者，加党参、怀山药健脾益气；口渴、尿黄、虚烦不眠者，加酸枣仁、石斛、柏子仁养心安神；汗出恶风，表证未解者，用桂枝汤祛风解表。

（3）气阴两虚

证候　盗汗为主，或兼自汗，动则尤甚，遍布周身，以头额、心胸、手足心汗出明显，形瘦神疲，手足心热，或伴低热，心烦少寐，气弱声微。舌淡苔少或剥苔，脉细弱，指纹淡。

证候分析　本证多见于急病、久病、重病之后失于调养，或素体气阴两虚，气虚不能敛阴，阴虚易生内热，迫津外泄所致。以多汗伴形瘦神疲，手足心热，或伴低热，心烦少寐，气弱声微，舌淡苔少或剥苔，脉细弱为辨证要点。

治法　益气养阴敛汗。

方药　生脉散（《医学启源》）合当归六黄汤（《兰室秘藏》）。

常用中药　人参、麦冬、五味子、当归、生地黄、熟地黄、黄芩、黄柏、黄连、黄芪。

加减　若气虚不甚者，方中人参可用党参、太子参；气虚明显者，人参当重用，并添加黄芪。若偏于阴虚津液不足者，可用北沙参，重者用西洋参。心阴虚偏甚者，用白参或西洋参，重用生地黄、柏子仁；肺阴虚偏甚者，加百合、地骨皮；肾阴虚偏甚者，加龟甲、熟地黄；脾阴虚偏甚者，加石斛、玉竹、山药；肝阴虚偏甚者，用生龙骨、生牡蛎，加白芍药、酸枣仁。若见阴虚潮热，手足心热，睡卧不宁，舌质红绛者，可合秦艽鳖甲散，以滋阴清热。若气血虚亏，心失所养，面色不华，唇爪甲淡而失荣，心悸怔忡，夜惊不宁，动则汗出更甚者，可合归脾汤加龙骨、牡蛎、浮小麦等，以养心安神。

（4）湿热迫蒸

证候　自汗或盗汗，以头部或四肢为多，汗出肤热，汗渍色黄，口臭，口渴不欲饮，小便色黄，舌质红，苔黄腻，脉滑数。

证候分析　本证由脾胃湿热蕴积，热迫津液外泄所致。以汗渍色黄，口臭，口渴不欲饮，小便色黄，色质红，苔黄腻，脉滑数为辨证要点。

治法　清热泻脾。

方药　泻黄散（《小儿药证直诀》）。

常用中药　藿香叶、山栀仁、石膏、甘草、防风。

加减　尿少、色黄，加滑石、车前草清利湿热；汗渍色黄甚者，加茵陈、佩兰清化湿热。

【其他疗法】

1. 中成药

（1）生脉饮口服液　学龄儿童1次10mL，每日2次。用于气阴不足之汗证。

（2）黄芪生脉饮口服液　学龄儿童1次10mL，每日2次，幼儿减半。用于气阴不足之汗证。

2. 单方验方

（1）黄芪散。牡蛎粉、黄芪、生地黄各30g，共研细末，1次3～6g。用于盗汗。

（2）稽豆衣30g，水煎，连服3～7日。用于盗汗。

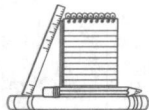

（3）糯稻根 30g，浮小麦、瘪桃干各 10g，水煎服。用于自汗。

【预防与调护】

1. 预防 进行适当的户外活动与体育锻炼，增强小儿体质。注意病后调理，避免直接吹风，以免受凉感冒。加强预防接种工作，及时诊断治疗各种感染性疾病。

2. 调护 注意个人卫生，保持皮肤干燥，拭汗用柔软干毛巾或纱布擦干，勿用湿冷毛巾，以免受凉。注意饮食调养，勿食辛辣煎炒炙煿食物，也勿过食肥甘厚味。药物治疗不宜辛散太过。室内温度、湿度要调节适宜。

【案例训练】

李某，男，7 岁。因反复汗出半年于 2010 年 5 月 20 日就诊。

患儿近半年来动则遍身汗出，微恶风寒，不发热，经常感冒，食欲不振，精神疲倦，面色少华，肢体欠温，舌质淡红、苔薄白，脉缓，指纹淡滞。

1. 中医辨证论治

（1）四诊摘要 ①望诊：面色少华，舌质淡红，苔薄白，指纹淡滞。②闻诊：未见异常。③问诊：近半年来动则遍身汗出，微恶风寒，不发热，经常感冒，食欲不振，精神疲倦。④切诊：肢体欠温，脉缓。

（2）中医辨证分析 在教师指导下分组讨论完成。

（3）中医诊断 汗证（肺卫不固）。

（4）治则 益气固表。

（5）方药 玉屏风散合牡蛎散加减。

（6）课后作业 学生练习开方定量。

2. 西医诊断 植物神经功能紊乱。

处置方案 平时加强锻炼，科学喂养，注意保暖。无须使用西药止汗，以免产生并发症。

练一练，强诊治

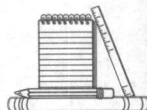

【名医验案】

张某，女，5 岁，易出汗，活动后尤甚，并有纳差，大便干。查：面色不华，舌淡，苔薄黄。刘弼臣认为此为气血不足，胃肠积热，治当补气养血，清热和胃。方选当归六黄汤加减。药用：当归 10g，生黄芪 10g，生地黄 10g，熟地黄 10g，黄连 2g，黄柏 10g，生牡蛎 15g（先下），浮小麦 10g，黄芩 10g，焦山楂 10g，焦神曲 10g，炒麦芽 10g，鸡内金 10g，连翘 10g，香稻芽 10g，7 剂，水煎服，分 2 次服。

二诊，患儿出现咳痰，仍纳差、大便干，舌苔微腻。方剂调整如下，药用：枳壳 10g，白术 10g，陈皮 5g，半夏 5g，黄芩 10g，厚朴 10g，焦山楂 10g，焦神曲 10g，炒麦芽 10g，鸡内金 10g，香稻芽 10g，制大黄 10g，7 剂，水煎服。

三诊，咳痰消失，食欲较前转佳，偶有呕吐，大便调，汗出减少，两颊现红润，苔薄白，仍以当归六黄汤加减治疗。药用：当归 10g，生黄芪 10g，生地黄 10g，熟地黄 10g，黄连 1.5g，黄柏 10g，干姜 1g，黄芩 10g，焦山楂 10g，焦神曲 10g，炒麦芽 10g，半夏 5g，枳壳 5g，郁金 10g，香稻芽 10g，灶心土 15g（代水煎）。

7 剂，水煎服，患儿未再呕吐，食欲可，无明显汗出症状，病情告愈。

按语：《医宗金鉴幼科心法》云汗为人之津液，存于阳者为津，存于阴者为液，发泄于外者为汗，无故而出者，乃因阴阳偏盛也。刘弼臣谓小儿气血未充，腠理未固，

故易见汗证。故选当归六黄汤调补气血，固表止汗。本患儿气血不足，脾胃不和，且胃有积热，故加焦三仙、鸡内金、连翘、香稻芽消食和胃清热，用药期间患儿出现咳嗽呕吐，刘老认为此为食重生痰，痰随气生，故除消食外，加用枳壳、半夏、郁金、陈皮、厚朴等行气化痰之品。如此灵活施治，患儿汗少，食欲转佳，面颊透现红色，刘弼臣谓心火生脾土，病有痊愈之兆，继用当归六黄汤巩固治疗，病愈。（引自《刘弼臣治疗汗证医案》）

【预习测试】

A1 型题

1. 小儿汗证常见于（　　　）

　　A. 10 岁以内　　　　B. 5 岁以内　　　　C. 6 个月以内　　　　D. 3 岁以内　　　　E. 1 岁以内

2. 小儿汗证的最基本的病理是（　　　）

　　A. 表虚不固　　　　B. 营卫失调　　　　C. 气阴两虚　　　　D. 脾胃积热　　　　E. 阴阳失调

3. 汗证实证的病机多为（　　　）

　　A. 饮食不节　　　　B. 风热外感　　　　C. 阳明热炽　　　　D. 湿热迫蒸　　　　E. 营卫失调

4. 治疗汗证营卫失调证的首选方剂是（　　　）

　　A. 麻黄汤　　　　B. 四逆汤　　　　C. 六味地黄丸　　　　D. 黄芪桂枝五物汤　　　E. 桑杏汤

5. 寐则汗出，醒时汗止者多属（　　　）

　　A. 气虚　　　　B. 阴虚　　　　C. 气阴两虚　　　　D. 肺卫不固　　　　E. 营卫失调

6. 治疗肺卫不固汗证的首选方剂是（　　　）

　　A. 麻黄汤　　　　　　　　　　　　　　　　B. 玉屏风散合牡蛎散

　　C. 六味地黄丸　　　　　　　　　　　　　　D. 黄芪桂枝五物汤

　　E. 桑杏汤

7. 治疗气阴两虚汗证的首选方剂是（　　　）

　　A. 麻黄汤　　　　　　　　　　　　　　　　B. 玉屏风散合牡蛎散

　　C. 生脉散合当归六黄汤　　　　　　　　　　D. 黄芪桂枝五物汤

　　E. 桑杏汤

8. 泻黄散适用于（　　　）型汗证

　　A. 气虚　　　　B. 阴虚　　　　C. 气阴两虚　　　　D. 肺卫不固　　　　E. 湿热迫蒸

9. 汗证的防护措施，不恰当的一项是（　　　）

　　A. 适当锻炼　　　　B. 避免受凉　　　　C. 加强预防接种　　　D. 用湿冷毛巾擦汗　　　E. 勿食辛辣

A2 型题

10. 患儿，3 岁。汗多 2 周，夜间为甚，头部多汗明显，汗出肤热，汗渍色黄，口臭口渴，舌质红，苔黄腻，脉滑数。其治法是（　　　）

　　A. 益气固表　　　　B. 调和营卫　　　　C. 益气养阴　　　　D. 补养心脾　　　　E. 清热泻脾

11. 患儿，1 岁。病已半年，症见常自汗出，动则尤甚，神疲乏力，易感冒，舌质淡，苔薄白。其治法是（　　　）

　　A. 调和营卫　　　　B. 益气固表　　　　C. 益气养阴　　　　D. 健脾益气　　　　E. 滋肺养阴

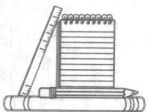

12. 患儿，4 岁。汗出过多 1 年多，白天多汗，寐后尤甚，形体消瘦，食欲不振，时或低热，口干唇红，手足心热，舌淡苔少，脉细数。治疗首选（　　　）

　　A. 生脉散合当归六黄汤　　　　　　　　　B. 泻黄散

　　C. 四君子汤　　　　　　　　　　　　　　D. 四逆汤

　　E. 桂枝汤

13. 患者汗出恶风，遇劳则发，易于感冒，体倦乏力，面色少华，舌苔薄白，脉细弱。治疗应首选（　　　）

　　A. 桂枝汤　　　　B. 四妙丸　　　　C. 玉屏风散　　　D. 当归六黄汤　　　E. 龙胆泻肝汤

B1 型题

　　A. 头颈多汗，易患外感　　　　　　　　　B. 汗出遍身，抚之不温

　　C. 多汗形瘦，时有低热　　　　　　　　　D. 汗出肤热，汗渍色黄

　　E. 多汗烦渴，小便清少

14. 汗证湿热迫蒸的证候特点为（　　　）

15. 汗证气阴两亏的证候特点为（　　　）

扫一扫，知答案

项目四　奶　癣

【学习目标】

　　1. 了解奶癣的发病特点。

　　2. 熟悉奶癣的病因病机及临床表现。

　　3. 掌握奶癣的诊断与鉴别诊断、辨证论治。

　　4. 具有运用中医四诊方法对奶癣进行诊断和鉴别诊断的能力。

做一做，明重点

扫一扫，看课件

【概述】

　　奶癣是婴幼儿期常见的一种皮肤出疹性疾病，皮疹多见于两颊、前额及头皮，以后可蔓延至颌、颈、肩、臂，甚至扩大到腹、臀、四肢及全身。皮疹形态不一，自红斑、丘疹、疱疹以致渗液、糜烂、结痂和脱屑，常伴有瘙痒及反复发作等特点。

　　奶癣常见于 1 个月至 1 岁以内的哺乳婴儿，尤以百日之内的婴儿更为多见。患儿常有家族过敏史，多见于人工哺育的婴儿。病程较长，但在 2 岁之前多可自愈。

　　西医婴儿湿疹、异位性湿疹等疾病可参照本病治疗。

【病因病机】

　　本病的发生，多由内蕴湿热，脾虚不运，外感风热，风、湿、热邪相互搏结，发于肌肤而成。素体血热，或因饮食不节，伤及脾胃，导致脾运失健，水湿停滞，湿热内蕴；外因风湿热邪搏结肌肤，以致血行不畅，营卫失和而发。急性者以湿热为主，慢性者则多病久邪深，湿郁化火，耗伤津血，以致血虚生风化燥，肤失濡养而成。婴儿湿疹多因母食肥甘辛热，遗热于胎儿，生后复感风热，或饮食不节，脾失健运，内蕴湿热所致；异位性湿疹则为先天不足，后天失调，脾虚不运，湿热内生，蕴结肌肤，久之血虚风燥，肌肤失养而成。

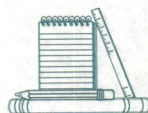

【诊断与鉴别诊断】

1. 诊断要点

（1）病史　好发于 1 个月至 1 岁以内的哺乳婴儿。2 岁以内逐渐减轻至自愈。

> **执考提示**
>
> 湿性奶癣与干性奶癣的鉴别

（2）临床表现　皮损好发于颜面，多自两颊开始，渐侵至额部、眉间、头皮，奇痒，反复发作，严重者可浸延颈部、肩胛部，甚至遍及全身；皮损形态多样，分布大多对称，时轻时重。在面部者，初为簇集的或散在的红斑或丘疹；在头皮或眉部者，多有油腻性的鳞屑和黄色发亮的结痂；皮损有湿性、干性之分。湿性者以红斑、水疱、糜烂、渗液为主要表现，多见于 1～3 个月肥胖婴儿；干性者以皮肤潮红、干燥、脱屑为主，无渗液，多见于 1 岁以上消瘦小儿。

2. 鉴别诊断

（1）脓疱疮　多发于夏秋之际，有传染性。皮损散在发生于暴露部位，初期为红斑、水疱，很快变为脓疱，周围有红晕，脓疱易于破溃，流出黄水、脓液。

> **执考提示**
>
> 奶癣与脓疱疮的皮损鉴别

（2）皮肤霉菌病　其病变为环状，边缘清楚，色红，略高出皮面，有丘疹、疱疹和鳞屑，而中央皮肤正常为其特点，一般面部少见。必要时可做鳞屑镜检寻找菌丝，加以鉴别。

【辨证论治】

1. 辨证要点　本病临床主要辨湿性和干性。皮疹以干燥、鳞屑为主为干性奶癣，多见于形体偏瘦、营养不良儿，由脾虚风燥所致；若皮疹以水疱、糜烂、渗液为主为湿性奶癣，多见于肥胖婴儿，由湿蕴风袭所致。湿性奶癣又要辨湿重和热重，湿盛者多由脾虚所致，渗液色清；热盛者多为急性，红斑水疱，痒甚，流滋色黄浊。

2. 治疗要点　本病治疗应内服与外治相配合，以祛风除湿为基本法则，脾虚者佐以健脾养血，热重者兼以清热解毒。轻症患儿可仅用外治药涂敷治疗。

3. 分证论治

（1）胎火湿热

> **执考提示**
>
> 胎火湿热证与脾虚湿蕴证的证治鉴别

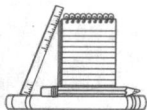

证候　形体肥胖，两颊柔软如绵，皮肤潮红，红斑水疱，瘙痒流滋，甚则黄水淋漓、糜烂，结黄色痂皮，大便干，小便黄赤。舌质红，苔黄腻。

证候分析　本证多见于婴幼儿，因胎火湿热蕴结，蒸腾于肌肤而发。以皮肤潮红，红斑水疱，瘙痒流滋，甚则黄水淋漓、糜烂，结黄色痂皮，大便干，小便黄赤，舌质红，苔黄腻为辨证要点。

治法　疏风解毒利湿。

方药　消风导赤汤（《医宗金鉴》）。

常用中药　生地黄、赤茯苓、牛蒡子（炒、研）、白鲜皮、金银花、薄荷叶、黄连（酒炒）、甘草（生）。

加减　瘙痒难忍者，加蝉蜕、地肤子加强祛风止痒之力；湿胜者，加车前子、茯苓皮、苍术、黄柏加强清热除湿之力。

（2）脾虚湿蕴

证候　初起皮肤暗淡，继则出现成片水疱，瘙痒，挠破后结薄痂，患儿多有食欲不振，大便稀溏，或完谷不化。舌质淡，苔白腻。

证候分析　本证因小儿脾虚失运，水湿泛滥，流溢肌肤而致。以成片水疱，食欲不振，大便稀溏，或完谷不化，舌质淡，苔白腻为辨证要点。

治法　健脾利湿祛风。

方药　胃苓汤（《世医得效方》）。

常用中药　苍术、陈皮、厚朴、甘草、泽泻、猪苓、茯苓、白术、官桂。

加减　纳差、便溏者，加佩兰、炒薏苡仁、焦山楂化湿开胃；瘙痒难忍者，加蝉蜕、白鲜皮祛风止痒。

（3）脾虚风燥

证候　形体偏瘦，皮疹干燥、鳞屑、色素沉着，瘙痒剧，挠破有少量渗液。舌质淡，舌苔薄。

证候分析　本证因脾虚化源不足，阴血亏少，血燥生风而致。以形体偏瘦，皮疹干燥、鳞屑、色素沉着，瘙痒剧为辨证要点。

治法　健脾养血祛风。

方药　归脾汤（《济生方》）。

常用中药　白术、茯神、黄芪、龙眼肉、炒酸枣仁、人参、木香、炙甘草、当归、炙远志、生姜、大枣。

加减　皮疹干燥者，加太子参、麦冬、黄精、制首乌益气养阴。

【西医疗法】

1. 局部疗法　急性期用湿敷，亚急性期用洗剂、糊剂或油剂，慢性期用油剂或软膏。

2. 全身疗法　可试用抗过敏药物如氯苯那敏、异丙嗪、仙特明等抗组胺药物。

3. 急性渗出期　急性期无渗液者用氧化锌油，渗出多用 3% 硼酸溶液湿敷。当渗出减少时，可用糖皮质激素霜剂，与油剂交替使用。

【其他疗法】

1. 麻油调敷二妙散。适用于湿性奶癣。

2. 三黄洗剂外洗，黄柏霜外搽。适用于干性奶癣。

【预防与调护】

1. 预防　避免接触或食入可能引起小儿过敏生风的物品，有一定预防作用。

2. 调护

（1）忌用热水、浴液或肥皂擦洗患处。如痂厚时，先用麻油湿润，再轻轻揩去结痂。

（2）睡眠时宜用纱布或袜子套住患儿两手，头部可戴柔软布帽，以防搔抓、摩擦患部。

（3）不宜穿毛织、化纤衣服。避免强烈日光照射。

（4）忌食辛辣、鱼腥刺激性食物及发物。

【案例训练】

杨某，男，8个月。因双颊皮疹瘙痒 1 个月余于 2017 年 8 月 12 日就诊。

1 个月前患儿双侧面颊出现皮疹瘙痒，皮疹色红。现症见双颊皮肤红斑瘙痒，部分因搔抓而溃破出水，双手、躯干、双腿外侧均散在出现鲜红皮疹，皮肤有抓痕，因痒而致哭闹，哭声较响，夜睡不安，形体较胖，大便干，小便黄，舌红，苔薄黄腻，指纹淡紫，脉滑。其母喜食辛辣饮食，1 个月前仍喂母乳。

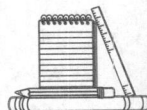

1. 中医辨证论治

（1）四诊摘要　①望诊：双颊皮肤出现皮疹，色红，瘙痒，部分因搔抓而溃破出水，双手、躯干、双腿外侧均散在出现鲜红皮疹，皮肤有抓痕，形体较胖，小便黄，舌红，苔薄黄腻，指纹淡紫。②闻诊：因痒而致哭闹，哭声较响，夜睡不安。③问诊：其母喜食辛辣饮食，1个月前仍喂母乳。④切诊：脉滑。

（2）中医辨证分析　在教师指导下分组讨论完成。

（3）中医诊断　奶癣（胎火湿热）。

（4）治则　疏风解毒利湿。

（5）方药　消风导赤汤加减内服，三黄洗剂外洗或麻油调敷二妙散。

（6）课后作业　学生练习开方定量。

2. 西医诊断　婴儿湿疹。

处置方案　急性期无渗液者用氧化锌油，渗出多用3%硼酸溶液湿敷。当渗出减少时，可用糖皮质激素霜剂外涂，与油剂交替使用。

【名医验案】

徐某，男，4个月。初诊：1977年3月12日。

主诉及病史：患儿出生后1个月脸面部即起红斑丘疹，渐向额部及头部扩展，糜烂流水，遇热痒甚，晚上常哭闹不安，小便短赤。曾在中医内科治疗半月无效。

诊查：营养中等，面色红润，脸面、头皮成片红斑，伴有密集水疱，部分皮损显露出鲜红色的糜烂面，渗出液较多，伴有较多的痂皮。

辨证：奶癣（婴儿湿疹）。为感受风湿热邪，蕴阻肌肤而成。治法：清热利湿，祛风止痒。

处方：金银花5g，防风1g，荆芥2g，僵蚕2g，连翘2g，川柏2g，桑叶3g，蝉蜕2g，七厘子3g，苍耳子3g，白鲜皮2g。

外用药：青蛤散、博落回、松花粉麻油调搽患处，日搽2次。

二诊：3月15日。上方药内服4剂，皮损停止扩展，渗液略有减少，瘙痒减轻，晚上稍安。上药有效，连进5剂。外治同前。

三诊：3月20日。上方药又服5剂，皮损减轻，渗水已少，大部结痂，仍瘙痒。方药以养阴祛风止痒为宜。

处方：苍耳子3g，僵蚕2g，蝉蜕2g，牡丹皮3g，生地黄5g，大青叶3g，七厘子3g，赤芍2g，金银花3g，连翘3g，白鲜皮3g。

外用药：上药除松花粉，搽药方法同前。

四诊：皮肤干燥脱屑，晚上，已能安睡，皮损基本已愈。仍守上方再进药3剂以巩固疗效。

按语："奶癣"，西医称为"婴儿湿疹"。本病乃禀性不耐，内有胎毒湿热，外受风湿热邪所侵而成。二者蕴阻肌肤，又由于婴儿皮肤娇嫩，故始则发红、瘙痒、渗液，因经常搔抓，故易感染糜烂，或者皮肤增厚变粗，缠绵难愈。本案始于面颊、双颧，以后发展至眉棱、双耳。高痒不安，渗液较多。汪渭忠辨证为内有胎毒湿热，外感风湿热邪，郁阻肌肤而成。药用防风、荆芥、僵蚕、蝉蜕、连翘、七厘子、桑叶疏风散热，又用川柏、泽泻、苍耳子、白鲜皮祛风除湿，服药5剂。皮损已不再扩展，头顶

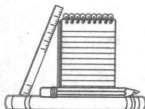

皮损渗出液减少，10剂后渗出基本停止，皮肤趋于干燥，故改用养血祛风止痒为治。外治用青蛤散、博落回、松花粉麻油调搽，有收湿止痒、清热解毒之功。若有脓者，用八将散、黄柏末湿敷，日2～3次，每次20分钟，待感染被控制后仍用上药外搽。（引自《汪渭忠清热利湿法风法治愈奶癣一例》）

【预习测试】

1. 与奶癣的发生关系最密切的脏腑是（　　　）

　A.肝、肾　　　　B.脾、胃　　　　C.肝、肾、脾　　D.心、脑、肾　　E.肝、肾、女子胞

2. 与奶癣的发生关系最密切的病机是（　　　）

　A.阴虚　　　　B.寒湿　　　　C.湿热　　　　D.气滞　　　　E.痰浊

3. 奶癣好发的季节是（　　　）

　A.春季　　　　B.夏季　　　　C.秋季　　　　D.冬季　　　　E.无明显季节性

4. 奶癣好发的部位是（　　　）

　A.项背部　　　　B.腰腹部　　　　C.胸胁部　　　　D.头面部　　　　E.四肢部

5. 发病较快，皮损常见红斑、丘疹、水疱、糜烂，黄水淋漓，浸淫成片，或有结痂，瘙痒难忍，伴烦躁不安或啼哭不宁，食欲不振，小便短赤，大便干结，舌红苔黄腻，脉滑数，指纹青紫。属何种证候（　　　）

　A.寒凝血涩　　　B.湿热俱盛　　　C.气滞血瘀　　　D.血虚风燥　　　E.脾虚湿蕴

6. 奶癣常发生于（　　　）年龄

　A.婴儿期　　　　B.幼儿期　　　　C.学龄期　　　　D.青春期　　　　E.中年妇女

7. 奶癣皮疹的特点，不正确的是（　　　）

　A.多见于头面部　　　　　　　　　　　B.皮疹形态不一

　C.皮疹瘙痒　　　　　　　　　　　　　D.反复发作

　E.多见于手足部位

8. 奶癣的皮疹描述，正确的是（　　　）

　A.多见于头面部　　　　　　　　　　　B.皮疹整齐一致

　C.皮疹无痛痒　　　　　　　　　　　　D.只发作一次

　E.无脱屑

9. 奶癣的治法不包括（　　　）

　A.健脾养血　　　B.清热解毒　　C.祛风除湿为主　D.滋补肝肾为主　E.外治药涂敷

10. 湿热型奶癣首选方是（　　　）

　A.消风导赤汤　　B.麻黄汤　　　C.九味羌活汤　　D.一贯煎　　　E.知柏地黄丸

11. 脾虚湿蕴奶癣的首选方是（　　　）

　A.消风导赤汤　　B.胃苓汤　　　C.九味羌活汤　　D.一贯煎　　　E.知柏地黄丸

12. 奶癣西药治疗可用（　　　）

　A.扑尔敏　　　　B.吗丁啉　　　C.蒙脱石散　　　D.阿司匹林　　E.磺胺

扫一扫，知答案

师说心语

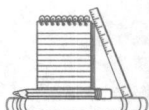

模块十四　新生儿病证

新生儿历代称之为"初生儿"，其乍离母腹，脏腑未盛，气血未调，故发病率高，死亡率也高。正如陈复正《幼幼集成》所云："婴儿初诞，如蛰虫出户，草木萌芽，卒遇暴雪严霜，未有不为其僵折者。"新生儿疾病的病因主要与先天禀赋、后天调护有关，以先天性疾病和感染性疾病最为多见。在诊治新生儿疾病过程中，应注意其个人史（母妊娠史、出生史等）和喂养情况，进行详细体格检查，并结合西医诊疗方法，早期诊断与治疗，避免后遗症的发生。

项目一　胎　怯

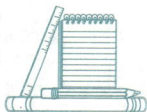

【学习目标】

1. 了解胎怯的发病特点。

2. 熟悉胎怯的病因病机及临床表现。

3. 掌握胎怯的诊断与鉴别诊断、辨证论治。

4. 具有运用中医四诊方法对胎怯进行诊断和鉴别诊断的能力。

【概述】

胎怯，是指新生儿体重低下，身材矮小，脏腑形气均未充实的一种病证，又称"胎弱"。临床以早产儿，或低出生体重儿多见。胎怯多因先天不足、脾肾两虚而致，此类新生儿一时难以适应出生后的变化，并发新生儿窒息、黄疸、硬肿症、败血症等疾病的比例高，死亡率也较高，成为目前围生期死亡的主要原因之一。

本病是早期新生儿常见的一种疾病。新生儿初生时的健康状况，与胎儿孕期的发育有密切的关系。孕母的疾病、营养、精神情绪、生活劳动、遗传因素、胎产次数，以及服用某些药物等，均可影响胎儿的发育。有关研究表明，出生体重不足 2500g 的新生儿，死亡率随着出生体重的下降而呈明显的上升趋势。此外，出生时的低体重不仅对体格发育有很大影响，还可能影响小儿的智能发育。

近年来，随着《中华人民共和国母婴保健法》的实施和围生医学的发展，对保护新生儿的健康、降低新生儿的发病率和死亡率，起到了明显的作用。

【病因病机】

胎怯的病因与胎儿在胞宫内所受气血供养形成的生长发育环境密切相关。病变脏腑主要在肾与脾，发病机理为化源未充，濡养不足，脾肾两虚。因肾藏精，为生长发育之本，而先天之精又需赖后天之精不断滋养才能得以充实，正如《胎产心法·胎不长养过期不产并枯胎论》所

言："胎之能长而旺者，全赖母之脾土输气于子。凡长养万物莫不由土，故胎之生发虽主乎肾肝，而长养实关乎脾土。"故而，若胎儿禀受于其母之气血充养不足，则胎萎不长，形成先天脾肾两虚，导致胎怯的发生。

1. 肾精薄弱　生命的原始物质是精，胎儿先天禀受于父母之精而成肾精，父母身体强壮，肾精充足，精神怡悦，精力充沛，才能具有生育能力，形成正常胚胎。凡是影响父母健康的因素，都可以影响胚胎的形成与成长，而产生胎怯。此即《幼科发挥·胎疾》所说："夫男女之生，受气于父，成形于母。故父母强者，生子亦强；父母弱者，生子亦弱。"胎儿在母体内的生长发育，除以肾精为物质基础外，还需不断摄取来自母体的营养，若其母孕期脾胃失调，不能充分吸收水谷精微化生气血以充养胎儿先天肾精，或胎盘功能不全使胎儿禀赋怯弱，均可致胎萎不长形成胎怯。

2. 脾肾两虚　肾藏精，是人体生命活动的物质基础，其中先天之精受之于父母，既是生命之源，又是生长发育之本。先天之精赖后天之精不断滋养得以充实，后天之精依先天之精蒸化而吸收和转输。胎怯儿成胎之际肾精不充，胎中脾胃未能充盛而形小气弱。出生之后，肾精薄无以助脾胃之生化，脾气虚无以运乳食之精微。先后天脾肾两虚，则各脏腑无以滋生化育，其形态、功能均不成熟，五脏禀气未充，全身失于濡养。如肺气不足，则皮薄怯寒，毛发不生；心气不足，则血不华色，面无光彩；肝气不足，则筋不束骨，关节不利；脾气不足，则肌肉不生，手足如削；肾气不足，则骨节软弱，身形矮小。

总之，胎怯是多种原因所致的先天禀赋不足，小儿五脏皆虚，而病变的关键则在肾脾两脏。

【诊断与鉴别诊断】

1. 诊断要点

（1）**病史**　有早产、多胎妊娠、孕妇体弱、疾病、胎养不周等造成先天不足的各种病因，或胎盘、脐带异常等。

（2）**临床表现**　新生儿出生时形体瘦小，肌肉瘠薄，面色无华，精神萎靡，气弱声低，吮乳无力，筋弛肢软。一般体重低于2500g，身长少于46cm。

（3）**并发症**　重症早期可出现以下并发症。①呼吸暂停或青紫：呼吸暂停是指呼吸停止＞20秒，伴心率＜100次/分，紫绀，与新生儿呼吸中枢及呼吸器官发育不成熟有关。其发生率与胎龄有关。胎龄愈小，发生率愈高，且常于生后第1天出现。因肺泡表面活性物质少，易发生呼吸窘迫综合征，并且由于肺发育不成熟，易因高气道压力、高容量、高浓度氧以及炎性损伤而致支气管肺发育不良。②循环功能异常：围生期儿有严重肺炎、酸中毒、低氧血症时，肺血管压力升高，当压力等于或超过体循环时，可导致本应闭合的卵圆孔、动脉导管重新开放，出现右向左分流，称持续胎儿循环，又叫新生儿持续肺动脉高压。多在生后12小时出现全身青紫、呼吸增快，给予高浓度氧疗后仍不能改善。③消化系统病变：早产儿吸吮力差，吞咽反射弱，胃容量小，常出现哺乳困难。早产儿肠道消化酶含量接近足月儿，但胆酸分泌少，脂肪的消化吸收较差，缺氧或喂养不当等不利因素易引起坏死性小肠结肠炎。④其他：生理性黄疸较足月儿重，持续时间更长且易发生胆红素脑病。肝脏合成蛋白能力差，糖原储备少，易发生低蛋白血症、水肿和低血糖等。

2. 鉴别诊断　胎怯多数为低出生体重儿，常见于早产儿和足月小于胎龄儿。早产儿胎龄未满37周，大多数体重＜2500g，身长不足46cm。足月小于胎龄儿又称足月小样儿，胎龄满37～42周，体重低于

> **执考提示**
>
> 早产儿和足月小于胎龄儿的区别

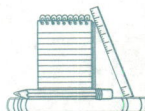

2500g，身长、头围大多在正常范围内。两者区别主要在于胎龄，还可以从皮肤、头发、耳壳等外形区别。一般早产儿皮肤薄，甚至水肿，皮肤发亮，有毳毛，胎脂多，头发细软而乱，耳壳软、缺乏软骨，耳舟不清，指（趾）甲软，多未达到指（趾）端，足月小样儿皮肤稍粗、干燥、脱皮、无毳毛，胎脂少，头发细丝状清晰可数。耳软骨已发育，耳舟已形成，指（趾）甲稍软，已达到指（趾）端。

【辨证论治】

1. 辨证要点 胎怯以脏腑辨证为纲，有五脏禀受不足之别及轻重之分。其肺虚者气弱声低，皮肤薄嫩，胎毛细软；心虚者神萎面黄，唇爪淡白，虚里动疾；肝虚者筋弛肢软，目无光彩，易作瘛疭；脾虚者肌肉瘠薄，痿软无力，吮乳量少，呛乳溢乳，便下稀薄，目肤黄疸；肾虚者形体矮小，肌肤欠温，耳郭软，指甲软短，骨弱肢柔，睾丸不降。

2. 治疗要点 本病的治疗一般按脏腑辨证分别论治，因脾肾两虚是其关键病机，所以，治疗以补肾培元为基本法则。正如《景岳全书·小儿则》所提出的，治疗本病"宜专培脾肾为主"。临证还应根据其不同证型，分别采取益肾充髓、补肾温阳、补气养血、温运脾阳等治则。亦可根据证情需要，给予脾肾并补。初生小儿脾肾薄弱，补益时当佐以助运，以防呆滞。在药物治疗的同时应加强护理，以提高疗效。胎怯患儿已有合并症者，应遵从急则治其标、缓则治其本的原则。合并症重时，先治合并症，同时要顾及小儿体质薄弱、正气亏虚的特点；合并症好转后，及时转以培元治本为主。

3. 分证论治

（1）肾精薄弱

证候 体短形瘦，头大囟张，头发稀黄，耳壳软，哭声低微，肌肤不温，指甲软短，骨弱肢柔，或有先天性畸形，指纹淡，脉息微弱。

证候分析 本证为胎怯最常见的证型，多见于早产儿，以肾精薄弱、元阳未充为特征。肾主胞胎，主骨，开窍于耳，其华在发，故本证候患儿在形体、肢体、骨骼、耳郭等方面不足明显。

治法 益精充髓，补肾温阳。

方药 补肾地黄丸（《活幼心书》）。

常用中药 山药、山茱萸、熟地黄、鹿茸、川牛膝、牡丹皮、茯苓、泽泻。

加减 常加紫河车、枸杞子、杜仲益肾充髓，鹿角胶、肉苁蓉补肾温阳；不思乳食，加麦芽、谷芽、砂仁醒脾助运；兼见气虚，加黄芪、党参健脾益气；肢体不温，加附子温阳；唇甲青紫，加红花、桂枝温经通络。

（2）脾肾两虚

证候 啼哭无力，多卧少动，皮肤干皱，肌肉瘠薄，四肢不温，吮乳乏力，呛乳溢乳，哽气多哕，腹胀腹泻，甚至水肿，指纹淡。

证候分析 本证多见于小胎龄儿、双胎儿或高龄产妇所育胎儿，以脾肾两虚、脾胃虚弱证候显著为特征。脾主肌肉四肢，开窍于口，故本证患儿肌肉瘠薄、脾胃运化升降功能失调之象明显。

治法 健脾益肾，温运脾阳。

方药 保元汤（《博爱心鉴》）。

常用中药 人参、黄芪、甘草、肉桂。

加减 常加白术、茯苓补益脾胃，陈皮、甘草理气和中，肉桂、干姜温阳助运。呕吐加半

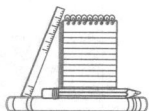

夏，干姜易生姜和胃降逆；泄泻，加苍术、山药运脾燥湿；腹胀，加木香、枳壳理气助运；喉中痰多，加半夏、川贝母化痰；气息微弱，加蛤蚧补肾纳气。兼肺虚气弱声低，皮肤薄嫩，重用黄芪、白术，加黄精，少佐防风补肺固表；兼心虚神萎唇淡，虚里动疾，加当归、麦冬、龙骨养心安神；兼肝虚筋弛肢软，易作瘛疭，加熟地黄、枸杞子、牡蛎滋肝息风。

【西医疗法】

1. 常规治疗　①保暖：一般使用暖箱养育，或采取其他保暖措施，保证婴儿体温稳定在 36.5～37.5℃（肛温）。②喂养：尽量用母乳喂养，无母乳或奶量不足者，可使用早产儿配方奶。③给氧：对有呼吸暂停及口唇紫绀的患儿，应氧气吸入。④补充营养素：足月儿生后应肌内注射维生素 K1，1mg，早产儿应连续肌内注射 3 日；纯母乳喂养的新生儿出生 2 周后，应补充维生素 D 400IU/d；早产儿出生后 1 个月，可给予铁剂，每日 2～4mg/kg。体重小于 1500g 的早产儿需补充维生素 E 2 个月，每日 10～30mg。不能进食的极低体重儿应经静脉输入部分或全部营养素，注意补充足够的蛋白质、维生素及电解质。

2. 并发症治疗

（1）低血糖　约有半数早产儿在生后 24 小时内可出现低血糖。如两次血糖值均小于 2.2mmol/L，即可诊断，须立即治疗。可静脉推注 10% 葡萄糖 2～6mL/kg，速度为 1～2mL/min，然后以 6～8mg/（kg·min) 的速度持续滴入，待血糖稳定后再滴入 24 小时，以后视喂养情况逐渐减少。顽固性低血糖者可加用氢化可的松 5mg/（kg·d) 分次滴入，以升高血糖。

（2）呼吸暂停　新生儿呼吸停止超过 20 秒，便可诊断为呼吸暂停。需及时分析检查潜在的病因，并进行相对应的治疗，如纠正低氧血症、代谢紊乱和控制感染等；在呼吸暂停发生时可先用物理刺激，如托背、弹足底或面罩加压呼吸等，促使呼吸恢复；反复出现的呼吸暂停可使用氨茶碱治疗，首次剂量 5mg/kg，20 分钟内静脉滴注，然后每隔 12 小时给 2.5mg/kg 维持量静滴，疗程 3～5 日。对药物治疗无效者，可鼻塞 CPAP 治疗，或者气管插管机械辅助通气。

（3）预防核黄疸　早产儿血清胆红素接近 171μmol/L（10mg/dL）时出现核黄疸的风险增大，故应及早光疗，适当补充白蛋白，必要时可换血治疗。

【其他疗法】

中成药治疗：每次 5mL，加入 10% 葡萄糖注射液 50mL 中静脉滴注，1 日 1 次。用于气弱欲绝者。

【预防与调护】

1. 预防

（1）孕妇年龄不宜过大或过小，孕期要保持心情愉悦，注意休息，妊娠后期不宜做重体力劳动。

（2）孕妇必须注意营养，不可吸烟、饮酒。若有较严重的妊娠呕吐症，应及时服用中药调理。

（3）孕期应注意预防及积极治疗各种急性传染病和妊娠高血压综合征等，有慢性心、肝、肾等疾病的妇女不可妊娠。

（4）胎儿期发现胎萎不长者，可间断吸氧并由孕母服药补肾培元，促进胎儿宫内发育。

2. 调护

（1）寒冷季节做好新生儿保暖，调节产房温度为 20℃左右，尤其注意早产儿及低体重儿的保暖工作。

（2）应给予足够热量，尽量母乳喂养，喂足奶量。对吸吮能力差的早产儿，可鼻饲喂养，

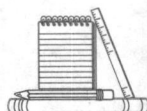

或者静脉营养支持。

（3）保持居室空气流通、新鲜，一切用品均应消毒后使用，接触患儿者应戴口罩、帽子，防止患儿继发感染。

（4）密切观察患儿临床表现，及时发现合并症并加以处理。

【案例训练】

患儿，男，1小时。因早产、生活能力低下1小时于2017年10月10日入院。

患儿为孕34周顺产出生，出生体重2kg。症见形体瘦小，哭声低弱，吮乳无力。查体：早产儿外貌，哭声低弱，皮肤嫩薄稍苍白，较多胎脂覆盖，心肺听诊未见异常，指甲软，未达到指端，四肢稍凉，舌淡少苔，指纹淡。辅助检查：血常规大致正常，微量血糖2.0mmol/L。

1. 中医辨证

（1）四诊摘要　①望诊：早产儿外貌，形体瘦小，皮肤嫩薄稍苍白，较多胎脂覆盖，舌淡少苔。②闻诊：哭声低弱。③问诊：孕34周出生，吮乳无力。④切诊：指甲软，未达到指端，四肢稍凉，指纹淡，脉息微弱。

（2）中医辨证分析　在教师指导下分组讨论完成。

（3）中医诊断　胎怯（肾精薄弱）。

（4）治则　益精充髓，补肾温阳。

（5）方药　补肾地黄丸。

（6）课后作业　学生练习开方定量。

2. 西医诊治

（1）诊断依据　①病史：孕34周顺产出生，出生体重2.0kg，因早产、生活能力低下1小时入院。②症状：形体瘦小，哭声低弱，吮乳无力。③体征：早产儿外貌，哭声低弱，皮肤嫩薄稍苍白，较多胎脂覆盖，心肺听诊未见异常，指甲软，未达到指端，四肢稍凉。④实验室检查：微量血糖2.0mmol/L。

（2）西医诊断　早产低出生体重适于胎龄儿。

（3）处置方案

长期医嘱	临时医嘱
儿科新生儿护理常规	血、尿、大便常规
一级护理	全套血生化检查
置新生儿暖箱	感染五项
母乳喂养	优生四项
记24小时出入量	血液标本细菌培养
心电、血氧检测	动脉血气分析
测体温、呼吸、脉搏　血压　每4小时	凝血功能测定
新生儿口腔护理　每日1次	C反应蛋白
新生儿脐部护理　每日1次	胸部X线正位片
新生儿经皮胆红素测定　每日2次	常规心电图
测微量血糖　每4小时	10%葡萄糖注射液120mL/kg　静脉滴注，液速5mL/h

练一练，强诊治

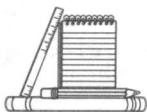

【名医验案】

陈某，男，1992年10月21日出生。其母妊娠38周生下该儿。出生时形体瘦弱，多寐少动，啼哭无力，吮乳力弱量少，时吐乳液，目珠迟滞，发细黄，毳毛多，耳郭软，甲软短，四肢欠温，舌苔薄。体重2.45kg，身长49cm。证属禀赋未充，脾肾两亏，从健脾补肾治之。处方：鹿角片、肉苁蓉各20g，紫河车、麦芽各30g，人参、砂仁各5g。上药浓煎为45mL，冷藏。每服1.5mL，1日3次，温服。

上药连服1个月，服药期间患儿未见合并症，精神、活动渐转佳，食欲增进，形体渐丰。12月1日测体重3.8kg，身长50cm。此后停药观察，患儿精神佳，食欲好，二便调。至1993年2月4日，体重7.5kg，已达正常同龄儿童中上水平，诸症消失，一切如常。

按语：患儿出生时形体瘦弱，体重2.45kg，身长49cm，为胎怯病。多寐少动，啼哭无力，吮乳力弱量少，时吐乳液，目珠迟滞，发细黄，毳毛多，耳郭软，甲软短，四肢欠温，舌苔薄，皆为虚寒之象。禀赋未充，脾肾两亏，从健脾补肾治之。[汪受传，姚惠陵.胎怯辨证论治探析.南京中医学院学报，1994，10（4）：5]

【预习测试】

A1型题

1. 肾精薄弱型胎怯的首选方为（　　　）

    A.生脉散　　　　B.参附汤　　　　C.补肾地黄丸　　　D.当归四逆汤　　E.保元汤

2. 脾肾两虚型胎怯的首选方为（　　　）

    A.生脉散　　　　B.参附汤　　　　C.补肾地黄丸　　　D.当归四逆汤　　E.保元汤

3. 小儿死亡率最高的时期为（　　　）

    A.胎儿期　　　　B.新生儿期　　　C.围生期　　　　D.婴儿期　　　　E.幼儿期

4. 下列哪项不是新生儿重症胎怯的并发症（　　　）

    A.呼吸暂停或青紫　　　　　　　　　　　　B.持续肺动脉高压

    C.急性胰腺炎　　　　　　　　　　　　　　D.低蛋白血症

    E.低血糖

5. 患儿10天，体短形瘦，头大囟张，头发稀黄，耳壳软，哭声低微，肌肤不温，指甲软短，骨弱肢柔，指纹淡，脉息微弱，可辨证为（　　　）

    A.肾精薄弱　　B.脾肾两虚　　C.肝胆火旺　　D.心气不足　　　E.肝血不足

6. 患儿，出生后15天，啼哭无力，多卧少动，皮肤干皱，肌肉瘠薄，四肢不温，吮乳乏力，哽气多哕，腹胀腹泻，指纹淡。可辨证为（　　　）

    A.肾精薄弱　　B.脾肾两虚　　C.肝胆火旺　　D.心气不足　　　E.肝血不足

7. 胎怯的主要病变脏腑是（　　　）

    A.肝　　　　　　B.心　　　　　　C.脾　　　　　　D.肾　　　　　　E.脾肾

8. 胎怯的病理性质是（　　　）

    A.风盛　　　　　B.心虚　　　　　C.脾实　　　　　D.肾火旺　　　　E.脾肾虚

9. 胎怯概念中最重要的要点是（　　　）

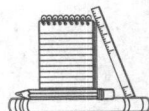

A. 早产   B. 出生低体重

C. 出生身材矮小   D. 形体不充实

E. 功能不完善

10. 以下调护措施哪项是错误的（　　　　）

A. 注意保暖   B. 按体重、日龄计算热量

C. 一切用品均应消毒后使用   D. 尽量延迟母乳喂养，喂足奶量

E. 密切观察患儿病情变化，及时发现并发症并加以处理

11. 胎怯的病因是（　　　　）

A. 气候寒冷   B. 胎禀湿热   C. 护理不当   D. 暴受惊恐   E. 禀赋不足

12. 胎怯的基本治疗法则是（　　　　）

A. 补肾培元   B. 健脾益气   C. 补肝强筋   D. 补气养血   E. 温运脾阳

A2 型题

13. 新生儿胎怯的证型包含（　　　　）

A. 寒湿阻滞   B. 气滞血瘀   C. 湿热熏蒸   D. 肾精薄弱   E. 脾肾两虚

14. 胎怯的主要病因病机有（　　　　）

A. 肾精薄弱   B. 脾肾两虚   C. 肝胆火旺   D. 心气不足   E. 饮食积滞

15. 下列哪个不是胎怯的主要诊断要点（　　　　）

A. 有早产史

B. 孕母喜食辛辣

C. 新生儿出生时形体瘦小，肌肉瘠薄

D. 新生儿面色无华，精神萎靡，气弱声低，吮乳无力，筋弛肢软

E. 一般体重低于 2500g，身长少于 46cm

项目二　胎　黄

【学习目标】

1. 了解胎黄的发病特点与临床表现。

2. 熟悉胎黄的病因病机。

3. 掌握胎黄的诊断与鉴别诊断、辨证论治。

4. 具有运用中医四诊方法对胎黄进行诊断和鉴别诊断的能力。

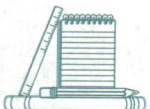

【概述】

胎黄，是指婴儿出生后，出现皮肤、面目、尿液皆黄为特征的一种病证，因与胎禀因素有关，故称"胎黄"或"胎疸"。本病是新生儿期常见的一种疾病，可分为生理性与病理性两大类。生理性黄疸大多在生后 2～3 天出现，4～6 天达高峰，10～14 天消退，早产儿可延迟至3～4 周，除有轻微食欲不振外，一般无其他临床症状。若出生后 24 小时内即出现黄疸，3 周后仍不消退，甚或持续加深，或消退后复现，均为病理性黄疸。部分高未结合胆红素血症可引

起胆红素脑病（核黄疸），损害中枢神经系统，遗留后遗症，甚至导致死亡。

本病相当于西医的新生儿黄疸，包括了新生儿生理性黄疸和病理性高胆红素血症，如溶血性黄疸、胆道畸形、胆汁淤积、肝细胞性黄疸等。

【病因病机】

新生儿病理性黄疸的病因主要为胎禀湿蕴，如湿热郁蒸、寒湿阻滞，久则气滞血瘀。胎黄的病变脏腑在肝胆、脾胃。其发病机理主要为脾胃湿热或寒湿内蕴，肝失疏泄，胆汁外溢而致发黄，日久则气滞血瘀。

1. 湿热熏蒸 由于孕母素体湿盛或内蕴湿热之毒，遗于胎儿，此即《诸病源候论·胎疸候》所言"小儿在胎，其母脏气有热，熏蒸于胎，致生下小儿体皆黄"。或因胎产之时、出生之后，婴儿感受湿热邪毒所致。热为阳邪，故黄色鲜明如橘皮。热毒炽盛，黄疸可迅速加深。而湿热化火，邪陷厥阴，则会出现神昏、抽搐之险象。若正气不支，气阳虚衰，可成胎黄虚脱危证。

2. 寒湿阻滞 若小儿先天禀赋不足，脾阳虚弱，湿浊内生；或生后为湿邪所侵，湿从寒化，可致寒湿阻滞。正如《临证指南医案·疸》所言："阴黄之作，湿从寒水，脾阳不能化热，胆液为湿所阻，渍于脾，浸淫肌肉，溢于皮肤，色如熏黄。"寒为阴邪，故黄色晦暗。

3. 瘀积发黄 部分小儿禀赋不足，脉络阻滞，或湿热蕴结肝经日久，气血郁阻，可致气滞血瘀而发黄。如《张氏医通·黄疸》说："诸黄虽多湿热，然经脉久病，不无瘀血阻滞也。"此因气机不畅，肝胆失常，络脉瘀积而致，故黄色晦暗，伴肚腹胀满，右胁下结成痞块。

此外，尚有因先天缺陷，胆道不通，胆液不能疏泄，横溢肌肤而发黄者。

总之，胎黄的病位在肝、胆、脾、胃。病机主要为脾胃湿邪内蕴，肝失疏泄，胆汁外溢而发黄，日久则气滞血瘀而黄疸日渐加重，重症患儿可见变证。

【诊断与鉴别诊断】

1. 诊断要点

（1）症状 以皮肤、面目、尿液皆黄为主要症状，可伴有嗜睡，甚则神昏、不欲吮乳，恶心，呕吐，抽搐，口渴，大便稀溏或呈灰白色等症。

（2）体征 可有发热、精神疲倦、四肢欠温、烦躁不安、右胁下痞块、腹胀，舌红或紫暗，边有瘀斑瘀点，苔黄或白腻。

（3）辅助检查 血清总胆红素：足月儿 > 221μmol/L。早产儿 > 257μmol/L，或每日上升 > 85μmol/L，血清结合胆红素 > 34μmol/L。足月儿总胆红素超过 342μmol/L 可引起胆红素脑病（核黄疸）。ABO、Rh 或其他血型不合可引起溶血性黄疸，肝功能检查以及肝炎相关抗原抗体检查有助于鉴别诊断。

2. 鉴别诊断

（1）生理性黄疸与病理性黄疸的鉴别 主要根据黄疸出现的时间、程度和消退的情况，以及实验室检查作出鉴别。

> **执考提示**
> 生理性黄疸和病理性黄疸的区别

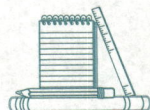

（2）母乳性黄疸 发生于以纯母乳喂养为主的婴儿，一般状况良好，暂停母乳喂养 48 ～ 72 小时，血清总胆红素可下降 30% ～ 50%。

【辨证论治】

1. 辨证要点

（1）辨病因 临床上首先要辨别是生理性的还是病理性的，再辨病因。湿热熏蒸者，黄色鲜明，舌红，苔黄，病程较短；寒湿阻滞者，黄色晦暗，舌淡，苔腻，其病程长；瘀积发黄者，黄疸日渐加重，右胁下痞块质硬，唇舌紫暗或有瘀斑瘀点。

（2）辨轻重　轻者仅见面目、皮肤发黄，精神、睡眠、饮食尚好，一般无兼见症状；重者则黄疸急剧加重，胁下痞块迅速增大，甚则神昏、抽搐，预后多不良。

2. 治疗要点　生理性黄疸能自行消退，不需治疗，但需动态观察。病理性黄疸的治疗，以利湿退黄为基本法则。根据阳黄与阴黄的不同，分别治以清热利湿退黄和温中化湿退黄，气滞瘀积证以化瘀消积为主。由于初生儿脾胃薄弱，故治疗过程中尚须顾护后天脾胃之气，不可过用苦寒之剂，以防苦寒败胃，克伐正气。

3. 分证论治

（1）湿热郁蒸

证候　面目皮肤发黄，色泽鲜明如橘，哭声响亮，不欲吮乳，口渴唇干，或有发热，大便秘结，小便深黄，舌质红，苔黄腻。

证候分析　此为阳黄证，因湿热蕴阻脾胃，肝胆疏泄失常而胆汁外溢为病。本证起病急，以面目、周身皮肤发黄，颜色鲜明，小便色黄，舌红，苔黄为辨证要点。

治法　清热利湿退黄。

方药　茵陈蒿汤（《伤寒论》）。

常用中药　茵陈、栀子、大黄、过路黄、垂盆草。

加减　热重，加虎杖、龙胆草清热泻火；湿重，加猪苓、茯苓、滑石渗湿利水；呕吐，加半夏、竹茹和中止呕；腹胀，加厚朴、枳实行气消痞。

本证重症易发生胎黄动风证和胎黄虚脱证之变证。胎黄动风，黄疸可迅速加深，伴神昏、烦躁不安、抽搐，病情危重，来势急骤，治宜平肝息风、利湿退黄，方选羚角钩藤汤加减。胎黄虚脱，可见黄疸加重，伴面色苍白、浮肿、气促、神昏、不吃少动、四肢厥冷，治宜大补元气、温阳固脱，方选参附汤合生脉散加减。

（2）寒湿阻滞

证候　面目皮肤发黄，色泽晦暗，持久不退，精神萎靡，四肢欠温，纳呆，大便溏薄色灰白，小便短少，舌质淡，苔白腻。

证候分析　此为阴黄证，由孕母体弱多病，气血素亏，胎儿禀赋不足而致；或因湿热熏蒸日久不愈而发本证。以面目、皮肤发黄，色泽晦暗，小便深黄，大便稀溏。舌淡，苔白腻为辨证要点。

治法　温中化湿退黄。

方药　茵陈理中汤（《张氏医通》）。

常用中药　茵陈、干姜、党参、白术、炙甘草、茯苓。

加减　寒盛，加附片温阳；肝脾肿大，络脉瘀阻，加三棱、莪术活血化瘀；食少纳呆，加神曲、砂仁行气醒脾。

（3）气滞血瘀

证候　面目皮肤发黄，颜色逐渐加深，晦暗无华，右胁下痞块质硬，肚腹膨胀，青筋显露，或见瘀斑、衄血，唇色暗红，舌见瘀点，苔黄。

证候分析　此证病程较长，逐渐加重，属于阴黄证。湿瘀交阻，气机不畅，肝胆疏泄失常，胆汁外溢肌肤故见本证。以黄色晦暗无华，右胁下痞块，大便溏薄或灰白色，舌紫暗有瘀斑瘀点为辨证要点。

治法　行气化瘀消积。

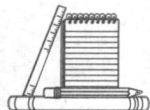

方药 血府逐瘀汤(《医林改错》)。

常用中药 生地黄、红花、桃仁、当归、牡丹皮、白芍、川芎、炙甘草。

加减 大便干结,加大黄通腑;皮肤瘀斑、便血,加牡丹皮、仙鹤草活血止血;腹胀,加木香、香橼皮理气;胁下痞块质硬,加穿山甲、水蛭活血化瘀。

【西医疗法】

1.增加胆红素代谢,减少胆红素肠-肝循环。可静脉补充葡萄糖或给予肝酶诱导剂,如苯巴比妥、尼可刹米。

2.病因治疗。①新生儿溶血病:积极采用光照疗法,可配合使用静脉注射人免疫球蛋白抑制溶血,必要时换血治疗。②新生儿肝炎:保肝利胆降酶等药物治疗,必要时口服激素。③新生儿败血症:有效抗感染治疗。④新生儿胆道闭锁:需外科手术治疗。

【其他疗法】

1. 中药成药

(1)茵栀黄注射液 2mL/(kg·d),加 10% 葡萄糖注射液 50mL 静脉滴注,每日 1 次,5～7 日为 1 个疗程。用于湿热郁蒸证。

(2)茵陈五苓丸每次 3g,煎水灌服,1 日 1～2 次。用于湿热郁蒸证。

2. 药物外治

黄柏 30g,煎水去渣,水温适宜时,让患儿浸浴,反复擦洗 10 分钟,每日 1～2 次。用于湿热郁蒸证。

3. 针灸疗法

胆红素脑病后遗症患儿可配合针刺疗法,1 日 1 次,补法为主,捻转提插后不留针。3 个月为 1 个疗程,取穴如下:

智能低下:百会、风池、四神聪、通里等。

上肢瘫痪:肩髃、曲池、外关、合谷等。

下肢瘫痪:环跳、足三里、解溪、昆仑等。

语言障碍:哑门、廉泉、涌泉、神门等。

肘关节拘急:手三里、支正等。

指关节屈伸不利:合谷透后溪。

手足抽动:大椎、间使、手三里、阳陵泉等。

4. 推拿疗法

胆红素脑病后遗症见肢体瘫痪、肌肉萎缩者,可用推拿疗法,每日或隔日 1 次。手法:在瘫痪肢体上以㨰法来回㨰 5～10 分钟,按揉松弛关节 3～5 分钟,局部可用搓法搓热,并在相应的脊柱部位滚搓 5～10 分钟。

【预防与调护】

1. 预防

(1)妊娠期注意饮食卫生,忌酒和辛热之品,不可滥用药物。如孕母有肝炎病史,或曾产育过病理性黄疸婴儿者,产前宜测定血中抗体及其动态变化,并采取相应预防性服药措施。

(2)注意保护新生儿脐部、臀部和皮肤,避免损伤,防止感染。

2. 调护

(1)婴儿出生后密切观察皮肤颜色的变化,及时了解黄疸出现时间及消退时间。

(2)新生儿注意保暖,早期开奶。

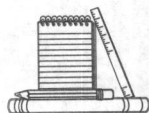

（3）注意观察胎黄患儿的病情变化，有无黄疸加重、精神萎靡、嗜睡、吸吮困难、惊惕不安、两目直视、四肢强直或抽搐，及早发现和治疗胎黄变证。

【案例训练】

患儿，男，1月龄。因皮肤、巩膜黄染1个月于2017年9月12日入院。

患儿足月顺产，出生后2天出现皮肤、白睛发黄，10天后加重，经中西医治疗，效果不显。现症：身目发黄，黄色晦暗，哭声稍弱，嗜睡，腹部胀满，吃奶少，易吐，大便浅黄，稍干，尿深黄。入院体检：神清，精神差，全身皮肤及巩膜重度黄染，肝右肋下约2cm可及，质中，舌质淡，苔白，指纹色紫入风关。辅助检查：血常规示Hb 120g/L；血清总胆红素260μmol/L，直接胆红素98.5μmol/L，谷丙转氨酶198U/L，谷草转氨酶204U/L。B超提示肝内光点稍增多。

1. 中医辨证论治

（1）四诊摘要　①望诊：身目黄染，黄色晦暗，大便浅黄，尿黄，舌质淡，苔白。②闻诊：哭声稍弱。③问诊：嗜睡，吃奶差，易吐。④切诊：腹部胀满，肝右肋下约2cm可及，质中，指纹色紫入风关。

（2）中医辨证分析　在教师指导下分组讨论完成。

（3）中医诊断　胎黄（寒湿阻滞证）。

（4）治则　温中化湿退黄。

（5）方药　茵陈理中汤加减。

（6）课后作业　学生练习开方定量。

2. 西医诊治

（1）诊断依据　①病史：因"皮肤、巩膜黄染1个月"入院，足月顺产儿。②症状：身目发黄，黄色晦暗，腹部胀满，吃奶易吐，大便浅黄，尿深黄。③体征：全身皮肤及巩膜重度黄染，肝右肋下约2cm可及，质中。④实验室检查：血清总胆红素260mol/L，直接胆红素98.5μmol/L，谷丙转氨酶198U/L，谷草转氨酶204U/L。B超提示肝内光点稍增多。

（2）西医诊断　婴儿肝炎综合征。

（3）处置方案

长期医嘱	临时医嘱
儿科新生儿护理常规	血、尿、大便常规
一级护理	全套血生化检查
母乳喂养	感染五项
母婴同室	优生四项
测体温、呼吸、心率　每日2次	血液标本细菌培养
熊去氧胆酸胶囊15mg　口服　每日2次	甲胎蛋白测定
联苯双酯滴丸1.5mg　口服　每日2次	葡萄糖－6-磷酸脱氧酶（G6PD）检测
5%葡萄糖注射液30mL　　　　　静脉滴注　每日1次	凝血功能测定
注射用丁二磺酸腺苷蛋氨酸	胸部X线正位片
	肝胆B超检查
	常规心电图

练一练，强诊治

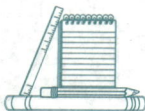

【名医验案】

郑某，男，2 个月。1979 年 4 月 1 日诊。

病史：患儿足月顺产，第一胎。生后 6 日双目见黄，渐及全身，以生理性黄疸调护。至 22 日龄，黄疸未减反重，尿黄加深，大便色淡灰白。某院内科疑为新生儿肝炎综合征，外科认为先天性胆管阻塞的可能性大，建议手术治疗。患儿家长抱来诊治。

查体：全身黄染色晦，精神不振，舌质淡，舌苔薄。心肺未见异常。腹满，肝肋下 3cm，质硬，脾未触及。脉沉数无力，指纹淡。

理化检查：血、尿常规未见异常。肝功能正常。B 超提示肝脏增厚并见密集微波。

诊断为胎黄。为湿热郁蒸发黄，毒结肝胆成瘀，瘀久结成痞块。治用化瘀散结，佐以祛湿理气之法。处方：郁金 5g，丹参 5g，泽兰 5g，瓦楞子 5g，佛手 5g，茵陈蒿 5g，白术 5g，白鲜皮 5g。水煎服。

服药 1 周，黄疸减轻，尿色转淡，大便色黄。经治 3 周，黄疸消退，大小便正常，肝大未缩。改服：佛手 5g，泽兰 5g，三棱 3g，莪术 3g，丹参 5g，黄芪 3g，当归 3g，橘叶 5g。水煎服。

用药 3 周，黄疸未见反复，肝肋下 2cm，质软。临床痊愈。

按语：患儿生后 6 日开始出现黄疸，22 日后黄疸症状逐渐加重，且大便呈现淡灰白色，符合病理性黄疸的诊断。患儿全身黄染色晦暗，精神不振，舌质淡苔薄，脉沉数无力。其病机属湿热郁蒸，酿生毒热，肝失疏泄，胆汁郁结，气滞血瘀。因此，使用祛湿清热、活血化瘀散结的方法治疗。方中茵陈、白术、泽兰，可以除湿；郁金、丹参、泽兰，清热活血理血。郁金、佛手还可疏肝理气。连续治疗 3 周后，黄疸症状消退，但肝大萎缩，使用活血化瘀、软坚散结作用的药物，如三棱、莪术、瓦楞子，继续治疗 3 周痊愈。(引自《婴童病案》)

【预习测试】

A1 型题

1. 胎黄病变脏腑为（　　　）

　A. 脾、胃、肝、肾　　　　　　　　　B. 脾、肝、胆、肠

　C. 心、肝、脾、胃　　　　　　　　　D. 肝、脾、心、肾

　E. 脾、胃、肝、胆

2. 治疗湿热熏蒸证胎黄首选方剂是（　　　）

　A. 茵陈蒿汤　　　B. 栀子柏皮汤　　　C. 茵陈五苓散　　　D. 犀角散　　　　　E. 甘露消毒丹

3. 生理性胎黄出现的时间一般是（　　　）

　A. 出生当日　　　　　　　　　　　　B. 生后 2～3 日

　C. 生后 4～5 日　　　　　　　　　　D. 生后 5～6 日

　E. 生后 7 日

4. 生理性胎黄自行消退的时间一般是（　　　）

　A. 生后 4～6 日　　　　　　　　　　B. 生后 5～7 日

　C. 生后 8～10 日　　　　　　　　　　D. 生后 10～14 日

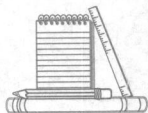

E. 生后 15 ～ 20 日

5. 寒湿阻滞型胎黄首选方剂是（　　　　）

A. 苓桂术甘汤　　B. 茵陈理中汤　　C. 茵陈术附汤　　D. 茵陈五苓散　　E. 以上均不是

6. 治疗瘀积发黄胎黄首选方剂是（　　　　）

A. 膈下逐瘀汤　　B. 血府逐瘀汤　　C. 桃红四物汤　　D. 少府逐瘀汤　　E. 失笑散

7. 哪项不是重症胎黄的特征（　　　　）

A. 嗜睡　　　　　B. 惊惕　　　　　C. 昏迷　　　　　D. 大便深黄　　E. 抽搐

8. 哪项是生理性胎黄的特征（　　　　）

A. 嗜睡　　　　　B. 惊惕　　　　　C. 口渴　　　　　D. 大便色白　　E. 黄疸自然消退

9. 患儿出生 1 天。面黄，多啼声响，大便秘结。其诊断是（　　　　）

A. 五硬　　　　　B. 胎怯　　　　　C. 胎惊　　　　　D. 胎黄　　　　E. 胎寒

10. 下列属于生理性黄疸的是（　　　　）

A. 生后 24 小时以内出现黄疸

B. 黄疸持续时间足月儿＞ 2 周

C. 早产儿可延迟至 3 ～ 4 周消退

D. 足月儿血清总胆红素＞ 221μmol/L，早产儿＞ 257μmol/L

E. 血清总胆红素每日上升幅度＞ 85μmol/L

11. 下列属于病理性黄疸的是（　　　　）

A. 生后 24 小时以内出现黄疸

B. 生后第 2 ～ 3 日出现黄疸，第 4 ～ 6 日达高峰

C. 足月儿在生后 2 周消退，早产儿可延迟至 3 ～ 4 周消退

D. 足月儿血清总胆红素＜ 221μmol/L

E. 小儿一般情况良好，除偶有轻微食欲不振外，不伴有其他临床症状

12. 下列病机中不属于胎黄病机的是（　　　　）

A. 脾胃湿热　　B. 寒湿内蕴　　C. 肺失通调　　D. 肝失疏泄　　E. 气滞血瘀

扫一扫，知答案

13. 患儿，生后 4 天。症见面目皮肤发黄，色泽鲜明如橘，哭声响亮，不欲吮乳，口渴唇干，大便秘结，小便深黄，舌质红，苔黄腻。其证候是（　　　　）

A. 寒湿阻滞　　B. 气滞血瘀　　C. 湿热郁蒸　　D. 胎黄动风　　E. 胎黄虚脱

14. 患儿，生后 1 天。症见面目皮肤发黄，色泽鲜明如橘，哭声响亮。不欲吮乳，口唇干，大便秘结，小便深黄，舌质红，苔黄腻。其治法是（　　　　）

A. 行气化瘀消积　　　　　　　　　　B. 温中化湿退黄

C. 清热利湿退黄　　　　　　　　　　D. 温阳益气固脱

E. 平肝息风退黄

师说心语

A2 型题

15. 寒湿阻滞证胎黄常见哪些症状（　　　　）

A. 黄色晦暗　　B. 纳少易吐　　C. 四肢欠温　　D. 神疲身倦　　E. 胁下痞块

16. 胎黄发病与下列哪些脏腑有关（　　　　）

A. 肝　　　　　B. 胆　　　　　C. 脾　　　　　D. 肾　　　　　E. 胃

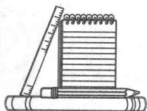

17. 新生儿瘀积发黄常见哪些症状（　　　　）

A. 黄色深暗　　B. 烦躁不安　　C. 右胁下痞块　　D. 神昏抽搐　　E. 大便灰白

18. 胎黄湿热熏蒸证常见哪些症状（　　　）

    A. 黄色鲜明　　　B. 精神疲倦　　　C. 四肢不温　　　D. 衄血瘀斑　　　E. 烦躁抽搐

19. 胎黄发生的病因有（　　　）

    A. 感受寒湿　　　B. 湿热熏蒸　　　C. 瘀积发黄　　　D. 先天缺陷　　　E. 脾肾阳虚

20. 重症胎黄的特征是（　　　）

    A. 嗜睡　　　　　B. 惊惕　　　　　C. 口渴　　　　　D. 大便深黄　　　E. 抽搐

项目三　硬肿症

【学习目标】

  1. 了解硬肿症的发病特点。

  2. 熟悉硬肿症的病因病机及临床表现。

  3. 掌握硬肿症的诊断与鉴别诊断、辨证论治。

  4. 具有运用中医四诊方法对硬肿症进行诊断和鉴别诊断的能力。

做一做，明重点

扫一扫，看课件

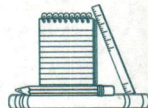

【概述】

    硬肿症是新生儿时期特有的一种严重疾病，是由受寒、早产、感染、窒息等原因引起的，以局部甚至全身皮肤和皮下脂肪硬化、水肿为特征的一种病证。本病以全身皮肤发凉，体温不升，皮下脂肪变硬、水肿，或伴哭声低微，吸吮困难为特征。常见于出生1周内的新生儿，早产、体弱儿更易罹患。本病寒冷季节的发病率较高，又称"新生儿寒冷损伤综合征"。若硬肿面积较大，全身症状重者，预后不良，病死率高。

    本病可归属中医"胎寒""五硬"等范畴。古代医家对本病有一定认识。如隋朝《诸病源候论·胎寒候》记载："儿在胎之时，母取冷过度，冷气入胞，令儿著冷。"《医学纲目》认为"胎中有寒""再伤于风"为发病因素，《保婴撮要》认为"阳气不营"为其主要病机。

【病因病机】

    初生小儿本为稚阴稚阳之体，尤其双胎儿、早产儿先天禀赋不足，阳气虚弱，此为本病发病的内因。小儿初生，特别是早产儿，若护养保暖不当，复感寒邪，或感受他病，气血运行失常为发病之外因。亦有部分患儿由于感受温热之邪而发病。本病的病变脏腑在脾肾，阳气虚衰、寒凝血涩是本病的主要病机。

    1. 感受寒邪　婴儿初生，因气候寒冷，保暖不当，致使寒邪入侵，伤及脾肾之阳，致阳气不能温煦、温运，故身冷，浮肿。阳虚则寒，寒凝气滞，气滞则血瘀，故肌肤硬肿、青紫。同时，脾阳不振，水湿不化，则见水肿；寒侵腠理，肺气失宣，肌肤失调，皮肤硬肿加重。

    2. 阳气虚衰　早产、体弱、双胎儿，先天禀赋不足，元阳不振，阳气虚衰，或生后患病，阳气更虚。阳虚生内寒，寒凝血涩，气血运行失常，不能温煦肌肤，濡润全身，营养四肢，故肌肤不温而硬肿。

    另有少数患儿因感受温热之邪，毒热蕴结，血受煎熬，运行涩滞，气血流行不畅，亦可致肌肤硬肿。此即《医林改错·膈下逐瘀汤所治症目》所云："血受寒则凝结成块，血受热则煎熬

成块。"

总之，本病病位在皮肤、肌肉，病变脏腑在脾、肾；阳气虚弱、寒凝血瘀是本病主要病机。

【诊断与鉴别诊断】

1. 诊断要点

（1）病史 时处寒冷季节，环境温度过低，有保暖不当史；或有严重感染史；或为早产儿或出生低体重儿；或有窒息、产伤等病史。

（2）临床表现 早期吮乳差，哭声低，反应低下，病情加重后体温＜35℃，严重者＜30℃，肛温－腋温差由正值变为负值。感染或夏季发病者不出现低体温。硬肿为对称性，依次为双下肢、臀、面颊、两上肢、背、腹、胸部等，严重时肢体僵硬，不能活动，有多脏器功能损害。

（3）辅助检查 血常规：白细胞总数升高或减少，中性粒细胞增高，血小板减少。由于缺氧与酸中毒，血气分析可有血 pH 降低、PaO_2 降低、$PaCO_2$ 增高。由于心肌损害，心电图可表现为 Q－T 延长、低电压、T 波低平或 S－T 段下移。

2. 鉴别诊断

（1）新生儿水肿 全身或局部水肿，但不硬，皮肤不红，无体温下降。全身水肿原因可有先天性心脏病、心功能不全、新生儿溶血病、低蛋白血症、肾功能障碍、维生素 B1 或维生素 E 缺乏等。局部水肿有时因产道挤压所致。

> ✎ **执考提示**
>
> 新生儿硬肿和新生儿水肿的区别

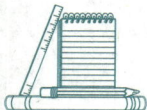

（2）新生儿皮下坏疽 常有难产或产钳助产史。多发生于身体受压部位（枕、背、臀）以及受损部位。病变局部皮肤发硬，略红肿，迅速蔓延。病变中央转为软化，呈暗红色。逐渐坏死，形成溃疡，可融合成大片坏疽。可伴发热，哭闹，拒奶，嗜睡等，严重者可并发败血症。

【辨证论治】

1. 辨证要点

（1）辨轻重 主要从患儿体温、硬肿部位、硬肿面积来区别。若一般反应尚可，体温正常或不升，硬肿以下肢、面颊为主，硬肿面积小于 50% 为轻症；反应较差，体温不升，硬肿涉及四肢、臀部、面颊及全身，硬肿面积＞50% 为重症。

（2）辨虚、实、寒、瘀 寒证全身欠温，僵卧少动，肌肤硬肿，是多数患儿共同的临床表现；其实证以外感寒邪为主，有保温不当病史，体温下降较少，硬肿范围较小；虚证以阳气虚衰为主，常伴胎怯，体温常不升高，硬肿范围大。血瘀证在本病普遍存在，辨证要点为肌肤质硬色紫暗。本病轻症多属寒凝血瘀证，重症多属阳气虚衰证。

2. 治疗要点 本病治疗原则是温阳散寒，活血化瘀。根据临床证候不同，阳虚者应温补脾肾，寒甚者宜散寒通阳，血瘀者宜行气活血。治疗中可采取多种途径给药，内服、外敷兼施。并配合复温疗法治疗。

3. 分证论治

（1）寒凝血涩

证候 全身欠温，四肢发凉，反应尚可，哭声较低，肌肤硬肿，难以捏起，硬肿多局限于臀、小腿、臂、面颊等部位，色暗红或青紫，或红肿如冻伤，舌暗红，苔薄，指纹紫暗。

证候分析 本证为轻症，多系体弱小儿中寒而致，先天不足，阳气薄弱，复感外寒所致。

本证以全身发凉，反应尚可，肌肤硬肿比较局限，皮色暗红或青紫为证候要点。

治法　温经散寒，活血通络。

方药　当归四逆汤（《伤寒论》）。

常用中药　当归、白芍、桂枝、柴胡、枳实、炙甘草、桃仁、丹参、细辛。

加减　硬肿甚，加郁金、鸡血藤活血行瘀；虚甚，加人参、黄芪补气；寒甚，加制附子、干姜温阳散寒。

（2）阳气虚衰

证候　全身冰冷，僵卧少动，反应极差，气息微弱，哭声低怯，吸吮困难，面色苍白，肌肤板硬而肿，范围波及全身，皮肤暗红，尿少或无。唇舌色淡，指纹淡红不显。

证候分析　本证多属重症，由于先天禀赋不足，阳气虚衰，血脉瘀滞，硬肿范围大，全身症状重。本证以全身冰冷，反应差，气息微弱，硬肿范围大为证候要点。

治法　益气温阳，通经活血。

方药　参附汤（《济生方》）。

常用中药　人参、黄芪、制附子、巴戟天、桂枝、丹参、当归。

加减　肾阳衰，加鹿茸补肾壮阳；口吐白沫，呼吸不匀，加僵蚕、石菖蒲、胆南星化痰开窍；血瘀明显者，加桃仁、红花、赤芍活血化瘀；小便不利，加茯苓、猪苓、生姜皮利水消肿。

【西医疗法】

1. 常规治疗　①复温：是治疗本症的重要措施之一，方法多种。轻者可放在 26～28℃室温中，置热水袋，使其逐渐复温。重者先置 26℃室温中，1 小时后置于 28℃暖箱中，每 1 小时提高箱温 1℃，直至体温达 36.5℃，继续保持箱温。轻、中度患儿于 12 小时内，重度患儿于 24 小时内恢复正常体温。如入院前低体温已久，复温不宜过快。②供给足够能量和液体：在体温恢复过程中逐渐供给，吸吮困难者，鼻饲或静脉滴注葡萄糖、血浆、复方氨基酸及脂肪乳剂等。热量开始按每天 209kJ（50kcal）/kg，并迅速增至每天 418～502kJ（100～120kcal）/kg。早产儿或伴产热衰竭患儿适当增加热量。③本病常伴感染，应选择有效抗生素静脉滴入。慎用对肾脏有毒副作用的药物。

2. 对症治疗　①循环障碍：扩容，先用 2：1 等张含钠液，继用 1/3 张或 1/4 张液体。纠酸，5% 碳酸氢钠稀释成等渗液静脉滴入。血管活性药：选用多巴胺、酚妥拉明或 654-2。②弥散性血管内凝血（DIC）：经实验室检查确定为 DIC 及高凝状态时，立即用肝素。并给予新鲜全血或血浆。③急性肾功能衰竭：严格控制输液量。给予速尿药，无效时加用氨茶碱或多巴胺。④肺出血：一经确定即给予气管内插管，进行正压呼吸治疗。同时积极治疗病因。⑤缺氧：及早给氧，维生素 E 口服等。

【其他疗法】

1. 中药成药

（1）复方丹参注射液：每次 2mL，加入 10% 葡萄糖注射液 20mL 中静脉滴注。1 日 1 次，7～15 日为 1 个疗程。可用于各种证型。

（2）盐酸川芎嗪注射液：每日 6～10mg/kg，最大不超过 20mg，加入 10% 葡萄糖注射液 80～100mL 中，静脉滴注。1 日 1 次，10 日为 1 个疗程。可用于各种证型。

（3）生脉注射液：每次 5mL，加入 10% 葡萄糖注射液 50mL 中，静脉滴注，1 日 1 次。用于阳气虚衰型。

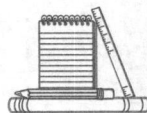

2. 外治疗法

（1）生葱 30g，生姜 30g，淡豆豉 30g。捣碎混匀，酒炒，热敷于局部。用于寒凝血涩证。

（2）当归 15g，红花 15g，川芎 15g，赤芍 15g，透骨草 15g，丁香 9g，川乌 5g，草乌 7.5g，乳香 7.5g，没药 7.5g，肉桂 6g。研末，加羊毛脂 100g，凡士林 900g，拌匀成膏。油膏均匀涂于纱布上，加温后，敷于患处。1 日 1 次。用于阳气虚衰证。

3. 针灸疗法

（1）针刺：关元、气海、足三里。

（2）温灸：局部用艾条温灸。

4. 推拿疗法

万花油推拿法：万花油含红花、独活、三棱等 20 味药，功效为消肿散瘀，舒筋活络。抚法、摩法、搓法可理气和中、舒筋活血、散寒化瘀，兴奋皮肤末梢神经，扩张毛细血管，使血液向周身回流，改善皮肤温度。其中，双下肢硬肿明显用抚、摩法，整个双下肢似硬橡皮状伴有水肿用抚、搓法。

【预防与调护】

1. 预防

（1）做好孕期保健，尽量避免早产、产伤、新生儿窒息等。

（2）寒冷季节做好新生儿保暖，调节产房温度为 20℃左右，尤其注意早产儿及低体重儿的保暖工作。

（3）围生期新生儿，应经常检查皮肤及皮下脂肪的软硬情况。加强消毒隔离，防止或减少新生儿感染的发生。

2. 调护

（1）婴儿衣被、尿布应清洁柔软干燥，睡卧姿势须勤变换，严防发生并发症。

（2）应给予患儿足够热量，促进疾病恢复，对吸吮能力差的新生儿，可用滴管滴奶，必要时鼻饲，或者静脉营养支持。

【案例训练】

患儿，女，5 天。因反应差、手足硬肿 1 天于 2016 年 12 月 10 日入院。

患儿为早产儿，出生后 4 天洗澡受凉后开始出现反应差、哭声无力、吮乳困难、手足冰冷，并逐渐加重而就诊。入院查体：体温 35℃，早产儿外貌，面色苍白，哭声微弱，呼吸浅表，心音低钝，全身冰凉，小腿和大腿外侧及面颊部皮肤硬肿，舌质淡，苔白，指纹淡红不显。辅助检查：血常规大致正常；心电图示窦性心律，心动过缓，低电压，T 波低平。

1. 中医辨证论治

（1）四诊摘要 ①望诊：早产儿外貌，面色苍白，舌质淡，苔白，指纹淡红不显。②闻诊：哭声微弱。③问诊：反应差、吮乳困难，手足冰冷。④切诊：四肢冰凉，小腿和大腿外侧及面颊部皮肤硬肿。

（2）中医辨证分析 在教师指导下分组讨论完成。

（3）中医诊断 硬肿症（阳气虚衰）。

（4）治则 益气温阳，通经活血。

（5）方药 参附汤加减。

（6）课后作业 学生练习开方定量。

练一练，强诊治

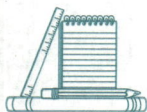

2. 西医诊治

（1）诊断依据　①病史：早产儿，因反应差、手足硬肿1天入院。②症状：反应差，哭声无力，吮乳困难，手足冰冷。③体征：体温35℃，早产儿外貌，面色苍白，哭声微弱，呼吸浅表，心音低钝，全身冰凉，小腿和大腿外侧及面颊部皮肤硬肿。④实验室检查：心电图示窦性心律，心动过缓，低电压，T波低平。

（2）西医诊断　新生儿寒冷损伤综合征。

（3）处置方案

长期医嘱		临时医嘱
新生儿重症监护护理常规		血、尿、大便常规
一级护理		全套血生化检查
书面病重通知		感染5项
置新生儿暖箱		优生4项
暂禁食		血液标本细菌培养
心电、血氧检测		动脉血气分析
测体温、呼吸、心率、血压　每小时		凝血功能测定
0.9%氯化钠注射液100mL	静脉滴注　每日1次	常规心电图
注射头孢曲松钠150mg	液速20mL/h	胸部X线正位片
持续鼻导管给氧　0.5L/min		插胃管并留置
测微量血糖　每4小时		0.9%氯化钠注射液10mL/kg　静脉滴注（30分钟内）
记24小时出入量		10%葡萄糖注射液60mL　静脉滴注，液速　8mL/h
		头孢曲松钠皮试（　　）

【名医验案】

赵某，男，12天。1975年12月18日至1976年1月6日就诊。患儿为第二胎，足月顺产，产后第3天出院时发现双脚稍肿。近6天，肿胀日渐加重，且向上蔓延至臀部，皮肤均变硬变凉，故来就诊。查体：精神好，神清，臀部及双大腿皮肤发硬发凉，双足明显肿胀，皮肤色泽尚可，四肢活动尚好，能吮奶，舌质红，舌苔白，上腭紫，脉数。西医诊断：新生儿硬肿症。辨证：胎内湿热，兼感外寒，气血瘀滞。立法：清热利湿，调气活血。方药：青黛3g，紫草、千年健、木瓜、寒水石各9g，乳香、白及各6g。2剂。

二诊：服上方药，精神佳，纳可。上方去寒水石，加车前子6g，1剂。

三诊：服上方药，精神佳，纳可，硬肿渐消。用下方：青黛3g，紫草、贯众各9g，乳香、车前子各6g。

四诊：服上方药2剂，精神佳，纳可，硬肿已消。上腭粉红。停服中药，出院。

按语：患儿臀部及双大腿皮肤发硬发凉，双足明显肿胀，舌质红，舌苔白，上腭紫，脉数。病机主要为湿热内蕴，外感风寒，气滞血瘀。因此治疗选用清热利湿、调气活血之法。前后仅使用药物5剂，患儿症状缓解出院。（引自《中国历代医案选·王鹏飞儿科临床经验选》）

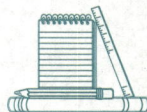

【预习测试】

A1 型题

1. 下列哪项不属于硬肿症的临床表现（　　　）

　　A. 皮肤、皮下脂肪硬化　　　　　　　　　　B. 水肿

　　C. 体温不升　　　　　　　　　　　　　　　D. 肢体僵硬

　　E. 硬肿迅速坏死，形成溃疡

2. 硬肿症发病的气候特点是（　　　）

　　A. 寒冷　　　　　B. 炎热　　　　　C. 湿热　　　　　D. 干燥　　　　　E. 多风

3. 硬肿症易发病的时间是（　　　）

　　A. 生后 1～2 天　　　　　　　　　　　　　B. 生后 2～3 天

　　C. 生后 7～10 天　　　　　　　　　　　　　D. 生后 10～14 天

　　E. 生后 14～21 天

4. 硬肿症阳气虚衰应使用何种方药治疗（　　　）

　　A. 四君子汤　　　　　　　　　　　　　　　B. 参附汤

　　C. 当归四逆汤　　　　　　　　　　　　　　D. 大补阴煎

　　E. 苓甘五味姜辛汤

5. 硬肿症寒凝血滞证应使用何种方药治疗（　　　）

　　A. 四君子汤　　　　B. 参附汤　　　　C. 当归四逆汤　　　　D. 大补阴煎　　　　E. 苓甘五味姜辛汤

6. 患儿生后 2 天，全身欠温，四肢发凉，反应尚可，哭声较低，肌肤硬肿，难以捏起，硬肿多局限于臀、小腿、臂、面颊等部位，色暗红、青紫，指纹红滞。治疗应（　　　）

　　A. 温经散寒，活血通络　　　　　　　　　　B. 益气温阳，通经活血

　　C. 益气摄血　　　　　　　　　　　　　　　D. 凉血止血

　　E. 养血活血

7. 患儿生后 1 天，全身冰冷，僵卧少动，反应极差，气息微弱，哭声低怯，吸吮困难，面色苍白，肌肤板硬而肿，皮肤暗红，尿少或无，唇舌色淡，指纹淡红不显。治疗应（　　　）

　　A. 温经散寒，活血通络　　　　　　　　　　B. 益气温阳，通经活血

　　C. 益气摄血　　　　　　　　　　　　　　　D. 凉血止血

　　E. 养血活血

8. 患儿生后 1 天，全身冰冷，僵卧少动，反应极差，气息微弱，哭声低怯，吸吮困难，面色苍白，肌肤板硬而肿，皮肤暗红，尿少或无，唇舌色淡，指纹淡红不显。治疗应选用（　　　）

　　A. 参附汤加味　　　　　　　　　　　　　　B. 犀角消毒饮加减

　　C. 茜根散加减　　　　　　　　　　　　　　D. 归脾汤加减

　　E. 当归四逆汤加减

9. 患儿生后 2 天，全身欠温，四肢发凉，反应尚可，哭声较低，肌肤硬肿，难以捏起，硬肿多局限于臀、小腿、臂、面颊等部位，色暗红、青紫，指纹红滞。治疗应选用（　　　）

　　A. 参附汤加味　　　　　　　　　　　　　　B. 犀角消毒饮加减

　　C. 茜根散加减　　　　　　　　　　　　　　D. 归脾汤加减

　　E. 当归四逆汤加减

10. 患儿生后 2 天，全身欠温，四肢发凉，反应尚可，哭声较低，肌肤硬肿，难以捏起，硬

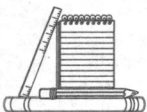

肿多局限于臀、小腿、臂、面颊等部位，色暗红、青紫，指纹红滞。辨证属于（　　　）

　　　　A.寒凝血涩　　　B.阳气虚衰　　　C.肺失通调　　　D.肝失疏泄　　　E.气滞血瘀

11.患儿生后1天，全身冰冷，僵卧少动，反应极差，气息微弱，哭声低怯，吸吮困难，面色苍白，肌肤板硬而肿，皮肤暗红，尿少或无，唇舌色淡，指纹淡红不显。辨证属于（　　　）

　　　　A.寒凝血涩　　　B.阳气虚衰　　　C.肺失通调　　　D.肝失疏泄　　　E.气滞血瘀

填空题

12.硬肿症的主要病机为_____，_____。

13.硬肿症的治疗原则是_____，_____。

简答题

14.新生儿硬肿症如何诊断？

15.新生儿硬肿症的病因病机有哪些？

项目四　脐部疾病（脐湿、脐疮、脐血、脐突）

> **【学习目标】**
> 1.了解脐部疾病的发病特点。
> 2.熟悉脐部疾病的病因病机及临床表现。
> 3.掌握脐部疾病的诊断与鉴别诊断、辨证论治。
> 4.具有运用中医四诊方法对脐部疾病进行诊断和鉴别诊断的能力。

【概述】

脐部疾患是指小儿出生后，断脐结扎护理不善，或先天性异常而发生的脐部病证。其中，脐部湿润不干者称为脐湿；脐部红肿热痛，流出脓水者称为脐疮；血从脐中溢出者称为脐血；脐部突起者称为脐突。古代医籍对脐部疾患记载甚多，认为脐湿、脐疮、脐血的发病与接生断脐护脐不当有密切关系，脐突的发生与先天因素及啼叫挣扎有关。

脐湿、脐疮相当于西医的新生儿脐炎，脐血相当于西医的脐带出血，脐突包括西医的脐疝、脐膨出。

【病因病机】

1.脐湿、脐疮　由于初生儿断脐后护理不当，脐部为水湿或邪毒所侵导致。如《太平圣惠方·治小儿脐肿湿久不瘥诸方》中所言："夫小儿脐湿者，亦由断脐之后，洗浴伤于湿气，水入脐口，致令肿湿，经久不干也。"婴儿洗浴时，脐部为水湿所侵，或为尿液浸渍；或脐带未干，脱落过早；或为衣服摩擦损伤等，使湿浊浸淫皮肤，久而不干者，则为脐湿；若湿郁化热，或污秽化毒，则湿热之邪蕴郁，致营卫失和，气滞血瘀，而致脐部红、肿、热、痛，进而湿热酿毒化火，毒聚成疮，致脐部溃烂化腐，则为脐疮。

2.脐血　可为断脐结扎失宜所致，亦有因胎热内盛或中气不足所致。断脐时，脐带结扎过松，可致血渗于外；结扎过紧，伤及血脉，亦可致血渗于外。或因胎热内盛，迫血妄行，以致

扫一扫，知答案

师说心语

做一做，明重点

扫一扫，看课件

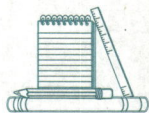

断脐不久，血从脐溢。部分患儿先天禀赋不足，中气虚弱，脾不统血，亦可致脐血不止。

3. 脐突　引起脐突的原因有内因与外因两大类。内因是初生儿先天发育不全，脐孔未全闭合，留有脐环，或腹壁部分缺损，腹壁肌肉嫩薄松弛。外因为啼哭叫扰，屏气所致。啼哭叫扰过多，小肠脂膜突入脐中，成为脐突，此即《幼幼集成·胎病论》所言"脐突者，小儿多啼所致也，脐之下为气海，啼哭不止，则触动气海，气动于中，则脐突于外"。偶见肿物突起久不回纳，致外邪侵入，邪毒化热化火，可致高热、腹胀、腹痛等症。

总之，本病的病位主要在脐部，涉及心、肝。脐湿、脐疮由脐部为水湿或邪毒所侵导致。脐血为断脐结扎不固，或胎热迫血妄行，或气不摄血所致；脐突为先天不足，哭闹过多，气迫所致。

【诊断与鉴别诊断】

1. 诊断要点

（1）病史　有脐带处理不洁，水湿或尿液浸渍脐部或脐带结扎失宜等病史。

📝 执考提示

脐湿和脐血的区别

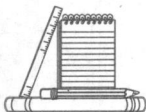

（2）临床表现

①脐带根部或脱落后的根部见发红、肿胀、渗液为脐湿；有脓性分泌物渗出，气味臭秽者为脐疮。

②断脐后，血从脐孔渗出为脐血。

③脐部呈半球状或囊状突出，虚大光亮，大小不一，以手按之，肿块可以回纳为脐突。

（3）辅助检查　血常规，凝血功能检查，脐部分泌物培养等。

2. 鉴别诊断

脐茸　指脐部肉芽肿，为断脐后，脐部创面受感染或异物刺激（如爽身粉、血痂），导致局部组织异常增生，所形成的小肉芽组织。其表面常有黏液分泌。轻者可用酒精局部擦拭处理；重者可用10%硝酸银溶液点灼治疗，若长时间不愈合者可外科手术切除处理。

【辨证论治】

1. 辨证要点

（1）辨常证与变证　脐湿、脐疮临床上应辨常证与变证。仅见脐部发红，创面肿胀，有脓水渗出，一般情况尚好为常证；若脐部红肿，有脓性或血性渗出，伴烦躁不宁，甚则昏迷、抽风为变证。

（2）辨轻重　对脐血一病应辨轻症、重症。轻症出血量少，患儿精神、吮乳俱佳，无明显全身不适症状；重症则出血量较多，烦躁不安或萎靡不振，拒乳，甚至吐血、便血。

2. 治疗要点　治疗脐湿、脐疮以祛湿生肌，清热解毒为原则。若热毒炽盛，邪陷心肝则凉血清营，息风镇惊。轻症单用外治法便有效，重症需用内治并配合外治法治疗。

治疗脐血应分清原因，不能见血止血。因脐带结扎失宜所致者，应重新结扎；因胎热内蕴，迫血妄行者宜凉血止血；中气不足，气不摄血者应益气摄血。

脐突的治疗，采用外治为主，如年龄已逾2周岁仍未愈，可手术治疗。

3. 分证论治

（1）脐湿

证候　脐带脱落以后，脐部创面渗出脂水，浸渍不干，或微见发红。舌淡，苔白腻，指纹滞。

证候分析　脐部为水湿或尿液浸渍，壅于肌表，故见本证，属脐部疾患的轻症。以脐部渗出脂水，浸淫不干为证候要点。

治法　收敛固涩。

方药　龙骨散（《外台秘要》）。

常用中药　龙骨、牡蛎。外用，干撒脐部。

加减　若局部红肿热痛者，加如意金黄散外敷清热解毒。

（2）脐疮

证候　脐部红肿热痛，甚则糜烂，脓水流溢，恶寒发热，啼哭烦躁，口干欲饮，唇红舌燥。舌质红，苔黄腻，指纹紫。

证候分析　秽毒之邪侵入脐部，壅于肌肤，经络受阻，气血凝滞，故见本证。以脐部红肿热痛，脓水流溢及烦躁口干、舌红苔黄为证候要点。

治法　清热解毒，佐以外治。

方药　犀角消毒饮（《医宗金鉴》）。

常用中药　金银花、水牛角、甘草、防风、荆芥、牛蒡子。

加减　可加黄连、连翘、蒲公英清热解毒。局部外用金黄散。大便秘结，舌苔黄燥，加大黄通腑泄热；脐部渗出混有血液，加红景天、三七、紫草凉血止血；伴神昏、抽搐，加安宫牛黄丸或紫雪丹清心开窍，平肝息风。

（3）脐血

证候　断脐后，脐部有血渗出，经久不止，或见发热、面赤唇焦，舌红口干，甚则吐血、便血、肌肤紫斑；或见精神萎靡，手足欠温。舌淡苔薄，指纹淡。

证候分析　断脐后，如脐带结扎过松，可致血溢外出，啼哭时出血加重，静止时稍止。如胎热内蕴，迫血妄行，血循脐带创口外溢，可见脐血鲜红渗泄。脾虚气不摄血，可见脐血色淡，缓渗不止。以脐部出血，或鲜红或淡红为证候要点。

治法　胎热内甚者清热凉血止血，气不摄血者益气摄血，结扎松脱者重新结扎脐带。

方药　胎热内盛者用茜根散（《景岳全书》）。气不摄血者用归脾汤（《济生方》）。

常用中药　茜根散：茜根、黄芩、阿胶、侧柏叶、生地黄、甘草、生姜。归脾汤：白术、当归、白茯苓、黄芪、龙眼肉、远志、酸枣仁、木香、炙甘草、人参。

加减　尿血，加大蓟、小蓟；便血，加槐花、地榆；形寒肢冷，加炮姜炭。

（4）脐突

证候　脐部呈半球状或囊状突起，虚大光浮，大如胡桃，以指按之，肿物可推回腹内，啼哭叫闹时，又可重复突出。脐部皮色如常，精神、食欲无明显改变，亦无其他症状表现。舌淡，苔薄白。

证候分析　断脐后，如脐带结扎过松，可致血溢外出，啼哭时出血加重，静止时稍止。如胎热内蕴，迫血妄行，血循脐带创口外溢，可见脐血鲜红渗泄。脾虚气不摄血，可见脐血色淡，缓渗不止。

治法　压脐法外治。先将突出脐部的小肠脂膜推回腹内，再以纱布棉花包裹光滑质硬的薄片，厚垫脐部，外用纱布扎紧。并注意护理，保持患儿安静。

若脂膜突出过大，或不能回纳，并见哭闹不安，或年龄已逾2岁仍未痊愈者，应考虑手术治疗。

【其他疗法】

中成药治疗：每次5mL，加入10%葡萄糖注射液50mL中静脉滴注，1日1次。用于气弱欲绝者。

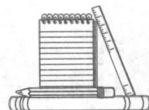

【预防与调护】

1. 预防

（1）新生儿断脐后，应注意脐部残端保护，防止尿便及洗浴久渍，保持清洁干燥。

（2）脐部残端让其自然脱落。

（3）保持内衣、尿布的清洁柔软干燥，如有污染，及时更换。

2. 调护

（1）换药时要注意局部的消毒，若有干痂形成，切不可强剥，以免发生出血，伤及肉芽。

（2）防止脐疮脓液外溢污染健康皮肤，造成其他感染。

（3）脐突者应减少婴儿啼哭叫扰，避免腹压增高。

【案例训练】

患儿，男，19天。因脐部红肿流脓2天于2017年8月10日就诊。

患儿出生后2周脐带脱落后，因尿布潮湿，久渍脐部，于8月8日发现脐部潮红，有脓液渗出，在当地卫生院治疗（用药不详），未见好转，遂来院就诊。患儿吃奶好，哭闹较多，哭声有力，无发热。查体：脐部潮红，见黄色脓性分泌物。舌质红，苔黄，指纹紫。辅助检查：血常规示白细胞 12.4×10^9/L，中性粒细胞百分比75%，淋巴细胞百分比25%，C反应蛋白25mg/L。

1. 中医辨证论治

（1）四诊摘要　①望诊：脐部潮红，见脓性分泌物。舌质红，苔黄。②闻诊：哭声有力。③问诊：吃奶好，哭闹较多，无发热。④切诊：指纹紫。

（2）中医辨证分析　在教师指导下分组讨论完成。

（3）中医诊断　脐疮（湿热浸淫）。

（4）治则　清热解毒。

（5）方药　犀角消毒饮加减。

（6）课后作业　学生练习开方定量。

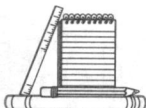

2. 西医诊治

（1）诊断依据　①病史：脐部红肿流脓2天。②症状：脐部红肿流脓，哭闹较多，哭声有力。③体征：脐部潮红，见脓性分泌物。④实验室检查：血常规示白细胞 12.4×10^9/L，中性粒细胞百分比75%，淋巴细胞百分比25%，C反应蛋白25mg/L。

（2）西医诊断　新生儿脐炎。

（3）处置方案

长期医嘱		临时医嘱
儿科新生儿护理常规		血、尿、大便常规
一级护理		全套血生化检查
母婴同室		C反应蛋白
母乳喂养		脐部分泌物细菌培养
脐部小换药　每日2次		血液标本细菌培养
测体温、呼吸、心率　每4小时		动脉血气分析
0.9%氯化钠注射液10mL	静脉滴注　每8小时	青霉素钠皮试
注射用青霉素钠10万U	液速20mL/h	

【名医验案】

张某，男，7天。患儿脐部红肿，有少许分泌物1天来诊。1天前因沐浴时不慎脐部沾水，随后出现红肿，有少许分泌物，其他未见异常。先用生理盐水清洗脐部，待干后取冰黄散1g，洒敷于脐部，用纱布包扎，每日2次，1日后红肿消退，分泌物消失，脐部干燥而痊愈。

按语：患儿脐部红肿，有少许分泌物。属于新生儿脐疮，为湿热内蕴所致，因此要清热除湿。使用冰黄散外敷治疗后，注意局部消毒。可用生理盐水进行清洗，碘伏消毒，纱布覆盖。[引自李刚.冰黄散治疗小儿脐疮40例.中医外治杂志，2001，6（10）：24-25.]

【预习测试】

A1型题

1.新生儿脐带根部有脓性分泌物渗出，气味臭秽者为（　　）

    A.脐湿　　　　　B.脐疮　　　　　C.脐血　　　　　D.脐突　　　　　E.脐风

2.脐疮的治疗原则为（　　）

    A.祛湿生肌，清热解毒　　　　　　　　　B.凉血清营，息风止痉

    C.益气摄血　　　　　　　　　　　　　　D.凉血止血

    E.压脐法外治

3.患儿，脐部红肿热痛，糜烂，脓水流溢，恶寒发热，啼哭烦躁，口干欲饮，唇红燥舌质红，舌苔黄腻，指纹紫。治疗应首选（　　）

    A.龙骨散加减　　　　　　　　　　　　　B.犀角消毒饮加减

    C.茜根散加减　　　　　　　　　　　　　D.归脾汤加减

    E.玉真散加减

4.患儿断脐后，脐部有血渗出，啼哭时加重，经久不止。发热、面赤唇焦、舌红口干、舌淡苔薄、指纹淡。治疗应首选（　　）

    A.龙骨散加减　　　　　　　　　　　　　B.犀角消毒饮加减

    C.茜根散加减　　　　　　　　　　　　　D.归脾汤加减

    E.玉真散加减

5.患儿脐部红肿，烦躁啼哭，张口不利，吮乳口松，苦笑面容，颈项强直，身热，汗出，二便不通，面青、唇紫、指纹青紫。可选用（　　）

    A.龙骨散加减　　　　　　　　　　　　　B.犀角消毒饮加减

    C.茜根散加减　　　　　　　　　　　　　D.归脾汤加减

    E.玉真散加减

6.如意金黄散适用于以下哪种病证（　　）

    A.脐湿　　　　　B.脐疮　　　　　C.脐血　　　　　D.脐突　　　　　E.脐风

7.小儿化毒散适用于以下哪种病证（　　）

    A.脐湿　　　　　B.脐疮　　　　　C.脐血　　　　　D.脐突　　　　　E.脐风

8.龙骨散可以外敷脐部治疗以下哪种病证（　　）

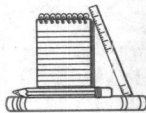

　　　　A.脐湿　　　　　　B.脐疮　　　　　　C.脐血　　　　　　D.脐突　　　　　　E.脐风

9.新生儿脐带根部或脱落后的根部见发红、肿胀、渗液为以下哪种病证（　　　）

　　　　A.脐疮　　　　　　B.脐湿　　　　　　C.脐血　　　　　　D.脐突　　　　　　E.脐风

10.新生儿断脐后，血从脐孔渗出为以下哪种病证（　　　）

　　　　A.脐疮　　　　　　B.脐湿　　　　　　C.脐血　　　　　　D.脐突　　　　　　E.脐风

11.新生儿脐部呈半球状或囊状突出，虚大光亮，大小不一，以手按之，肿块可以回纳为以下哪种病证（　　　）

　　　　A.脐疮　　　　　　B.脐湿　　　　　　C.脐血　　　　　　D.脐突　　　　　　E.脐风

12.下列哪项不属于脐部疾患（　　　）

　　　　A.脐湿　　　　　　B.脐风　　　　　　C.脐血　　　　　　D.脐突　　　　　　E.脐疮

13.除下列哪项外，均为脐湿、脐疮的发生原因（　　　）

　　　　A.脐带结扎过松　　　　　　　　　　　　B.断脐后护理不当

　　　　C.脐部为尿液所侵　　　　　　　　　　　D.脐带脱落过早

　　　　E.水湿邪毒所侵

14.除下列哪项外，均为脐血的发生原因（　　　）

　　　　A.脐带结扎过松　　　　　　　　　　　　B.脐带结扎过紧

　　　　C.胎热内盛，逼血妄行　　　　　　　　　D.中气虚弱，气不摄血

　　　　E.水湿邪毒入侵脐部

15.治疗脐湿的方法为（　　　）

　　　　A.内服五苓散　　　　　　　　　　　　　B.内服五味消毒饮

　　　　C.外用龙骨散　　　　　　　　　　　　　D.外用冰硼散

　　　　E.内服三妙丸

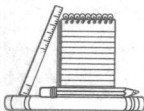

附录一　儿科常用临床检验正常值

（一）小儿各年龄血液细胞参考值（均值）

测定项目	第1日	2～7日	2周	3月	6月	1～2岁	4～5岁	8～14岁
红细胞（$\times 10^{12}$/L）	5.7～6.4	5.2～5.7	4.2	3.9	4.2	4.3	4.4	4.5
有核红细胞占比（%）	0.03～0.10	0.03～0.10	0	0	0	0	0	0
网织红细胞占比（%）	0.03	…	0.003	0.015	0.005	0.005	0.005	…
红细胞平均直径（μm）	8.0～8.6	…	7.7	7.3	…	7.1	7.2	…
血红蛋白（g/L）	180～195	163～180	150	111	123	118	134	139
血细胞比容（%）	0.53	…	0.43	0.34	0.37	0.37	0.40	0.41
红细胞平均体积（fl）	35	…	34	29	28	29	30	31
红细胞平均血红蛋白								
浓度（%）	0.32	…	0.34	0.33	0.33	0.32	0.33	0.34
白细胞（$\times 10^9$/L）	20	15	12	…	12	11	8	…
中性粒细胞占比（%）	0.65	0.40	0.35		0.31	0.36	0.58	0.55～0.65
嗜酸与嗜碱性粒细胞占比（%）	0.03	0.05	0.04		0.03	0.02	0.02	0.02
淋巴细胞占比（%）	0.20	0.40	0.55	…	0.60	0.56	0.34	0.30
单核细胞占比（%）	0.07	0.12	0.06		0.06	0.06	0.06	0.06
未成熟白细胞占比（%）	0.10	0.03	0	…	0	0	0	0
血小板（$\times 10^9$/L）	150～250			250	250～300			

（二）尿检查正常参考值

测定项目	法定单位	旧单位
蛋白		
定　性	阴　性	阴　性
定　量	＜40mg/24h	＜40mg/24h
糖		
定　性	阴　性	阴　性
定　量	＜2.8mmol/24h	＜0.5g/24h
比　重	1.010～1.030	1.010～1.030
渗透压	婴儿　50～700mmol/L	50～700mOsm/L
	儿童300～1400mmol/L	300～1400mOsm/L
氢离子浓度	0.01～32μmol/L	4.5～8.0pH
	（平均1.0μmol/L）	（平均6.0）

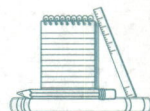

续表

测定项目	法定单位	旧单位
沉 渣		
白细胞	<5/HP	<5/HP
红细胞	<3/HP	<3/HP
管 型	无或偶见	无或偶见
Addis计数		
白细胞	<100万/12h	<100万/12h
红细胞	0～50万/12h	0～50万/12h
管 型	0～5000/12h	0～5000/12h
尿液化学检测		
尿胆原	<6.72μmol/24h	<4mg/24h
钠	95～310mmol/24h	2.2～7.1g/24h
钾	35～90mmol/24h	1.4～3.5g/24h
氯	80～270mmol/24h	2.8～9.6g/24h
钙	2.5～10mmol/24h	100～400mg/24h
磷	16～48mmol/24h	0.5～1.5g/24h
镁	2.5～8.3mmol/24h	60～200mg/24h
肌 酸	0.08～2.06mmol/24h	15～36g/24h
肌 酐	0.11～0.132mmol/（kg·24h）	12～15mg/（kg·24h）
尿 素	166～580mmol/24h	15～36g/24h
淀粉酶	80～300U/h（somogyi法）	<64U（温氏）
17-羟类固醇	婴儿 1.4～2.8μmol/24h	0.5～1.0mg/24h
	儿童2.8～15.5μmol/24h	1.0～5.6mg/24h
17-酮类固醇	<2岁 <3.5μmol/24h	<1mg/24h
	2～12岁3.5～21μmol/24h	1～6mg/24h

（三）小儿脑脊液正常参考值

测定项目	法定单位	旧单位
压 力	新生儿 290～780Pa	30～80mmH$_2$O
	儿 童 690～1765Pa	70～180mmH$_2$O
细胞数		
红细胞	<2周 675×10^6/L	675/mm^3
	>2周 （0～2）×10^6/L	0～2/mm^3
白细胞（多为淋巴细胞）	婴 儿 （0～20）×10^6/L	0～20/mm^3
	儿 童 （0～10）×10^6/L	0～10/mm^3
蛋 白		
定性（Pandy试验）	阴 性	阴 性
定量	新生儿 200～1200mg/L	20～120mg/dL
	儿 童 <400mg/L	<40mg/dL

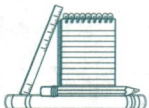

续表

测定项目	法定单位		旧单位
糖	婴　儿　3.9～4.9mmol/L		70～90mg/dL
	儿　童　2.8～4.4mmol/L		50～80mg/dL
氯化物	婴　儿　111～123mmol/L		111～123mEq/L
	儿　童　118～128mmol/L		118～128mEq/L

（四）血液生化检验正常参考值

测定项目	法定单位	法定→旧	旧单位	旧→法定
总蛋白（P）	60～80g/L	×0.1	6～8g/dL	×10
白蛋白（P）	34～54g/L	×0.1	3.4～5.4g/dL	×10
球蛋白（P）	20～30g/L	×0.1	2～3g/dL	×10
蛋白电泳（S）				
白蛋白	0.55～0.61	×100	55%～61%	×0.01
α_1-球蛋白	0.04～0.05	×100	4%～5%	×0.01
α_2-球蛋白	0.06～0.09	×100	6%～9%	×0.01
β球蛋白	0.09～0.12	×100	9%～12%	×0.01
γ球蛋白	0.15～0.20	×100	15%～20%	×0.01
纤维蛋白原（P）	2～4g/L	×0.1	0.2～0.4g/dL	×10
α_1-抗胰蛋白酶（S）	1.5～2.5	×100	150～250mg/dL	×0.01
C-反应蛋白（S）	68～1800μg/L	×1	68～1800ng/dL	×1
免疫球蛋白A（S）	140～2700mg/L	×0.1	14～270mg/dL	×10
G（S）	5～16.5g/L	×0.1	500～1650mg/dL	×10
M（C）	500～2600mg/L	×0.1	50～260mg/dL	×10
补体C3（S）	600～1900mg/L	×0.1	60～190mg/dL	×10
铜蓝蛋白（S）	0.2～0.4g/L	×100	20～40mg/dL	×0.01
转铁蛋白（S）	2～4g/L	×100	200～400mg/dL	×0.01
铁蛋白（S）	7～140μg/L	×1	7～140ng/mL	×1
红细胞原卟啉	＜0.89μmol/L RBC	×56.26	＜50μg/dL	×0.017
葡萄糖（空腹B）	3.3～5.5mmol/L	×18	60～100mg/dL	×0.056
胆固醇（P.S）	2.8～5.2mmol/L	×38.7	110～200mg/dL	×0.026
甘油三酯（S）	0.23～1.24mmol/L	×88.54	20～110mg/dL	×0.011
血气分析（A.B）				
氢离子浓度	35～50nmol/L	…	7.3～7.45pH	…
二氧化碳分压	4.7～6kPa	×7.5	35～45mmHg	×0.133
二氧化碳总含量	20～28mmol/L	×1	20～28mEq/L	×1
氧分压	10.6～13.3kPa	×7.5	80～100mmHg	×0.133
			新生儿60～90mmHg	
氧饱和度	0.91～0.97mol/mol	×100	91%～97%	×0.01
	0.6～0.85（V）	60%～85%		
标准重碳酸盐	20～24mmol/L	×1	20～24mEq/L	×1

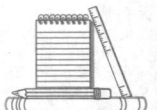

续表

测定项目	法定单位	法定→旧	旧单位	旧→法定
缓冲碱	45～52mmol/L	×1	45～52mEq/L	×1
碱剩余	−4～+2mmol/L	×1	−4～+2mEq/L	×1
	婴儿−7～ −1mmol/L		−7～−1mEq/L	
二氧化碳结合力（P）	18～27mmol/L	×2.24	40～60Vol%	×0.449
阴离子间隙	7～16mmol/L	×1	7～16mEq/L	×1
血清电解质、无机盐和微量元素（S）				
钠	135～145mmol/L	×1	135～145mEq/L	×1
钾	3.5～4.5mmol/L	×1	3.5～4.5mEq/L	×1
氯	96～106mmol/L	×1	96～106mEq/L	×1
磷	1.3～1.8mmol/L	×3.1	4～5.5mg/dL	×0.323
钙	2.2～2.7mmol/L	×4.0	8.8～10.8mg/dL	×0.25
镁	0.7～1.0mmol/L	×2.43	1.8～2.4mg/dL	×0.411
锌	10.7～22.9μmol/L	×6.54	70～150μg/dL	×0.153
铜	12.6～23.6μmol/L	×6.355	80～150μg/dL	×0.157
铅	<1.45μmol/L	×20.7	<30μg/dL	×0.048
铁	9.0～28.6μmol/L	×5.58	50～160ug/dL	×0.179
铁结合力	45～72μmol/L	×5.58	250～400μg/dL	×0.179
尿素氮（B）	1.8～6.4mmol/L	×2.8	5～18mg/dL	×0.357
肌酐（S）	44～133μmol/L	×0.0113	0.5～1.5mg/dL	×88.4
氨（B）	29～58μmol/L	×1.7	50～100μg/dL	×0.588
总胆红质（S）	3.4～17.1μmol/L	×0.059	0.2～1.0mg/dL	×17.1
直接胆红质（P）	0.50～3.4μmol/L	×0.059	0.03～0.2mg/dL	×17.1
凝血酶时间（P）	15～20s	…	15～20s	…
凝血酶原时间	12～14s	…	12～14s	…
凝血酶原消耗时间（S）	>35s	…	>35s	…
抗溶血性链球菌素O	…	…	<500U	…
血清酶				
脂肪酶	18～128U/L	×1	18～128U/L	×1
淀粉酶	35～127U/L	×1	35～127U/L	×1
γ−谷氨酰转肽酶	5～32U/L	×1	5～32U/L	×1
谷−丙转氨酶（赖氏）	<30U/L	×1	<30U/L	×1
谷−草转氨酶（赖氏）	<40U/L	×1	<40U/L	×1
乳酸脱氢酶	60～250U/L	×1	60～250U/L	×1
碱性磷酸酶（金氏）	106～213U/L	×1	106～213U/L	×1
酸性磷酸酶（金氏）	7～28U/L	×1	7～28U/L	×1
肌酸磷酸酶	5～130U/L	×1	5～130U/L	×1

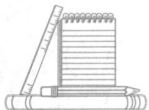

续表

测定项目	法定单位	法定→旧	旧单位	旧→法定
血清激素				
促肾上腺皮质激素	25～100μg/L	×1	25～100Pg/mL	×1
皮质醇（空腹上午8）	138～635nmol/L	×0.0362	5～23μg/dL	×27.6
	8pm为8am值的50%			
C肽（空腹）	0.5～2μg/L	×1	0.5～2ng/mL	×1
胰岛素（空腹）	7～24mU/L	×1	7～24μU/L	×1
三碘甲状腺原氨酸（T$_3$）	1.2～4.0nmol/L	×65.1	80～260ng/dL	×0.0154
甲状腺素（T$_4$）	90～194nmol/L	×0.078	7～15μg/dL	×12.9
促甲状腺激素（TSH）	2～10mU/L	×1	2～10μU/mL	×1
抗利尿激素	1～7ng/L	×1	l～7Pg/mL	×1
（血渗透压正常时）				

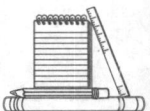

附录二　方剂名录

二画

二至丸（《证治准绳》）旱莲草　女贞子

二陈汤（《太平惠民和剂局方》）半夏　橘红　白茯苓　炙甘草

十味温胆汤（《世医得效方》）人参　熟地黄　枣仁　远志　五味子　茯苓　半夏　枳实　陈皮　甘草

七味白术散（《小儿药证直诀》）藿香　木香　葛根　人参　白术　茯苓　甘草

八正散（《太平惠民和剂局方》）车前子　瞿麦　萹蓄　滑石　栀子　甘草　木通　大黄

八珍汤（《正体类要》）当归　川芎　熟地黄　白芍　人参　白术　茯苓　甘草

人参乌梅汤（《温病条辨》）人参　乌梅　木瓜　山药　莲子肉　炙甘草

人参五味子汤（《幼幼集成》）人参　白术　茯苓　五味子　麦冬　炙甘草

三画

三拗汤（《太平惠民和剂局方》）麻黄　杏仁　甘草

三子养亲汤（《韩氏医通》）苏子　白芥子　莱菔子

大补阴丸（《丹溪心法》）黄柏　知母　熟地黄　龟甲　猪脊髓

大青龙汤（《伤寒论》）麻黄　桂枝　甘草　杏仁　生姜　大枣　石膏

大定风珠（《温病条辨》）白芍　阿胶　龟甲　地黄　麻仁　五味子　牡蛎　麦冬　炙甘草　鳖甲　鸡子黄

大承气汤（《伤寒论》）大黄　厚朴　枳实　芒硝

小青龙汤（《伤寒论》）麻黄　桂枝　芍药　细辛　半夏　干姜　五味子　甘草

己椒苈黄丸（《金匮要略》）防己　椒目　葶苈子　大黄

四画

五皮饮（《中藏经》）生姜皮　桑白皮　陈皮　大腹皮　茯苓皮

五苓散（《伤寒论》）桂枝　茯苓　泽泻　猪苓　白术

五味消毒饮（《医宗金鉴》）野菊花　金银花　蒲公英　紫花地丁　紫背天葵

不换金正气散（《太平惠民和剂局方》）苍术　厚朴　陈皮　甘草　藿香　半夏

止痉散（经验方）全蝎　蜈蚣　天麻　僵蚕

少腹逐瘀汤（《医林改错》）小茴香　炒干姜　延胡索　没药　当归　川芎　肉桂　赤芍　蒲黄　五灵脂

牛黄夺命散（《幼幼集成》）白牵牛　黑牵牛　大黄　槟榔

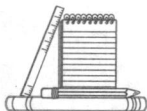

牛黄清心丸（《痘疹世医心法》） 牛黄 黄芩 黄连 山栀 郁金 朱砂

乌梅丸（《伤寒论》） 乌梅 细辛 干姜 川椒 黄连 黄柏 桂枝 附子 人参 当归

六一散（《伤寒标本》） 滑石 生甘草

六君子汤（《世医得效方》） 人参 白术 茯苓 甘草 陈皮 半夏

六味地黄丸（《小儿药证直诀》） 熟地黄 山茱萸 山药 茯苓 泽泻 牡丹皮

五画

玉屏风散（《医方类聚》） 防风 黄芪 白术

甘麦大枣汤（《金匮要略》） 甘草 小麦 大枣

甘露消毒丹（《医效秘传》） 滑石 黄芩 茵陈 藿香 连翘 石菖蒲 白豆蔻 薄荷 木通 射干 川贝母

左归丸（《景岳全书》） 熟地黄 山药 山茱萸 枸杞子 菟丝子 鹿角胶 龟甲胶 牛膝

石斛夜光丸（《原机启微》） 天冬 人参 茯苓 麦冬 熟地黄 生地黄 菟丝子 菊花 草决明 杏仁 干山药 枸杞子 牛膝 五味子 白蒺藜 石斛 肉苁蓉 川芎 炙甘草 枳壳 青葙子 防风 川黄连 水牛角 羚羊角

右归丸（《景岳全书》） 熟地黄 山药 山茱萸 枸杞子 鹿角胶 菟丝子 杜仲 当归 肉桂 制附子

龙骨散（验方） 龙骨 枯矾

龙胆泻肝汤（《太平惠民和剂局方》） 龙胆草 黄芩 栀子 泽泻 木通 车前子 当归 生地黄 柴胡 甘草

归脾汤（《正体类要》） 白术 当归 白茯苓 黄芪 龙眼肉 远志 酸枣仁 木香 甘草 人参

四逆汤（《伤寒论》） 甘草 干姜 附子

四神丸（《内科摘要》） 补骨脂 肉豆蔻 吴茱萸 五味子 生姜 大枣

生脉散（《医学启源》） 人参 麦冬 五味子

失笑散（《太平惠民和剂局方》） 五灵脂 蒲黄

白虎汤（《伤寒论》） 石膏 知母 粳米 甘草

白头翁汤（《伤寒论》） 白头翁 秦皮 黄连 黄柏

瓜蒌薤白半夏汤（《金匮要略》） 瓜蒌实 薤白 半夏 白酒

六画

至宝丹（《灵苑方》） 犀角（用水牛角代） 朱砂 雄黄 玳瑁 琥珀 麝香 冰片 牛黄 安息香 金箔 银箔

当归四逆汤（《伤寒论》） 当归 桂枝 芍药 细辛 甘草 通草 大枣

竹叶石膏汤（《伤寒论》） 竹叶 石膏 半夏 麦冬 人参 甘草 粳米

华盖散（《太平惠民和剂局方》）麻黄 杏仁 甘草 桑白皮 紫苏子 赤茯苓 陈皮

血府逐瘀汤（《医林改错》） 当归 生地黄 牛膝 红花 桃仁 柴胡 枳壳 赤芍 川芎 桔梗 甘草

羊肝丸（《证治准绳》） 羊肝 砂仁 豆蔻

安宫牛黄丸（《温病条辨》） 牛黄 郁金 犀角（用水牛角代） 黄连 山栀 朱砂 雄

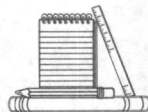

黄　冰片　麝香　珍珠　黄芩

异功散（《小儿药证直诀》）人参　白术　茯苓　陈皮　甘草

导赤散（《小儿药证直诀》）生地黄　竹叶　木通　甘草

防己黄芪汤（《金匮要略》）防己　甘草　白术　黄芪　生姜　大枣

七画

麦味地黄丸（《寿世保元》）生地黄　山茱萸　山药　茯苓　牡丹皮　泽泻　五味子　麦冬

苏葶丸（《医宗金鉴》）苦葶苈子　南苏子

苏合香丸（《外台秘要》）白术　青木香　水牛角　香附子　朱砂　诃黎勒　白檀香　安息香　沉香　麝香　丁香　荜茇　龙脑　苏合香油　薰陆香

苏子降气汤（《太平惠民和剂局方》）紫苏子　半夏　当归　甘草　前胡　厚朴　肉桂

杞菊地黄丸（《审视瑶函》）生地黄　山茱萸　茯苓　山药　牡丹皮　泽泻　枸杞子　菊花

连翘败毒散（《医方集解》）黑荆芥　炒防风　金银花　连翘　生甘草　前胡　柴胡　川芎　枳壳　桔梗　茯苓　薄荷　生姜　羌活　独活

牡蛎散（《太平惠民和剂局方》）煅牡蛎　黄芪　麻黄根　浮小麦

沙参麦冬汤（《温病条辨》）沙参　麦冬　玉竹　桑叶　甘草　天花粉　白扁豆

补中益气汤（《脾胃论》）黄芪　人参　白术　甘草　当归　陈皮　升麻　柴胡　生姜　大枣

补肾地黄丸（《医宗金鉴》）熟地黄　泽泻　牡丹皮　山萸肉　牛膝　山药　鹿茸　茯苓

附子泻心汤（《伤寒论》）大黄　黄连　黄芩　附子

附子理中汤（《三因极一病证方论》）附子　人参　干姜　甘草　白术

驱蛔承气汤（《急腹症方药新解》）大黄　芒硝　枳实　厚朴　槟榔　使君子　苦楝子

八画

青蒿鳖甲汤（《温病条辨》）青蒿　鳖甲　知母　生地黄　牡丹皮

固真汤（《证治准绳》）人参　白术　茯苓　炙甘草　黄芪　附子　肉桂　山药

知柏地黄丸（《医宗金鉴》）干地黄　牡丹皮　山萸肉　山药　泽泻　茯苓　知母　黄柏

使君子散（《经验方》）使君子肉　甘草　吴茱萸　苦楝子

金沸草散（《南阳活人书》）金沸草　前胡　荆芥　细辛　半夏　茯苓　甘草　生姜　大枣

金匮肾气丸（《金匮要略》）干地黄　山药　山茱萸　泽泻　茯苓　炮附子　桂枝　牡丹皮

肥儿丸（《医宗金鉴》）麦芽　胡黄连　人参　白术　茯苓　黄连　使君子　神曲　炒山楂　炙甘草　芦荟

炙甘草汤（《伤寒论》）炙甘草　大枣　阿胶　生姜　人参　生地黄　桂枝　麦冬　麻仁

定喘汤（《摄生众妙方》）白果　麻黄　苏子　甘草　款冬花　杏仁　桑白皮　黄芩　法半夏

实脾饮（《济生方》）白术　茯苓　大腹皮　木瓜　厚朴　木香　草果仁　附子　干姜　甘草　生姜　大枣

泻黄散（《小儿药证直诀》）藿香叶　山栀子仁　石膏　甘草　防风

泻心导赤散（《医宗金鉴》）生地黄　木通　黄连　甘草梢

参附汤（《重订严氏济生方》）人参　附子

参蛤散（《济生方》）人参　蛤蚧

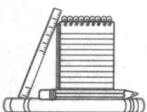

参苓白术散（《太平惠民和剂局方》）　人参　茯苓　白术　桔梗　山药　甘草　白扁豆　莲肉　砂仁　薏苡仁

参附龙牡救逆汤（经验方）　人参　附子　龙骨　牡蛎　白芍　炙甘草

贯众汤（经验方）　贯众　苦楝根皮　土荆芥　紫苏

九画

荆防败毒散（《摄生众妙方》）　荆芥　防风　羌活　独活　柴胡　川芎　枳壳　茯苓　甘草　桔梗　前胡　人参　生姜　薄荷

茜根散（《景岳全书》）　茜草根　黄芩　阿胶　侧柏叶　生地黄　甘草

茵陈蒿汤（《伤寒论》）　茵陈　栀子　大黄

茵陈理中汤（《张氏医通》）　茵陈　党参　干姜　白术　甘草

枳实导滞丸（《内外伤辨惑论》）　大黄　枳实　黄芩　黄连　神曲　白术　茯苓　泽泻

保和丸（《丹溪心法》）　山楂　神曲　半夏　茯苓　陈皮　连翘　莱菔子

养胃增液汤（经验方）　石斛　乌梅　沙参　玉竹　白芍　甘草

宣毒发表汤（《痘疹仁端录》）　升麻　葛根　枳壳　防风　荆芥　薄荷　木通　连翘　牛蒡子　竹叶　甘草　前胡　桔梗　杏仁

十画

都气丸（《医宗己任编》）　熟地黄　山药　山茱萸　茯苓　泽泻　牡丹皮　五味子

桂枝汤（《伤寒论》）　桂枝　芍药　生姜　甘草　大枣

桂枝甘草龙骨牡蛎汤（《伤寒论》）　桂枝　甘草　龙骨　牡蛎

桃仁承气汤（《伤寒论》）　桃仁　大黄　甘草　桂枝　芒硝

桃红四物汤（《医宗金鉴》）　当归　川芎　桃仁　红花　芍药　地黄

真武汤（《伤寒论》）　茯苓　芍药　白术　生姜　附子

逐寒荡惊汤（《福幼编》）　胡椒　炮姜　肉桂　丁香　灶心土

透疹凉解汤（经验方）　桑叶　甘菊　薄荷　连翘　牛蒡子　赤芍　蝉蜕　紫花地丁　黄连　藏红花

健脾丸（《医方集解》）　人参　白术　陈皮　麦芽　山楂　枳实　神曲

射干麻黄汤（《金匮要略》）　射干　麻黄　细辛　五味子　紫菀　款冬花　半夏　大枣　生姜

益脾镇惊散（《医宗金鉴》）　人参　白术　茯苓　朱砂　钩藤　炙甘草　灯心草

资生健脾丸（《先醒斋医学广笔记》）　人参　白术　茯苓　扁豆　陈皮　山药　甘草　莲子肉　薏苡仁　砂仁　桔梗　藿香　橘红　黄连　泽泻　芡实　山楂　麦芽　白豆蔻

凉膈散（《太平惠民和剂局方》）　大黄　芒硝　甘草　栀子　黄芩　薄荷　连翘　竹叶　白蜜

凉营清气汤（《喉痧症治概要》）　水牛角　鲜石斛　山栀子　牡丹皮　鲜生地黄　薄荷　川连　赤芍　玄参　石膏　甘草　连翘　竹叶　茅根　芦根　金汁

消乳丸（《证治准绳》）　香附　神曲　麦芽　陈皮　砂仁　炙甘草

涤痰汤（《奇效良方》）　半夏　陈皮　甘草　竹茹　枳实　生姜　胆南星　人参　菖蒲

桑菊饮（《温病条辨》）　杏仁　连翘　薄荷　桑叶　菊花　苦桔梗　甘草　苇根

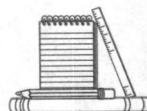

十一画

理中丸（《伤寒论》）人参 干姜 白术 甘草

黄连温胆汤（《六因条辨》）半夏 陈皮 竹茹 枳实 茯苓 炙甘草 大枣 黄连

黄连解毒汤（《肘后方》）黄连 黄柏 黄芩 栀子

黄芪桂枝五物汤（《金匮要略》）黄芪 桂枝 芍药 当归 炙甘草 大枣

菟丝子散（《医宗必读》）菟丝子 鸡内金 肉苁蓉 牡蛎 附子 五味子

银翘散（《温病条辨》）金银花 连翘 竹叶 荆芥 牛蒡子 薄荷 豆豉 甘草 桔梗 芦根

麻黄汤（《伤寒论》）麻黄 桂枝 杏仁 甘草

麻杏石甘汤（《伤寒论》）麻黄 杏仁 石膏 甘草

麻黄连翘赤小豆汤（《伤寒论》）麻黄 连翘 赤小豆 杏仁 生梓白皮 生姜 大枣 炙甘草

羚角钩藤汤（《重订通俗伤寒论》）羚羊角片 霜桑叶 川贝母 鲜生地黄 钩藤 滁菊花 茯神 白芍 甘草 竹茹

清营汤（《温病条辨》）犀角（用水牛角代） 生地黄 玄参 竹叶 金银花 连翘 黄连 丹参 麦冬

清肝达郁汤（《重订通俗伤寒论》）焦山栀 白芍 当归须 柴胡 牡丹皮 炙甘草 橘白 薄荷 菊花 鲜青橘叶

清金化痰汤（《东病广要》引《统旨方》）黄芩 山栀子 桑白皮 知母 瓜蒌仁 贝母 麦冬 桔梗 甘草 橘红 茯苓

清胃解毒汤（《痘疹传心录》）当归 黄连 生地黄 天花粉 连翘 升麻 牡丹皮 赤芍药

清咽下痰汤（经验方）玄参 桔梗 甘草 牛蒡子 贝母 瓜蒌 射干 荆芥 马兜铃

清热泻脾散（《医宗金鉴》）栀子 石膏 黄连 生地黄 黄芩 茯苓 灯心草

清暑益气汤（《温热经纬》）西洋参 麦冬 知母 甘草 竹叶 黄连 石斛 荷梗 鲜西瓜翠衣 粳米

清解透表汤（经验方）西河柳 蝉蜕 葛根 升麻 紫草根 桑叶 菊花 甘草 牛蒡子 银花 连翘

清瘟败毒饮（《疫疹一得》）生石膏 生地黄 犀角（用水牛角代） 黄连 栀子 桔梗 黄芩 知母 赤芍 玄参 连翘 甘草 牡丹皮 鲜竹叶

十二画

琥珀抱龙丸（《活幼心书》）琥珀 天竺黄 檀香 人参 茯苓 粉草 枳壳 枳实 朱砂 山药 南星 金箔

越婢加术汤（《金匮要略》）麻黄 石膏 甘草 大枣 白术 生姜

葛根黄芩黄连汤（《伤寒论》）葛根 黄芩 黄连

葶苈大枣泻肺汤（《金匮要略》）葶苈子 大枣

紫雪丹（《太平惠民和剂局方》）滑石 石膏 寒水石 磁石 羚羊角 木香 犀角（用水牛角代） 沉香 丁香 升麻 玄参 甘草 朴硝 硝石 辰砂 麝香 金箔

普济消毒饮（《景岳全书》）黄芩 黄连 橘红 玄参 生甘草 连翘 牛蒡子 板蓝

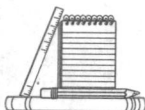

根　马勃　白僵蚕　升麻　柴胡　桔梗　薄荷

温胆汤（《三因极一病证方论》）　半夏　竹茹　枳实　陈皮　炙甘草　茯苓

犀角地黄汤（《备急千金要方》）　犀角（用水牛角代）　生地黄　牡丹皮　芍药

犀角消毒饮（《医宗金鉴》）　防风　牛蒡子　荆芥　犀角（用水牛角代）　金银花　甘草

十三画

解肌透痧汤（《喉痧症治概要》）　荆芥　牛蒡子　蝉蜕　浮萍　僵蚕　射干　豆豉　马勃　葛根　甘草　桔梗　前胡　连翘　竹茹

新加香薷饮（《温病条辨》）香薷　金银花　鲜扁豆花　厚朴　连翘

十四画

缩泉丸（《校注妇人良方》）　益智仁　台乌药　山药

十五画以上

藿香正气散（《太平惠民和剂局方》）　藿香　紫苏　白芷　桔梗　白术　厚朴　半夏曲　大腹皮　茯苓　陈皮　甘草　生姜　大枣

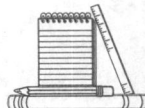

附录三 小儿常用中成药名录

二画

二冬膏：天冬 麦冬

十全大补丸：党参 白术 茯苓 甘草 当归 川芎 白芍 熟地黄 黄芪 肉桂

人参归脾丸：人参 薏苡仁 远志 甘草 白术 黄芪 当归 木香 茯苓 龙眼肉

三画

三黄片：黄连 黄芩 大黄

大山楂丸：山楂 六神曲 麦芽

大补阴丸：熟地黄 知母 黄柏 龟甲 猪脊髓

川芎嗪注射液：川芎嗪

小儿化毒散：牛黄 珍珠 雄黄 大黄 黄连 甘草 天花粉 川贝母 赤芍 乳香 没药 冰片

小儿回春丸：防风 羌活 雄黄 牛黄 天竺黄 川贝母 胆南星 麝香 冰片 朱砂 蛇含石 天麻 钩藤 全蝎 僵蚕 白附子 甘草

小儿金丹片：胆南星 橘红 羌活 前胡 天麻 防风 葛根 大青叶 山川柳 玄参（去皮） 甘草 生地黄 钩藤 木通 枳壳 牛蒡子 桔梗 赤芍 川贝母（去心） 朱砂粉 冰片粉 清半夏 羚羊角粉 犀角粉 薄荷冰 荆芥穗

小儿香橘丹（丸）：苍术 白术 茯苓 甘草 山药 白扁豆 薏苡仁 莲子肉 泽泻 陈皮 砂仁 木香 法半夏 香附 枳实 厚朴 六神曲 麦芽 山楂

小儿消炎栓：金银花 连翘 黄芩

小儿健脾丸：人参 白术 炙甘草 山药 莲子 扁豆 木香 草豆蔻 陈皮 青皮 神曲 麦芽 谷芽 山楂 芡实 薏苡仁 当归 枳壳

小儿羚羊散：羚羊角 水牛角浓缩粉 人工牛黄 黄连 金银花 连翘 西河柳 牛蒡子 葛根 浮萍 紫草 赤芍 天竺黄 川贝母 朱砂 冰片 甘草

小儿紫草丸：紫草 西河柳 升麻 羌活 菊花 金银花 地丁 青黛 雄黄 制乳香 没药 牛黄 玄参 朱砂 琥珀 石决明 梅片 浙贝母 核桃仁 甘草

小儿生血糖浆：大枣 山药 熟地黄等

小儿清肺颗粒：茯苓 半夏 川贝母 百部 黄芩 胆南星 白前 石膏 沉香

小儿宝泰康颗粒：连翘 浙贝母 蒲公英 桑叶 生地黄 竹叶 柴胡 玄参 马兰 桔梗 莱菔子 紫草 甘草

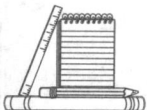

小儿宣肺止咳颗粒：麻黄 竹叶 防风 黄芩 桔梗 白芥子 苦杏仁 南葶苈子 马兰 黄芪 山药 山楂 甘草

小儿热速清口服液：柴胡 黄芩 板蓝根 葛根 水牛角 连翘 大黄

小儿清热解毒口服液：金银花 连翘 黄芩 栀子 知母 生地黄 石膏 玄参 板蓝根 麦冬

小青龙口服液：麻黄 桂枝 芍药 甘草 干姜 细辛 半夏 五味子

四画

开窍通关散：牙皂 雄黄 细辛 蟾蜍 麝香 冰片等

元胡止痛片：醋制元胡索 白芷

云南白药：三七等

木香槟榔丸：木香 槟榔 枳壳 陈皮 青皮 香附 三棱 莪术 黄连 黄柏 大黄 牵牛子 芒硝

五子衍宗丸：枸杞子 菟丝子 覆盆子 五味子 车前子

五福化毒丹（散）：连翘 犀角（用水牛角代） 黄连 玄参 生地黄 赤芍 青黛 桔梗 炒牛蒡子 芒硝

午时茶颗粒：苍术 柴胡 羌活 防风 白芷 川芎 藿香 前胡 连翘 陈皮 山楂 枳实 炒麦芽 甘草 炒六神曲 桔梗 紫苏叶 厚朴 红茶

牛黄清心丸：牛黄 当归 川芎 甘草 山药 黄芩 苦杏仁 大豆黄卷 大枣 白术 茯苓 桔梗 防风 柴胡 阿胶 干姜 白芍 人参 六神曲 肉桂 麦冬 白蔹 蒲黄 麝香 冰片 水牛角粉 羚羊角 朱砂 雄黄

牛黄解毒片：牛黄 雄黄 石膏 大黄 黄芩 桔梗 冰片 甘草

牛黄镇惊丸：牛黄 全蝎 僵蚕 珍珠 麝香 朱砂 雄黄 天麻 钩藤 防风 琥珀 胆南星 白附子 半夏 天竺黄 冰片 薄荷 甘草

化虫丸：玄明粉 大黄 雷丸 槟榔 苦楝皮 芜荑 牵牛子 使君子 鹤虱

化积口服液：茯苓 莪术 雷丸 海螵蛸 三棱 红花 鸡内金 槟榔 鹤虱 使君子

丹参滴丸：丹参

丹参注射液：丹参

丹栀逍遥丸：柴胡 当归 白芍 茯苓 白术 甘草 薄荷 牡丹皮 栀子

乌鸡白凤丸：乌鸡 鹿角胶 鳖甲 牡蛎 桑螵蛸 人参 黄芪 当归 白芍 香附 天冬 甘草 生地黄 熟地黄 川芎 银柴胡 丹参 山药 芡实 鹿角霜

六神丸：人工牛黄 蟾酥 珍珠 冰片 麝香 雄黄粉

六味地黄丸：熟地黄 山茱萸 牡丹皮 山药 茯苓 泽泻

孔圣枕中丹：龟甲 龙骨 远志 菖蒲等

双黄连口服液：黄芩 金银花 连翘

双黄连注射液（粉针剂）：黄芩 金银花 连翘

五画

玉枢丹（紫金锭）：麝香 雄黄 山慈菇 千金子霜 红大戟 朱砂 五倍子

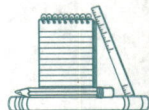

玉屏风颗粒：黄芪　白术　防风

玉屏风口服液：黄芪　白术　防风

龙胆泻肝丸（片）：龙胆草　柴胡　黄芩　栀子　泽泻　木通　车前子　当归　地黄　甘草

龙牡壮骨颗粒：党参　茯苓　白术　龙骨　牡蛎　龟甲　黄芪　山药　五味子　麦冬

归脾丸：党参　白术　黄芪　甘草　茯苓　远志　酸枣仁　龙眼肉　当归　木香　大枣

生脉饮口服液：人参　麦冬　五味子

半夏露：生半夏　枇杷叶　远志　紫菀　麻黄　甘草　桔梗

宁血糖浆：花生衣

六画

西瓜霜：西瓜　硝石　芒硝　冰片

百令胶囊：发酵虫草菌粉

如意金黄散（金黄散）：姜黄　大黄　黄柏　苍术　厚朴　陈皮　甘草　生胆南星　白芷　天花粉

至宝丹：牛黄　麝香　水牛角粉　玳瑁等

当归龙荟片：当归　龙胆　芦荟　青黛　栀子　黄连　黄芩　黄柏　大黄　木香　麝香

血康口服液：肿节风等

冰硼散：冰片　硼砂　朱砂　玄明粉

安宫牛黄丸（散）：牛黄　水牛角浓缩粉　麝香　珍珠　朱砂　雄黄　黄连　黄芩　栀子　郁金　冰片

七画

杞菊地黄丸：枸杞子　菊花　熟地黄　山茱萸　牡丹皮　山药　茯苓　泽泻

医痫丸：白附子　天南星　半夏　猪牙皂　僵蚕　乌梢蛇　蜈蚣　全蝎　白矾　雄黄　朱砂

抗病毒颗粒（口服液）：板蓝根　石膏　芦根　生地黄　藿香　连翘等

局方至宝丹：犀角（用水牛角代）　牛黄　玳瑁　麝香　朱砂　雄黄　琥珀　安息香　冰片

附子理中丸：附子　党参　白术　干姜　甘草

纯阳正气丸：藿香　半夏　木香　陈皮　丁香　肉桂　苍术　白术　茯苓　朱砂　硝石　硼砂　雄黄　金礞石　麝香　冰片

八画

板蓝根颗粒：板蓝根

肾康宁片：黄芪　锁阳　丹参　茯苓　泽泻　附子　益母草　山药

肾炎消肿片：桂枝　泽泻　陈皮　苍术　大腹皮　南五加皮　茯苓　淡姜皮　西瓜皮　益母草　黄柏等

肾炎清热片：白茅根　连翘　杏仁　大腹皮　蒲公英　泽泻　茯苓皮　桂枝　车前子　蝉蜕　赤小豆　生石膏等

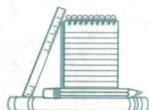

罗汉果止咳糖浆：罗汉果　百部　杏仁　北沙参　白前　桑白皮　枇杷叶　桔梗　薄荷油

知柏地黄丸：知母　黄柏　熟地黄　山茱萸　牡丹皮　山药　茯苓　泽泻

使君子丸：使君子　制南星　槟榔

肥儿丸：肉豆蔻　木香　六神曲　炒麦芽　胡黄连　槟榔　使君子仁

鱼腥草注射液：鱼腥草

河车大造丸：紫河车　熟地黄　天冬　麦冬　杜仲　牛膝　黄柏　制龟甲

泻青丸：龙胆草　栀子　大黄　羌活　防风　当归　川芎

参附注射液：人参　附子

参麦注射液：人参　麦冬

九画

茵陈五苓丸：茵陈　泽泻　茯苓　猪苓　白术　肉桂

茵栀黄注射液：茵陈　山栀子　黄芩苷

枳实导滞丸：枳实　大黄　黄连　黄芩　六神曲　白术　茯苓　泽泻

柏子养心丸：柏子仁　党参　黄芪　川芎　当归　茯苓　远志　酸枣仁　肉桂　五味子　半夏曲　炙甘草

哮喘颗粒：麻黄　石膏粉　白果　前胡　桑白皮　旋覆梗　半夏　大青叶　平地木　甘草　砂糖

香砂养胃丸：白术　厚朴　木香　砂仁　陈皮　茯苓　半夏　香附　枳实　藿香　甘草

复方鹧鸪菜散：鹧鸪菜等

复方丹参注射液：丹参　降香

脉络宁注射液：玄参　牛膝　红花　党参　石斛　金银花　炮山甲等

急支糖浆：炙麻黄　野荞麦根　四季青　前胡等

养阴清肺口服液：生地黄　川贝母　甘草

穿琥宁注射液：穿心莲内酯

济生肾气丸：熟地黄　山茱萸　牡丹皮　山药　茯苓　泽泻　肉桂　附子　牛膝　车前子

十画

珠黄散：珍珠　牛黄

桂龙喘咳宁：桂枝　龙骨　牡蛎　瓜蒌皮　半夏　黄连等

健脾丸：白术（炒）　党参　陈皮　枳实（炒）　麦芽（炒）　山楂（炒）

健儿清解液：金银花　陈皮　连翘　山楂　菊花　杏仁

健脾八珍膏：党参（炒）　茯苓　薏苡仁（炒）　芡实　陈皮　白术（炒）　白扁豆（炒）　山药（炒）　莲子　粳米（炒）

健脾生血颗粒：黄芪　党参　茯苓　白术　鸡内金　大枣　硫酸亚铁等

十一画

蛇胆川贝液：三蛇胆汁　杂蛇胆汁　川贝母　杏仁水　蜂蜜　薄荷脑

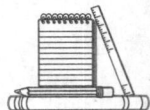

银黄片（口服液）：金银花　黄芩提取物

羚羊清肺液：羚羊角　川贝母　大黄　甘草　朱砂　青礞石　黄芩　牛黄　生石膏

清开灵颗粒：胆酸　去氧胆酸　水牛角　珍珠母　黄芩　金银花　栀子　板蓝根

清开灵注射液：水牛角　黄芩苷　珍珠粉　栀子　板蓝根　金银花　胆酸

清胃黄连丸：黄连　石膏　桔梗　甘草　知母　玄参　地黄　牡丹皮　天花粉　连翘　栀子　黄柏　黄芩　赤芍

清热化滞颗粒：大黄　大青叶　北寒水石　焦麦芽　焦山楂　焦槟榔　草豆蔻　广藿香　薄荷　化橘红　前胡

清热解毒口服液：金银花　连翘　黄芩　栀子　知母　生地黄　石膏　玄参　板蓝根　麦冬

十二画

琥珀抱龙丸：琥珀　竹黄　檀香　党参　茯苓　甘草　山药　枳壳　枳实　胆南星　朱砂　牛黄

琥珀镇惊丸：琥珀　麝香　僵蚕　浙贝母　牛黄　珍珠　朱砂　雄黄　胆南星　橘红　法半夏　天麻　钩藤　全蝎　麦冬　天竺黄等

越鞠丸：香附子　川芎　山栀子　苍术　神曲

葛根芩连微丸：葛根　黄芩　黄连　炙甘草

紫金锭（玉枢丹）：山慈菇　红大戟　千金子霜　五倍子　麝香　朱砂　雄黄

紫雪丹：石膏　寒水石　滑石　磁石　玄参　木香　沉香　升麻　甘草　丁香　芒硝　水牛角浓缩粉　羚羊角　麝香　朱砂

猴枣散：猴枣　羚羊角　贝母　天竺黄　礞石　伽楠香　月石　麝香

强肾片：鹿茸　人参茎叶皂苷　熟地黄　山药　山茱萸　茯苓　牡丹皮　泽泻　补骨脂　杜仲　枸杞子　桑椹　益母草　丹参

十三画

雷公藤多苷片：雷公藤苷类

锡类散：冰片　珍珠　人工牛黄　象牙屑　人指甲

腮腺炎片：蓼大青叶　板蓝根　连翘　夏枯草　蒲公英　牛黄

十四画

静灵口服液：熟地黄　山药　山茱萸　牡丹皮　茯苓　泽泻　石菖蒲　远志　龙齿　知母　黄柏等

赛金化毒散：大黄　黄连　人工牛黄　珍珠（飞）　朱砂（飞）　雄黄（飞）　乳香（制）　没药（制）　赤芍　冰片　川贝母　天花粉　甘草

缩泉丸：益智仁　乌药　山药

十五画以上

醒脑静：麝香　冰片　黄连　郁金　栀子　黄芩

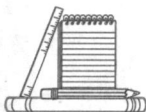

藿香正气液：苍术　陈皮　厚朴　白芷　茯苓　大腹皮　生半夏　甘草浸膏　藿香油　苏叶油

囊虫丸：雷丸　干漆　桃仁　水蛭　五灵脂　牡丹皮　大黄　芫花　僵蚕　茯苓　橘红　生川乌　黄连

鹭鸶咳丸（鹭鸶涎丸）：鹭鸶涎　牛蒡子　栀子　生石膏　天花粉

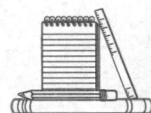

教材目录

注：凡标☆者为"十四五"职业教育国家规划教材。

序号	书 名	主 编		主编所在单位	
1	医古文	刘庆林	江 琼	湖南中医药高等专科学校	江西中医药高等专科学校
2	中医药历史文化基础	金 虹		四川中医药高等专科学校	
3	医学心理学	范国正		娄底职业技术学院	
4	中医适宜技术	肖跃红		南阳医学高等专科学校	
5	中医基础理论	陈建章	王敏勇	江西中医药高等专科学校	邢台医学院
6	中医诊断学	王农银	徐宜兵	遵义医药高等专科学校	江西中医药高等专科学校
7	中药学	李春巧	林海燕	山东中医药高等专科学校	滨州医学院
8	方剂学	姬水英	张 尹	渭南职业技术学院	保山中医药高等专科学校
9	中医经典选读	许 海	姜 侠	毕节医学高等专科学校	滨州医学院
10	卫生法规	张琳琳	吕 慕	山东中医药高等专科学校	山东医学高等专科学校
11	人体解剖学	杨 岚	赵 永	成都中医药大学	毕节医学高等专科学校
12	生理学	李开明	李新爱	保山中医药高等专科学校	济南护理职业学院
13	病理学	鲜于丽	李小山	湖北中医药高等专科学校	重庆三峡医药高等专科学校
14	药理学	李全斌	卫 昊	湖北中医药高等专科学校	陕西中医药大学
15	诊断学基础	杨 峥	姜旭光	保山中医药高等专科学校	山东中医药高等专科学校
16	中医内科学	王 飞	刘 菁	成都中医药大学	山东中医药高等专科学校
17	西医内科学	张新鹃	施德泉	山东中医药高等专科学校	江西中医药高等专科学校
18	中医外科学☆	谭 工	徐迎涛	重庆三峡医药高等专科学校	山东中医药高等专科学校
19	中医妇科学	周惠芳		南京中医药大学	
20	中医儿科学	孟陆亮	李 昌	渭南职业技术学院	南阳医学高等专科学校
21	西医外科学	王龙梅	熊 炜	山东中医药高等专科学校	湖南中医药高等专科学校
22	针灸学☆	甄德江	张海峡	邢台医学院	渭南职业技术学院
23	推拿学☆	涂国卿	张建忠	江西中医药高等专科学校	重庆三峡医药高等专科学校
24	预防医学☆	杨柳清	唐亚丽	重庆三峡医药高等专科学校	广东江门中医药职业学院
25	经络与腧穴	苏绪林		重庆三峡医药高等专科学校	
26	刺法与灸法	王允娜	景 政	甘肃卫生职业学院	山东中医药高等专科学校
27	针灸治疗☆	王德敬	胡 蓉	山东中医药高等专科学校	湖南中医药高等专科学校
28	推拿手法	张光宇	吴 涛	重庆三峡医药高等专科学校	河南推拿职业学院
29	推拿治疗	唐宏亮	汤群珍	广西中医药大学	江西中医药高等专科学校

序号	书名	主编		主编所在单位	
30	小儿推拿	吕美珍	张晓哲	山东中医药高等专科学校	邢台医学院
31	中医学基础	李勇华	杨频	重庆三峡医药高等专科学校	甘肃卫生职业学院
32	方剂与中成药☆	王晓戎	张彪	安徽中医药高等专科学校	遵义医药高等专科学校
33	无机化学	叶国华		山东中医药高等专科学校	
34	中药化学技术	方应权	赵斌	重庆三峡医药高等专科学校	广东江门中医药职业学院
35	药用植物学☆	汪荣斌		安徽中医药高等专科学校	
36	中药炮制技术☆	张昌文	丁海军	湖北中医药高等专科学校	甘肃卫生职业学院
37	中药鉴定技术☆	沈力	李明	重庆三峡医药高等专科学校	济南护理职业学院
38	中药制剂技术	吴杰	刘玉玲	南阳医学高等专科学校	娄底职业技术学院
39	中药调剂技术	赵宝林	杨守娟	安徽中医药高等专科学校	山东中医药高等专科学校
40	药事管理与法规	查道成	黄娇	南阳医学高等专科学校	重庆三峡医药高等专科学校
41	临床医学概要	谭芳	向军	娄底职业技术学院	毕节医学高等专科学校
42	康复治疗基础	王磊		南京中医药大学	
43	康复评定技术	林成杰	岳亮	山东中医药高等专科学校	娄底职业技术学院
44	康复心理	彭咏梅		湖南中医药高等专科学校	
45	社区康复	陈丽娟		黑龙江中医药大学佳木斯学院	
46	中医养生康复技术	廖海清	艾瑛	成都中医药大学附属医院针灸学校	江西中医药高等专科学校
47	药物应用护理	马瑜红		南阳医学高等专科学校	
48	中医护理	米健国		广东江门中医药职业学院	
49	康复护理	李为华	王建	重庆三峡医药高等专科学校	山东中医药高等专科学校
50	传染病护理☆	汪芝碧	杨蓓蓓	重庆三峡医药高等专科学校	山东中医药高等专科学校
51	急危重症护理☆	邓辉		重庆三峡医药高等专科学校	
52	护理伦理学☆	孙萍	张宝石	重庆三峡医药高等专科学校	黔南民族医学高等专科学校
53	运动保健技术	潘华山		广东潮州卫生健康职业学院	
54	中医骨病	王卫国		山东中医药大学	
55	中医骨伤康复技术	王轩		山西卫生健康职业学院	
56	中医学基础	秦生发		广西中医学校	
57	中药学☆	杨静		成都中医药大学附属医院针灸学校	
58	推拿学☆	张美林		成都中医药大学附属医院针灸学校	